临床外科疾病诊断与治疗

张红琦等◎主编

吉林科学技术出版社

图书在版编目（CIP）数据

临床外科疾病诊断与治疗 / 张红琦等主编. -- 长春:
吉林科学技术出版社，2019.8
ISBN 978-7-5578-5731-8

Ⅰ. ①临… Ⅱ. ①张… Ⅲ. ①外科－疾病－诊疗
Ⅳ. ①R6

中国版本图书馆CIP数据核字(2019)第159727号

临床外科疾病诊断与治疗

LINCHUANG WAIKE JIBING ZHENDUAN YU ZHILIAO

主　　编　张红琦等
出 版 人　李　梁
责任编辑　郑　旭　解春谊
封面设计　长春市阴阳鱼文化传媒有限责任公司
制　　版　长春市阴阳鱼文化传媒有限责任公司
幅面尺寸　185mm×260mm
字　　数　517 千字
印　　张　27
印　　数　1—300 册
版　　次　2019年8月第1版
印　　次　2020年1月第1版第2次印刷

出　　版　吉林科学技术出版社
发　　行　吉林科学技术出版社
地　　址　长春市净月区福祉大路5788号出版大厦A座
邮　　编　130021
发行部电话/传真　0431-81629530
储运部电话　0431-8605911
编辑部电话　0431-8162951
网　　址　www.jlstp.net
印　　刷　北京虎彩文化传播有限公司

书　　号　ISBN 978-7-5578-5731-8
定　　价　110.00元

如有印装质量问题　可寄出版社调换
因本书作者较多，联系未果。如作者看到此声明，请尽快来电或来函与编辑部联系，以便商洽相应稿酬支付事宜。

前　言

外科学是医学科学的一个重要组成部分，它的范畴是在整个医学的历史发展中形成，并且不断更新变化的。随着医学科学的发展，对人体各系统、各器官的疾病在病因和病理方面获得了比较明确的认识，加之诊断方法和手术技术不断地改进，现在外科学的范畴已经包括许多内部的疾病。

《临床外科疾病诊断与治疗》是一本综合性高级参考书，内容偏重实用跟临床。全书分四篇，涉及基础外科、普通外科、神经外科和胸心外科等领域内各种疾病的内容。

由于学术进展迅猛，个人水平有限、编写仓促，难免有不尽人意之处，敬请广大读者惠于指正。

编　者

目　录

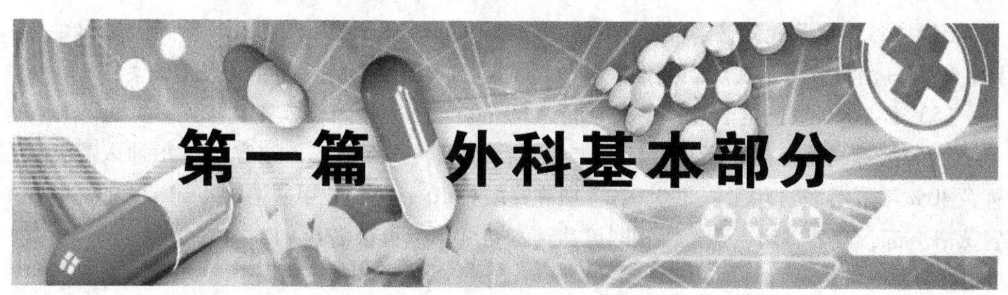

第一章　无菌术

第一节　灭菌、消毒法

1. 高压蒸气法　这种灭菌法的应用最普遍，效果亦很可靠。高压蒸气灭菌器可分为下排汽式和预真空式两类。国内目前应用最多的是下排气式灭菌器。预真空式蒸气灭菌器价格较贵，临床较少应用。高压蒸气灭菌法用于能耐高温的物品，如金属器械、玻璃、搪瓷、敷料、橡胶制品等。当蒸气压力达到104.0～137.3 kPa时，温度可达121～126℃。在此状态下维持30 min，即能杀灭包括具有顽强抵抗力的细菌芽胞在内的一切微生物。

2. 煮沸法　应该用专用的煮沸灭菌器。此法适用于金属器械、玻璃制品及橡胶类等物品。在水中煮沸至100℃并持续10 min，一般细菌即可被杀灭，但带芽胞的细菌至少需煮沸1 h才能被杀灭。高原地区气压低，水的沸点亦低，煮沸灭菌的时间需相应延长。海拔高度每增高300 m，灭菌时间应延长2 min。压力锅的蒸气压力一般为127.5 kPa，锅内最高温度可达124℃左右，10 min即可灭菌。

3. 火烧法　金属器械的灭菌可用此法。将器械置于搪瓷或金属盆中，倒入95%乙醇少许。点火直接燃烧，也可达到灭菌目的。但仅用于急需的特殊情况。

4. 药液浸泡法　锐利器械、内镜和腹腔镜等不适于热力灭菌的器械，可用化学药液浸泡消毒。常用的化学消毒剂有下列几种：

（1）2%中性戊二醛水溶液：浸泡时间为30 min。常用于刀片、剪刀、缝针及显微器械的消毒。灭菌时间为10 h。药液宜每周更换1次。

（2）10%甲醛溶液：浸泡时间为20～30 min。适用于输尿管导管等树脂类、塑料类以及有机玻璃制品的消毒。

（3）70%乙醇：浸泡30 min。用途与戊二醛溶液相同。目前较多用于已消毒过的物品的浸泡，以维持消毒状态。乙醇应每周过滤，并核对浓度一次。

(4) 1:1 000苯扎溴铵溶液：浸泡时间为30 min。虽亦可用于刀片、剪刀及缝针的消毒，但因其消毒效果不及戊二醛溶液，故目前常用于已消毒的持物钳的浸泡。

(5) 1:1 000氯已定溶液：浸泡时间为30 min。抗菌作用较苯扎溴铵强。

5. 甲醛蒸气熏蒸法　用有蒸格的容器，在蒸格下放一量杯，按容器体积加入高锰酸钾及40%甲醛溶液（用量以每0.01m^3加高锰酸钾10 g及40%甲醛溶液4 ml计算）。物品置蒸格上部，容器盖紧，薰蒸1 h即可达消毒目的。但灭菌需6~12 h。

第二节　手术人员和患者手术区域的准备

一、手术人员的术前准备

（一）一般准备

着洗手衣、裤、隔离鞋，最好脱去本人衣衫，如未脱，衣领衣袖应卷入洗手衣内，不可外露，并将上衣束裤内。戴口罩、帽子，头发、口鼻不外露，轻度上呼吸道感染者戴双层口罩，严重者不准参加手术。手的准备：剪短指甲（水平观指腹不露指甲为度），去除饰物，双手及前臂无疖肿和破损。剪短指甲，并去除甲缘下的积垢。

（二）手臂消毒法

常用外科刷手法：

1. 肥皂水、乙醇刷手法

(1) 洗手前将洗手衣袖卷至上臂1/3处，用肥皂及流水将手和前臂按普通洗手法清洗一遍。

(2) 用无菌毛刷蘸取消毒肥皂液刷洗手和臂，特别注意甲缘、甲沟、指腹等处的刷洗，从手指尖到肘上10 cm处；两臂交替刷洗。一次刷完后，手指向上肘朝下，用清水冲洗手臂上的肥皂水，反复刷洗3遍，共约10 min。刷洗时动作稍快及用力。

(3) 用无菌小毛巾从手到肘部擦干手臂。擦过肘部的毛巾不可再擦手部。

(4) 将手和前臂浸泡在70%~75%的乙醇桶内，浸泡范围至肘上6 cm处，浸泡5 min。若有乙醇过敏，可改用1:1 000苯扎溴铵溶液浸泡。

(5) 洗手消毒完毕后，保持拱手姿势，手臂不应下垂，也不可再接触其他未消毒物品，否则再重新消毒。

2. 碘仿刷手法

(1) 洗手前将洗手衣袖卷至上臂1/3处，用肥皂及流水将手和前臂按普通洗手法清洗一遍。

(2) 用无菌刷接取0.5%碘仿溶液，刷洗手和手臂，特别注意甲缘、甲沟、指腹等处的刷洗，从手指尖到肘上10 cm处；两臂交替刷洗。共刷3 min，刷洗时动作稍快及用力。

(3) 再取另一灭菌刷接取适量0.5%碘仿溶液，按上法重复刷2 min。

（4）用无菌小毛巾从手到肘部擦干手臂。擦过肘部的毛巾不可再擦手部。

（5）取适量0.5%碘仿溶液搓擦双手及腕关节上5 cm处，直到药液挥发干净。

3. 灭菌王刷手法

灭菌王是不含碘的高效复合型的消毒液。

（1）洗手前将洗手衣袖卷至上臂1/3处，用肥皂及流水将手和前臂按普通洗手法清洗一遍。

（2）用无菌刷接取灭菌王3～5 cm刷洗手和手臂，特别注意甲缘、甲沟、指腹等处的刷洗，从手指尖到肘上10 cm处；两臂交替刷洗。共刷3 min，用清水冲干净，刷洗时动作稍快及用力。

（3）无菌小毛巾从手到肘部擦干手臂。擦过肘部的毛巾不可再擦手部。

（4）浸透灭菌王的海绵块涂擦双手和手臂待干。灭菌王可免去乙醇泡手。

（三）穿无菌手术衣和戴手套的方法

1. 穿无菌手术衣　将手术衣轻轻抖开，提起衣领两角，注意勿将衣服外面对向自己或触碰到其他物品或地面。将两手插入衣袖内，两臂前伸，让别人协助穿上。最后双臂交叉提起腰带向后递，由别人在身后将带系紧。

2. 戴无菌手套　取出手套夹内无菌滑石粉包，轻轻敷擦双手，使之干燥光滑。用左手自手套夹内捏住手套套口翻折部，将手套取出。先用右手插入右手手套内，注意勿触及手套外面；再用已戴好手套的右手指插入左手手套的翻折部，帮助左手插入手套内。已戴手套的右手不可触碰左手皮肤。将手套翻折部翻回手术衣袖口。用无菌盐水冲净手套外面的滑石粉。

二、患者手术区的准备

目的是消灭拟作切口处及其周围皮肤上的细菌。用2.5%～3%碘酊涂擦皮肤，待碘酊干后，以70%乙醇涂擦两遍，将碘酊擦净。另一种消毒方法是用0.5%碘尔康溶液或1∶1 000苯扎溴铵溶液涂擦两遍。对婴儿、面部皮肤、口腔、肛门、外生殖器等部位，可选用刺激性小、作用较持久的0.75%吡咯烷酮碘消毒。

手术区消毒后，铺无菌布单。其目的是避免和尽量减少手术中的污染。小手术仅盖一块孔巾即可，对较大手术，须铺盖无菌巾和其他必要的布单。原则是除手术野外，至少要有两层无菌布单遮盖。

第三节　手术进行中的无菌原则

在手术过程中，虽然器械和物品都已灭菌、消毒；手术人员已洗手、消毒、穿戴无菌手术衣和手套；患者手术区也已消毒和铺盖无菌布单，为手术已提供了一个无菌操作的环境。但是，在手术进行中，如果没有一定的规章来保持这种无菌环境，则已经灭菌和消毒的物品或手术区域仍有受到污染和引起伤口感染的可能。这种所有参加手术的人员必须认真执行的规章，即称为无菌操作规则。

无菌操作规则包括：

1. 手术人员穿无菌手术衣和戴无菌手套之后，手不能接触背部、腰部以下和肩部以上部位；同样，也不要接触手术台边缘以下的布单。

2. 不可在手术人员的背后传递手术器械及用品。坠落到无菌巾或手术台边以外的器械物品，不准拾回再用。

3. 手术中，如手套破损或接触到有菌地方，应更换无菌手套。如前臂或肘部触碰有菌地方，应更换无菌手术衣或加套无菌袖套。如无菌巾、布单等物已被湿透，应加盖干的无菌布单。

4. 在手术过程中，同侧手术人员如需调换位置，一人应先退后一步，背对背地转身到达另一位置。

5. 手术开始前要清点器械、敷料，手术结束时，待核对器械、敷料数无误后，才能关闭切口。

6. 切口边缘应以大纱布垫或手术巾遮盖，并用巾钳或缝线固定，仅显露手术切口。术前手术区粘贴无菌塑料薄膜可达到相同目的。

7. 做皮肤切口以及缝合皮肤之前，需再消毒皮肤一次。

8. 切开空腔脏器前，要先用纱布垫保护周围组织，以防止或减少污染。

9. 参观手术的人员不可太靠近手术人员或站得太高，也不可经常在室内走动。

10. 手术进行时不应开窗通风或用电扇，室内空调机风口也不能吹向手术台。

第四节　手术室的管理

手术室需要有良好的管理制度以保证手术室的洁净环境。当一个手术室需连续做数个手术时，应先做无菌手术，后做污染或感染手术。每次手术完毕后和每天工作结束时，都应彻底揩拭地面，清除污液、敷料和杂物等。每周应彻底大扫除一次。手术室内应定期进行空气消毒。患有急性感染性疾病，尤其是上呼吸道感染者，不得进入手术室。参观手术的人员不宜超过2人。

第二章　外科患者的体液调节

第一节　总　论

一、体液的量、分布及组成

1. 体液　体液指身体内的液体，包括细胞内液和细胞外液。

成年男性体液占体重的60%（女性50%）；成分：水、电解质。

小儿因为脂肪少故而体液比例高，新生儿体液占体重的80%，大于14岁与成年人相仿。

细胞内液：男性占体重的40%，女性占35%。

细胞外液：占体重的20%，血浆占5%，组织间液占15%。

组织间液：指细胞外液中非血管内液体存留。包括功能性组织间液：与细胞内液和血管内液有交换，在维持机体水、电解质平衡上起关键作用；非功能性组织间液（结缔组织水、经细胞水）：占体重的1%～2%，与细胞内液和血管内液无或少交换（关节液、消化液、消化道液），对维持机体水、电解质平衡作用小。

2. 电解质（表1－2－1）。

表1－2－1　电解质主要离子分布

	细胞外液	细胞内液
主要阳离子	Na^+	K^+、Mg^{2+}
主要阴离子	Cl^-、HCO_3^-、蛋白质	HPO_4^{2-}、蛋白质

3. 渗透压　细胞外液＝细胞内液＝290～310 mmol/L。

二、体液的代谢

1. 水代谢

（1）水的摄入：成人需水2 000～2 500 ml/d，其中直接摄入水1 700～2 200 ml，体内氧化生成水200～400 ml。

（2）水的排出：2 000～2 500 ml/d。

1）肾排出：1 000～1 500 ml；

2）皮肤的蒸发和出汗：500 ml/d；体温每升高1℃，水分丧失增加100 ml/d；

3）肺呼出：400 ml/d，非显性失水指皮肤蒸发和肺呼出的水分；

4）肠排出：消化液8000 ml/d，吸收98%，排出100 ml/d。

（3）水的流动：水总是由低渗透压处流到高渗透压处。

2. 钠代谢　常人体钠总量3 700 mmol。

（1）钠摄入：食物，4.5 g/d（含Na^+约77 mmol）。

（2）钠排出：主要肾排出（70~90 mmol/d），少量汗排出。

（3）钠是维持细胞外液渗透压的主要成分。

三、体液平衡的调节

机体主要通过肾来维持体液的平衡，保持内环境稳定。肾的调节功能受神经和内分泌反应的影响。一般先通过下丘脑－神经垂体－血管升压素系统来恢复和维持体液的正常渗透压，然后通过肾素－醛固酮系统来恢复和维持血容量。

四、酸碱平衡的维持

正常人的体液保持着一定的H^+浓度，也即是保持着一定的pH值（动脉血浆的pH值为7.40±0.05），以维持正常的生理和代谢功能。人体在代谢过程中，既产酸也产碱，故体液中H^+浓度经常发生变动。但人体能通过体液的缓冲系统，肺的呼吸和肾的调节作用，使血液内H^+浓度仅在小范围内变动，保持血液的pH值在7.35~7.45之间。

血液中的HCO_3^-和H_2CO_3是最重要的一对缓冲物质。HCO_3^-的正常值平均为24 mmol/L，H_2CO_3平均为1.2 mmol/L，两者比值保持为20/1，则血浆的pH值能保持为7.40。

第二节　体液代谢的失调

一、水和钠的代谢紊乱

（一）等渗性缺水

【概述】

等渗性缺水又称急性缺水或混合性缺水。外科患者最易发生这种缺水。水和钠成比例地丧失，血清钠仍在正常范围，细胞外液的渗透压也保持正常。

【病因】

常见的有：①消化液的急性丧失，如大量呕吐，肠瘘等；②体液丧失在感染区或软组织内，如腹腔内或腹膜后感染、肠梗阻、烧伤等，这些丧失的液体与细胞外液基本相同的成分。

【临床表现】

患者有尿少、厌食、恶心、乏力等，但不口渴。舌干燥，眼球不陷，皮肤干燥、松弛。短期内体液的丧失达到体重的5%，即丧失细胞外液的25%时，患者出现脉搏细速、肢端湿冷、血压不稳定或下降等血容量不足的症状。体液继续丧失达体重的6%～7%时（相当丧失细胞外液的30%～35%），表现更严重。常伴发代谢性酸中毒。如患者丧失的体液主要为胃液，因有 Cl^- 的大量丧失，则可伴发代谢性碱中毒，出现碱中毒的一些临床表现。

【诊断】

主要依靠病史和临床表现。应详细询问有无消化液或其他体液的大量丧失；失液或不能进食已持续多少时间；每日的失液量估计有多少，以及失液的性状等。实验室检查可发现红细胞计数增加、血红蛋白量和红细胞比容明显增高，表示有血液浓缩。血清 Na^+ 和 Cl^- 一般无明显降低。尿比重增高。必要时做血气分析或二氧化碳结合力测定，以确定有否酸（或碱）中毒。

【治疗】

尽可能同时处理引起等渗性缺水的原因，以减少水和钠的丧失。针对细胞外液量的减少，用平衡盐溶液或等渗盐水尽快补充血容量。

目前常用的平衡盐溶液有乳酸钠和复方氯化钠溶液（1.86%乳酸钠溶液和复方氯化钠溶液之比为1:2）与碳酸氢钠和等渗水溶液（1.25%碳酸氢钠溶液和等渗盐水之比为1:2）两种。在纠正缺水后，钾的排泄有所增加，钾离子浓度也会因细胞外液量增加而被稀释降低，故应注意低钾血症的发生。一般应在尿量达 40 ml/h 后补充氯化钾。

（二）低渗性缺水

【概述】

低渗性缺水又称慢性缺水或继发性缺水。水和钠同时缺失，但缺水少于失钠，故血清钠低于正常范围，细胞外液呈低渗状态。

【病因】

主要有：①胃肠道消化液持续性丧失，如反复呕吐、胃肠道长期吸引或慢性肠梗阻，以致钠随着大量消化液而丧失；②大创面慢性渗液；③肾排出水和钠过多，例如应用排钠利尿剂（氯噻酮、依他尼酸等）时，未注意补给适量的钠盐，以致体内缺钠相对地多于缺水。

【临床表现】

随缺钠程度而不同。常见症状有头晕、视觉模糊、软弱无力、脉搏细速、起立时容易晕倒等。当循环血量明显下降时，肾的滤过量相应减少，以致体内代谢产物潴留，可出现神志不清、肌痉挛性疼痛、肌腱反射减弱、昏迷等。

根据缺钠程度，低渗性缺水可分为三度：

1. 轻度缺钠　患者感疲乏、头晕、手足麻木，口渴不明显。尿中钠减少。血清钠在 135 mmol/L 以下，每公斤体重缺氯化钠 0.5 g。

2. 中度缺钠　除上述症状外，尚有恶心、呕吐，脉搏细速，血压不稳定或下降，脉压变小，浅静脉萎陷，视力模糊，站立性晕倒。尿量少，尿中几乎不含钠和氯。血清 Na^+ 在 130 mmol/L 以下，每千克体重缺氯化钠 0.5～0.75 g。

3. 重度缺钠　患者神志不清，肌痉挛性抽痛，肌腱反射减弱或消失；出现木僵，甚至昏迷。常发生休克。血清 Na^+ 在 120 mmol/L 以下，每公斤体重缺氯化钠 0.75～1.25 g。

【诊断】

根据患者有上述特点的体液丧失病史和临床表现，可初步作出低渗性缺水的诊断。进一步可做：①尿 Na^+、Cl^- 测定，常有明显减少。轻度缺钠时，血清 Na^+ 虽可能尚无明显变化，但尿内氯化钠的含量常已减少；②血清 Na^+ 测定，根据测定结果，可判定缺钠的程度；血清 Na^+ 低于 135 mmol/L，表明有低钠血症；③红细胞计数、血红蛋白量、红细胞比容、血非蛋白氮和尿素均有增高，而尿比重常在 1.010 以下。

【治疗】

积极处理致病原因。针对细胞外液缺钠多于缺水和血容量不足的情况，采用含盐溶液或高渗盐水静脉输注，以纠正体液的低渗状态和补充血容量。

1. 轻度和中度缺钠　根据临床缺钠程度估计需要补给的液体量。例如，体重 60kg 的患者，测定血清 Na^+ 为 135 mmol/L，则估计每千克体重丧失氯化钠 0.5 g，共缺钠盐 30 g。一般可先补给一半，即 15 g，再加上钠的日需要量 4.5 g，共 19.5 g，可通过静脉滴注 5% 葡萄糖盐水约 2 000 ml 来完成。此外，还应给日需要液体量 2 000 ml，并根据缺水程度，再适当增加一些补液量。其余一半的钠，可在第 2 d 补给。

2. 重度缺钠　对出现休克者，应先补足血容量，以改善微循环和组织器官的灌流。晶体液如乳酸复方氯化钠溶液、等渗盐水和胶体溶液如羟乙基淀粉、右旋糖酐－70 和血浆蛋白溶液等都可应用。但晶体液的用量一般要比胶体液用量大 2～3 倍。静脉滴注高渗盐水（一般 5% 氯化钠溶液）200～300 ml，尽快纠正血钠过低，以进一步恢复细胞外液量和渗透压，使水向水肿的细胞外移。以后根据病情再决定是否需继续输给高渗盐水或改用等渗盐水。

（三）高渗性缺水

【概述】

高渗性缺水又称原发性缺水。水和钠虽同时缺失，但缺水多于缺钠，故血清钠高于正常范围，细胞外液呈高渗状态。脑细胞缺水将引起脑功能障碍。

【病因】

主要为：①摄入水分不够，如食管癌的吞咽困难，重危患者的给水不足，鼻饲高浓度的要素饮食或静脉注射大量高渗盐水溶液；②水分丧失过多，如高热大量出汗（汗中含氯化钠 0.25%）、烧伤暴露疗法、糖尿病昏迷等。

【临床表现】

随缺水程度而有不同。根据症状轻重，一般将高渗性缺水分为三度：

1. 轻度缺水　除口渴外，无其他症状。缺水量为体重的2%～4%。

2. 中度缺水　极度口渴。乏力、尿少和尿比重增高。唇舌干燥，皮肤弹性差，眼窝凹陷。常出现烦躁。缺水量为体重的4%～6%。

3. 重度缺水　除上述症状外，出现躁狂、幻觉、谵妄，甚至昏迷等脑功能障碍的症状。缺水量超过体重的6%。

【诊断】

根据病史和临床表现一般可做出高渗性缺水的诊断。实验室检查常发现：①尿比重高；②红细胞计数、血红蛋白量、血细胞比容轻度增高；③血清钠升高，在150 mmol/L以上。

【治疗】

应尽早去除病因，使患者不再失液，以利机体发挥自身调节功能。不能口服的患者，给静脉滴注5%葡萄糖溶液或0.45%氯化钠溶液，以补充已丧失的液体。根据临床表现的严重程度，按体重百分比的丧失来估计。每丧失体重的1%，补液400～500 ml。

二、钾的异常

（一）低钾血症

【概述】

血清钾的正常值为3.5～5.5 mmol/L。低于3.5 mmol/L为低钾血症。

【病因】

常见原因有：①长期进食不足；②应用呋塞米、依他尼酸等利尿药，肾小管性酸中毒，以及盐皮质激素过多，使钾从肾排出过多；③补液患者长期接受不含钾盐的液体；④静脉营养液中钾盐补充不足；⑤呕吐、持续胃肠减压、禁食、肠瘘、结肠绒毛状腺瘤和输尿管乙状结肠吻合术等，钾从肾外途径丧失。一般来说，持续性血清钾过低常表示体内缺钾严重。

【临床表现】

肌无力为最早表现，一般先出现四肢肌软弱无力，以后延及躯干和呼吸肌。有时可有吞咽困难，以致发生食物或饮水呛入呼吸道。然后可有软瘫、腱反射减退或消失。患者有口苦、恶心、呕吐和肠麻痹等胃肠功能改变的症状。心脏受累主要表现为传导和节律异常。典型的心电图改变为早期出现T波降低、变宽、双相或倒置，随后现ST段降低、Q－T间期延长和U波。但低钾血症患者不一定出现心电图改变，故不能单纯依赖心电图改变来判定有无低钾血症的存在。应该注意，患者伴有严重的细胞外液减少时，低钾血症的一些临床表现有时可以很不明显，而仅出现缺水、缺钠所致的症状，但在纠正缺水后，由于钾的进一步被稀释，可出现低钾血症的一些症状。

【诊断】

一般可根据病史和临床表现作出低钾血症的诊断。心电图检查虽有助于诊断，但一般不宜等待心电图显示出典型改变后，才肯定诊断。血清钾测定常有降低。

【治疗】

应尽早治疗造成低钾血症的病因，以减少或中止钾的继续丧失。

临床较难判定缺钾的程度。可参考血清钾测定的结果来初步确定补钾量。血清钾 <3 mmol/L，给 K^+200～400 mmol 一般才能提高血清钾 1 mmol/L。血清钾为 3.0～4.5 mmol/L，补给 K^+100～200 mmol，一般即可提高血清钾 1 mmol/L。细胞外液的钾总量仅为 60 mmol，如从静脉输入含钾溶液过速，血钾即可在短时间内增高很多，引起致命的后果。补钾的速度一般不宜超过 20 mmol/h，每日补钾量则不宜超过 100～200 mmol。如患者有休克，应先输给晶体或胶体溶液，以尽快恢复血容量。待每小时尿量超过 40 ml 后，再从静脉输给氯化钾溶液。输入氯化钾尚有其他用处。由于低血钾常伴有细胞外碱中毒，和钾一起输入的 Cl^- 可有助于减轻碱中毒。此外，氯缺乏还能影响肾保钾的能力，故输给氯化钾，除可补充 K^+外，还可增强肾的保钾作用，有利于低钾血症的治疗。完全纠正体内缺钾需时较长，患者能够口服后，可服钾盐。

（二）高钾血症

【概述】

血清钾超过 5.5 mmol/L 时，即称高钾血症。

【病因】

其原因大多和肾功能减退、不能有效地从尿内排出钾有关。常见原因有：①进入体内（或血液内）的钾增多，如口服或静脉输入氯化钾，服用含钾药物，组织损伤，以及大量输入保存期较久的库血等；②肾排泄功能减退，如急性肾功能衰竭，应用保钾利尿剂（如螺内酯、氨苯喋啶），以及盐皮质激素不足等；③经细胞的分布异常，如酸中毒、应用琥珀酰胆碱，以及输注精氨酸等。

【临床表现】

一般无特异性症状，有时有轻度神志模糊或淡漠、感觉异常和四肢软弱等。严重高钾血症有微循环障碍的表现，如皮肤苍白、发冷、青紫、低血压等。常出现心跳缓慢或心律失常，甚至发生心搏骤停。高钾血症，特别是血钾超过 7 mmol/L 时，几乎都有心电图的改变。典型的心电图改变为早期 T 波高而尖，Q－T 间期延长，随后出现 QRS 增宽，P－R 间期延长。

【诊断】

有引起高钾血症原因的患者，出现一些不能用原发病来解释的临床表现时，即应考虑有高钾血症的可能，并应做心电图检查。血清钾常增高。

【治疗】

高钾血症患者有心搏突然停止的危险，故发现患者有高钾血症后，除尽快处理原发疾病和改善肾功能外，还应考虑：

1. 停给一切含有钾的药物或溶液，尽量不食含钾量较高的食物，以免血钾更加增高。

2. 降低血清钾浓度

（1）使 K^+ 暂时转入细胞内：①静脉注射5%碳酸氢钠溶液60～100 ml后，继续静脉滴注碳酸氢钠100～200 ml。高渗碱性溶液可使血容量增加，K^+ 得到稀释，又使 K^+ 移入细胞内或由尿排出，有助于酸中毒的治疗。注入的 Na^+，也可对抗 K^+ 的作用；②用25%葡萄糖溶液100～200 ml，每3～4 g糖加1 U胰岛素，作静脉滴注，可使 K^+ 转移入细胞内，暂时降低血清钾浓度。必要时，每3～4 h重复给药；③肾功能不全，不能输液过多者，可用10%葡萄糖酸钙溶液100 ml、11.2%乳酸钠溶液50 ml、25%葡萄糖溶液400 ml，加入胰岛素30U，作静脉持续滴注24 h，每分钟6滴。

（2）应用阳离子交换树脂：每日口服4次，每次15 g，可从消化道携带走较多的钾离子。同时口服山梨醇或甘露醇导泻，以防发生粪块性肠梗阻。也可加10%葡萄糖溶液200 ml后做保留灌肠。

（3）透析疗法：有腹膜透析和血液透析，一般用于上述疗法仍不能降低血清钾浓度时。

3. 对抗心律失常　静脉注射10%葡萄糖酸钙溶液20 ml。钙与钾有对抗作用，能缓解 K^+ 对心肌的毒性作用。葡萄糖酸钙可重复使用。也可用30～40 ml葡萄糖酸钙加入静脉补液内滴注。

第三节　酸碱平衡的失调

一、代谢性酸中毒

【概述】

代谢性酸中毒最为常见，由体内 HCO_3^- 减少所引起。根据阴离子空隙有否增大，可将造成 HCO_3^- 减少的原因分为两类。阴离子空隙又称未定阴离子浓度，粗略估算，正常值为8～12 mmol/L，由［Na^+］浓度减去［Cl^-］浓度和［HCO_3^-］浓度得来。

【临床表现】

轻症常被原发病的症状所掩盖，重症患者有疲乏、眩晕、嗜睡，可有感觉迟钝或烦躁。最突出的表现是呼吸深而快，呼吸辅助肌有力地收缩，呼吸频率有时可达每分钟50次。呼气中有时带有酮味。患者面部潮红，心率加快，血压常偏低。可出现神志不清或昏迷。患者有对称性肌张力减退，腱反射减弱或消失。患者常伴有严重缺水的一些症状。代谢性酸中毒可降低心肌收缩力和周围血管对儿茶酚胺的敏感性，患者容易发生心律失常、急性肾功能不全和休克。

【诊断】

根据患者有严重腹泻、肠瘘或输尿管乙状结肠吻合术等的病史，又有深而快的呼吸，即应怀疑有代谢性酸中毒。做血气分析可以明确诊断，并可了解代偿情况和酸中毒的严重程度，失代偿时，血液 pH 值和［HCO_3^-］明显下降，PCO_2 正常；部分代偿时，血液 pH 值、［HCO_3^-］和 PCO_2 均有一定程度的降低。如无条件进行此项测定，可做二氧化碳结合力的测定，也可确定诊断和大致判定酸中毒的程度。血清 Na^+、K^+、Cl^- 等的测定，也有助于判定病情。

【治疗】

应以消除引起代谢性酸中毒的原因为主要措施。由于机体具有加速肺部通气，以排除 CO_2 和通过肾排出 H^+，保留 Na^+ 和 HCO_3^- 等来调节酸碱平衡的能力，只要病因被消除和辅以补液纠正缺水，较轻的酸中毒（血浆［HCO_3^-］超过 16～18 mmol/L）常可自行纠正，一般不需应用碱剂治疗。

对血浆［HCO_3^-］低于 10 mmol/L 的患者，应立刻用液体和碱剂进行治疗。常用碱性溶液为碳酸氢钠溶液。5% 碳酸氢钠溶液每 20 ml 含有 Na^+ 和 HCO_3^- 各 12 mmol。一般可稀释成 1.25% 溶液后应用。在酸中毒时，离子化 Ca^{2+} 增多，即使患者有低钙血症，也可无手足抽搐出现。但在纠正酸中毒后，离子化 Ca^{2+} 减少，便有发生手足抽搐的可能，应及时静脉注射葡萄糖酸钙予以控制。

二、代谢性碱中毒

【概述】

代谢性碱中毒由体内［HCO_3^-］增多所引起。原因有：

1. 酸性胃液丧失过多　酸性胃液丧失过多是外科患者中发生代谢性碱中毒的最常见的原因。大量丧失酸性胃液，如严重呕吐，长期胃肠减压等，实际上是丧失了大量的 H^+。由于肠液中的［HCO_3^-］未能被来自胃液的盐酸所中和，［HCO_3^-］被重吸收，进入血液循环，使血液中 HCO_3^- 增高。此外，大量胃液的丧失也丧失了钠、氯和细胞外液，引起 HCO_3^- 在肾小管内的再吸收增加，而且在代偿钠、氯和水的丧失的过程中，K^+ 和 Na^+ 的交换及 H^+ 和 Na^+ 的交换增加，引起 H^+ 和 K^+ 丧失过多，造成碱中毒和低钾血症。

2. 碱性物质摄入过多　几乎都是长期服用碱性药物所引起。患者胃内的盐酸被中和减少，进入肠内后，不能充分中和肠液中的碳酸氢盐，以致后者重新吸收入血。现已很少应用碳酸氢钠治疗溃疡病，此种原因所致的碱中毒已很少见。

3. 缺钾　低钾血症时，每 3 个 K^+ 从细胞内释出，即有 2 个 Na^+ 和 1 个 H^+ 进入细胞内，引起细胞内酸中毒和细胞外碱中毒。同时，远曲肾小管细胞向尿液中排出过多的 H^+，HCO_3^- 的回收增加，细胞外液发生碱中毒。

4. 某些利尿药的作用　例如呋塞米和依他尼酸能抑制近曲肾小管对 Na^+ 和 Cl^- 的再吸收，而并不影响远曲肾小管内 Na^+ 和 H^+ 交换。因此，随尿排出的 Cl^- 比 Na^+ 多，回入血液的 Na^+ 和［HCO_3^-］增多，可发生低氯性碱中毒。

呼吸代偿反应是呼吸变浅变慢，CO_2 排出减少，使 PCO_2 升高，［HCO_3^-］/［H_2CO_3］

的比值接近于20/1而保持pH值在正常范围。肾代偿反应是肾小管上皮细胞中的碳酸酐酶和谷氨酰酶活性降低，H^+和NH_3的生成减少，$NaHCO_3$的再吸收减少；HCO_3^-从尿排出增多。碱中毒时，氧合血红蛋白解离曲线左移，氧合血红蛋白不易释出氧。因此，患者的血氧含量和氧饱和度虽仍正常，但组织仍可发生缺氧。

【临床表现和诊断】

一般无明显症状，有时可有呼吸变浅变慢，或神经精神方面的异常，如谵妄、精神错乱或嗜睡等。严重时，可因脑和其他器官的代谢障碍而发生昏迷。根据病史和症状可以初步做出诊断。血气分析可确诊，并判断其严重程度。失代偿时，血液pH值和［HCO_3^-］明显增高，PCO_2正常；部分代偿时，血液pH值、［HCO_3^-］和PCO_2均有一定程度的增高。

【治疗】

着重治疗原发疾病。对丧失胃液所致的代谢性碱中毒，可输注等渗盐水或葡萄糖盐水，恢复细胞外液量和补充Cl^-，纠正低氯性碱中毒，使pH值恢复正常。碱中毒时几乎都伴发低钾血症，故须考虑同时补给KCl，才能加速碱中毒的纠正，但补给钾盐应在患者尿量超过40 ml/h后。对缺钾性碱中毒，补充钾才能纠正细胞内外离子的异常交换和终止从尿中继续排酸。

三、呼吸性酸中毒

【概述】

呼吸性酸中毒系指肺泡通气及换气功能减弱，不能充分排出体内生成CO_2，以致血液$PaCO_2$增高，引起高碳酸血症。常见原因有：全身麻醉过深、镇静剂过量、中枢神经系统损伤、气胸、急性肺水肿和呼吸机使用不当等。上述原因均可明显影响呼吸，通气不足，引起急性高碳酸血症。另外，肺组织广泛纤维化、重度肺气肿等慢性阻塞性肺部疾患，有换气功能障碍或肺泡通气－灌流比例失调，都可引起CO_2在体内潴留，导致高碳酸血症。外科患者如果合并存在这些肺部慢性疾病，在手术后更容易产生呼吸性酸中毒。术后易由于痰液引流不畅、肺不张，或有胸水、肺炎，加上切口疼痛、腹胀等因素，均可使换气量减少。

【临床表现和诊断】

患者可有胸闷、呼吸困难、躁动不安等，因换气不足致缺氧，可有头痛、紫绀。随酸中毒加重，可有血压下降、谵妄、昏迷等。脑缺氧可致脑水肿脑疝，甚至呼吸骤停。

患者有呼吸功能受影响的病史，又出现上述症状，即应怀疑有呼吸性酸中毒。动脉血血气分析显示pH明显下降，$PaCO_2$增高，血浆HCO_3^-可正常。慢性呼吸性酸中毒时，血pH下降不明显，$PaCO_2$增高，血HCO_3^-亦有增高。

【治疗】

机体对呼吸性酸中毒的代偿能力较差，而且常合并存在缺氧，对机体的危害性极大，因此除需尽快治疗原发病因之外，还须采取积极措施改善患者的通气功能。作气管插管或气管切开术并使用呼吸机，能有效地改善机体的通气及换气功能应注意调整呼吸机的潮气量及呼吸频率，保证足够的有效通气量。既可将潴留体内的 CO_2 迅速排出，又可纠正缺氧状态。一般将吸入气氧浓度调节在0.6～0.7之间，可供给足够 O_2，且较长时间吸入也不会发生氧中毒。

引起慢性呼吸性酸中毒的疾病大多很难治愈。针对性地采取控制感染、扩张小支气管、促进排痰等措施，可改善换气功能和减轻酸中毒程度。患者耐受手术的能力很差，手术后很容易发生呼吸衰竭，此时所引发的呼吸性酸中毒很难治疗。

四、呼吸性碱中毒

【概述】

呼吸性碱中毒是由于肺泡通气过度，体内生成的 CO_2 排出过多，以致血 $PaCO_2$ 降低，最终引起低碳酸血症，血 pH 上升。引起通气过度的原因很多，例如癔病、忧虑、疼痛、发热、创伤、中枢神经系统疾病、低氧血症、肝衰竭，以及呼吸机辅助通气过度等。

$PaCO_2$ 的降低，起初可抑制呼吸中枢，使呼吸变浅变硬 CO_2 排出减少，血中 H_2CO_3 代偿性增高。但这种代偿很难维持下去，因这样可导致机体缺氧。肾的代偿作用表现为肾小管上皮细胞分泌 H^+ 减少，以及 HCO_3^- 的再吸收减少，排出增多，使血中 HCO_3^- 降低，HCO_3^-/H_2CO_3 比值接近于正常，尽量维持 pH 在正常范围之内。

【临床表现和诊断】

多数患者有呼吸急促之表现。引起呼吸性碱中毒之后，患者可有眩晕，手、足和口周麻木和针刺感，肌震颤及手足搐弱。患者常有心率加快。危重患者发生急性呼吸性碱中毒常提示预后不良，或将发生急性呼吸窘迫综合征。结合病史和临床表现，可作出诊断。此时血 pH 增高，$PaCO_2$ 和 HCO_3^- 下降。

【治疗】

原发疾病应予积极治疗。用纸袋罩住口鼻，增加呼吸道死腔，可减少 CO_2 的呼出，以提高血 $PaCO_2$。虽采用吸入含5% CO_2 的氧气有治疗作用，但这种气源不容易获得，实用价值小。如系呼吸机使用不当所造成的通气过度，应调整呼吸频率及潮气量。危重患者或中枢神经系统病变所致的呼吸急促，可用药物阻断其自主呼吸，由呼吸机进行适当的辅助呼吸。

第三章　外科休克

第一节　总　论

【概述】

休克是一个由多种病因引起、最终共同以有效循环血容量减少、组织灌注不足、细胞代谢紊乱和功能受损为主要病理生理改变的综合征。

【分型】

休克分型的方法较多，目前临床上习惯按发病原因不同分为低血容量性、感染性、心源性和神经源性、过敏性休克。

1. 低血容量性休克　低血容量性休克临床主要表现为中心静脉压、肺动脉楔压降低，由回心血量减少造成的低血压，以及通过神经体液调节引起外周血管收缩、血管阻力增加和心率加快以维持血压和保证组织灌注，血流动力学表现为"低排高阻"的低动力型循环。

2. 脓毒性休克　这是外科临床最多见、发病机制最复杂、病情变化最凶险、病死率很高的一类休克，也常是菌血症、脓毒症进一步发展的结果。脓毒症在临床上可以有明确的感染灶，但也可以没有，后者几乎占临床病例的半数，目前被称为"全身炎症反应综合征"（SIRS）。除了低血压外，脓毒性休克的一般症状还有发热、白细胞计数增高、呼吸增快等。

3. 心源性休克　该型休克主要的直接原因为心肌损害，如心肌梗死、心力衰竭等，也可在脓毒性休克后期与脓毒性休克并存，此外，心脏前后负荷过重、心脏机械性障碍、心外原因等均可导致心源性休克。

4. 神经源性休克

5. 过敏性休克

【病理生理】

1. 循环的变化

（1）血容量减少：出血、血浆渗出或其他体液的额外丢失，静脉回流减少，心排血量减少。如血容量减少超过机体代偿的限度，将出现心功能降低等不良后果。

（2）心功能障碍：如心肌梗死等缺血性病变，且有心肌抑制因子（MDF）的释放，心排血量减少。

（3）血液分布失常：如感染、过敏反应、神经因素等，使血管功能失常，血液大量滞留于周围血管床，甚至有血浆成分渗漏，静脉回心血量减少。

（4）微循环障碍：

1）微循环收缩期（休克代偿期）：周围（如皮肤、骨骼肌）和内脏（如肝、脾等）的小血管和微血管的平滑肌包括毛细血管前括约肌强烈收缩，动静脉短路和直捷通道开放，结果是微动脉的阻力增高，流经毛细血管的血液减少，静脉回心血量可保持，血压不变。脑和心的微血管 α 受体较少，脑动脉和冠状动脉收缩不明显，故脑、心等重要器官的血液灌流仍可得到保证。

2）微循环扩张期（休克抑制期）：毛细血管前括约肌舒张，而毛细血管后的小静脉对酸中毒的耐受性较大，仍处于收缩状态，大量血液滞留在毛细血管网内，使循环血量进一步减少；同时，毛细血管网扩大开放范围，使毛细血管容积增大，血液停滞在内，是回心血量大减，心排血量进一步降低，血压下降。

3）微循环衰竭期（休克失偿期）：出现弥散性血管内凝血，使血液灌流停止，细胞缺氧更为加重，造成细胞自溶，并且损害其他细胞，引起各器官的功能性和器质性损害。如毛细血管的阻塞超过 1 h，受害细胞的代谢即停止，细胞本身也将死亡。

2. 体液代谢改变

（1）肾血流量减少，引起醛固酮分泌增加，减少钠排出，保存液体和补偿部分血容量；低血压、血浆渗透压的改变，使血管升压素分泌增加，以保留水分，增加血浆量。

（2）儿茶酚胺能促进胰高糖素的生成，抑制胰岛素的产生和其周围作用，加速肌肉和肝内糖原分解，刺激垂体分泌肾上腺皮质激素，故休克时血糖升高。细胞缺氧，葡萄糖乏氧代谢，只产生少量的 ATP，而丙酮酸和乳酸产生增多，肝灌流不足又使乳酸不能很好地在肝内代谢，体内发生乳酸聚集，引起酸中毒。蛋白质分解代谢增加，使血尿素、肌酐和尿酸增加。

（3）细胞缺氧，ATP 减少，能量不足，细胞膜的钠泵功能失常，使细胞内钾进入细胞外的量和细胞外钠进入细胞内的量增多，细胞外液体也随钠进入细胞内，使细胞外液体减少，而细胞发生肿胀，甚至死亡。

（4）ATP 的减少和代谢性酸中毒可影响细胞膜、线粒体膜和溶酶体膜。溶酶体膜破裂后释放的酸性水解酶中的组织蛋白酶可使组织蛋白分解，生成多种有活性的多肽如激肽、心肌抑制因子和前列腺素等。有血管扩张作用和保护细胞功能的前列腺素（PGI_2、PGE_2、PGD_2）起有益作用，有血管收缩作用的 PGF_2、TXA_2 则有害。

3. 内脏器官的继发性损害　休克可导致内脏器官功能衰竭，而多器官功能衰竭可在休克好转后出现，并成为患者死亡的主要原因。

（1）肺：弥散性血管内凝血造成肺部微循环血栓栓塞，使毛细血管内皮细胞和肺泡上皮细胞受损。内皮细胞受损造成血管壁通透性增加、肺间质水肿和肺泡内水肿；肺泡上皮细胞受损，使肺泡表面活性物质生成较少，促使肺泡萎陷，造成肺不张，肺泡内透明膜形成，结果使通气与灌流比例失调，无效腔通气和静脉混合血增加，使低氧血症加重，出现急性呼吸衰竭，称为急性呼吸窘迫综合征。因休克而死亡的患者中，约有 1/3 死于此症。

（2）肾：低血压和儿茶酚胺增加，使肾小球前微动脉痉挛，肾血流减少；近髓循环的短路大量开放，使肾皮质外层血流大减，结果肾皮质内肾小管上皮变性坏死。

（3）心：休克代偿期，心脏血流供应无减少；休克抑制期，冠状动脉灌流量减少，心肌缺氧受损；此外，低氧血症、代谢性酸中毒、高钾血症和心肌抑制因子等也可损害心肌；心肌微循环内血栓可引起心肌局灶性坏死。

（4）肝：内脏血管很早发生痉挛，肝血流减少，肝血管窦和中央静脉内微血栓形成，引起肝小叶中心坏死。

（5）胃肠道：胃肠道在休克时处于严重的缺血和缺氧状态下，黏膜缺血可以使正常黏膜上皮细胞屏障功能受损。

（6）脑：儿茶酚胺对脑血管的作用很小，休克时脑血流量降低是动脉压过低所致。持续性低血压引起脑的血液灌流不足时，毛细血管周围胶质细胞肿胀，同时由于毛细血管通透性升高，血浆外渗至脑细胞间隙，引起脑水肿，甚至发生脑疝。

【临床表现】

失血性休克在外科休克中很常见。多见于大血管破裂、腹部损伤引起的肝、脾破裂、胃、十二指肠出血、门静脉高压症所致的食管、胃底曲张静脉破裂出血等。损伤性休克见于严重的外伤，如大血管破裂、复杂性骨折、挤压伤或大手术等，引起血液或血浆丧失，损伤处炎性肿胀和体液渗出，可导致低血容量。按照休克的发病过程可分为休克代偿期和休克抑制期。

1. 休克代偿期　表现为：精神紧张、兴奋或烦躁不安、皮肤苍白、四肢厥冷、心率加快、脉压差小、呼吸加快、尿量减少等。

2. 休克抑制期　表现为：患者神情淡漠、反应迟钝，甚至可出现意识模糊或昏迷；出冷汗、口唇肢端发绀；脉搏细速、血压进行性下降。严重时，全身皮肤、黏膜明显发绀，四肢厥冷，脉搏摸不清、血压测不出，尿少甚至无尿。若皮肤、黏膜出现瘀斑或消化道出血，提示病情已发展至弥散性血管内凝血阶段。若出现进行性呼吸困难、脉速、烦躁、发绀，虽给一般的吸氧而不能改善呼吸状态，应考虑并发呼吸窘迫综合征。

【诊断】

1. 病史及临床表现

休克的诊断一般不难，关键是应早期及时发现。要点是凡遇到严重损伤、大量出血、重度感染以及过敏患者和有心脏病史者，应想到并发休克的可能；临床观察中，对于有出汗、兴奋、心率加快、脉压差小或尿少等症状者，应疑有休克。若患者出现神志淡漠、反应迟钝、皮肤苍白、呼吸浅快、收缩压降至 90 mmHg（1 mmHg =0. 133 kPa）以下及尿少者，则标志患者已进入休克抑制期。

2. 监测

（1）一般监测

1）精神状态：反映脑组织的灌流情况。精神状态好，表示循环血量已够，反之，则提示循环血量不足。

2）肢体温度、色泽：反映体表灌流情况。休克时，四肢皮肤苍白、湿冷，轻压指甲或口唇时颜色变苍白，在松压后恢复红润缓慢。

3）血压：血压逐渐下降，收缩压低于 12 kPa（90 mmHg），脉压小于 2.67 kPa（20 mmHg）是休克存在的证据；血压回升，脉压增大，表明休克好转。

4）脉率：休克指数［脉率/收缩压（以 mmHg 计算）］可以帮助判断有无休克及休克程度。0.5 以下，表示无休克；超过 1.0～1.5，表示存在休克；在 2.0 以上，表示休克严重。

5）尿量：反映肾血流灌流情况。尿量小于 25 ml/h，尿比重增加，表明肾血管收缩存在或血容量不足；血压正常，但尿量仍少，比重降低，则可能发生急性肾衰竭；尿量稳定在 30 ml/h 以上时，表示休克纠正。

（2）特殊监测

1）中心静脉压：（正常值 0.49～0.98 kPa，5～10 cmH_2O）在低血压时，中心静脉压低于 0.49 kPa（5 cmH_2O）时，表示血容量不足；高于 1.47 kPa（15 cmH_2O）时，则提示心功能不全、静脉血管床过度收缩或肺循环阻力增加；高于 1.96 kPa（20 cmH_2O）时，则表示有充血性心力衰竭。

2）肺动脉楔压（PCWP）（正常值 0.8～2.0 kPa，肺动脉压正常值 1.3～2.9 kPa）：可了解肺静脉、左心房和左心室舒张末期的压力，借此反映肺循环阻力的情况，而中心静脉压不能直接反映肺静脉、左心房和左心室的压力。肺动脉楔压增高表示肺循环阻力增加，肺水肿时 PCWP 超过 4.0 kPa（30 mmHg）。当肺动脉楔压增高，中心静脉压无增加时，即应避免输液过多，以防引起肺水肿，并应考虑降低肺循环阻力。

3）心排血量和心排血指数：休克时，心排血量一般都降低，但在感染性休克时，可升高。通过肺动脉插管和温度稀释法，测定心排血量和算出心排血指数。心排血指数正常值为 2.5～3.5L/(min・m^2)。总外周血管阻力＝［平均动脉压－右心房压力(以中心静脉压代表)］×80/心排血量,正常值为 100～130 kPa/(L・S)(1 000～1300dyn/(s・ cm^5)。

4）动脉血气分析：了解肺换气情况及休克时酸碱平衡的情况。

5）动脉血乳酸盐测定：（正常值 1～1.5 mmol/L）一般说，休克持续时间愈长，血液灌流障碍愈严重，动脉血乳酸盐浓度也愈高。乳酸盐浓度持续升高，表示病情严重，预后不佳。乳酸盐浓度超过 8 mmol/L 者，死亡率几达 100%。

6）弥散性血管内凝血的实验室检查：血小板计数低于 80×10^9/L，凝血因子Ⅰ小于 1.5 g/L，凝血酶原时间较正常延长 3 s 以上，以及副凝固试验阳性，即可诊断为弥散性血管内凝血。

【治疗】

应当针对引起休克的原因和休克不同发展阶段的重要生理紊乱采取下列相应的治疗。

1. 一般紧急治疗

包括积极处理引起休克的原发伤、病。积极处理原发病，消除其病因和制止其继续失血、失液是治疗此型休克的关键。如创伤制动、大出血止血、保证呼吸道通畅等。采取头低和躯干抬高20°~30°，下肢抬高15°~20°体位，以增加回心血量。及早建立静脉通路。早期予以鼻管或面罩吸氧。注意保温。损伤后疼痛刺激严重者需适当使用镇痛镇静药；对危及生命的创伤如开放性或张力性气胸、连枷胸等，应做必要的紧急处理。

2. 补充血容量

通常首先采用晶体液。但由于其维持扩容作用的时间仅1 h左右，故还应准备全血、血浆、压缩红细胞、清蛋白或血浆增量剂等胶体液输注。首先，可经静脉快速滴注等渗盐水或平衡盐溶液，45 min内输入1 000~2000 ml。若患者血压回复正常，并能继续维持时，表明失血量较小且已不再继续出血。如失血量大或继续有失血，上述治疗仍不能维持循环容量时，应接着输入已配好的血液。

3. 止血

对于肝脾破裂、急性活动性上消化道出血病例，应在保持血容量同时积极进行手术准备，及早施行手术止血，才能有效地治疗休克。在有的情况下，应在积极抗休克的同时进行手术，以免延误抢救的时机。

4. 纠正碱平衡失调

休克患者由于组织灌注不足和细胞缺氧常有不同程度的酸中毒，而酸性内环境对心肌、血管平滑肌、肾功能均有抑制作用。一般不主张早期使用碱性药物。机体在获得充足血容量和微循环改善后，轻度酸中毒常可缓解而不需再用碱性药。但重度休克合并酸中毒经扩容治疗不满意时，仍需使用碱性药物。

5. 血管活性药物的应用

（1）血管收缩药　去甲肾上腺素是以兴奋α受体为主、轻度兴奋β受体的血管收缩药，能兴奋心肌，收缩血管，升高血压及增加冠状动脉血流量，作用时间短。常用量为0.5~2 mg，加入5%葡萄糖溶液100 ml内静脉滴注。

间羟胺（阿拉明）间接兴奋α、β受体，对心脏和血管的作用同去甲肾上腺素，但作用弱，维持时间约30 min。常用量2~10 mg肌内注射或2~5 mg静脉注射；也可10~20 mg加入5%葡萄糖溶液100 ml静脉滴注。

多巴胺是最常用的血管收缩剂，具有兴奋α、β_1和多巴胺受体作用，其药理作用与剂量有关。小剂量［<10 μg/（min·kg）］时，主要是β_1和多巴胺受体作用，可增强心肌收缩力，并扩张肾和胃肠道等内脏器官血管。抗休克时主要取其强心和扩张内脏血管的作用，宜采取小剂量。

其他还有多巴酚丁胺和异丙基肾上腺素等血管收缩剂。

（2）血管扩张剂　分α受体阻滞剂和抗胆碱能药两类。前者包括酚妥拉明、酚苄明等，能解除去甲肾上腺素所引起的小血管收缩和微循环淤滞并增强左室收缩力。其中酚妥拉明作用快，持续时间短，剂量为0.1~0.5 mg/kg加于100 ml静脉输液中。抗胆碱能药物包括阿托品、山莨菪碱和东莨菪碱。临床上较多用于休克治疗的是山莨菪碱，可对抗乙酰胆碱所致平滑肌痉挛使血管舒张，从而改善微循环。用法是每次 10 mg，每 15 min 一次，静脉注射，或者 40 ~ 80 mg/h 持续泵入，直到临床症状改善。

（3）强心药　包括兴奋 α 和 β 肾上腺素能受体兼有强心功能的药物，如多巴胺和多巴酚丁胺等，其他还有强心苷如毛花苷 C，可增强心肌收缩力和心输出量，减慢心率。可经静脉注射毛花苷 C 行快速洋地黄化（0.8 mg/d），首次剂量 0.4 mg 缓慢静脉注射，有效时可再给维持量。

6. 治疗 DIC 改善微循环

对诊断明确的 DIC，可用肝素抗凝，一般 1.0 mg/kg，6 h 一次，成人首次可用 80 mg。

7. 皮质类固醇和其他药物的应用

皮质类固醇可用于感染性休克和其他较严重的休克。一般主张应用大剂量，静脉滴注，一次滴完。为了防止多用皮质类固醇后可能产生的不良反应，一般只用 1 ~ 2 次。

第二节　低血容量性休克

一、失血性休克

【概述】

失血性休克在外科休克中很常见。多见于大血管破裂、腹部损伤引起的肝、脾破裂、胃、十二指肠出血、门静脉高压症所致的食管、胃底曲张静脉破裂出血等。通常在迅速失血超过全身总血量的20%时，即出现休克。严重的体液丢失，可造成大量的细胞外液和血浆的丧失，以致有效循环血量减少，也能引起休克。

【治疗】

主要包括补充血容量和积极处理原发病、制止出血两个方面。注意要两方面同时抓紧进行，以免病情继续发展引起器官损害。

1. 补充血容量

可根据血压和脉率的变化来估计失血量，见表（1－3－1）。虽然失血性休克时，丧失的主要是血液，但补充血容量时，并不需要全部补充血液，而应抓紧时机及时增加静脉回流。首先，可经静脉快速滴注平衡盐溶液和人工胶体液，其中，快速输入胶体液更容易恢复器官功能来决定是否输红细胞；急性失血量超过总量的30%可输全血。输入液体的量应根据病因、尿量和血液动力学进行评估，临床上常以血压结合中心静脉压的测定指导补液，见表（1－3－2）。

表1－3－1　休克的临床表现和程度

分期	程度	神志	口渴	皮肤黏膜		脉搏	血压	体表血管	尿量	估计失血量
				色泽	温度					
休克代偿期	轻度	神志清楚，伴有痛苦表情，精神紧张	口渴	开始苍白	正常，发凉	100次/分以下，尚有力	收缩压正常或稍升高，舒张压增高，脉压缩小	正常	正常	20%以下（800 ml以下）
休克抑制期	中度	神志尚清楚，表情淡漠	很口渴	苍白	发冷	100～200次/分	收缩压为70～90 mmHg，脉压小	表浅静脉塌陷，毛细血管充盈迟缓	尿少	20%～40%（800～1 600 ml）
	重度	意识模糊，甚至昏迷	非常口渴，可能无主诉	显著苍白，肢端青紫	厥冷（肢端更明显）	速而细弱，或摸不清	收缩压在70 mmHg以下或测不到	毛细血管充盈非常迟缓，表浅静脉塌陷	尿少或无尿	40%以上（1 600 ml以上）

表 1－3－2　中心静脉压与补液的关系

中心静脉压	血压	原因	处理原则
低	低	血容量严重不足	充分补液
低	正常	血容量不足	适当补液
高	低	心功能不全或血容量相对过多	给强心药物，纠正酸中毒，舒张血管
高	正常	容量血管过度收缩	舒张血管
正常	低	心功能不全或血容量不足	补液试验

补液试验：取等渗盐水 250 ml，于 5～10 min 内经静脉注入。如血压升高而中心静脉压不变，提示血容量不足；如血压不变而中心静脉压升高 0.29～0.49 kPa（3～5 cmH_2O），则提示心功能不全

2. 止血

在补充血容量同时，如仍有出血，难以保持血容量稳定，休克也不易纠正。对于肝脾破裂、急性活动性上消化道出血病例，应在保持血容量的同时积极进行手术准备，及早施行手术止血。

二、创伤性休克

【概述】

创伤性休克见于严重的外伤，如大血管破裂、复杂性骨折、挤压伤或大手术等，引起血液或血浆丧失，损伤处炎性肿胀和体液渗出，可导致低血容量。受损机体内可出现组胺、蛋白酶等血管活性物质，引起微血管扩张和通透性增高，致有效循环血量进一步降低。另一方面，创伤可刺激神经系统，引起疼痛和神经内分泌系统反应，影响心血管功能；有的创伤如胸部伤可直接影响心肺，截瘫可使回心血量暂时减少，颅脑伤有时可使血压下降等等。所以创伤性休克的病情常比较复杂。

【治疗】

由于创伤性休克也属于低血容量性休克，故其急救也需要扩张血容量，与失血性休克时基本相同。但由于损伤可有血块、血浆和炎性渗液积存在体腔和深部组织，必须详细检查以准确估计丢失量。创伤后疼痛刺激严重者需适当给予镇痛镇静剂；妥善临时固定（制动）受伤部位；对危及生命的创伤如开放性或张力性气胸、连枷胸等，应作必要的紧急处理。手术和较复杂的其他处理，一般应在血压稳定后或初步回升后进行。创伤或大手术继发休克后，还应使用抗生素，避免继发感染。

第三节　感染性休克

【概述】

感染性休克是脓毒血症引起的低血压状态，又称为中毒性休克，内毒素休克或脓毒性休克。多继发于以释放内毒素的革兰阴性杆菌为主感染。感染性休克是外科多见和治疗较困难的一类休克。

【临床表现】

感染性休克的微循环变化和内脏继发性损害比较严重。从血流动力学改变上，将其分为：

1. 低排高阻型（低动力型）　感染灶的代谢产物使肺等脏器小静脉收缩，返回左心的血量减少和动脉压下降，同时毛细血管通透性增加，血浆渗入组织间隙，也可使血容量减少，引起休克。特征是周围血管阻力增加而心排血量降低。

2. 高排低阻型（高动力型）　感染灶释放出某些扩血管物质，使微循环扩张，外周阻力降低，血容量相对不足，机体代偿性地增加心排血量，以维持组织的血液灌流。特征是周围血管阻力降低而心排血量增加。

革兰阴性细菌感染常引起低排高阻型休克，高排低阻型休克较少见，仅是部分革兰阳性菌感染引起的早期休克，加重时常进展成为低排高阻型休克。

【治疗】

原则是在休克未纠正以前，应着重治疗休克，同时治疗感染；在休克纠正后，则应着重治疗感染。

1. 补充血容量

此类患者休克的治疗首先宜输注平衡盐溶液为主，配合适当的胶体液、血浆或全血，恢复足够的循环血量。

2. 控制感染

主要措施是应用抗菌药物和处理原发感染灶。对病原菌尚未确定的患者，可根据临床判断最可能的致病菌种应用抗菌药，或选用广谱抗菌药。已知致病菌种时，则应选用敏感而较窄谱的抗菌药。

3. 纠正酸碱失衡

一般在补充血容量的同时，经另一静脉通路滴注5%碳酸氢钠200 ml。

4. 心血管药物的应用

经补充血容量、纠正酸中毒而休克未见好转时，应采用血管扩张药物治疗。改善心功能可给予强心苷、β－受体激活剂多巴酚丁胺。

5. 皮质激素治疗

应用限于早期、用量宜大，可达正常用量的 10～20 倍，维持不宜超过 48 h。

6. 其他治疗

包括营养支持，对并发的 DIC、重要器官功能不全的处理等。

第四章　麻　醉

麻醉技术的发展按照时间可以分为古代、现代和当代三个阶段。

人类遭受到伤病及手术所产生的痛苦，逐步寻找解除病痛的方法，是麻醉的发现与萌芽阶段。针刺镇痛是最为古老的麻醉技术，可以追溯到石器时代。后汉名医华佗应用酒冲服麻沸散进行麻醉，进行了剖腹手术。宋朝和元朝分别使用洋金花、草乌散作为麻醉药。国外则采用阿片罂粟、古柯叶、酒精、放血等方法进行外科手术。

现代麻醉学技术的发展可以追溯到一个半世纪前。乙醚等全身麻醉成功地应用于外科手术，揭开了现代麻醉学技术发展的序幕，此后，局部麻醉技术、气管插管技术等诸多技术被发明，逐步应用于临床，为麻醉学奠定了基础。

在当代，随着医学和相关学科的发展，麻醉学技术不断改进完善，麻醉学新技术不断涌现，如靶控输注技术，喉罩等，这些技术运用于临床为外科手术提供了安全保障，为减轻患者痛苦发挥了重要作用。

第一节　麻醉药和麻醉辅助药

一、局部麻醉药

局部麻醉药是能在局部阻断神经传导，而不破坏神经组织的药物。临床上应用的局麻药有酯类和酰胺类两类。普鲁卡因、氯普鲁卡因属酯类局麻药；利多卡因、布比卡因、依替杜卡因、丙胺卡因等属酰胺类局麻药。酯类局麻药在血浆内水解，其代谢产物对氨基苯甲酸可引起过敏反应。酰胺类局麻药在肝内被水解。

【一】普鲁卡因

（一）药理特点

1. 短时效局麻药，起效时间 1～3 分钟，时效 45～60 分钟，加入肾上腺素时效可延长 20%。

2. 扩散和穿透力差，不能用于表面麻醉。

3. 对心肌传导组织有抑制作用，对血管有扩张作用。

4. 小剂量对中枢神经系统表现为抑制状态，患者呈嗜睡、痛觉迟钝状态，所以临床常与静脉全麻药或吸入全麻药合用，施行普鲁卡因静脉复合麻醉或静吸复合麻醉。

（二）临床应用

1. 局部浸润麻醉　一般用 0.5%～1% 浓度，一次用药总量以 1g 为限。

2. 蛛网膜下隙神经阻滞　成人用量为120～150mg，极量200mg。小儿按年龄和脊柱长度酌减，体重仅供参考。浓度一般用3%～5%，最高不超过6%；容量多用4ml，作用潜伏期约3分钟，一般用药后5～6分钟脊神经阻滞平面和范围基本上固定。

3. 硬膜外神经阻滞　常用2%～5%浓度，由于作用时效短，用量常接近或超过极量，目前已极少用于硬膜外神经阻滞。

4. 静脉麻醉　用1%～2%普鲁卡因复合液（其配方为：每100ml含普鲁卡因1～2g、琥珀胆碱100～200mg、氢化可的松20～33mg、哌替啶20～33mg或吗啡2～3mg）持续静脉滴注，用作全身麻醉的维持。开始时60～120滴/分钟（4～8ml/min），3～5分钟后逐渐减至40滴/分钟（2～3ml/min）左右维持麻醉。普鲁卡因静脉麻醉的总剂量因人而异，一般第一小时的用量为2～3g，以后每小时限制在1～2g。

（三）不良反应及注意事项

1. 普鲁卡因可延长琥珀胆碱的作用时效，同用时可产生协同作用。

2. 患有家族性胆碱酯酶缺乏症者，应用普鲁卡因易发生毒性反应。

3. 肝功能严重受损者，假性胆碱酯酶可能不足，应限制普鲁卡因用量。

4. 抗胆碱酯酶药，能暂时抑制血浆胆碱酯酶活性，可加重普鲁卡因毒性。

5. 普鲁卡因水解产物，对氨基安息香酸能拮抗磺胺类药的抑菌作用；另一水解产物二乙氨基乙醇可增强洋地黄的效应。均应避免同时使用。

6. 普鲁卡因有可能使突触前膜乙酰胆碱释放减少，重症肌无力患者慎用。

【二】氯普鲁卡因

（一）药理特点

1. 短时效局麻药，1～3分钟起效，时效45～60分钟。

2. 水解迅速，较普鲁卡因快4～5倍。起效快、毒性低为其特点。

3. 代谢快，胎儿、新生儿血内浓度低，适于产科麻醉。

4. 因其时效短，较少用于周围神经阻滞，又因其pH低，一般不用于蛛网膜下隙阻滞。

5. 对全身的作用类似普鲁卡因。

（二）临床应用

1. 局部浸润麻醉　一般用0.25%～0.5%浓度，最大浓度不超过1%，一次最大用量800～1000mg。

2. 硬膜外神经阻滞　一般用2%～3%浓度，一次最大用量不超过1000mg。

3. 小儿应用剂量不超过20mg/kg。

【三】丁卡因

（一）药理特点

1. 长效局麻药，显效需10～15分钟，时效3～4小时。

2. 扩散和穿透力强，其作用强度与毒性均是普鲁卡因的10倍。水解速度较普鲁卡因慢1/5～2/3。

3. 对中枢神经系统有轻度兴奋作用。

4. 对心脏有奎尼丁样作用，对血管有扩张作用。

（二）临床应用

1. 表面麻醉　用0.5%～1%浓度作黏膜表面麻醉，一次用量30～40mg，最大剂量不超过60mg。

2. 神经干阻滞　用0.15%～0.2%浓度，一次用量50～60mg。

3. 蛛网膜下隙阻滞　一般用0.3%～0.5%浓度，剂量为10～12mg。

4. 硬膜外腔阻滞　用0.15%～0.33%浓度，成人总剂量不超过100mg。

5. 小儿剂量不超过2mg/kg。

6. 由于其毒性强，一般不用作局部浸润麻醉。

【四】利多卡因

（一）药理特点

1. 中效局麻药，显效快，1～5分钟起效，时效1～1.5小时，加入肾上腺素可延长30%～50%。

2. 扩散和穿透力较强，安全范围大，可用于各种局部麻醉方法。

3. 抑制心肌传导系统，使冲动传导延长，并增加心脏的绝对不应期，可使心率减慢。

4. 小剂量产生中枢神经系统抑制作用，可出现嗜睡、无力。甚至记忆缺失等症状。

（二）临床应用

1. 表面麻醉　用2%～4%浓度，一次用量不超过200mg，5分钟显效，时效可维持5～30分钟。

2. 局部浸润麻醉　用0.25%～1%浓度，一次最大用量可达500mg，1～3分钟显效，时效可达120分钟以上。

3. 神经干阻滞　常用1%浓度，一次用量为400mg，起效需5～15分钟，时效90～120分钟。

4. 硬膜外腔神经阻滞　用1%～2%浓度，一次用量一般为200～300mg，一次最大用量以400mg为限。出现镇痛作用约需5分钟左右，达到完善神经节段阻滞需16分钟左右，时效为90～120分钟。

5. 蛛网膜下隙神经阻滞　一般用2%～5%浓度，一次用量为40～120mg，1分钟显效，时效60～90分钟。因其阻滞范围不易调节，临床上已不常用。

6. 小儿应用剂量为8～10mg/kg。

7. 严重房室传导阻滞、室内传导阻滞者禁用。

【五】布比卡因

（一）药理特点

1. 为起效快，时效长的局麻药。一般起效时间为5～10分钟，15～25分钟达作用高峰，时效3～6小时。

2. 用于产科麻醉时，母体血药浓度约为胎儿血药浓度的4倍，因此用于产科麻醉较为安全。

3. 有较强心脏毒性，可引起房室传导阻滞、室性早搏、室性心动过速、心搏骤停。

（二）临床应用

1. 局部浸润麻醉　用0.25%浓度，一次用量100~125mg，时效可达3~6小时。

2. 神经干阻滞　一般用0.5%浓度，一次用量为100~150mg。

3. 蛛网膜下隙神经阻滞　一般用0.5%浓度，一次用量15mg，最大用量不超过20mg。

4. 硬膜外腔神经阻滞　用0.25%~0.75%浓度，一次用量100~150mg，一日最大用量不超过400mg。起效时间约需18分钟，时效可达400分钟。

5. 小儿应用剂量为2mg/kg。

（三）不良反应及注意事项

1. 一次用量超过125mg时，易发生毒性反应，应密切观察。

2. 如果首次用药已达足量，至少间隔3小时以上再追加布比卡因。

3. 如发生心动过缓，血压下降，可用升压药，出现室颤时，可电击除颤。心搏骤停时复苏较为困难，需坚持长时间心脏按压。

4. 严重肝肾功能不全，低蛋白血症和过敏体质者禁用布比卡因。

5. 若与肾上腺素合用时，禁用于毒性甲状腺肿，严重心脏病或服用三环抗抑郁药等患者。

6. 孕、产妇禁用布比卡因作蛛网膜下隙神经阻滞。

7. 孕妇及12岁以下小儿慎用布比卡因。

【六】丙胺卡因

（一）药理特点

1. 在酰胺类局麻药中毒性最低，比利多卡因低40%。

2. 麻醉效能、显效时间及时效均与利多卡因相仿，成人一次用量为400mg，一次最大用量应<600mg。

3. 丙胺卡因的代谢产物O-甲苯胺蓄积时，可使血红蛋白转化为高铁血红蛋白，引起发绀。

（二）临床应用及注意事项

1. 局部浸润麻醉用0.5%~1%浓度，神经干阻滞用2%浓度，硬膜外腔神经阻滞用2%~3%浓度。

2. 丙胺卡因可引起高铁血红蛋白症，严重贫血者禁用。

3. 丙胺卡因可迅速通过胎盘，孕、产妇禁用。

【七】甲哌卡因

药理作用与利多卡因基本相似，用法、用量与利多卡因相同，时效较利多卡因延长2～2.5小时。甲哌卡因血药浓度较高，易引起蓄积性中毒，产妇慎用。偶可见肌肉颤搐、恶心和呕吐等不良反应。

【八】局麻药的毒性反应及过敏反应

（一）局麻药毒性反应

临床上局麻药的毒性反应主要是由于用药量过大或使用方法不当引起血药浓度升高所致。一旦发生要迅速诊断，按毒性反应程度及临床体征给予处理。

1. 轻度毒性反应　患者可出现口舌发麻、多语、头热、头昏、眩晕、眼花、眼球震颤、耳鸣、重听、运动不协调、面色潮红、血压升高、脉压变小、脉搏增快等；也可表现为嗜睡、痛觉减退、脉弱、血压下降等。出现上述任何症状或体征时，均应停止用药，并吸氧、加强通气，使 $PaCO_2$ 降低，减轻局麻药对大脑皮质的刺激作用。

2. 中度毒性反应　患者可表现为头痛、视物模糊、胸闷、口干、恶心、呕吐、肌肉震颤、血压升高、心率减慢。此时除停止用药和吸氧外，可静脉注射安定10～20mg或硫喷妥钠50～100mg。

3. 重度毒性反应　除上述症状和体征外，患者肌震颤持续发展为抽搐、皮肤灰白、脉搏和呼吸不规则、体温上升、瞳孔散大、间歇性痉挛、神志不清，最后可发生惊厥、间断呼吸，甚至虚脱、窒息而死亡。发生重度毒性反应时，因痉挛或惊厥产生呼吸运动障碍。因此，保持呼吸道通畅、给氧及迅速止痉是关键。所以一旦发生可静脉注射硫喷妥钠50～100mg，极少超过300mg。以能制止抽搐而不影响呼吸为限。遇有脉弱、血压下降者，可静脉注射安定10～20mg，必要时可静脉注射琥珀胆碱50～100mg，行气管插管控制呼吸。

（二）局麻药的过敏反应

普鲁卡因等酯类局麻药的分解产物，对氨基苯甲酸可能是致敏物质，可引起过敏反应。酰胺类发生过敏反应的极少见。过敏反应有速发型和迟发型两种。

1. 速发型　表现为皮肤荨麻疹或皮疹、眼结膜充血、鼻黏膜充血、血管神经性水肿以及舌根部、咽喉部水肿，此类型称皮肤黏膜型。另一类型称呼吸型，在注药后1分钟左右因支气管痉挛和水肿，而产生气管喘息样发作或过敏性休克。

2. 迟发型　通常在用药后几小时出现荨麻疹、皮疹及注射部位的皮下水肿，水肿可逐渐发展至面部、颈、口腔、咽喉和声门，并出现全身反应。

3. 治疗　发生过敏反应时应立即停用局麻药，吸氧，同时应用抗组胺药异丙嗪或苯海拉明。血压下降者，可皮下注射肾上腺素0.5～1mg，有心脏疾患者可改用麻黄素、多巴胺或恢压敏。有支气管痉挛者可静脉注射氨茶碱250mg，亦可静脉注射地塞米松20～30mg或静脉滴注氢化可的松100mg。

二、全身麻醉药

全身麻醉药能抑制中枢神经系统功能，达到意识消失，对全身任何部位的疼痛刺激失去感觉和反应，全身麻醉药主要分为吸入全麻药和静脉全麻药两大类。

吸入全麻药

吸入全麻药是通过呼吸道进入体内而产生全麻状态。由于具有容易控制、安全和比较可靠等优点，已在临床上广泛应用。

【一】氧化亚氮，又名笑气

（一）药理特点

1. 氧化亚氮是无色、味甜、无刺激性的气体，其化学性质稳定，不与钠石灰或其他麻醉药起反应，不与血红蛋白结合，不在体内起任何化学反应。

2. 氧化亚氮不燃不爆，但有助燃性质。

3. 氧化亚氮麻醉作用弱，MAC 为 105%，单纯以氧化亚氮麻醉只能达三期 1 级的浅麻醉状态，仅适用于短小、浅表手术，用于大、中手术则需复合其他麻醉剂。

4. 氧化亚氮于短时间内使用是毒性最小的吸入麻醉剂，对循环系统基本上无抑制。对心率和血压亦无影响。

5. 对呼吸道无刺激性，不增加分泌物和喉部反射。

6. 对肝、肾功能无影响。

（二）临床应用

1. 全麻诱导　以面罩吸入 50% 氧化亚氮，20～30 秒即可使患者意识消失。

2. 与其他吸入麻醉药或麻醉性镇痛药和肌松药合用，可进行各类大小手术。

3. 可用于一般情况较差，肝、肾功能不良及危重患者的麻醉。

4. 分娩镇痛。

（三）不良反应及注意事项

1. 应用氧化亚氮吸入麻醉时，吸入氧浓度应维持在 30% 以上，以防发生缺氧。

2. 氧化亚氮几乎全部经肺排出，停止吸入后，组织和血液中大量氧化亚氨溢入肺泡。使肺泡内氧浓度相对降低，导致弥散性缺氧，因此在停用氧化亚氮后，应即给患者吸入纯氧 5～10 分钟。

3. 长时间高浓度吸入氧化亚氮，可干扰造血系统对维生素的利用，因此应补充维生素 B_{12}，以减少不良反应。

4. 氧化亚氮不宜用于孕妇、哮喘、气道阻塞、癫痫及精神病患者。

5. 氧化亚氮可使体内含气闭合腔容积增大，故肠梗阻、空气栓塞、气胸、气脑造影等患者禁用。

【二】氟烷

（一）药理特点

1. 为强效吸入麻醉药，MAC 为 0.77%，麻醉诱导与苏醒均迅速，但镇痛作用不佳。

2. 扩张脑血管，使脑血流量增加，可引起颅内压升高。

3. 氟烷有直接心肌抑制作用并干扰压力感受器和血管运动中枢功能，降低交感神经兴奋性和减少儿茶酚胺的分泌。因此，血压随麻醉加深而下降，其下降程度与吸入浓度相关。

4. 氟烷增加心肌对儿茶酚胺的敏感性，引起心律失常。

5. 氟烷可松弛子宫张力，引起产后子宫收缩乏力，增加产后出血。

6. 氟烷的代谢产物三氯乙酸可能有毒性，对肝脏会带来一定损害，特别在低氧状态下更易发生。

（二）临床应用

1. 开放点滴法　用带细针头的5ml 注射器，装入氟烷数毫升，缓慢滴于开放口罩上，可使患者神志迅速消失。

2. 半紧闭吸入法　用半紧闭法麻醉机，辅以高流量氧化亚氮一氧麻醉或复合其他静脉麻醉药和肌松药。

3. 密闭吸入法　用紧闭循环麻醉机，麻醉时将挥发器打开与氧一同吸入。麻醉中控制吸入浓度在1%左右，根据麻醉深浅调节吸入浓度。根据患者情况及手术需要，加用其他辅助药。

（三）适应证

1. 糖尿患者手术。

2. 哮喘、慢性支气管炎或湿肺患者。

3. 需行控制性降压者。

4. 各种复杂大手术。

（四）禁忌证

1. 心功能不全、休克患者及中毒性心肌损害者。

2. 急、慢性肝疾病。

3. 需并用肾上腺素者。

4. 剖腹产。

5. 近期曾吸入氟烷者，肥胖及吸入其他麻醉药曾发生黄疸的患者慎用。

【三】安氟醚

（一）药理特点

1. 为强效吸入麻醉药，MAC 为1.7%，麻醉诱导迅速、平顺和舒适，肌松效果好。

2. 可使脑血管扩张，脑血流量增加，颅内压升高。

3. 降低脑耗氧量且随麻醉加深而下降，但深麻醉时可出现癫痫样脑电图。

4. 对循环系统有抑制作用，且随剂量增加而加重。

5. 有较强呼吸抑制作用，麻醉稍深即可出现潮气量下降。

6. 可降低眼内压，故适用于眼科手术。

7. 对肾功能有潜在的危害，特别是肥胖患者或正在服用异烟肼者。

（二）临床应用

1. 开放点滴法　与氟烷相同。

2. 面罩吹入法　遇不合作小儿，可用面罩距小儿口鼻 5cm 左右以氧气吹入，初始吹入安氟醚浓度为 0.5%，然后逐渐加至 0.75% ~1%，待面罩扣紧面部后，每分钟递增吸入浓度 0.5%，直至诱导完成，然后逐渐降低至维持浓度（1% ~3%）。

3. 面罩吸入法　成人或合作小儿，可用面罩吸入安氟醚作诱导。先用面罩吸入纯氧去氮，继之吸入 0.5% 的安氟醚约 1 分钟后，每半分钟增加 0.5%，经3 ~5 分钟可完成麻醉诱导。然后转入维持期，吸入浓度应逐渐降低，一般用 1% ~3% 即可。

4. 低流量紧闭法　静脉快速诱导，气管插管控制呼吸后，开始吸入安氟醚，然后每半分钟递增 0.5%，直至所需麻醉深度。

5. 半紧闭法　与氟烷半紧闭法相同，只是吸入浓度则是氟烷的两倍。

（三）适应证

1. 各部位，各种年龄的手术。

2. 重症肌无力。

3. 嗜铬细胞瘤。

（四）禁忌证

1. 严重心、肝、肾疾病。

2. 癫痫患者。

3. 颅内压过高的患者。

【四】异氟醚

（一）药理特点

1. 麻醉性能强，MAC 1.3%，麻醉诱导迅速、平顺、舒适、肌松较好。

2. 0.6 ~1.1 MAC 时不增加脑血流量；1.6MAC 时脑血流量倍增。开颅患者在低 CO_2 条件下，异氟醚可防止颅内压升高。

3. 异氟醚抑制心肌收缩力，显著扩张周围血管。异氟醚可显著扩张冠状动脉，因而可能导致心肌“窃血”。

4. 异氟醚明显抑制呼吸，可使通气量显著下降，$PaCO_2$ 升高，且抑制对 $PaCO_2$ 升高的通气反应。

5. 异氟醚麻醉增加肺阻力，并使肺顺应性和功能残气量稍减。

6. 异氟醚可使横纹肌松弛，能加强肌松剂作用。

7. 可降低眼内压，在成人更为明显。

8. 对子宫肌有松弛作用，且易透过胎盘，麻醉时间超过 1 小时，对胎儿心肌及酸碱度有不利影响。

（二）临床应用

同安氟醚。

（三）适应证

与安氟醚相同而优于安氟醚，可用于老年患者、冠心病患者、癫痫患者和颅内压升高的患者。

（四）禁忌证

禁用于产科手术，冠脉严重狭窄患者。

【五】七氟醚

（一）药理特点

1. 麻醉效能较弱，MAC 为2.2% ~1.5%。

2. 1MAC 时对颅内压无显著影响；2MAC 时颅内压显著升高。

3. 以浓度依赖方式抑制中脑网状神经元，使诱发电位振幅增大，深麻醉下（2.5MAC）连续刺激可致痉挛。

4. 可致与剂量相关的 MAP 及心肌收缩力下降。在 1.5MAC 以上浓度时冠脉血管明显扩张，可引起“窃血”现象。

5. 降低气管平滑肌张力，麻醉中可出现剂量相关性呼吸抑制，$PaCO_2$ 轻度增加（约20%），呼吸加快，每分钟通气量可保持不变。

6. 术后有极少数病例发生肝功能损害，少尿，尿素氮升高及肌红蛋白尿，有人认为与七氟醚降低肝、肾血流量有关。

（二）临床应用

1. 开放点滴　同安氟醚。

2. 面罩吸入法　先用面罩吸入纯氧去氮，继之吸入 3% ~4.5% 的七氟醚，并用 70% NO_2，一般呼吸数次后意识即可消失，一般平均诱导时间不超 10 分钟，然后用 2.5% ~4.5% 的浓度维持。诱导期血压略有下降，维持期多恢复正常。

3. 低流量密闭法　用静脉麻醉剂快速诱导气管插管后，以 1.5% ~2.5% 浓度维持麻醉。

（三）适应证

可用于各部位、各种年龄的手术。

（四）禁忌证

严重心、肝、肾疾病；癫痫患者；颅内压过高的患者。

【六】脱氟醚

（一）药理特点

1. 脱氟醚的麻醉效能仅为异氟醚的 1/4，MAC 为6.0%，诱导、苏醒快。

2. 降低脑代谢，高浓度吸入时可引起脑血管扩张，并减弱脑血管自身调节功能。

3. 对循环系统影响小。

4. 抑制呼吸，降低潮气量，减少每分钟通气量，增加 $PaCO_2$，降低机体对 $PaCO_2$ 升高的通气反应，其抑制程度与吸入浓度相关。

5. 可产生足够的肌松，与非去极化肌松剂合用时可产生协同作用。

6. 对呼吸道有轻度刺激，可引起咳嗽、屏气、分泌物增多，甚至喉痉挛。

（二）临床应用

需专用蒸发器，单纯以脱氟醚诱导，用12% ~15%浓度可顺利完成麻醉诱导，并可进行气管插管。麻醉维持通常采用2.3% ~3%的脱氟醚与60% NO_2 联合应用，也可伍用肌松剂。

（三）适应证

适用于各部位、不同年龄的手术。

静脉全麻药

经静脉途径注入产生全麻作用的药物，称为静脉麻醉药。静脉麻醉药分为巴比妥类与非巴比妥类。

【一】硫喷妥钠

（一）药理特点

1. 短效巴比妥类静脉麻醉剂，易通过血脑屏障，在一个臂脑循环时间内（30秒）产生意识消失。

2. 有很强镇静作用，并能降低脑组织耗氧量。

3. 主要抑制上行网状激活系统,对传入感觉冲动很少阻断,故痛觉存在,小剂量应用时,可出现感觉敏感现象,只有用较大剂量,才有短时的感觉迟钝或消失。

4. 对交感神经的抑制大于副交感神经，故在浅麻醉时可出现迷走神经反射增强现象。

5. 抑制血管运动中枢，同时直接抑制心肌，使收缩力减弱，每搏量下降，心输出量降低，产生剂量依赖性血压下降，心率则反射性增加。

6. 抑制呼吸中枢，呼吸频率和幅度降低，有时可出现呼吸暂停。其抑制程度取决于药物用量与注射速度。

7. 硫喷妥钠浅麻醉时，局部或反射性刺激均可致喉痉挛或支气管痉挛，加深麻醉可使其消失。

8. 大剂量应用时可使肝功能受抑制。

9. 给予催眠剂量的硫喷妥钠，即可产生肾血流量与肾小球滤过率降低，但恢复较快。硫喷妥钠还可使垂体释放抗利尿激素增加，尿量因之减少。且对肾上腺功能有抑制作用。

10. 硫喷妥钠可迅速透过胎盘，胎儿娩出后可发生呼吸抑制，四肢无力，反应迟钝。

（二）临床应用

1. 全麻诱导　常用量为6 ~8mg/kg静脉注射，待患者意识消失，加注肌松剂行气管插管。在老年、体弱或血容量不足者应减量使用。

2. 短小手术　如脓肿切排、骨折、脱臼复位、血管造影、同步转律、换药等，可用硫喷妥钠3 ~4mg/kg缓慢静脉注射，同时吸氧，待患者意识消失，无痛反应时，即可开始手术。若术中患者出现肢动或呻吟，可追加2～3mg/kg。

3. 基础麻醉　一般用2%～2.5%浓度，新生儿用1%～1.25%浓度。剂量按15～20mg/kg计算，深部肌内注射，体弱、重病者应减少至12～15mg/kg或更少。注药后5～10分钟入睡，持续30～45分钟，需要重复时，可减半量注射。

4. 用于破伤风、癫痫持续状态和脑复苏用0.33%（或0.1%～0.5%）硫喷妥钠，按20～100滴/分钟持续静脉滴注，可根据治疗需要调节滴速。如此用药对呼吸和循环影响较轻。

（三）禁忌证

下列情况禁用硫喷妥钠：

1. 婴幼儿。

2. 产妇。

3. 心功能不全者。

4. 休克、低血容量患者。

5. 哮喘，急、慢性支气管炎以及呼吸道不通畅或气道有堵塞可能者。

6. 严重肝肾功能不全者。

7. 营养不良、贫血和低蛋白血症者。

8. 肾上腺皮质功能不全或长期使用皮质激素者（因硫喷妥钠抑制肾上腺功能；黏液水肿者代谢缓慢，易致过量）。

9. 卟啉病患者。

10. 肌萎缩、营养不良性肌强直、先天性肌强直症。

【二】戊炔巴比妥钠

1. 戊炔巴比妥钠为短效的甲基巴比妥类药，其药理作用与硫喷妥钠相似，但药效较硫喷妥钠强2～3倍。

2. 作用迅速，在一次臂脑循环时间即可使患者意识消失；苏醒亦迅速，1mg/kg的用量，患者意识可在2～3分钟恢复，短于同剂量的硫喷妥钠，且更完全。

3. 对呼吸的抑制作用比硫喷妥钠强，可使通气量减少，使用中患者可出现呼吸暂停。不增加迷走神经张力，也不增加喉头敏感性，故而很少并发喉痉挛和支气管痉挛。

4. 使容量血管扩张，心输出量下降，大剂量使用可发生血压下降，但程度和持续时间均不及硫喷妥钠。

5. 此药为甲基化药物，故而肌震颤发生率较高，为3%～35%。

（二）临床应用

同硫喷妥钠，而安全范围较硫喷妥钠大，变态反应少。成人以1～1.5mg/kg静注后，30秒即可入睡，持续约58分钟，需重复时，可追加0.5～1mg/kg，维持4～6分钟。亦可用0.1%～0.2%稀释液静脉滴注，待患者入睡后，减慢滴速，以2～5mg/min维持，总量不宜超过0.75g。小儿肌内注射按6mg/kg计算。

（三）禁忌证

禁忌证同硫喷妥钠。

【三】氯胺酮

（一）药理特点

1. 氯胺酮为苯环己哌啶衍生物。对中枢神经系统的作用是选择性地抑制大脑的联络系统，对脑干网状结构上行激活系统影响很小。临床麻醉时患者表现为木僵状，两眼张开，眼球凝视与震颤，角膜及光反射存在，肌张力增加和偶有肢体无目的活动。

2. 扩张脑血管，脑血流量显著增加，使脑代谢率及耗氧量上升，可致颅内压升高。

3. 对心脏有明显兴奋作用，注药后心率增快 30%，每搏量增加 29%，心输出量增加约 40%，多数患者出现一过性血压升高，一般在 10～20 分钟后逐渐恢复。在全身血压上升的同时肺动脉压亦升高，部分患者可发生肺内分流增加。

4. 对呼吸影响较轻，可出现呼吸减浅、变慢，偶有一过性呼吸暂停，此与用药量和注药速度密切相关。可使唾液腺和呼吸道分泌物增加，咽喉反射增强，但并不能预防误吸。

5. 氯胺酮可扩张支气管，并对抗 5－羟色胺、组胺对支气管的作用，故可用于哮喘患者的麻醉，甚至可用于严重支气管哮喘发作的平喘治疗。

6. 氯胺酮有 70% 经肝脏分解代谢。近年发现氯胺酮麻醉后 3～4 天，丙氨酸转氨酶和 γ－谷氨酸转氨酶超过正常值 2～7 倍，多在术后 13～15 天恢复正常。

7. 氯胺酮可使眼内压升高，术前应用苯巴比妥、哌替啶、阿托品后，可减轻其眼内压升高的作用。

8. 氯胺酮可增加子宫张力和收缩力。静注后 60～90 秒通过胎盘，当剂量大于 2mg/kg 时，对胎儿抑制发生率较高。

（二）临床应用

1. 单次静脉麻醉　缓慢静脉注射氯胺酮 1～2mg/kg，1～2 分钟患者进入麻醉状态，持续 5～15 分钟。

2. 分次静脉麻醉　首量用 2mg/kg 静脉注射，之后每 10～15 分钟追加 1mg/kg。

3. 持续静脉滴注　采用 0.1%～0.2% 溶液静脉持续滴注，滴速 10～30μg/（kg·min）。亦可与其他静脉麻醉药合用。与肌松药合用时，注意避免与三碘季胺酚、潘可罗宁同时应用。以免更为加快心率。

4. 肌内注射　首量 3～5mg/kg，1～5 分钟出现麻醉作用，持续 12～25 分钟，追加时可给首量的 1/2 或全量。

（三）副作用与并发症

1. 氯胺酮麻醉的苏醒期，部分患者（5%～45%）可发生梦幻、呓语、谵妄及躁动。在急诊患者偶可引起焦虑不安。氟哌啶、苯二氮䓬类或酚噻嗪类药可使症状减轻。麻醉后置患者于安静环境，避免视、听觉刺激可降低其发生率。

2. 氯胺酮麻醉时，骨骼肌张力增加，可出现随意性肌阵挛性运动，多在有强刺激时发生。偶有抽搐或惊厥发生，静注硫喷妥钠能迅速控制。

3. 氯胺酮麻醉后可发生复视或失明，多在刚苏醒时发生，一般持续 15 ~ 30 分钟，但也有长达数小时至数日者。可能是氯胺酮对外侧膝状体、视辐射和皮质视觉区的直接作用所致。一般能自愈。

4. 氯胺酮可使唾液分泌增多，咽反射活跃，若咽部受到刺激时，易引起喉痉挛。如发生呕吐．可因反流误吸而致呼吸道梗阻。

5. 由于氯胺酮的拟交感作用，可使心肌兴奋性和传导性增加，而出现心动过速，同时心肌耗氧量增加，可造成一过性心肌缺氧，引起心律失常或 ST－T 的改变。

6. 在休克伴有水电解质严重失衡，明显低血容量或严重感染而术前未得到有效处理，或自主神经系统受阻滞等情况下应用氯胺酮麻醉时，有可能发生血压剧降，甚至循环停止。这可能是氯胺酮对心肌的负性变力性作用所致。

7. 氯胺酮在小儿麻醉中偶见急性胃扩张。

8. 氯胺酮有 70% 在肝脏分解代谢，小儿肝脏解毒能力差，加之个体差异及手术部位等因素，可导致麻醉作用时间延长。若总量超过 20mg/kg，常使苏醒时间延长。

9. 多次重复应用氯胺酮时，可产生耐药性，采用递增法给药，可获得较好效果。肌注法大部分按首量 20% 递增，静注法按 15% 递增，或成人按 15%，小儿按 20% 递增。

（四）禁忌证

1. 严重高血压，特别是有脑血管意外病史及动脉硬化性心脏病患者。

2. 心功能代偿不全、肺心病、肺动脉高压、冠心病及心律失常的患者。

3. 颅内压升高的患者，如颅内动脉瘤、颅内出血、脑水肿者禁用氯胺酮；颅内占位性病变及气脑造影的患者慎用。

4. 眼内压显著升高的患者及需要眼球固定的手术。

5. 饱食或胃内压增高的急诊患者。

6. 精神疾患、癫痫患者。

7. 上呼吸道感染的患者。

【四】苯二氮䓬类

苯二氮䓬类包括安定、氟硝安定、氯羟安定、咪唑安定等。这些药具有相同的药理作用，常用作镇静、催眠、抗焦虑、抗惊厥和遗忘作用，也常用于麻醉的辅助用药。

（一）药理特点

1. 苯二氮䓬类均可产生剂量依赖性镇静、催眠、顺性遗忘、抗惊厥、肌肉松弛，降低脑血流量，脑耗氧量以及降低颅内压等作用。

2. 苯二氮䓬类可产生轻度血压下降，心率增快。但若在血流动力学遭受损害的患者，大剂量快速注入或与麻醉性镇痛剂合用，可能会产生血压明显下降。

3. 苯二氮䓬类产生剂量依赖性呼吸抑制，主要为呼吸频率和潮气量的下降。若与麻醉性镇痛药合用，呼吸抑制加重，甚至呼吸暂停。

4. 苯二氮䓬可较快通过胎盘，且胎儿血药浓度可较母体高。因此，若非特殊情况（如产前子痫），产妇不宜用此药。

（二）临床应用

1. 术前用药　口服安定5～10mg、氯羟安定2～5mg作为术前用药，可达到镇静和消除焦虑的作用，还有助于预防局麻药中毒，减少琥珀胆碱所致的血钾升高和术后肌痛等不良反应。

2. 全麻诱导　静脉注射安定0.2～0.4mg/kg；氯羟安定0.03～0.04mg/kg；咪唑安定0.1～0.4mg/kg，可用于全麻诱导，亦可用于诊断性检查、心律转复、全麻辅助用药、控制肌痉挛、抽搐、癫痫发作等。

3. 治疗局麻药中毒和抗惊厥　安定0.3～0.5mg/kg，氯羟安定0.08mg/kg、咪唑安定0.3～0.4mg/kg，静脉注射可用于治疗局麻药中毒和抗惊厥。

4. 苯二氮䓬类可与芬太尼、氯胺酮等复合用于全身麻醉。

（三）不良反应与并发症

1. 静脉炎　经末梢静脉注入安定或氯羟安定可刺激静脉引起疼痛，导致静脉炎。

2. 大剂量安定或用于衰竭患者，可能发生严重低血压。

3. 能增加氯丙嗪和单胺氧化酶抑制剂（如优降宁）的作用，不宜合用。

4. 婴儿、青光眼、重症肌无力患者、孕妇禁用。

【五】羟基丁酸钠（γ－OH）

γ－羟基丁酸钠常用于全麻诱导、基础麻醉或辅助用药。

（一）药理特点

1. 羟基丁酸钠主要作用于大脑皮质的灰质、海马回和边缘系统，而对脊髓和丘脑传导系统无抑制作用，因而无镇痛作用，对脑血流量没有影响，所以不增加颅内压。

2. 静注羟基丁酸钠后，由于大脑皮质对网状激活系统的控制减弱而出现兴奋现象，表现为颜面、四肢肌肉颤动，不随意运动等锥体外系征。

3. 羟基丁酸钠使副交感神经功能亢进，出现唾液和呼吸道分泌物增多，心动过缓等反应。

4. 静注后常使收缩压升高，脉压增宽，心率减慢。高血压患者的血压升高更为明显。

羟基丁酸钠可使皮肤血管扩张，外周阻力降低，易使体温下降，但不出现寒冷反应，有利于低温麻醉。

5. 羟基丁酸钠用量过大或静脉注射过快可发生呼吸抑制。羟基丁酸钠能降低咽喉、气管的反射，可在表面麻醉下完成气管插管。

6. 羟基丁酸钠能增强子宫阵缩幅度，频率相对减慢，有利于分娩。对胎儿影响小，可用于产妇。

7. 由于羟基丁酸钠促使血浆钾离子转入细胞内，这对低血钾患者不利。术前有低血

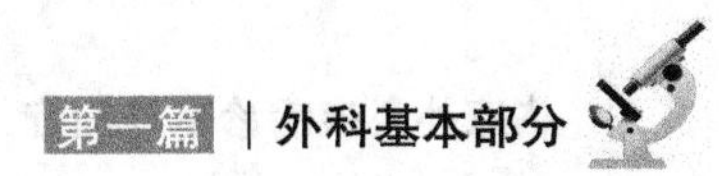

钾而未纠正者不宜选用。

（二）临床应用

1. 基础麻醉　羟基丁酸钠80mg/kg肌内注射，同时与酚噻嗪类药合用，可获满意基础麻醉。

2. 全麻诱导　成人60～80mg/kg，小儿80～100mg/kg，静脉注射后10～15分钟入睡，20～30分钟充分发挥作用，持续60～90分钟。衰老、体弱、脱水和休克患者应减量；婴幼儿可给较大剂量；先天性发绀型心脏患者需增大剂量达125mg/kg。注药后15分钟未入睡者，应复合应用其他辅助药。注射速度一般以每分钟1g为宜，太快易出现锥体外系症状，太慢诱导时间将延长。

3. 与镇痛药（如芬太尼）、神经安定药（如氯丙嗪）、安定等复合用药。

4. 羟基丁酸钠2.5g与三碘季铵酚40mg混合后缓慢静脉注射，可用于气管镜检查。

（三）不良反应与并发症

1. 麻醉诱导和苏醒期可出现锥体外系症状，多可自行消失，必要时可用硫喷妥钠控制。

2. 羟基丁酸钠可使血清钾下降，心电图可出现S－T段下移，T波低平或出现U波，低血钾患者应慎用或禁用。

3. 麻醉后有时发生恶心、呕吐，饱胃患者禁用。偶有狂躁、幻觉、兴奋、激动等，可用硫喷妥钠或安定处理。

4. 严重高血压患者禁用。

【六】乙咪酯

为一超短效非巴比妥类静脉麻醉药。

（一）药理作用

1. 乙咪酯静注后起效快，患者可在一次臂－脑循环时间内意识消失，其效力比戊炔巴比妥钠强4倍，比硫喷妥钠强12倍。

2. 乙咪酯可减少脑血流量和脑代谢率，降低颅内压。

3. 具有轻度扩张冠状血管作用，使其阻力下降，血流量增加，并可使左心室耗氧量减少，对心肌氧供或血供受损的患者有利。

4. 乙咪酯不具有镇痛作用，在气管插管或其他强刺激时可引起心动过速和血压升高。

5. 静注较大剂量时可出现呼吸频率和潮气量下降，偶可出现呼吸暂停。

（二）临床应用

1. 全麻诱导　成人0.3mg/kg，适用于低血容量、低心输出血量、心功能受损者的麻醉诱导。亦适用于短小手术和诊断性检查。

2. 用于静脉复合麻醉或静吸复合麻醉。

（三）不良反应与并发症

1. 注射部位疼痛，偶有静脉炎发生。

2. 静脉注射后有 10% ~65.5% 的患者发生肌阵挛，严重者类似抽搐。有时肌张力显著增加，遇有刺激时发生率增加，其原因不明。

3. 静脉注射后常有短时间的咳嗽和呃逆，一般不影响麻醉过程，术前用安定或哌替啶可减少这种不良反应。

4. 术后可出现恶心、呕吐。

5. 单次应用乙眯酯后可产生暂时性肾上腺皮质功能抑制，抑制肾上腺类固醇的合成可达 24 小时。因此，不推荐该药作连续输注。

【七】异丙酚

是一种快效、短效静脉全麻药。

（一）药理作用

1. 静脉注射后起效快，意识迅速消失（30 ~45 秒）持续 5 ~8 分钟，苏醒迅速而完全，无兴奋现象。

2. 静脉注射异丙酚后产生剂量依赖性血压和心输出血量下降。单次诱导剂量可致动脉压下降，术前使用阿片类药物和用 β－受体阻滞剂治疗的高血压患者其程度更为严重。

3. 异丙酚使呼吸频率和潮气量下降，有时出现呼吸暂停，其发生率与剂量和注射速度呈正相关。

4. 异丙酚减少脑血流量、降低脑需氧量，显著降低颅内压。

5. 该药有明显降低眼内压作用，尤其是已有眼内压增高的患者，降压效果更为显著。

（二）临床应用

1. 全麻诱导　剂量为 1.5 ~2mg/kg。

2. 全麻维持　用 5% 葡萄糖稀释成 0.2% 浓度，以 50μg/（kg · min）速度连续输注。在老年人或血流动力学受损的患者应减量。异丙酚无镇痛作用，用于全麻维持时需辅以镇痛剂或吸入麻醉剂。

3. 心脏电复律　静注异丙酚 1.6 ~2mg/kg，待患者意识消失，睫毛反射消失时进行电击复律。

（三）禁忌证及不良反应

1. 过敏反应　禁用于曾有异丙酚过敏史者。

2. 脂质失调　异丙酚是一种乳剂，慎用于脂质代谢失调的患者，如高脂血症、胰腺炎等患者。

3. 静脉注射时有 50% ~70% 发生注射部位疼痛。预先静注 2% 利多卡因 2ml 可消除。

4. 术后偶有发生恶心和呕吐。

5. 诱导中约有 1% 的患者发生癫痫样抽搐。

6. 孕、产妇禁用。

7. 3 岁以下小儿禁用或慎用。

【八】麻醉性镇痛药

麻醉性镇痛药包括哌替啶、吗啡、芬太尼、苏芬太尼和阿芬太尼。它们的主要作用是镇痛，因此，常用作全麻诱导和维持的补充用药。

（一）药理特点

1. 麻醉性镇痛药广泛抑制皮质联合区和脊髓的各个部位。注射后产生镇静、镇痛作用，消除焦虑、紧张情绪，引起欣快感。大剂量时产生遗忘和意识消失。麻醉性镇痛药对呼吸中枢和咳嗽中枢有抑制作用，可使脑血流量增加，颅内压升高。兴奋动眼神经缩瞳支而引起瞳孔缩小。

2. 哌替啶具有奎尼丁样作用，直接抑制心肌收缩力，其他麻醉性镇痛剂对心肌收缩力影响较小。哌替啶和吗啡可引起低血压。大剂量芬太尼麻醉中可发生高血压，其原因不明，可能与个体差异有关。除哌替啶外，所有的麻醉性镇痛剂均使心率减慢，这是由于延髓中枢迷走核兴奋所致。

3. 麻醉性镇痛剂均引起剂量依赖性呼吸抑制，主要通过脑干呼吸中枢的直接作用。表现为呼吸频率减慢，潮气量减少，严重者可发生呼吸停止。在与其他有呼吸抑制作用的药合用或有肺疾患者，其呼吸抑制加重。麻醉性镇痛剂可诱发肌僵硬，与 NO_2 用时发生率增加。胸、腹部僵硬，可严重损害通气功能。

4. 麻醉性镇痛剂增加胃肠道腺体分泌，降低胃肠道活动，延长排空时间。亦增加胃肠道平滑肌张力，并使各种括约肌收缩。麻醉性镇痛剂直接刺激催吐化学感受区。常引起恶心、呕吐。

（二）临床应用

1. 哌替啶主要用于镇痛、术前用药和麻醉辅助用药，其剂量一般为1～2mg/kg。

2. 吗啡 0.2mg/kg 可用于镇痛和术前用药。静脉麻醉一般用 1mg/kg，并需伍用其他全麻药。吗啡 2～4mg 以生理盐水稀释后注入硬膜外腔可用于治疗各种急性和慢性疼痛。

3. 芬太尼 0.1mg 与氟哌啶 5mg 常用于诊断性检查，针麻和神经阻滞中的辅助用药。

4. 芬太尼 4～10μg/kg，复合其他静脉麻醉药用于全麻诱导。大剂量芬太尼麻醉常用于体外循环心内直视手术，其剂量一般为 50～100μg/kg。

5. 阿芬太尼 0.5mg 与其他静脉麻醉剂复合可用于全麻诱导。阿芬太尼25～150μg/kg，可用于全麻维持，但需伍用其他全麻药。

6. 苏芬太尼 10μg/kg 静注可在一分多钟完成麻醉诱导。15μg/kg 可提供稳定满意的麻醉。大剂量苏芬太尼麻醉用于冠脉搭桥术，一般认为较芬太尼为优。

（三）不良反应

麻醉性镇痛剂的一般不良反应有眩晕、呕吐、便秘、尿潴留。偶有过敏反应。反复使用时出现耐受性和成瘾性。

（四）禁忌证

1. 吗啡禁用于支气管哮喘、上呼吸道梗阻、肺气肿、呼吸困难者，严重肝功能受损

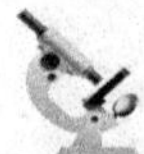

者，产妇，1 岁以下婴儿，颅内占位性病变及颅高压，肾上腺皮质功能不足和甲状腺机能减退者。

2. 哌替啶禁用于肝功能严重受损、呼吸功能不全、胆绞痛、使用单胺氧化酶抑制剂者。合并有房性心律失常者和产妇慎用。

3. 芬太尼禁用于呼吸道梗阻，呼吸困难，严重肝肾功能不全者。产妇及颅内高压者慎用。

静脉全麻药拮抗剂

【一】毒扁豆碱

（一）药理特点

1. 毒扁豆碱是胆碱酯酶抑制剂，能抑制胆碱酯酶对乙酰胆碱的破坏。从而提高乙酰胆碱的浓度而加强其作用。

2. 对具有中枢胆碱能神经阻滞作用的药物如东莨菪碱、阿托品、氯丙嗪和异丙嗪等引起的中枢抑制或兴奋均有拮抗作用。

3. 对无明显中枢胆碱能受体阻滞作用的安定、氯胺酮、氟哌啶以及麻醉性镇痛剂所致的中枢抑制，均有不同程度的拮抗作用。这可能是毒扁豆碱加强了网状结构中胆碱能神经的作用，因而对患者的意识有催醒作用。

（二）临床应用

1. 主要用于全麻过深或谵妄患者的催醒。静脉注射后 5 分钟产生作用，药物有效时间为 30～120 分钟。

2. 成人用 3～4mg/次，儿童 0.08～0.1mg/kg 静脉注射，注射速度控制在1～2 分钟。

3. 先用咖啡因 0.5g 或可拉明 0.375mg，混合后静滴或静脉推注，稍后再静注毒扁豆碱 3～4mg。

（三）不良反应及禁忌证

1. 毒扁豆碱可引起呼吸道分泌物增多、恶心、呕吐、腹痛与唾液增多，面部一过性抽搐及心率减慢。

2. 消化道或泌尿道梗阻者，哮喘和阻塞性肺疾患禁用。

3. 心肌缺血患者慎用。

【二】佳苏仑

（一）药理特点

1. 佳苏仑直接兴奋延髓呼吸中枢和作用于颈动脉化学感受器，增加呼吸频率和潮气量。可纠正吗啡、芬太尼、巴比妥类、安定和氟烷等引起的呼吸抑制，恢复防御反射，促使意识清醒。

2. 佳苏仑不影响麻醉性镇痛药的镇痛效果。

3. 佳苏仑一次给药后 20～40 秒开始引起呼吸兴奋，1～2 分钟达高峰，作用持续时间一般5～12分钟。

（二）临床应用

1. 全麻后恢复自主呼吸和催醒，对硫喷妥钠、芬太尼、安定、γ-基丁酸钠、氯胺酮、氟烷、安氟醚、异氟醚和普鲁卡因复合液麻醉均有效。

2. 急性呼吸衰竭，高碳酸血症。

3. 急性药物中毒引起的呼吸抑制和神志丧失。

4. 成人单次静脉注射1～2mg/kg，必要时每隔10～15分钟注射1次，或见效后静脉持续输注（5%葡萄糖稀释为1mg/ml），开始静注速度约5mg/min，直至呼吸恢复满意后，滴速改为1～3mg/min。最大用量4mg/kg，或总量不超过300mg。

（三）不良反应及禁忌证

1. 佳苏仑兴奋中枢神经系统，静注后儿茶酚胺释放增加，剂量过大（>4mg/kg）或注射过快，可出现血压升高、心动过速、出汗、唾液增多、恶心、呕吐、肌震颤、抽搐、瞳孔散大、头痛发热、呃逆、咳嗽、喉和（或）支气管痉挛、深反射亢进等，一般停药后可消失，必要时对症处理。

2. 癫痫或其他痉挛性疾患和由于肌肉麻痹、胸廓活动受限、气胸或气道阻塞引起的呼吸功能不全禁用。

3. 佳苏仑不可与拟交感胺类药物和单胺氧化酶抑制剂同时使用。

4. 消化道溃疡和胃手术后的患者不宜使用。

5. 脑血管意外、颅高压，有明显呼吸困难者，重度高血压、甲亢、心脏病、心律不齐者、孕妇慎用。

麻醉性镇痛药的拮抗剂

【一】纳络酮

1. 纳络酮是麻醉性镇痛药的纯拮抗剂，没有激动阿片受体的作用，没有镇痛和呼吸抑制等作用。

2. 对麻醉性镇痛剂的拮抗几乎涉及麻醉性镇痛药的各个方面。包括麻醉性镇痛剂所致的呼吸抑制、抽搐、缩瞳、胆总管痉挛及致幻以及镇痛作用。

3. 静注后2～3分钟产生最大效应，持续时间约45分钟。肌肉注射后10分钟出现最大效应，持续时间2～3小时。

（二）临床应用

1. 逆转术后的呼吸抑制。

2. 拮抗吗啡或芬太尼静脉复合麻醉。

3. 解救麻醉性镇痛药中毒。

4. 不明原因的昏迷、呼吸抑制。

5. 用于休克的治疗，可增加心肌收缩力和心输出血量。对内毒素性和低血容量性休克的抢救有一定效果。

6. 成人剂量为0.1～0.4mg或5μg/kg，每2～3分钟注射1次，直至有拮抗呼吸抑制反应为止。小儿剂量为1～10μg/kg静脉注射，每2～3分钟注射1次，直至有呼吸反应为止，总量不超过0.4mg。

（三）不良反应

1. 应用纳络酮后偶有恶心、呕吐、谵妄发生。

2. 在纳络酮拮抗麻醉性镇痛药后，因疼痛恢复，内源性儿茶酚胺释放增加，可引起高血压、心律失常、肺水肿、甚至心跳停止。因此，对左心室功能不良和冠心病患者慎用。

3. 再麻醉　纳络酮静脉注射的临床作用持续时间较短，单次静脉注射纳络酮拮抗使呼吸和意识恢复后，一旦纳络酮作用消失，可导致再次出现呼吸抑制或意识消失。

【二】氨茶碱

（一）药理特点

1. 抑制磷酸二酯酶作用，提高细胞内cAMP（环腺苷酸）浓度。松弛支气管平滑肌，兴奋心脏和中枢神经系统。

2. 增强异丙肾上腺素或羟甲叔丁肾上腺素抑制肥大细胞释放组胺。

3. 增强β受体激动药物疗效，尤其是对β受体激动药不敏感的患者，其增效作用更显著。

（二）临床应用

1. 拮抗麻醉性镇痛剂所致的呼吸抑制，可使患者呼吸恢复，意识清醒，其机制不清。

2. 用于巴比妥类、安定、γ-OH等药物的麻醉后催醒，或药物过量的解救。

3. 成人一般为2mg/kg静脉缓慢注射。最大量不超过5mg/kg。

（三）不良反应

1. 头痛、头晕、恶心、呕吐。

2. 氨茶碱可致心动过速，血压升高或血压骤降。

3. 可引起烦躁不安、惊厥，或癫痫发作。

三、肌肉松弛药

肌松药是使骨骼肌暂时麻痹的药物，是现代全身麻醉中重要的辅助用药之一。按作用机制分为去极化和非去极化两大类。

【一】不同类型肌松药的特点

（一）去极化类

1. 肌纤维成束收缩后松弛。

2. 对强刺激的肌收缩效应维持良好。

3. 强刺激无衰减和易化现象，TOF刺激的肌颤幅度不出现衰减（$T_4/T_1>0.9$）。

4. 长时间用药可出现快速耐药性和脱敏感阻滞。脱敏感阻滞的特征：

（1）开始为典型的去极化类阻滞，长时间用药后发展成脱敏感阻滞；

（2）维金斯基抑制，即对高频率刺激引起的肌颤搐效应出现衰减，而对低频率刺激无衰减；

（3）强刺激后出现易化，高频率刺激和 TOF 刺激的肌颤搐效应出现衰减；

（4）用抗胆碱酯酶药可部分或完全逆转。

5. 抗胆碱酯酶药能增强其阻滞作用。

6. 非去极化类肌松药可降低该类药的肌松作用。

（二）非去极化类

1. 肌肉松弛前无成束肌纤维收缩。

2. 单刺激引起的肌颤搐幅度减小，对高频率的连续刺激的肌颤搐幅度出现衰减。

3. 强刺激引起的肌张力不能维持。

4. 对 TOF 刺激的反应出现衰减，即四个肌颤搐幅度逐渐减小。

5. 强刺激后给以单刺激的肌颤搐增强，即所谓的易化现象。

6. 抗胆碱酯酶药可拮抗其肌松作用。

【二】琥珀胆碱

（一）药理特点

1. 属去极化肌松药，能与接头后膜胆碱能受体结合，产生与乙酰胆碱相似但更持久的去极化作用，引起整个肌纤维去极化并丧失其应激性，使骨骼肌松弛。

2. 静脉注射后，出现短时间肌成束颤动，30 秒钟后肌肉开始松弛，约在 1 分钟时肌肉完全松弛，持续 6 ~ 8 分钟。

3. 静脉注射后迅速被血浆胆碱酯酶水解，成人平均每分钟可使琥珀胆碱水解 80mg，仅有注射量的 5% 可达肌肉组织。所以作用时间短暂。

4. 琥珀胆碱入血后约 90% 被血浆胆碱酯酶水解，有 10% 以原型经肾脏排出。

5. 若用量过大，用药时间过长，可出现快速耐药性或脱敏感阻滞。

6. 抗胆碱酯酶药不能拮抗琥珀胆碱作用．反因抑制血浆胆碱酯酶活性而加强和延长其作用。

7. 非去极化类肌松药可减弱、拮抗司可林的肌松作用。

（二）临床应用

1. 全麻快速诱导气管插管静注全麻药，待患者意识消失后，注射琥珀胆碱 1 ~ 2. 5mg/kg，肌肉松弛后行气管插管。

2. 全麻维持在全麻诱导后，以 2 ~ 4mg/min 速度持续静脉输入，保持全身肌肉松弛。

3. 肌内注射 3 ~ 5mg/kg，2 ~ 3 分钟出现肌肉松弛作用，持续 10 ~ 30 分钟。临床仅用于小儿建立静脉通道困难者。

（三）不良反应及并发症

1. 肌肉　静脉应用琥珀胆碱的患者，约有 40% 在 3 ~ 96 小时内出现肌痛和肌僵，症状可持续 1 ~ 2 天或 1 周左右。有先天性肌病患者慎用。

2. 高血钾症　静脉注射琥珀胆碱2~4分钟后，出现血钾升高，持续10~15分钟。在已有血钾升高的患者，静注琥珀胆碱后可引起血钾急剧升高，导致严重意外。因此，烧伤、多发性骨折、挤压伤、截瘫、上或下运动神经元疾病，以及腹内严重感染1周以上、严重酸中毒等患者应禁用。肾功衰或尿毒症患者、糖尿病患者等应慎用。

3. 胃内压升高　静注琥珀胆碱后可使眼内压升高。穿透性眼外伤和青光眼患者禁用。

4. 胃内压升高静注琥珀胆碱后，由于腹壁肌肉成束收缩，导致胃内压升高，有引起反流的危险。饱胃者应予注意。

5. 快速耐药性少数患者重复应用琥珀胆碱后，发生“快速耐药性”，使药效减低。

6. 恶性高热琥珀胆碱可激发恶性高热，如出现咬肌不松弛或肌肉强直应警惕恶性高热的发生。

【三】筒箭毒碱

（一）药理特点

1. 属非去极化肌松剂，抗胆碱酯酶药可拮抗。

2. 静脉注射后3~4分钟出现肌松作用，持续30~40分钟。

3. 用药后，在24小时内有35%~75%经肾脏以原型排出，其余部分经胆道排泄或经肝代谢。肾功能衰竭者经胆道排泄增加，因此可用于肾功能衰竭患者。

4. 肝功能不全者，耐受剂量增加。

5. 筒箭毒碱不透过胎盘，产妇应用常用剂量不影响新生儿呼吸。

（二）临床应用

1. 单次静脉注射　0.1~0.2mg/kg。可使四肢肌肉松弛；0.4~0.5mg/kg可完成气管插管。

2. 分次静脉注射　气管插管后，间隔40~60分钟后，追加初量的1/3~1/5，反复追加后肌松作用时间可显著延长。

（三）不良反应

1. 组胺释放，引起唾液腺及呼吸道分泌物增加及支气管痉挛。

2. 交感神经节阻断，可导致血压下降、心率增快。

3. 支气管哮喘。重症肌无力患者，禁用筒箭毒碱。

4. 新生儿、电解质紊乱的患者，以及与强效吸入麻醉剂合用时剂量酌减。

【四】泮库溴铵

（一）药理特点

1. 属非去极化肌松剂，抗胆碱酯酶类药可拮抗。

2. 直接刺激心肌，降低迷走神经张力，使心率增加。

3. 主要经肾脏排泄，部分经胆管排泄，肾功能不全者时效延长。

4. 静脉注射后30~45秒起效，2~3分钟肌肉完全松弛，作用持续45~60分钟。

5. 临床常用剂量无神经节阻滞作用，亦无组胺释放作用。

6. 潘可罗宁可使眼内压下降20%左右，可用于眼科手术。

（二）临床应用

1. 全麻诱导气管插管　静脉注射0.08～0.1mg/kg，2分钟后可顺利完成气管插管。

2. 全麻维持　气管插管后，每间隔50～60分钟追加1～2mg，或0.04～0.06mg/kg，可维持肌肉松弛。

（三）不良反应及禁忌证

1. 可出现心动过速，血压升高，室性早搏。

2. 可使唾液及呼吸道分泌物增加。

3. 曾有潘可罗宁或溴化物过敏者禁用。

4. 接受硫酸镁治疗的患者，须降低用量。

5. 四周内的新生儿剂量应减少。

6. 低血钾、高血镁症、低血钙症、血清蛋白过低、脱水、酸中毒、血碳酸过高、恶病质等合并症时可增强潘可罗宁药效。

7. 重症肌无力患者禁用。

【五】三碘季铵酚

（一）药理特点

1. 属非去极化肌松药，对抗胆碱酯酶药的拮抗作用不如箭毒和潘可罗宁敏感。

2. 肌松作用仅及筒箭毒碱的1/6～1/5，静脉注射后1～1.5分钟达作用高峰，持续30～40分钟。

3. 由于抑制心迷走神经，可引起心率增加。

4. 三碘季铵酚在体内不分解，主要经肾脏排泄，重复应用产生蓄积作用。

5. 伴有电解质紊乱、脱水或高热的患者对三碘季铵酚较为敏感，用量酌减。

（二）临床应用

1. 全麻诱导气管插管　静脉注射1～2mg/kg，1.5分钟后可完成气管插管，肌松持续30～40分钟，成人追加剂量为20～30mg或0.5mg/kg。

2. 用三碘季铵酚　40mg与硫喷妥钠0.5g一起稀释为40ml，缓慢静脉注射，待患者意识消失后，行内窥镜检查或骨折、关节脱臼等行手法整复。其优点是在达到一定程度肌肉松弛时，可保持自主呼吸。

（三）不良反应及禁忌证

1. 可引起心动过速、休克、甲状腺功能亢进、呼吸衰竭、严重高血压者不宜应用。

2. 可透过胎盘屏障，不宜用于剖腹产手术。

3. 婴幼儿、低蛋白血症者慎用。

4. 肾功能衰竭和心功能受损者禁用。

【六】阿曲库铵

（一）药理特点

1. 属非去极化肌松剂，应用抗胆碱酯酶药可拮抗。

2. 静脉注射后 1.5 ~2 分钟起效，维持 15 ~30 分钟。

3. 主要由假性胆碱酯酶水解和 Hoffman 消除，可用于肝肾功能不全的患者。

（二）临床应用

1. 全麻诱导气管插管　静脉注射 0.3 ~0.6mg/kg，2 分钟后全身肌肉松弛，可顺利完成气管插管。

2. 全麻维持　气管插管后，间隔首量 25 ~30 分钟追加 0.1 ~0.2mg/kg；或连续静脉输入 6 ~8μg/（kg · min），手术结束前 20 ~30 分钟停药。

（三）不良反应及禁忌证

1. 促使组胺释放，其能力为筒箭毒碱的 30%，因此禁用于支气管哮喘患者。

2. 偶可引起心动过缓，恢复较快，多无需处理。

【七】维库溴铵

（一）药理特点

1. 属非去极化肌松药，肌松效能为本可松的 1.5 倍，无蓄积作用。

2. 起效时间与剂量密切相关，静注 0.05mg/kg，约 4 分钟显效；静注0.07mg/kg，约 90 秒显效，持续作用时间为 45 ~60 分钟。完全恢复需 75 ~120 分钟。

3. 不引起心率增快及血压升高。

4. 主要在肝内代谢，代谢产物有 30% ~50% 经胆管排出。15% ~25% 经肾排泄，肾功衰时可通过肝脏消除来代偿，因此可安全地用于肾功衰的患者。

（二）临床应用

1. 全麻诱导　静脉注射 0.07 ~0.15mg/kg，约 1.5 分钟后可进行气管插管。

2. 全麻维持　气管插管后，间隔首量 40 ~60 分钟，追加 0.02 ~0.05mg/kg。可维持术中肌肉松弛。

（三）不良反应及禁忌证

肝功能受损或肝硬化患者的作用时间延长，因此应慎用或禁用。

【八】影响肌松药作用的因素

（一）患者病理生理情况的影响

1. 女性胆碱酯酶活性低，对琥珀胆碱较敏感。

2. 新生儿、婴幼儿对非去极化类肌松药敏感，而对去极化类肌松药不敏感。

3. 低温、脱水、酸中毒、低血钙及缺氧，均可增加对肌松药的敏感性。

4. 婴幼儿的分布容积较成人大，故初量相对较大，但消除半衰期可较成人延长，因而时效可能延长。

5. 老年人对非去极化肌松剂较青年人敏感。其作用延长。

6. 慢性消耗性疾病、恶液质、未分化鳞状上皮支气管肺癌和肌无力综合征患者对去极化和非去极化肌松药均敏感。

7. 重症肌无力患者，对非去极化肌松药敏感，而对去极化表现有拮抗，但易出现脱敏感阻滞。

8. 严重肝实质性疾病或胆道梗阻性疾病可影响肝脏对肌松药的摄取，转化和经胆系排泄．从而影响肌松药的作用。

9. 肾功能不全者影响肌松药的排泄。尤其是以原型由尿排出的肌松药影响最大，如三碘季铵酚，可使其作用延长。

10. 低 Na^+ 降低终板电位，可增强非去极化肌松药作用，而降低去极化肌松药的敏感性。

11. 低 K^+ 稳定了终膜而阻止去极化作用。因而补钾可增强去极化肌松药的作用，拮抗非去极化肌松药的作用。

12. 低钙可延长非去极化肌松药作用，亦可促进膜的去极化，而加强去极化肌松药的作用。

13. Mg^{2+} 减少接头前膜的乙酰胆碱释放，Mg^{2+} 升高可加强非去极化肌松药的作用，能增强假性胆碱酯酶活性，增加琥珀胆碱的破坏。但 Mg^{2+} 可增强琥珀胆碱所引起的脱敏感阻滞。

（二）血浆胆碱酯酶活性

1. 先天性胆碱酯酶缺失者琥珀胆碱作用时间延长。

2. 慢性肝病、营养不良、恶性肿瘤、恶液质、慢性肾功能衰竭、破伤风、甲状腺功能减退等患者，其血浆胆碱酯酶活性降低，琥珀胆碱的作用时间延长。

3. 新斯的明、吡啶斯的明、普鲁卡因、氯胺酮、抑肽酶、咪噻吩以及吩噻嗪类药等，均可降低胆碱酯酶活性而加强琥珀胆碱的作用。

（三）药物的影响

1. 吸入全麻药能增强去极化肌松药作用。

2. 静注巴比妥类，苯二氮䓬类可增强非去极化肌松药作用。

3. 局麻药能增强去极化肌肉松弛。

4. 链霉素、新霉素、多黏菌素 B、卡那霉素、庆大霉素等都可加强肌松药的作用。

【九】肌松药的拮抗药

非去极化肌松药手术后常有残留肌松作用，可用抗胆碱酯酶药拮抗，常用的有新斯的明、吡啶斯的明和艾笛酚（腾喜龙）。

（一）新斯的明和吡啶斯的明

1. 为胆碱酯酶抑制剂，可阻断乙酰胆碱的水解，增加肌肉终板处乙酰胆碱的可利用度。以拮抗阻滞作用，恢复肌张力。

2. 兴奋毒蕈碱受体和胆碱样胆碱受体，出现心动过缓、瞳孔缩小、血压下降、恶心、呕吐、肠蠕动增加、呼吸道及唾液分泌增加，甚至发生心搏骤停。预先或同时应用阿托品可有效预防。

3. 新斯的明一般用量为0.06～0.08mg/kg，最大用量不超过5mg，起效时间6～8分钟。持续时间55～75分钟。因其作用时间较短，拮抗并恢复肌张力后可出现再箭毒化。

4. 吡啶斯的明的用量为0.35mg/kg，最大用量为20mg，起效时间10～14分钟，持续时间80～130分钟。吡啶斯的明的作用时间较新斯的明长．应用后较少发生再箭毒化。

（二）艾笛酚

1. 直接刺激终板作用，抗胆碱酯酶作用较小。应用小剂量作用时间短，易发生再箭毒化。

2. 应用较大剂量（0.5～1mg/kg）可使拮抗作用时间延长，起效时间1～2分钟，时效40～65分钟。

3. 应用艾笛酚时阿托品用量可减少至0.005～0.01mg/kg。

（三）不良反应及注意事项

1. 应用肌松药拮抗剂之前，应鉴别是中枢性呼吸抑制还是周围性呼吸抑制。

2. 血内肌松药浓度很高时，抗胆碱酯酶药拮抗效果不理想。因此，应待肌张力有所恢复时再行拮抗。

3. 去极化类肌松药只有在转化成脱敏感阻滞时才能用抗胆碱酯酶药拮抗，其TOF的T_4/T_1比值愈小，拮抗效果愈好。

4. 新斯的明用量一般2.5mg已足够，最大用量不超过5mg，用量过大有可能使乙酰胆碱在体内蓄积过多而阻断神经肌肉接头的传导，有可能加重阻滞作用。

5. 左极化类肌松药引起的长时间呼吸抑制，难以肯定是否转化为脱敏感阻滞。又缺乏监测仪器时，可先以作用时间短的艾笛酚小剂量试用，待有确切作用后，再加大剂量或改用新斯的明。

6. 抗胆碱酯酶药拮抗效果不好时，切勿一再追加剂量，应从多方面考虑原因。

7. 需重复应用拮抗剂时，一般间隔15～30分钟，不宜过短，应有充分的观察时间。

8. 应用抗胆碱酯酶药后，可引起分泌物增多，躁动不安、肌无力或阵挛、视力模糊、瞳孔缩小、眼球震颤、多汗、恶心、呕吐、胃肠蠕动增加、腹痛、心动过缓或心动过速、血压下降、呼吸困难等不良反应。

9. 应用洋地黄和β受体阻滞剂者、支气管哮喘患者、肠梗阻或尿路梗阻以及尿道感染者、孕妇、房室传导阻滞、心肌缺血、瓣膜狭窄、低血压患者以及肾功能衰竭伴高血钾患者禁用或慎用抗胆碱酯酶药。

（四）肌松药作用监测

监测肌松药作用可靠而简便的方法是使用周围神经刺激器。一般采用多种刺激方式。

1. 单次颤搐刺激　常采用0.1～1.0Hz，持续0.2ms，在使用肌松药前测定肌颤搐反应作对照值，与应用肌松药后所测的颤搐幅度作比较，即可评估肌肉阻滞的程度。颤搐幅度较对照值低95%时，提示已达满意的插管条件和足够的外科手术肌松条件。这种方法不适用于神经肌肉阻滞开始和恢复的监测，因为70% ~75%的乙酰胆碱受体与肌松药结合时，肌颤搐幅度才开始降低，90%以上受体被结合后，肌颤搐反应才消失。非去极化阻滞时颤搐反应幅度逐渐减弱；去极化阻滞时，颤搐反应幅度稍降低，但不逐渐减弱。

2. 强直刺激　强直刺激一般采用20~50Hz的频率，持续5秒时间．引起手指持续强力收缩，清醒患者难以忍受。非去极化阻滞及琥珀胆碱引起脱敏阻滞时，强直刺激初期，神经末梢释放大量乙酰胆碱，肌肉收缩反应增强，然后，随着乙酰胆碱释放量下降，强直收缩不能持续维持，称为“衰减”现象。停止刺激后，乙酰胆碱合成增多，再次给予颤搐刺激时引起的颤搐反应增强，称为强直后“易化”现象。去极化阻滞时，给予强直刺激能持续收缩，无衰减现象，但幅度稍降低，亦不出现强直后易化现象。

3. 4个成串刺激（TOF）　应用一组4个频率为2Hz，每次间隔10秒的成串刺激，引起4个肌颤搐反应。根据第4个与第1个肌颤搐幅度的比值（T_4/T_1），判定神经肌肉阻滞的性质及程度。非去极化阻滞时，TOF的波幅逐个衰减，如果第4个颤搐消失，表明75%受到阻滞，第4个和第3个颤搐消失，说明80%受到阻滞，第4个至第2个颤搐消失或第4个至第1个颤搐全部消失，则表明90%或100%受到阻滞。如TOF的四个颤搐反应均未消失，说明阻滞程度不足75%。去极化阻滞时，TOF不出现衰减，T_4/T_1比值不变，但颤搐幅度随阻滞程度加重而下降。去极化阻滞时如出现衰 减现象，提示已发生脱敏感阻滞，当T_4/T_1比值<0.5时，肯定已发生脱敏感阻滞。

4. 强直刺激后计数（PTC）　当肌肉完全松弛对TOF和单次颤搐刺激无反应时，先用1Hz单次颤搐刺激1分钟，之后用50Hz强刺激5秒，3秒后用1Hz单次刺激16次，记录强直刺激后单次颤搐刺激反应的次数，称PTC，每隔6分钟进行1次。PTC为0，即无任何颤搐反应时说明阻滞程度很深，阻滞的延续时间无法预测。某些精细复杂手术，为防止患者突然移动，应维持PTC=0。PTC=5~10，TOF消失，预示有适当深度的阻滞。PTC≥10时，预示TOF的第一个颤搐反应已恢复。

5. 双重爆发刺激（DBS）　为两组间隔750毫秒的两串三个连续50Hz的强刺激，每个强直刺激持续时间为0.2毫秒，三个强刺激间隔20毫秒。这两串三个连续强直刺激引起3个短暂的颤搐反应。双重爆发刺激2个颤搐反应的比例和TOF的T_4与T_1间有线性关系。双重爆发刺激的两个颤搐反应相等（无衰减），通常意味着不存在临床意义的残留阻滞，第二个颤搐反应小于第一个颤搐反应（有衰减）相当于T_4/T_1小于0.6。双重爆发刺激监测残留肌松作用近似于强直刺激，但较强直刺激易为患者接受。

第二节　麻醉前评估

一、麻醉前评估的基本程序

【一】访视患者或参加术前讨论

麻醉前1~3天深入病房访视患者或参加术前讨论。多数医院只能做到麻醉前一日到病房访视患者及进行必要的检查。在条件较好的医院已开设有术前麻醉门诊，其优点在于有充裕的时间对病情进行研究，完善必要的术前检查，增进患者和麻醉医师间的彼此了解，而且缩短了患者住院的时间及开支。除麻醉前病房访视或通过麻醉门诊进行麻醉前评估外，必要时麻醉医师应参加术前讨论。访视患者或参加术前讨论的主要内容包括：

1. 消除患者的紧张恐惧心理　麻醉和手术都给患者带来身心两方面的损害。即使麻醉简单、手术小，患者也会有害怕的反应。通过麻醉前给药也不能完全消除这种反应。麻醉医师术前访视患者，通过与患者谈话及解释麻醉手术的相关内容，可以缓解患者的紧张恐惧心理，以保护患者机体功能，提高麻醉安全性。

2. 建立患者的安全感和信任感　麻醉医师通过术前与患者接触，让患者了解麻醉相关内容及现代麻醉学的发展，以取得患者的信任。

3. 了解手术的部位、方式和范围　麻醉医师术前访视患者的重要内容是通过检查患者、阅读病历及实验室报告单，了解手术方式、范围及各种可能部位，其主要目的是确定麻醉方式及麻醉前准备，包括设备及药品的准备。

4. 术前禁食、禁水　麻醉前一天应向患者交代术前禁食、禁水，解释术前禁食、禁饮的重要性。术前禁食、禁饮时间应根据患者年龄、全身状况及实施手术决定。成人一般手术前禁食12小时，禁饮8小时。婴幼儿禁食禁饮时间相对缩短。

5. 获得患者家属的书面签字　麻醉医师术前访视时应向患者家属讲明麻醉的危险性，特别是麻醉意外的发生可能危及患者生命，以取得患者家属的理解及书面签字。

【二】熟悉病史、进行体检

1. 现病史　包括手术患者当前并存内科疾患。

熟悉现病史主要通过阅读病历，但更重要的是通过与患者本身的谈话，以获得第一手资料，尤其是对并存内科疾患的了解是提高麻醉安全性的基础。

2. 药物史、过敏史　了解患者的药物史及过敏史，可以为麻醉前治疗用药的选择及调整提供依据。

3. 麻醉史、过去病史　麻醉前应了解患者的麻醉史，包括：①接受麻醉次数；②每次麻醉效果；③麻醉期间是否出现过危险情况如恶性高热等。

4. 家族史、个人史　应尽量了解患者的家族史包括遗传病、多发病及死亡情况。此外个人的生活嗜好等也应了解。

5. 系统检查及重点检查　系统检查及重点检查应包括生命体征、头颈、心前区听诊、腹部、四肢、脊柱及神经检查。

【三】查看必要的实验室检查

1. 血、尿常规　通过血常规重点了解患者是否贫血及贫血程度，以决定术中患者耐受失血及输血。尿常规重点了解肾小管功能。

2. 生化检查　重点了解患者肝功能、血清蛋白及白/球比值，血钾、血钠及血糖浓度，评估患者全身一般情况。

3. 胸片、ECG　了解患者肺部、心脏形态及心脏电生理活动、心肌缺血情况。

4. 其他特殊检查　必要时应检查肺功能、心脏负荷试验、尿中儿茶酚胺代谢产物的测定。

【四】进行麻醉风险的评估

1. 身体是否处于最佳状态　麻醉前准备的主要目的是使患者术前尽可能处于最佳状态，麻醉前患者状态的确定常使用ASA分级法，观察发现ASA分级与患者术后死亡率正相关。

2. 手术给患者健康的益处是否大于合并疾病所致的麻醉风险。

【五】确定术前并存疾病的治疗

包括各系统内科疾患的治疗，重点是与麻醉密切相关的心血管系统疾病如高血压、心功能不全等、呼吸系统疾病如肺部感染及内分泌系统疾病如糖尿病、甲亢的治疗或控制。内科疾患的治疗可以由内科专科医师实施，但术前1~3天的治疗用药应由麻醉科医师调整。

【六】开术前药、确定麻醉方法

麻醉方法由麻醉医师根据以下内容确定：

1. 手术的要求；

2. 患者的全身情况；

3. 麻醉医师所掌握的各种麻醉技术的程度；

4. 患者的要求　麻醉医师根据所确定的麻醉方法、患者情况再决定术前用药的种类及剂量。

【七】准备麻醉用具和急救药品

麻醉医师根据术前访视所掌握的情况及拟实施的麻醉方法应全面准备麻醉用具和急救药品，准备及安置必要的监测装置，这是提高麻醉安全性的重要步骤。

二、术前评估注意事项

【一】麻醉前访问患者

取得患者的信任和合作，对麻醉的顺利实施是十分重要的，麻醉医师可通过与患者交谈，消除患者顾虑和紧张情绪，对所采用的麻醉技术作必要的解释，尽可能满足患者的要求，增加患者的安全感和信任感。术前访视的另一个重要内容就是取得患者家属的书面签字。

【二】病史和体检

询问患者主要包括与麻醉问题有关的家族史包括：卟啉症、恶性高热、高脂血症、血友病、畸形、肌营养不良。个人史包括：吸烟、饮酒、过敏史、病毒感染及过去麻醉手术史。在全面体检的基础上重点检查。

1. 血压；

2. 口腔及咽部；

3. 眼球运动及瞳孔大小；

4. 颈部活动和血管；

5. 心肺听诊；

6. 脊柱；

7. 患者活动情况。

根据常规的病史和体检，麻醉医生常可对患者的一般状态做出正确的估计，一般评估的信息主要包括：

1. BMR（%）=0.75×分钟脉率数+0.74±脉压-72，正常值±10%；

2. 年龄，40岁以上患者应常规做ECG检查；

3. 体表血管检查，包括颈外静脉充盈状态，Allentest<10秒为正常；

4. 禁食，成人8~12小时，小儿6~8小时；

5. 药物状态，激素、抗高血压药、洋地黄可应用到术前，抗凝药、阿片类、单胺氧化酶、三环抗忧药术前应停用；

6. ASA分级情况：Ⅰ. 正常健康。Ⅱ. 有轻度器质性疾病。Ⅲ. 有严重器质性疾病，肺活动受限，尚未丧失工作能力。Ⅳ. 有严重器质性疾病，已丧失工作能力，经常面临生命威胁。Ⅴ. 生命难以维持，24小时的濒死患者。

【三】必要的实验室检查

对于手术患者，目前认为全面的实验室检查是没有必要的，麻醉医师应考虑的主要问题包括以下方面：

1. 检验异常的发生率。

2. 检验结果异常时对手术后果的重要性。

3. 检验结果异常对改变手术进程有哪些积极意义。

4. 各项检验对患者其他的有利之处。

5. 费用问题。

法医学问题　其中关键问题是该项检查所获的信息是体检不能提供的，检查的结果能改变对患者的管理策略。目前对术前实验室检查的常规要求包括：

1. 血液分析和尿液分析是术前每个患者的必要检查，一般要求：160g/L>Hb>80g/L。

2. 有腹泻病史，呕吐、代谢性疾病，存在肝肾疾病，糖尿病和营养不良，应用利尿剂、地高辛、抗高血压药、类固醇和降糖药患者，要求检查血电解质。

3. 肝脏疾病，营养不良与代谢性疾病，大量饮酒病史的需查肝肾功能。

4. 有心肺疾病或体征，胸科手术前等均需做胸片检查。

5. 高血压，心脏病，年龄50岁以上患者应做ECG。

6. 应用糖皮质激素，有糖尿病或外周血管性疾病患者应查血糖。

7. 严重呼吸困难的需做肺功能检查。

8. 对有休息时呼吸困难和所有开胸手术患者均需做血气分析。

9. 出血病史、肝病史或服用抗凝药患者应做凝血功能检查。

【四】麻醉手术风险评估

麻醉医师对手术前的估计应经常考虑两个问题：①患者是否在最佳身体状态下接受麻醉；②手术给患者健康带来的好处是否大于因并存疾病所致的麻醉手术的风险。可能导致手术患者术中术后并发症和死亡率增高的危险性因素，按其重要性列举如下：

1. 临床评估ASA超过Ⅲ级（不同ASA状态时麻醉手术死亡率见表1－4－1）。

2. 心衰。

3. 心脏危险指数>25分（Goldman心脏危险指数见表1－4－2）。

4. 肺部疾病及胸片证实的肺部异常。

5. 心电图异常。

【五】需要推迟手术的常见因素

1. 急性上呼吸道感染。

2. 共存疾病。

3. 没有经充分复苏的休克急症手术。

4. 饱胃。

5. 正在接受药物治疗的患者。

6. 没有书面签字的手术患者。

7. 必要的实验室检查缺乏。

表1－4－1　不同ASA状态时麻醉手术死亡率

ASA	死亡率（%）
Ⅰ	0.1
Ⅱ	0.2
Ⅲ	0.3
Ⅳ	0.4
Ⅴ	0.5

表 1－4－2　Goldman 心脏危险指数

危险因素	评分
第三心音或颈静脉扩张	11
6 个月内心肌梗死	10
非窦性节律或房性早搏	7
胸、腹或主动脉手术	3
年龄 70 岁以上	5
主动脉狭窄	3
急诊手术	4
下列任一项不正常	3
PaO_2 <8kPa	
$PaCO_2$ >6 5kPa	
K^+ <3.0mmol/L	
HCO_3^- <22mmol/L	
Urea >7.5mmol/L	
肌苷 >270μmol/L	
SGOT 异常或慢性肝病	

5 分以下：心脏病病死率 0.2%；6～25 分：心脏病病死率 2%；>25 分：心脏病病死率 56%

【六】术前用药

应该强调麻醉医生的术前访视，可以说是最佳的“安慰剂”，但常规合理应用术前药是保证麻醉诱导安全平稳的重要环节。术前用药的目的包括：

1. 减轻患者的焦虑和恐惧感，常用药物包括巴比妥类和苯二氮䓬类。
2. 减少分泌物，主要应用抗胆碱类药物。
3. 减少术后恶心、呕吐，可应用胃长宁。
4. 增加全麻药的麻醉作用或减轻疼痛。
5. 产生健忘作用。
6. 减少胃的容量，增加胃液的 pH。
7. 减轻迷走反射。
8. 减轻交感神经、肾上腺皮质的应激反射。

（一）病情评估

麻醉前必须诊视患者，了解患者的病史、既往史、用药史及药敏史。体检时了解重要脏器的功能状态，对患者耐受手术和麻醉的状态进行恰当评估。ASA（美国麻醉医师协会）分类有助于评估病情。其分类如下：

1. 第一类（ASA Ⅰ）　患者的心、肺、肝。肾和中枢神经系统功能正常，营养、发育良好，麻醉和手术耐受良好。

2. 第二类（ASA Ⅱ） 患者的心、肺、肝。肾和中枢神经系统虽有轻度病变，但代偿健全，对一般麻醉和手术的耐受仍无大碍。

3. 第三类（ASA Ⅲ） 患者的心、肺、肝。肾和中枢神经系统病变严重，功能损减，虽在代偿范围内，但对实施麻醉和手术仍有顾虑，麻醉耐受较差。

4. 第四类（ASA Ⅳ） 患者的心、肺、肝、肾和中枢神经系统病变严重，功能代偿不全，威胁生命安全，实施麻醉和手术均有生命危险，麻醉耐受差。

5. 第五类（ASA Ⅴ） 患者的病情危重，随时有死亡的威胁，麻醉和手术异常危险。

（二）术前准备

1. 行必要的化验及检查，如血常规、尿常规、血型、生化、心电图及胸片等。慢性阻塞性肺部疾病患者需行肺功能检查（以时间肺活量最为重要）和血气分析。

2. 改善营养状态，纠正紊乱的生理功能，治疗内科疾病。如治疗呼吸系统感染，控制血压，纠正心律失常，纠正水、电和酸碱失衡，停服阿司匹林类药物。

3. 防止呕吐和误吸。择期手术前 12 h 内禁食，4 h 内禁饮。

（三）麻醉前用药

1. 安定镇静药 地西泮 5 ~ 10 mg 或咪达唑仑 0.04 ~ 0.08 mg/kg 肌内注射。

2. 催眠药 苯巴比妥 0.1 ~ 0.2 g 肌内注射。

3. 镇痛药 吗啡 0.1 mg/kg 或哌替啶 1 mg/kg 肌内注射。

4. 抗胆碱药 阿托品 0.01 ~ 0.02 mg/kg 或东莨菪碱 0.2 ~ 0.6 mg 肌内注射。

三、全身麻醉

【一】定义

麻醉药经呼吸道吸入或静脉、肌内注射进入人体内，产生中枢神经系统的抑制，临床表现为神志消失，全身的痛觉丧失，遗忘，反射抑制和一定程度的肌肉松弛，这种方法称为全身麻醉。对中枢神经系统抑制的程度与血液内的药物浓度有关，并且可以调控。这种抑制是完全可逆的，当药物被代谢或从体内排出后，患者的神志和各种反射逐渐恢复。

【二】全身麻醉药

（一）吸入麻醉药

1. 理化性质与药理性能 现今常用吸入麻醉药多为卤素类，经呼吸道吸入后，通过与脑细胞膜的相互作用而产生全身麻醉作用。吸入麻醉药的油/气分配系数（脂溶性）和血/气分配系数，对其药理性能明显感影响。吸入麻醉药的强度是以最低肺泡有效浓度（MAC）来衡量的。MAC 是指某种吸入麻醉药在一个大气压下与纯氧同时吸入时，能使 50% 患者在切皮时不发生摇头、四肢运动等反应时的最低肺泡浓度。因为 MAC 是不同麻醉药的等效价浓度，所以能反映该麻醉药的效能；MAC 越小麻醉效能越强。吸入麻醉药的强度与油/气分配系数成正比关系，油/气分配系数越高，麻醉强度越大，MAC 则越小。麻醉深度与脑内吸入麻醉药的分压有关，当肺泡、血液和脑组织中的吸入麻醉药分压达到平衡时，肺泡浓度（F_A）则可反映吸入麻醉药在脑内的分布情况。因此，MAC 也可以作为衡量麻醉深度的指标。

2. 常用吸入麻醉药及临床应用

（1）氧化亚氮（笑气，N_2O）：为麻醉性能较弱的气体麻醉药，推算其 MAC 为 105%。吸入浓度大于 60% 时可产生遗忘作用。氧化亚氮对心肌有一定的直接抑制作用，但对心排出量、心率和血压都无明显影响，可能与其可兴奋交感神经系统有关。对肺血管平滑肌有收缩作用，使肺血管阻力增加而导致右房压升高，但对外周血管阻力无明显影响。对呼吸有轻度抑制作用，使潮气量降低和呼吸频率加快，但对呼吸道无刺激，对肺组织无损害。

临床应用：因 N_2O 的麻醉性能弱，常与其他全麻药复合应用于麻醉维持，吸入浓度为 50%～70%。吸入 50% N_2O 有一定镇痛作用，可用于牙科或产科的麻醉时必须维持吸入氧浓度（FiO_2）高于 0.3，以免发生低氧血症。但在麻醉恢复期有发生弥散性缺氧的可能。麻醉结束由吸入 N_2O-O_2 改为吸入空气时，血液中的 N_2O 迅速弥散到肺泡，使肺泡氧浓度降低而导致缺氧。因此，停止吸 N_2O 后应吸纯氧 5～10 min。此外，N_2O 可使体内封闭腔内压升高，如中耳、肠腔等。因此，肠梗阻者不宜应用。

（2）恩氟烷（安氟醚）：麻醉性能较强，成人的 MAC 为 1.7%。对中枢神经系统（CNS）有抑制作用，但可使脑血流量和颅内压增加。随着吸入浓度逐渐升高（>3%），脑电图（EEG）可出现癫痫样棘波和爆发性抑制。对心肌力有抑制作用，引起血压、心排出量和心肌氧耗量降低。对外周血管有轻度舒张作用，导致血压下降和反射性心率增快。对呼吸道无刺激，不引起唾液和气道分泌物的增加。对呼吸的抑制作用较强，表现为潮气量降低和呼吸增快，0.1 MAC 即可抑制机体对缺氧反射的 50%。可增强非去极化肌松药的作用。

临床应用：可用于麻醉诱导和维持。诱导较快，吸入 5 minF_A/F_I 即可达 0.5。麻醉维持期的常用吸入浓度为 0.5%～2%。恩氟烷可使眼压降低，对眼内手术有利。因深麻醉时脑电图显示癫痫样发作，临床表现为面部及肌肉抽搐，因此有癫痫病史者应慎用。

（3）异氟烷（异氟醚）：麻醉性能强，MAC 为 1.15%。低浓度时对脑血流无影响，高浓度时（>1 MAC）可使脑血管扩张，脑血流增加和颅内压升高。其升高颅内压的作用较氟烷或恩氟烷为轻，并能为适当过度通气所对抗。对心肌力的抑制作用较轻，对心排出量的影响较小，但可明显降低外周血管阻力而降低动脉压。对冠状动脉有扩张作用，并有引起冠状动脉窃流的可能。不增加心肌对外源性儿茶酚胺的敏感性。对呼吸有轻度抑制作用，对支气管平滑肌有舒张作用，对呼吸道有刺激。可增强非去极化肌松药的作用。血/气分配系数较低，肺泡浓度很快与吸入浓度发生平衡，4～8 minF_A/F_I 可达 0.5。代谢率很低，约 0.2%，最终代谢产物为三氟乙酸。临床麻醉时血浆最高 F^- 浓度低于 10 μmol/L，应用慢诱导剂时，肝内代谢和 F^- 浓度无明显增加。因此，对肝肾功能无明显影响。

临床应用：可用于麻醉诱导和维持。以面罩吸入诱导时，因有刺激味，易引起患者呛咳和屏气，尤其是儿童难以耐受，使麻醉诱导减慢。因此，常在静脉诱导后，以吸入异氟烷维持麻醉。常用吸入浓度为 0.5% ~2%。麻醉维持时易保持循环功能稳定，停药后苏醒较快，10 ~15 min。因其对心肌力抑制轻微，而对外周血管扩张明显，因而可用于控制性降压。

（4）七氟烷（七氟醚）：麻醉性能较强，成人的 MAC 为 2%。对 CNS 有抑制作用，对脑血管有舒张作用，可引起颅内压升高。对心肌力有轻度抑制，可降低外周血管阻力，引起动脉压和心排出量降低。对心肌传导系统无影响，不增加心肌对外源性儿茶酚胺的敏感性。在 1.5 MAC 以上时对冠状动脉有明显舒张作用，有引起冠状动脉窃流的可能。对呼吸道无刺激性，不增加呼吸道的分泌物。对呼吸的抑制作用比较强，对气管平滑肌有舒张作用。可增强非去极化肌松药的作用，并延长其作用时间。肺泡浓度上升快，F_A/F_I 达 0.5 时所需时间为 32 s。主要在肝代谢产生 F^- 和有机氟，代谢率为 2.89% ±1.5%。临床麻醉后，血 F^- 浓度一般为 20 ~30 μmol/L，低于肾毒性阈值。

临床应用：用于麻醉诱导和维持。用面罩诱导时，呛咳和屏气的发生率很低。维持麻醉浓度为 1.5% ~2.5% 时，循环稳定。麻醉后清醒迅速，清醒时间成人平均为 10 min，小儿为 8.6 min。苏醒过程平稳，恶心和呕吐的发生率低。但在钠石灰中和温度升高时可发生分解。

（5）地氟烷（地氟醚）：麻醉性能较弱，成人的 MAC 为 60% ~7.25%。可抑制大脑皮层的电活动，降低脑氧代谢率；低浓度虽不抑制中枢对 CO_2 的反应，但过度通气时也不使颅内压降低；高浓度可使脑血管舒张，并降低其自身调节能力。对心肌力有轻度抑制作用，对心率、血压和 CO 影响较轻。当浓度增加时可引起外周血管阻力降低和血压下降；对呼吸有轻度抑制作用，可抑制机体对 $PaCO_2$ 升高的反应，对呼吸道也有轻度刺激作用。对神经，肌肉接头有抑制作用，增强肌松药的效应。因其血/气分配系数很低，肺泡浓度上升很快，F_A/F_I 也很容易达到平衡状态。不增加心肌对外源性儿茶酚胺的敏感性。几乎全部由肺排出，除长时间或高浓度应用外，其体内代谢率极低，因而其肝、肾毒性很低。

临床应用：用于麻醉诱导和维持，麻醉诱导和苏醒都非常迅速。可单独以面罩诱导，浓度低于 6% 时呛咳和屏气的发生率低，浓度大于 7% 可引起呛咳、屏气、分泌物增多，甚至发生喉痉挛。吸入浓度达 12% ~15% 时，不用其他肌松药即可行气管内插管。可单独或与 N_2O 合用维持麻醉，麻醉深度可控性强，肌松药用量减少。因对循环功能的影响较小，对心脏手术或心脏患者行非心脏手术的麻醉或可更为有利。其诱导和苏醒迅速，也适用于门诊手术患者的麻醉，而且恶心和呕吐的发生率明显低于其他吸入麻醉药。但需要特殊的蒸发器，价格也较贵。

（6）氟烷：麻醉性能强，成人 MAC 为 0.75%。对心肌力和心肌代谢有较强的抑制作用，降低心肌氧耗量。舒张外周血管，使循环阻力降低；抑制交感神经而使心率减慢，宜以阿托品为麻醉前用药。增加心肌对外源性儿茶酚胺的敏感性，易引起心律失常，禁忌与肾上腺素伍用。对呼吸道无刺激性，对呼吸有抑制作用，有舒张支气管平滑肌作用。可增强非去极化肌松药的效果。因其血/气分配系数较高，肺泡浓度上升较慢，F_A/F_I 达 0.5 时所需时间约 30 min。约 20% 在肝内代谢，代谢产物为溴、氯和三氟乙酸。三氟乙酸对肝有一定损害，尤其在低氧血症时更易发生。应用酶诱导剂时，肝内代谢和 F^- 浓度增加。代谢产物由尿排出。

临床应用：国内应用很少，可用于麻醉的诱导和维持。因其可降低心肌氧耗量，适用于冠心病患者的麻醉。但有引起氟烷性肝炎的可能，肝功能异常者、3～6 个月内有氟烷麻醉史者、氟烷麻醉后发生过不明原因的黄疸或发热者均禁忌再用氟烷。麻醉期间禁忌用肾上腺素和去甲肾上腺素。

（二）静脉麻醉药

1. 硫喷妥钠　为超短效巴比妥类静脉全麻药。常用浓度为 2.5%，其水溶液呈强碱性，为 10～11。硫喷妥钠容易透过血－脑屏障，增强脑内抑制性递质 γ－氨基丁酸（GABA）的抑制作用，从而影响突触的传导，抑制网状结构的上行激活系统。小剂量静脉注射有镇静、催眠作用，剂量稍大（3～5 mg/kg）时，20 s 内即可使患者入睡，作用时间约15～20 min。可降低脑代谢率及氧耗量，降低脑血流量和颅内压。有直接抑制心肌及扩张血管作用而使血压下降，血压下降程度与所用剂量及注射速度有关。在合并低血容量或心功能障碍者，血压降低则更加显著。有较强的中枢性呼吸抑制作用，表现为潮气量降低和呼吸频率减慢，甚至呼吸暂停。可抑制交感神经而使副交感神经作用相对增强，使咽喉及支气管的敏感性增加。麻醉中对喉头、气管或支气管的刺激，容易引起喉痉挛及支气管痉挛。硫喷妥钠主要在肝代谢降解，肝功能障碍者，麻醉后清醒时间可能延长。

临床应用：①全麻诱导：常用剂量为 4～6 mg/kg，辅以肌松药即可完成气管内插管。但不宜单独用于气管内插管，容易引起严重的喉痉挛；②短小手术的麻醉：脓肿切开引流、血管造影等，静脉注射 2.5% 溶液 6～10 ml；③控制惊厥：2.5% 溶液 2～3 ml；④小儿基础麻醉：深部肌内注射 2% 溶液 16～20 mg/kg。但皮下注射可引起组织坏死，动脉内注射可引起动脉痉挛、剧痛及远端肢体坏死。

2. 氯胺酮　为苯环己哌啶的衍生物，易溶于水，水溶液 pH 为 3.5～5.5。主要选择性抑制大脑联络径路和丘脑－新皮质系统，兴奋边缘系统，而对脑干网状结构的影响较轻。镇痛作用显著，静脉注射后 30～60 s 患者意识消失，作用时间约 15～20 min。肌内注射后约 5 min 起效，15 min 作用最强。可增加脑血流、颅内压及脑代谢率。氯胺酮有兴奋交感神经作用，使心率增块、血压及肺动脉压升高。而对低血容量休克及交感神经呈高度兴奋者，氯胺酮可呈现心肌抑制作用。对呼吸的影响较轻，但用量过大或注射速度过快，或与其他麻醉性镇痛药伍用时，可引起显著的呼吸抑制，甚至呼吸暂停，应特别警惕。氯胺酮可使唾液和支气管分泌物增加，对支气管平滑肌有松弛作用。主要在肝内代谢，代谢产物去甲氯胺酮仍具有一定生物活性，最终代谢产物由肾排出。

临床应用：可用于全麻诱导，剂量为 1～2 mg/kg 静脉注射。静脉持续点滴 1% 溶液 0.2 mg/kg 可用于麻醉维持。常用于小儿基础麻醉，肌内注射 5～10 mg/kg 可维持麻醉 30 min 左右。静脉注射 0.5～1 mg/kg，可加强阻滞麻醉的作用。主要不良反应有：可引起一过性呼吸暂停，幻觉、恶梦及精神症状。使眼压和颅内压升高。

3. 依托咪酯（乙咪酯）　为短效催眠药，无镇痛作用，作用方式与巴比妥类近似。起效快，静脉注射后约 30 s 患者意识即可消失，1 min 脑内浓度达峰值。可降低脑血流量、颅内压及代谢率。对心率、血压及心排出量的影响均很小；不增加心肌氧耗量，并有轻度冠状动脉扩张作用。对呼吸的影响明显轻于硫喷妥钠。主要在肝内水解，代谢产物不具有活性。对肝肾功能无明显影响。

临床应用：主要用于全麻诱导，适用于年老体弱和危重患者的麻醉，一般剂量为 0.15～0.3 mg/kg。主要不良反应有：注射后常可发生肌阵挛，对静脉有刺激性，术后易发生恶心、呕吐，反复用药或持续静脉点滴后可能抑制肾上腺皮质功能。

4. 羟丁酸钠（γ－OH）　具有镇静和催眠作用，镇痛作用很弱。其水溶液的 pH 为 8.5～9.5。γ－OH 系 γ－氨基丁酸（GABA）的中间代谢产物，主要阻滞乙酰胆碱对受体的作用，干扰突触部位对冲动的传导，作用部位在皮层、海马回和边缘系统。静脉注射后通过血脑屏障较慢，15 min 血药浓度达峰值，30 min 血内即可测定出代谢产物。可直接抑制中枢神经活动而引起生理样睡眠，同时出现肌颤搐、不随意运动及锥体外系症状。对循环有轻度兴奋作用，血压轻度升高，脉搏变慢，对心排出量无明显影响。一般用量时可使呼吸频率减慢，潮气量增加。用量大时可明显抑制呼吸。

临床应用；可用于全麻诱导和维持，也是一种很好的小儿基础麻醉药。静脉注射剂量为 50～100 mg/kg，起效时间为 5～10 min，维持时间为 45～60 min。一小时后可追加 15～20 mg/kg 以维持麻醉。适用于小儿、老年及体弱者。毒性低，不良反应也较少，但可引起锥体外系症状，用量过大时可抑制呼吸。

5. 普鲁泊福（异丙酚，丙泊酚）　具有镇静，催眠作用有轻微镇痛作用。起效快，静脉注射 1.5～2 mg/kg 后 30～40 s 患者即入睡，维持时间仅为 3～10 min，停药后苏醒快而完全。可降低脑血流量、颅内压和脑代谢率。普鲁泊福对心血管系统有明显的抑制作用，抑制程度比等效剂量的硫喷妥钠为重。主要表现为心肌的直接抑制作用及血管舒张作用，结果导致明显的血压下降，心率减慢、外周阻力和心排出量降低。当大剂量、快速注射，或用于低血容量及老年人时，有引起严重低血压的危险。对呼吸有明显抑制作用，表现为潮气量降低和呼吸频率减慢，甚至呼吸暂停，抑制程度与剂量相关。经肝代谢，代谢产物无生物活性。反复注射或静脉持续点滴时体内有蓄积，但对肝肾功能无明显影响。

临床应用:用于全麻静脉诱导,剂量为 1.5 ~2.5 mg/kg,因其对上呼吸道反射的抑制较强,气管内插管的反应也较轻。可持续静脉点滴输注与其他全麻复合应用于麻醉维持,用量为 6 ~10 mg/(kg · h)。用于门诊手术的麻醉具有较大优越性,用量约 2 mg/(kg · h),停药后 10 min 患者可回答问题,平均 131 min 患者可离院。可作为阻滞麻醉时的辅助药,剂量为 1 ~2 mg/ (kg · h)。不良反应为对静脉有刺激作用;对呼吸抑制作用常较硫喷妥钠为强,必要时应行人工辅助呼吸;麻醉后恶心、呕吐的发生率为 2% ~5%。

(三) 肌肉松弛药

又称肌松,是骨骼肌松弛药的简称。自从 1942 年筒箭毒碱首次应用于临床后,肌松药就成为全麻用药的重要组成部分。但是,肌松药只能使骨骼肌麻痹,而不产生麻醉作用,不能使患者的神志和感觉消失,也不产生遗忘作用。肌松药不仅便于手术操作,也有助于避免深麻醉带来的危害。

1. 常用肌松药

(1) 琥珀胆碱 (司可林):为去极化肌松药,起效快,肌松完全且短暂。静脉注射后 15 ~20 s 即出现肌纤维震颤,在 1 min 内肌松作用达高峰。如在给药前静脉注射小剂量非去极化肌松药:可减轻或消除肌颤。静脉注射 1 mg/kg 后,可使呼吸暂停 4 ~5 min,肌张力完全恢复约需 10 ~12 min。对血液动力学的影响不明显,但可引起血清钾一过性升高,严重者可导致心律失常。不引起组胺释放,因而不引起支气管痉挛。可被血浆胆碱酯酶迅速水解,代谢产物随尿排出,以原形排出不超过 2%。临床主要用于全麻时的气管内插管。不良反应:有引起心动过缓及心律失常的可能;广泛骨骼肌去极化过程中,可引起血清钾升高;肌肉强直收缩时可引起眼压、颅内压及胃内压升高;有的患者术后主诉肌痛。

(2) 筒箭毒碱 (管箭毒碱):是最早应用于临床的非去极化肌松药,起效较慢,作用时效较长。在体内很少代谢,静脉注射后 30% ~50% 与蛋白结合,10% 以原形由肾排出,45% 以原形由胆汁排出。临床主要用于维持术中肌肉松弛,也可用于全麻诱导插管。但有释放组胺作用,引起低血压和心动过速,并可引起支气管痉挛。对哮喘和重症肌无力患者应避免使用。用量较大有神经节阻滞作用。

(3) 泮库溴铵 (潘可罗宁):为非去极化肌松药,肌松作用强,作用时间也较长。起效时间为 3 ~6 min,临床作用时间为 100 ~120 min。胆碱酯酶抑制剂可拮抗其肌松作用。在临床应用的剂量范围内,无神经节阻滞作用,促组胺释放作用甚弱,但有轻度抗迷走神经作用,使心率增快。在肝内经羟化代谢,代谢产物中以 3 羟基化合物的肌松作用最强,反复用药后应特别注意其术后残余作用。40% 以原形经肾排出,其余以原形或代谢产物由胆道排泄。临床可用于全麻时的气管内插管和术中维持肌肉松弛。

(4) 维库溴胺 (万可罗宁):为非去极化肌松药,肌松作用强,为泮库溴铵的1 ~1.5 倍,但作用时间较短。起效时间为 2 ~3 min,临床作用时间为 25 ~30 min。其肌松作用容易被胆碱酯酶抑制剂拮抗。在临床用量范围内,不释放组胺,也无抗迷走神经作用,因而适用于缺血性心脏病患者。主要在肝内代谢,代谢产物 3 羟基维库溴胺也有肌松作用。

30% 以原形经肾排出，其余以代谢产物或原形经胆道排泄。临床可用于全麻气管内插管和术中维持肌松弛。

（5）阿曲库铵（卡肌宁）：为非去极化肌松药，肌松作用为维库溴胺的 1/5～1/4，作用时间较短。起效时间为 3～5 min，临床作用时间为 15～35 min。无神经节阻断作用，但可引起组胺释放并与用量有关，表现为皮疹、心动过速及低血压，严重者可发生支气管痉挛。主要通过霍夫曼降解和血浆酯酶水解，代谢产物由肾和胆道排泄，无明显蓄积作用。临床应用于全麻气管内插管和术中维持肌松弛。

2. 应用肌松药的注意事项　①为保持呼吸道通畅。应进行气管内插管。并施行辅助或控制呼吸；②肌松药无镇静、镇痛作用，不能单独应用。应在全麻作用下应用；③应用琥珀胆碱后可引起短暂的血清钾升高，眼压和颅内压升高。因此，严重创伤、烧伤、截瘫、青光眼、颅内压升高者禁忌使用；④体温降低可延长肌松药的肌松作用；吸入麻醉药、某些抗生素（如链霉素、庆大霉素、多黏菌素）及硫酸镁等，可增强非去极化肌松药的作用；⑤合并有神经－肌肉接头疾患者，如重症肌无力，禁忌应用非去极化肌松药；⑥有的肌松药有组胺释放作用，有哮喘史及过敏体质者慎用。

【三】气管内插管术

气管内插管是将特制的气管导管，经口腔或鼻腔插入到患者的气管内。是麻醉医师必须熟练掌握的基本操作技能，也是临床麻醉的重要组成部分。其目的在于：①麻醉期间保持患者的呼吸道通畅，防止异物进入呼吸道，及时吸出气管内分泌物或血液；②进行有效的人工或机械通气，防止患者缺氧和二氧化碳积蓄。③便于吸入全身麻醉药的应用。凡是在全身麻醉时，难以保证患者呼吸道通畅者如颅内手术、开胸手术、需俯卧位手术等，呼吸道难以保持通畅的患者如肿瘤压迫气管，全麻药对呼吸有明显抑制或应用肌松药者，都应行气管内插管。气管内插管在危重患者的抢救中发挥了重要作用。呼吸衰竭需要进行机械通气者，心肺复苏，药物中毒以及新生儿严重窒息时，都必须行气管内插管。常用插管方法有经口腔或鼻腔明视插管和经鼻腔盲探插管。

（一）经口腔明视插管

借助喉镜在直视下暴露声门后，将导管经口腔插入气管内。插管方法：

1. 将患者头后仰，双手将下颌向前、向上托起以使口张开。或以右手拇指对着下牙列，示指对着上牙列。借旋转力量使口腔张开。

2. 左手持喉镜由右口角放入口腔，将舌推向左侧后缓慢推进，可见到腭垂（悬雍垂）。将镜片垂直提起前进，直到看见会厌。

3. 挑起会厌以显露声门。如采用弯镜片插管则将镜片置于会厌与舌根交界处（会厌谷），用力向前上方提起，使舌骨会厌韧带紧张，会厌翘起紧贴喉镜片，即显露声门。如用直镜片插管，应直接挑起会厌，声门即可显露。

4. 以右手拇指、示指及中指如持笔式持住导管的中、上段，由口右角进入口腔，直到导管已接近喉头再将管端移至喉镜片处，同时双目经过镜片与管壁间的狭窄间隙监视导管前进方向，准确轻巧地将导管尖端插入声门。借助管芯插管时，当导管尖端入声门后，应拔出管芯再将导管插入气管内。导管插入气管内的深度成人为4～5 cm，导管尖端至中切牙的距离约为18～22 cm。

5. 插管完成后，要确认导管已进入气管内再固定。确认方法有：①压胸部时，导管口有气流；②人工通气时，可见双侧胸廓对称起伏，听诊双肺可听到清晰的肺泡呼吸音；③如用透明导管，吸气时管壁清亮，呼气时可见明显的“白雾”样变化；④患者如有自主呼吸，接麻醉机后可见呼吸囊随呼吸而张缩；⑤如能监测呼气末 CO_2 分压（$ETCO_2$）则更易判断，$ETCO_2$ 有显示则可确认无误。

（二）经鼻腔盲探插管

1. 插管时必须保留自主呼吸，可根据呼出气流的强弱来判断导管前进的方向。

2. 以1%丁卡因作鼻腔内表面麻醉，并滴入3%麻黄素使鼻腔黏膜的血管收缩，以增加鼻腔容积，并可减少出血。

3. 选用合适管径的气管导管，以右手持管插入鼻腔。在插管过程中边前进边侧耳听呼出气流的强弱，同时左手调整患者头部位置，以寻找呼出气流最强的位置。

4. 于呼气（声门张开）时将导管迅速推进，如进入声门则感到推进阻力减小，管内呼出气流亦极其明显，有时患者有咳嗽反射，接上麻醉机可见呼吸囊随患者呼吸而张缩，表明导管插入气管内。

5. 如导管推进后呼出气流消失，为插入食管的表现。应将导管退至鼻咽部，将头部稍仰使导管尖端向上翘起，或可对准声门利于插入。

（三）气管内插管的并发症

1. 气管插管时有引起牙齿损伤或脱落，口腔、咽喉部和鼻腔的黏膜损伤引起出血，颞下颌关节脱位的可能。

2. 浅麻醉下行气管内插管可引起剧烈呛咳、憋气、喉头及支气管痉挛，心率增快及血压剧烈波动而导致心肌缺血。严重的迷走神经反射可导致心律失常、心动过缓，甚至心跳骤停。因此，预防气管内插管时严重的心血管反应是十分必要的。预防方法有：适当加深麻醉，插管前行喉头和气管内表面麻醉，应用麻醉性镇痛药或短效降压药等。

3. 气管导管内径过小，可使呼吸阻力增加；导管内径过大，或质地过硬都容易损伤呼吸道黏膜，甚至引起急性喉头水肿，或慢性肉芽肿。导管过软容易变形，或因压迫、扭折而引起呼吸道梗阻。

4. 导管插入太深可误入一侧支气管内，引起通气不足、缺氧或术后肺不张。导管插入太浅时，可因患者体位变动而意外脱出，导致严重意外发生。因此，插管后及改变体位时应仔细检查导管插入深度，并常规听诊两肺的呼吸音。

【四】全身麻醉的并发症及其处理

（一）反流与误吸

全麻时容易发生反流和误吸，尤其以产科和小儿外科患者的发生率较高。因反流或误

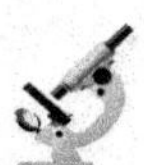

吸物的性质和量的不同,其后果也不同。误吸入大量胃内容物的死亡率可高达70%。全麻诱导时因患者的意识消失,咽喉部反射消失,一旦有反流物即可发生误吸。各种原因引起的胃排空时间延长,使胃内存积大量胃液或空气,容易引起反流。全麻后患者没有完全清醒时,吞咽呛咳反射未恢复,也易发生胃内容物的反流及误吸。由于误吸入物的性质(胃液、血液或固体)、pH、吸入物的量不同,临床表现也有很大差别。无论误吸物为固体食物或胃液,都可引起急性呼吸道梗阻。完全性呼吸道梗阻可立即导致窒息、缺氧,如不能及时解除梗阻,可危及患者的生命。误吸胃液可引起肺损伤、支气管痉挛和毛细血管通透性增加,结果导致肺水肿和肺不张。肺损伤的程度与胃液量和pH相关,吸入量越大,pH越低,肺损伤越重。麻醉期间预防反流和误吸是非常重要的,主要措施包括:减少胃内物的滞留,促进胃排空,降低胃液的pH,降低胃内压,加强对呼吸道的保护。

(二) 呼吸道梗阻

以声门为界，呼吸道梗阻可分为上呼吸道梗阻和下呼吸道梗阻。

1. 上呼吸道梗阻　常见原因为机械性梗阻,如舌后坠、口腔内分泌物及异物阻塞、喉头水肿等。不完全梗阻表现为呼吸困难并有鼾声。完全梗阻者有鼻翼扇动和三凹征,虽有强烈的呼吸动作而无气体交换。舌后坠时可将头后仰、托起下颌、置入口咽或鼻咽通气道,同时清除咽喉部的分泌物及异物,即可解除梗阻。喉头水肿多发生于婴幼儿及气管内插管困难者,也可因手术牵拉或刺激喉头引起,轻者可静脉注射皮质激素或雾化吸入肾上腺素;严重者应行紧急气管切开。梗阻的另一常见原因是喉痉挛,常在浅麻醉下或缺氧时刺激喉头而诱发。喉痉挛时,患者表现呼吸困难,吸气时有喉鸣声,可因缺氧而发绀。轻度喉痉挛者经加压给氧即可解除,严重者可经环甲膜穿刺置管行加压给氧,多数均可缓解。对上述处理无效或严重喉痉挛者,可静脉注射琥珀胆碱后行气管内插管。为预防喉痉挛的发生,应避免在浅麻醉时刺激喉头;给予阿托品可预防喉头副交感神经张力增高。

2. 下呼吸道梗阻　常见原因为气管导管扭折、导管斜面过长而紧贴在气管壁上、分泌物或呕吐物误吸入后堵塞气管及支气管。梗阻不严重者除肺部听到啰音外，可无明显症状；梗阻严重者可呈现呼吸困难、潮气量降低、气道阻力高、缺氧发绀、心率增快和血压降低，如处理不及时可危及患者的生命。麻醉前应仔细挑选气管导管，术中应经常检查导管的位置，避免因体位改变而引起导管扭折。经常听诊肺部，及时清除呼吸道内的分泌物。下呼吸道梗阻也可因支气管痉挛引起，多发生在有哮喘史或慢性支气管炎患者。因此，维持适当的麻醉深度和良好的氧合是缓解支气管痉挛的重要措施，必要时可静脉注射氨茶碱0.25 mg或氢化可的松100 mg。

(三) 通气量不足

麻醉期间和全麻后都可能发生通气不足，主要表现为CO_2潴留或（和）低氧血症。血气分析显示$PaCO_2$高于50 mmHg，同时pH小于7.30。颅脑手术的损伤、麻醉药、麻醉性镇痛药和镇静药的残余作用，是引起中枢性呼吸抑制的主要原因，应以机械通气维持呼吸直到呼吸功能的完全恢复，必要时以拮抗药逆转。术后肌松药的残余作用可导致通气不足，应辅助或控制呼吸直至呼吸肌力的完全恢复，必要时给予拮抗药。胸、腹部手术后，疼痛刺激、腹胀、胸腹带过紧及过度肥胖等因素，可限制胸廓膨胀而导致通气不足，应加强术后镇痛，鼓励和帮助患者深吸气和咳嗽。

（四）低氧血症

吸空气时，$SpO_2 < 90\%$，$PaO_2 < 8$ kPa（60 mmHg）或吸纯氧时 $PaO_2 < 12$ kPa（90 mmHg）即可诊断为低氧血症。临床表现为呼吸急促、发绀、躁动不安、心动过速、心律紊乱、血压升高等。常见原因和处理原则为：①麻醉机的故障、氧气供应不足可引起吸入氧浓度过低；气管内导管插入一侧支气管或脱出气管外以及呼吸道梗阻均可引起低氧血症，应及时纠正；②弥散性缺氧：可见于 N_2O 吸入麻醉，停止吸入 N_2O 后应吸纯氧 5 ~ 10 min；③肺不张：因分泌物过多或通气不足等因素引起肺容量降低所致。大范围肺不张可表现顽固性低氧血症，胸片可见肺萎陷，应以纤维支气管镜吸痰，严重者应以 PEEP 治疗；④误吸：其严重程度取决于吸入物的 pH 及容量，pH 低于 2.5，容量大于 0.4 ml/kg 者危险性明显增加。轻者对氧治疗有效，严重者应行机械通气治疗；⑤肺水肿：可发生于急性左心衰或肺毛细血管通透性增加。治疗包括强心、利尿、扩血管、吸氧及机械通气治疗。

（五）低血压

麻醉期间收缩压下降超过基础值的 30% 或绝对值低于 80 mmHg 者应及时处理。临床表现为少尿或代谢性酸中毒。严重者可出现器官灌注不足体征，如心肌缺血、中枢神经功能障碍等。麻醉过深可导致血压下降、脉压变窄，若麻醉前已有血容量不足者，表现更为明显。应在减浅麻醉的同时补充血容量。术中失血过多可引起低血容量性休克，应监测尿量、血红蛋白及血细胞比容（HCT），必要时监测 CVP 或 PCWP 以指导输液输血。过敏反应、肾上腺皮质功能低下及复温时，均可引起血管张力降低而导致低血压。治疗包括补充血容量，恢复血管张力（应用血管收缩药）及病因治疗。术中牵拉内脏时常可引起反射性血压下降，同时发生心动过缓。应及时解除刺激，必要时给予阿托品治疗。

（六）高血压

麻醉期间舒张压高于 100 mmHg 或收缩压高于基础值的 30%，都应根据原因进行适当治疗。常见原因有：①与并存疾病有关，如原发性高血压、嗜铬细胞瘤、颅内压增高等；②与手术、麻醉操作有关，如手术探查、气管插管等；③通气不足引起 CO_2 蓄积；④药物所致血压升高，如氯胺酮。处理原则：有高血压病史者，在全麻诱导前静脉注射芬太尼 3 ~ 5 μg/kg，可减轻气管插管时的心血管反应。术中根据手术刺激的程度调节麻醉深度。对于顽固性高血压者，可行控制性降压以维持循环稳定。

（七）心律失常

窦性心动过速与高血压同时出现时，常为浅麻醉的表现，应适当加深麻醉。低血容量、贫血及缺氧时,心率均可增快,应针对病因进行治疗。手术牵拉内脏(如胆囊)或心眼反射时,可因迷走神经反射致心动过缓,严重者可致心跳骤停,应请外科医师立即停止操作,必要时静脉注射阿托品。发生期前收缩时,应先明确其性质并观察其对血流动力学的影响。房性早搏多与并存心、肺疾病有关,偶发房性早搏对血流动力学的影响不明显,无需特殊处理。频发房性早搏有发生心房纤颤的可能,应给予西地兰治疗。麻醉下发生的偶发室性早搏无需特殊治疗。因浅麻醉或 CO_2 蓄积所致的室性早搏,适当加深麻醉或排出 CO_2 后多可缓解。如室性早搏为多源性、频发或伴有 R - on - T 现象,表明有心肌灌注不足,应积极治疗。

(八) 高热、抽搐和惊厥

常见于小儿麻醉。由于婴幼儿的体温调节中枢尚未发育完善,体温极易受环境温度的影响。如对高热处理不及时,可引起抽搐甚至惊厥。因此,小儿麻醉时应重视体温的监测,尤其是手术时间长者。一旦发现体温升高,应积极进行物理降温,特别是头部降温以防发生脑水肿。恶性高热表现为持续肌肉收缩,$PaCO_2$ 迅速升高,体温急剧上升(1℃/5 min),可超过 42℃,死亡率很高,应提高警惕。最容易诱发恶性高热的药物是琥珀胆碱和氟烷。欧美国家的发病率稍高,而国人极其罕见。

四、局部麻醉

【一】定义

用局部麻醉药暂时阻断某些周围神经的冲动传导,使这些神经所支配的区域产生麻醉作用,称为局部麻醉(简称局麻)。广义的局麻包括神经阻滞和椎管内麻醉。

【二】局麻药

(一) 化学结构和分类

常用局麻药分子的化学结构是由芳香族环、胺基团和中间链三部分组成。中间链可为酯链或酰胺链。根据中间链的不同可分为两类:酯类局麻药,如普鲁卡因、丁卡因等;酰胺类局麻药,如利多卡因、布比卡因和罗哌卡因等。

(二) 常用局麻药

1. 普鲁卡因(奴佛卡因) 是一种弱效、短时效但较安全的常用局麻药。它的麻醉效能较弱,黏膜穿透力很差,故不用于表面麻醉和硬膜外阻滞。由于它毒性较小,适用于局部浸润麻醉。成人一次限量为 1 g。其代谢产物对氨苯甲酸有对抗磺胺类药物的作用,使用时应注意。

2. 丁卡因(地卡因) 是一种强效、长时效的局麻药。此药的黏膜穿透力强,适用于表面麻醉、神经阻滞、腰麻及硬膜外阻滞。一般不用于局部浸润麻醉。成人一次限量表面麻醉 40 mg,神经阻滞为 80 mg。

3. 利多卡因(赛罗卡因) 是中等效能和时效的局麻药。它的组织弥散性能和黏膜穿透力都很好,可用于各种局麻方法,但使用的浓度不同。最适合各种神经阻滞和硬膜外阻滞。成人一次限量表面麻醉为 100 mg,局部浸润麻醉和神经阻滞为 400 mg。但反复用药可产生快速耐药性。

4. 布比卡因（丁吡卡因） 是一种强效和长时效局麻药。常用于神经阻滞、腰麻及硬膜外阻滞，很少用于局部浸润麻醉。它与血浆蛋白结合率高，故透过胎盘的量少，较适用于产科的分娩镇痛，浓度为0.125%以下。作用时间为4～6 h。成人一次限量为150 mg。使用时应注意其心脏毒性。

5. 罗哌卡因 是一新的酰胺类局麻药，其作用强度和药代动力学与布比卡因类似，但它的心脏毒性较低。使用高浓度、较大剂量时，对感觉神经和运动神经的阻滞比较一致；但低浓度、小剂量时几乎只阻滞感觉神经；又因它的血浆蛋白结合率高，故尤其适用于硬膜外镇痛如分娩镇痛。硬膜外阻滞的浓度为0.5%，而0.75%～1%浓度者可产生较好的运动神经阻滞。成人一次限量为150 mg。

【三】局麻方法

（一）表面麻醉

将穿透力强的局麻药施用于黏膜表面，使其透过黏膜而阻滞位于黏膜下的神经末梢，使黏膜产生麻醉现象，称表面麻醉。眼、鼻、咽喉、气管、尿道等处的浅表手术或内镜检查常用此法。眼用滴入法，鼻用涂敷法，咽喉气管用喷雾法，尿道用灌入法。常用药物为1%～2%丁卡因或2%～4%利多卡因。因眼结合膜和角膜组织柔嫩，故滴眼需用0.5%～1%丁卡因。气管和尿道黏膜吸收较快，应减少剂量。

（二）局部浸润麻醉

将局麻药注射于手术区的组织内，阻滞神经末梢而达到麻醉作用，称局部浸润麻醉。基本操作方法：先在手术切口线一端进针，针的斜面向下刺入皮内，注药后形成桔皮样隆起，称皮丘。将针拔出，在第一个皮丘的边缘再进针，如法操作行成第二个皮丘，如此在切口线上形成皮丘带。再经皮丘向皮下组织注射局麻药，即可切开皮肤和皮下组织。上述操作法的目的是使患者只在第一针刺入时有痛感。如手术要达到深层组织，可在肌膜下和肌膜内注药。分开肌肉后如为腹膜，应行腹膜浸润。如此浸润一层切开一层，注射器和手术刀交替使用，以期麻醉确切。常用药物为0.5%普鲁卡因或0.25%～0.5%利多卡因。

局部浸润麻醉时应注意：①注入组织内的药液需有一定容积，在组织内形成张力，借水压作用使药液与神经末梢广泛接触，从而增强麻醉效果；②为避免用药量超过一次限量，应降低药液浓度，例如用0.25%普鲁卡因；③每次注药前都要回抽，以免误注入血管内；④实质脏器和脑组织等无痛觉，不用注药；⑤药液中含肾上腺素浓度1∶20万～40万（即2.5～5 μg/ml）可减缓局麻药的吸收，延长作用时间。

（三）区域阻滞

包围手术区，在其四周和底部注射局麻药，阻滞通入手术区的神经纤维，称区域阻滞。适用于肿块切除术，如乳房良性肿瘤的切除术、头皮手术等。局部浸润麻醉其优点为：①可避免刺入肿瘤组织；②不致因局部浸润药液后，一些小的肿块不易被扪及，而使手术难度增加；③不会因注药使手术区的局部解剖难于辨认。

（四）神经阻滞

1. 臂神经丛阻滞　臂神经丛主要由 $C_{5\sim8}$ 和 T_1（C、T 分别代表颈和胸）脊神经的前支组成并支配上肢的感觉和运动。这些神经自椎间孔穿出后，经过前、中斜角肌之间的肌间沟，在肌间沟中相互合并组成臂神经丛。然后在锁骨上方第一肋骨面上横过而进入腋窝，并形成主要终末神经，即正中、桡、尺和肌皮神经。在肌间沟中，臂神经丛为椎前筋膜和斜角肌筋膜所形成的鞘膜包裹，此鞘膜在锁骨上方延伸为锁骨下动脉鞘膜，在腋窝形成腋鞘。臂神经丛阻滞可在肌间沟、锁骨上和腋窝三处进行，分别称为肌间沟径路、锁骨上径路和腋径路。阻滞时必须将局麻药注入鞘膜内才能见效。

适应证与并发症：臂神经丛阻滞适用于上肢手术，肌间沟径路可用于肩部手术，腋径路更适用于前臂和手部手术。但这三种方法都有可能出现局麻药毒性反应。肌间沟径路和锁骨上径路还可发生膈神经麻痹、喉返神经麻痹和霍纳综合征。霍纳综合征是因星状神经节被阻滞，出现同侧瞳孔缩小、眼睑下垂、鼻黏膜充血和面部潮红等症候群。

2. 颈神经丛阻滞　颈神经丛由 $C_{1\sim4}$ 脊神经组成。脊神经出椎间孔后，经过椎动脉后面到达横突尖端，过横突后分支形成一系列的环，构成颈神经丛。颈神经丛分深丛和浅丛，支配颈部肌组织和皮肤。深丛在斜角肌间与臂丛神经处于同一水平，并同为椎前筋膜所覆盖。浅丛沿胸锁乳突肌后缘从筋膜下冒出至表面，分成许多支，支配皮肤和浅表结构。C_4 和 T_2 支配的皮肤区域相邻。C_1 主要是运动神经，故阻滞时不需考虑此脊神经。

适应证和并发症：可选用于颈部手术，如甲状腺手术、气管切开术和颈动脉内膜剥脱术等。浅丛阻滞并发症很少见。深丛阻滞的并发症有：①局麻药毒性反应：颈部血管丰富，吸收较快，如误入椎动脉，药液直接进入脑内；②药液误注入蛛网膜下隙或硬膜外腔；③膈神经麻痹；④喉返神经麻痹：故不能同时作双侧深丛阻滞；⑤霍纳综合征。

3. 肋间神经阻滞　$T_{1\sim12}$ 脊神经的前支绕躯干环行，实际上是 $T_{2\sim11}$。在肋骨角处它位于肋骨下缘的肋骨沟内贴着动脉的下面向前伸进。过了腋前线神经血管位于内外肋间肌之间，在腋前线处分出外侧皮神经。肋间神经支配肋间肌、腹壁肌及相应的皮肤。

并发症：①气胸；②局麻药毒性反应：药液误注入肋间血管，或阻滞多根肋间神经，用药量过大和吸收过快所致。

4. 指（或趾）神经阻滞　用于手指（或脚趾）手术。支配手指背侧的神经是桡神经和尺神经的分支，手掌和手指掌面的神经是正中神经和尺神经的分支。每指有 4 根指神经支配，即左右两根掌侧指神经和背侧指神经。指神经阻滞可在手指根部或掌骨间进行。趾神经阻滞可参照指神经阻滞法。在手指、脚趾以及阴茎等处使用局部麻醉药时不可加肾上腺素，注药量也不能太多，以免血管收缩或受压而引起组织缺血坏死。

五、椎管内麻醉

【一】蛛网膜下隙阻滞

（一）定义

将局麻药注入到蛛网膜下隙，阻断部分脊神经的传导功能而引起相应支配区域的麻醉作用称为蛛网膜下隙阻滞，又称脊椎麻醉或腰麻。

（二）分类

可根据给药方式、麻醉平面和局麻药药液的比重分类。

1. 给药方式　可分为单次法和连续法。

2. 麻醉平面　阻滞平面达到或低于 T_{10} 为低平面，高于 T_{10} 但低于 T_4 为中平面，达到或高于 T_4 为高平面腰麻。现已不用高平面腰麻。

3. 局麻药液的比重　所用药液的比重高于、等于、低于脑脊液比重时，分别称为重比重、等比重、轻比重腰麻。

（三）常用局麻药

1. 普鲁卡因　腰麻用的普鲁卡因是纯度较高的白色结晶，每安瓿内装 150 mg。成人一次用量为 100～150 mg，鞍区麻醉为 50～100 mg。常用 5% 普鲁卡因重比重液，即普鲁卡因 150 mg 溶解于 5% 葡萄糖溶液或脑脊液 2.7 ml，再加 0.1% 肾上腺素 0.2～0.3 ml。这样药液的作用时间可持续至 1～1.5 h。将普鲁卡因 150 mg 溶于注射用水 10 ml 内，即配成 1.5% 的轻比重溶液。

2. 丁卡因　为白色结晶，成人一次用量为 10 mg，最多不超过 15 mg。常用浓度为 0.33%，用脑脊液 1 ml 溶解丁卡因 10 mg，再加 10% 葡萄糖溶液和 3% 麻黄碱溶液各 1 ml，配制成所谓 1∶1∶1 重比重溶液。起效时间约 5～10 min，作用时间约 2～2.5 h。将丁卡因 10 mg 溶于注射用水 10 ml 内，即配成 0.1% 的轻比重溶液。

3. 布比卡因　常用剂量为 8～15 mg，常用浓度 0.5%～0.75%，用 10% 葡萄糖溶液配成重比重溶液，起效时间和作用时间与丁卡因类似。以注射用水稀释成 0.25% 浓度以下，为轻比重溶液。

（四）麻醉平面的调节

局麻药注入蛛网膜下隙以后，应设法在短时间内调节和控制麻醉平面。一旦超过药液与神经组织结合所需时间，就不容易调节平面。如果麻醉平面过低导致麻醉失败，平面过高对生理的影响较大，甚至危及患者的生命安全。影响麻醉平面的因素很多，如局麻药药液的比重、剂量、容积、患者身高、脊柱生理弯曲和腹腔内压力等，但药物的剂量是影响腰麻平面的主要因素，剂量越大，平面越高，假如这些因素不变，则穿刺间隙，患者体位和注药速度等是调节平面的重要因素。

1. 穿刺间隙　由于脊柱的生理弯曲，患者仰卧时 L_3 位置最高，T_5 和 S_4 最低。因此在 $L_{2\sim3}$ 间隙穿刺并注入重比重局麻药液，患者转为仰卧位后，药液在脑脊液中沿着脊柱的坡度向胸段流动，麻醉平面容易偏高。如在 $L_{4\sim5}$ 间隙穿刺注药，则患者仰卧后大部分药液将向骶段流动，麻醉平面容易偏低。

2. 患者体位　患者体位对于麻醉平面的调节十分重要。患者注药仰卧位后，应随时测定麻醉平面，并根据手术区对麻醉平面的要求，改变患者体位进行调节。例如平面过低时，由于重比重药液在脑脊液中向低处扩散，可将手术台调至头低位，使平面上升。一旦平面足够，立即将手术台调至水平位，并严密观察患者的呼吸和血压变化。调节平面应在注药后5～10 min内完成。假如手术部位在下肢，穿刺时可让患者患侧在下侧卧，注药后继续保持侧卧位5～10 min，麻醉作用即偏于患侧。如只需阻滞肛门和会阴区，可使患者取坐位在$L_{4\sim5}$间隙穿刺，以小量药液（约一般量的1/2）作缓慢注射，则局麻药仅阻滞骶尾神经，称鞍区麻醉。

3. 注药速度　速度愈快，麻醉范围愈广；速度愈慢，则麻醉范围愈局限。一般的注药速度为每5 s注射1 ml。

（五）适应证和禁忌证

腰麻适用于2～3 h对以内的下腹部盆腔、下肢和肛门会阴部手术，如阑尾切除、疝修补、半月板摘除、痔切除、肛瘘切除术等。禁忌证：①中枢神经系统疾患，如脑脊膜炎、脊髓前角灰白质炎、颅内压增高等；②休克；③穿刺部位有皮肤感染；④脓毒症；⑤脊柱外伤或结核；⑥急性心衰竭或冠心病发作。对老年人、心脏病、高血压等患者应严格控制用药量和麻醉平面。不能合作者，如小儿或精神病患者，一般不用腰麻。

（六）腰麻穿刺术

穿刺时患者一般取侧卧位，屈髋屈膝，头颈向胸部屈曲，腰背部尽量向后弓曲，使棘突间隙张开便于穿刺。鞍区麻醉常为坐位。成人穿刺点一般选$L_{3\sim4}$间隙，也可酌情上移或下移一个间隙。在两侧髂嵴最高点作一连线，此线与脊柱相交处即为L_4棘突或$L_{3\sim4}$棘突间隙。直入法穿刺时，以0.5%～1%普鲁卡因在间隙正中作皮丘，并在皮下组织和棘间韧带逐层浸润。腰椎穿刺针刺过皮丘后，进针方向应与患者背部垂直，并仔细体会进针时的阻力变化。当针穿过黄韧带时，常有明显落空感，再进针刺破硬脊膜和蛛网膜，出现第二次落空感。拔出针芯见有脑脊液自针内滴出，即表示穿刺成功。有些患者脑脊液压力较低，穿刺后无脑脊液流出或流出不畅，可由助手压迫患者的颈静脉，升高脑脊液压力使其流畅。穿刺成功后将装有局麻药的注射器与穿刺针衔接，注药后将穿刺针连同注射器一起拔出。侧入法穿刺时是在棘突中线旁开1～1.5 cm处进针，针干向中线倾斜，约于皮肤呈75°角，避开棘上韧带而刺入蛛网膜下隙。适用于棘上韧带钙化的老年患者、肥胖患者或直入法穿刺有困难者。

（七）并发症

1. 术中并发症

（1）血压下降、心率减慢，腰麻时血压下降可因脊椎神经被阻滞后，麻醉区域的血管扩张，回心血量减少，心排出量降低所致。

（2）呼吸抑制：常出现于高平面腰麻的患者，因胸段脊神经阻滞，肋间肌麻痹，患者感到胸闷气短，吸气无力，说话费力，胸式呼吸减弱，发绀。一旦呼吸停止，应立即气管内插管和人工呼吸。

（3）恶心呕吐：常见于①麻醉平面过高，发生低血压和呼吸抑制，造成脑缺血缺氧而兴奋呕吐中枢；②迷走神经亢进，胃肠蠕动增强；③牵拉腹腔内脏；④患者对术中辅助用药较敏感。应针对原因处理。如提升血压、吸氧、麻醉前用阿托品、暂停手术牵拉等。氟哌利多、昂丹司琼（枢复宁）等药物也有一定的预防和治疗作用。

2. 术后并发症

（1）腰麻后头痛：发生率3%～30%，常出现于麻醉后2～7 d，年轻女性患者较多见。其特点是抬头或坐起时头痛加重，平卧后减轻或消失。约半数患者的症状在4 d内消失，一般不超过一周，但也有病程较长者。由于硬脊膜和蛛网膜的血供较差，穿刺孔不易愈合，因脑脊液漏出导致颅内压降低和颅内血管扩张并引起血管性头痛。头痛的发生与穿刺针粗细有关；穿刺针较粗或反复穿刺者的发生率较高。为预防腰麻后头痛，应采用细穿刺针（26G）穿刺，避免反复多次穿刺，围术期输入足量液体并防止脱水。发生腰麻后头痛者应平卧休息，可服镇痛或安定类药，针灸或用腹带捆紧腹部也有一定疗效。头痛严重者可于硬膜外腔内注入生理盐水，或5%葡萄糖液，或右旋糖酐15～30 ml，疗效较好，必要时可采用硬膜外充填疗法。

（2）尿潴留：较常见。主要因支配膀胱的副交感神经纤维很细，对局麻药很敏感，阻滞后恢复较晚，即使皮肤感觉恢复，仍可发生尿潴留。下腹部或肛门、会阴手术后切口疼痛以及患者不习惯卧床排尿等因素也可引起尿潴留。可以热敷、针灸或肌内注射副交感神经兴奋药卡巴胆碱治疗，必要时留置导尿管。

（3）化脓性脑脊膜炎：可因直接或间接原因引起，如皮肤感染、脓毒症者等，严重者可危及生命，故重在预防。

（4）腰麻后神经并发症：①脑神经麻痹：很少发生。一般在腰麻后1周发病，常先有剧烈头痛、羞明、眩晕，继而出现斜视和复视。其发病机制可能与腰麻后头痛相似，由于脑脊液外漏，脑组织失去了脑脊液的衬垫作用；②粘连性蛛网膜炎：比较罕见。病程发展较慢，常先出现感觉障碍，逐渐发展成感觉丧失和瘫痪。其病变是软膜和蛛网膜的慢性增生性炎症反应，蛛网膜下隙和硬膜外腔粘连闭锁，血管亦因炎症机化而闭塞，引起脊髓和脊神经根的退行性改变；③马尾丛综合征：其特点是局限于会阴区和下肢远端的感觉和运动障碍，轻者仅表现为尿潴留，严重者大小便失禁。

【二】硬膜外阻滞

（一）定义

将局麻药注射到硬脊膜外腔，阻滞部分脊神经的传导功能，使其所支配区域的感觉或（和）运动功能消失的麻醉方法，称为硬脊膜外腔阻滞，又称硬膜外阻滞或硬膜外麻醉。有单次法和连续法两种，临床常用连续法。

（二）常用局麻药和注药方法

常用药物为利多卡因、丁卡因和布比卡因，近年来也，用罗哌卡因。

穿刺置管成功后，第一次用药应选择起效时间短的利多卡因溶液，并先注入试验剂量3～5 ml，观察5～10 min。因为硬膜外阻滞用药的容积和剂量都比腰麻约大3～5倍，如将全部药液误注入蛛网膜下隙，必将产生至脊椎麻醉的严重后果。如果将导管意外置入蛛网膜下隙，注入试验剂量后 5 min 内即出现麻醉平面，并伴有明显的下肢运动障碍和血压下降等现象，应立即停止给药。如发生血压剧降或呼吸困难，应紧急抢救。如确证无腰麻现象，则根据试验剂量的效果决定追加剂量。试验剂量和追加剂量之和称初量。注入初量后，待麻醉作用完全即可开始手术。在初量作用将消失时，再注入第二次量，其剂量约为初量的 1/2 ~2/3。

（三）麻醉平面的调节

硬膜外阻滞的麻醉平面与腰麻不同，是节段性的。影响平面的主要因素有：①局麻药容积；②穿刺间隙；③导管方向；④注药方式、药量相同，如一次集中注入则麻醉范围较广，分次注入则范围缩小；⑤患者情况。

（四）适应证和禁忌证

最常用于横膈以下的各种腹部、腰部和下肢手术，且不受手术时间的限制，还用于颈部、上肢和胸壁手术，但麻醉操作和管理技术都较复杂，采用时要慎重。禁忌证与腰麻相似。凡患者有穿刺点皮肤感染、凝血机制障碍、休克、脊柱结核或严重畸形、中枢神经系统疾患等均为禁忌。对老年、妊娠、贫血、高血压、心脏病、低血容量等患者，应非常谨慎，减少用药剂量，加强患者管理。

（五）硬膜外穿刺术

硬膜外穿刺可在颈、胸、腰、骶各段间隙进行。由于硬膜外腔内无脑脊液，药液注入后依赖本身的容积向两端扩散，故一般选择手术区域中央的相应间隙穿刺。硬膜外穿刺有直入法和侧入法两种。穿刺体位、进针部位和针所经过的层次与腰麻基本相同。但硬膜外穿刺时，当针尖穿过黄韧带即达硬膜外腔。硬膜外穿刺成功的关键是不能刺破硬脊膜，故特别强调针尖刺破黄韧带时的感觉，并可采用下列方法来判断硬膜外针尖是否到达硬膜外腔。

1. 阻力消失法　在穿刺过程中，开始阻力较小，当抵达黄韧带时阻力增大，并有韧性感。这时将针芯取下，接上内有生理盐水和小气泡的注射器。推动注射器芯有回弹阻力感，气泡被压小，说明仍未到达硬膜外腔。继续缓慢进针，一旦刺破黄韧带时有落空感，注液无阻力，小气泡不再缩小，回抽无脑脊液流出，表示针尖已达硬膜外腔。

2. 毛细管负压法　穿刺针抵达黄韧带后，同上法先用盛有生理盐水和小气泡的注射器试验阻力，然后取下注射器并与盛有液体的玻璃毛细接管相连接，继续缓慢进针。当针进入硬膜外腔时，在有落空感的同时，管内液体被吸入，为硬膜外腔特有的“负压现象”。

确定针尖在硬膜外腔后，可通过穿刺针置入导管，导管留在硬膜外腔的长度约 3 ~4 cm。退出穿刺针并固定好导管供连续注药用。

（六）并发症

1. 术中并发症

（1）全脊椎麻醉：是由于硬膜外麻醉所用局麻药大部分或全部误注入到蛛网膜下隙，使全部脊神经被阻滞的现象。患者可在注药后几分钟内发生呼吸困难、血压下降、意识模糊或消失，继而呼吸停止。一旦发生全脊椎麻醉，应立即以面罩加压给氧并紧急行气管内插管进行人工呼吸，加速输液，并以血管加压药维持循环稳定。若处理及时和正确，可避免严重后果，否则可导致心搏骤停。为了防止全脊椎麻醉的发生，施行硬膜外阻滞时，必须严格遵守操作规程，穿刺时仔细谨慎，导管置入硬膜外腔后应回吸无脑脊液，用药时必须给试验剂量，确定未误入蛛网膜下隙后方可继续给药。

（2）局麻药毒性反应：硬膜外腔内有丰富的静脉丛，对局麻药的吸收很快；导管可误入血管内，将局麻药直接注入血管内；导管损伤血管也可加快局麻药的吸收。以上原因都可引起不同程度的毒性反应。此外，一次用药剂量超过限量，也是发生毒性反应的常见原因。

（3）血压下降：主要因交感神经被阻滞而引起阻力血管和容量血管的扩张，导致血压下降。特点：①硬膜外阻滞起效较慢，故血压下降也出现较晚；②硬膜外阻滞的平面虽较高，如能控制麻醉范围比较局限，则血压下降幅度较小；③因局麻药用量较大，吸收后对心血管有直接抑制作用，可加重对循环的抑制。

（4）呼吸抑制：硬膜外阻滞可影响肋间肌及膈肌的运动，导致呼吸储备功能降低，而对静息通气量的影响较小。当阻滞平面低于 T_8 时，呼吸功能基本正常；如达 T_2 以上，通气储备功能明显下降。为了减轻对呼吸的抑制，可降低用药浓度以减轻对运动神经的阻滞，如颈段硬膜外阻滞可用1%～1.3%的利多卡因，上胸段用1.3%～1.6%的利多卡因，平面虽高，但对呼吸功能的影响较小。

（5）恶心呕吐：与腰麻相同。

2. 术后并发症

硬膜外阻滞的术后并发症一般较腰麻为少。

（1）神经损伤：可因穿刺针直接创伤或导管因质硬而损伤脊神经根或脊髓，局麻药的神经毒性也应考虑，表现为局部感觉或（和）运动的障碍，并与神经分布相关。

（2）硬膜外血肿：发生率2%～6%，血肿形成引起截瘫的发生率为1∶20 000。凝血功能障碍或应用抗凝药者容易发生。硬膜外麻醉后若出现麻醉作用持久不退，或消退后再出现肌无力、截瘫等，都是血肿形成压迫脊髓的征兆。应及早作出诊断，争取在血肿形成后8 h内进行椎板切开减压术，清除血肿。如超过24 h则一般很难恢复。有凝血功能障碍或正在抗凝治疗者，禁用硬膜外阻滞。

（3）脊髓前动脉综合征：脊髓前动脉是一根终末血管，供应脊髓截面前2/3的区域，如较长时间血供不足，可引起脊髓缺血性改变，甚至坏死，称脊髓前动脉综合征。患者一般无感觉障碍，主诉躯体沉重，翻身困难。部分患者能逐渐恢复，也有些患者出现截瘫。可能原因有：①原有动脉硬化，血管腔狭窄，常见于老年人；②局麻药中肾上腺素浓度过高，引起脊髓前动脉持久收缩；③麻醉期间有较长时间的低血压。

（4）硬膜外脓肿：因无菌操作不严格，或穿刺针经过感染组织，引起硬膜外腔感染并逐渐形成脓肿。临床表现出脊髓和神经根受刺激和压迫的症状，如放射性疼痛、肌无力及截瘫，并伴有感染征兆。应予大剂量抗生素治疗，并及早进行椎板切开引流。

（5）导管拔出困难或折断：可因椎板、韧带以及椎旁肌群强直，使导管拔出困难。处理时可将患者处于原穿刺体位，一般可顺利拔出。如仍拔管困难，可热敷或在导管周围注射局麻药，然后均匀地用力拔出。如导管折断，无感染或神经刺激症状者，残留体内的导管一般不需要手术取出，但应严密观察。

【三】骶管阻滞

（一）定义

经骶裂孔将局麻药注入骶管腔内，阻滞骶脊神经，称骶管阻滞，是硬膜外阻滞的一种。适用于直肠、肛门和会阴部手术。

（二）常用局麻药

骶管阻滞可用1.5%利多卡因或0.5%布比卡因（均加适量肾上腺素），成人用药量一般为20 ml。其麻醉时间分别为1.5～2 h和4～6 h。采取分次注药法，先注入试验剂量5 ml，观察5 min，如无不良反应，再将其余15 ml注入。

（三）并发症

骶管内有丰富的静脉丛，如穿刺时损伤血管，使局麻药吸收加快，可发生毒性反应。如穿刺针插入过深，进入硬膜囊内，则药液可误注入蛛网膜下隙而发生全脊椎麻醉。此外，术后尿潴留者也较多见。如患者骶管畸形、穿刺点有感染、穿刺困难或回抽有血液者，可改用鞍区麻醉或硬膜外阻滞。

第三节　全身麻醉的管理

一、术前准备

术前用过镇静药或病情不平稳的手术患者，离开病房后，麻醉医生就应对其负有医疗责任。尤其是呼吸、循环等重要器官功能差的患者，麻醉医生应随时准备护送。当患者进入手术室后应注意以下事项，同时对其全身状况重新评估。

1. 常规麻醉操作可加重患者的精神紧张，适当的语言或其他方式的精神安慰可有效地解除患者的紧张不安。在患者面前不应高声谈论患者病情的严重性、没有合适的器械、仪器故障及工作人员疲劳等问题。文献报道证实，轻声细语与充满自信的态度可达到与静注镇静药相似的镇静效果。

2. 判断术前用药的效果　术前镇静药用量过大可引起严重的中枢神经系统及呼吸、循环功能抑制，在麻醉诱导前应密切监测。而对极度紧张的患者可追加镇静药，常用苯二氮䓬类（地西泮5mg或咪唑安定3～5mg，静注）。同时还应了解术前用药的时间，若术前用药时间未遵医嘱，则可能无效。

3. 术前存在的问题

（1）再次了解术前访视时不明确的病情资料（如检验结果、会诊结果等）。

（2）了解术前访视至患者进入手术室这期间患者的病情有无变化（如夜间心绞痛发作）。

（3）是否遵医嘱应用抗酸剂、抗生素、抗高血压药及其他长期使用的药物。

4. 禁饮食情况（NPO）　必须问清患者最后进饮食的时间。术前未遵 NPO 医嘱者择期手术应当延期。急诊手术为饱胃者，应快速诱导或清醒气管插管。

5. 循环血容量的评估　几乎所有的全身麻醉药均有不同程度的体循环血管扩张或心肌收缩力抑制作用，有时可引起严重的低血压，尤其在术前已有体液丧失的患者更加明显。术前循环血容量减少的原因有：长时间禁食、发热、出汗、出血、呕吐、利尿剂的应用、术前肠道准备等。麻醉诱导前使患者上身抬高后出现血压下降或心率增快者应考虑为血容量不足。

6. 个人物品　凡将眼镜、首饰、助听器等带入手术室内者，在诱导前均应取下并妥善保管。同时应检查口腔内假牙及其他物品是否取出。

二、麻醉诱导与气管插管

【一】监测

1. 麻醉安危　包括因麻醉所致的死亡率和发病率，其中重要的是死亡率。现阶段，随着人们认识的深入和肌松药的应用、控制呼吸、新药的使用等，麻醉死亡率已降至1/10000，并有下降趋势。

2. 麻醉者　应正确估计患者内环境变化潜在的影响，随时观察及处理微小的变化。对低血压、低血容量、气道梗阻、通气不足、缺氧、用药错误或过量、误吸等常出现的情况应仔细准备、仔细观察、正确处理。

3. 麻醉科　在管理上注意避免导致处理问题错误的因素，特别应注意麻醉人员的组合、设备、环境及人为因素的影响等方面。

【二】体位

一般在诱导时均取仰卧位，四肢平展舒适地放在手术台上。但有时为手术方便，需在诱导前摆好体位（如严重的关节炎患者需先取截石位）。

【三】开放静脉输液通道

静脉穿刺部位原则上应选左手。预计出血量多时麻醉诱导后应行中心静脉穿刺。开始输用液体常为乳酸林格氏液。

【四】麻醉诱导用药

麻醉诱导药包括麻醉药、肌松药及辅助药等三类。用药途径有静脉、肌肉、直肠及呼吸道吸入，麻醉药的中枢抑制作用与其用量成正比。临床最常用的麻醉诱导药为速效巴比妥类的硫喷妥钠，其他还有氯胺酮、依托咪酯、咪唑安定、异丙酚等，也可用吸入麻醉剂（氟烷、安氟醚、异氟醚、七氟醚及笑气等）面罩诱导（关于吸入麻醉的诱导方法详见“小儿麻醉”)。某些药物（如麻醉性镇痛药、利多卡因等）可抑制呼吸道应激反应，可用作麻醉诱导的辅助药。此外，降压药（如硝酸甘油、硝苯吡啶、尼卡地平、可乐定等）虽无抑制呼吸道应激反应的作用，但可对抗气管插管所引起的循环系统副反应。

【五】麻醉诱导程序

1. 面罩吸纯氧 3～5 分钟，可去氮并增加氧贮备，提高机体对无通气时的耐受能力。紧急情况时可做 5～8 次深呼吸。

2. 静注或吸入麻醉诱导药，患者入睡后静注肌松剂及其他麻醉辅助药。

3. 在此期间密切注意患者的呼吸、循环状况，必要时行辅助或控制呼吸。

4. 肌肉松弛后气管插管。

【六】呼吸道管理与气管插管

（一）保持呼吸道通畅和面罩通气

所有的全身麻醉药均有不同程度的呼吸抑制作用，表现为呼吸浅、慢或呼吸停止。呼吸道防御反射减弱可引起误吸。下颌肌松弛使舌根后坠可引起上呼吸道梗阻，表现为吸气时异常胸腹运动（胸廓下陷时，腹部上抬）、用力呼吸时出现气管牵引。

1. 上呼吸道梗阻时，首先应使舌根离开咽后壁，其措施是：使颈部伸展，将下颌角上提或插入口咽或鼻咽通气道。

2. 密切观察麻醉机贮气囊的活动及胸壁听诊来了解有无上呼吸道梗阻。

3. 可用面罩正压通气，但要注意勿将空气挤入胃内。食道开放压约为 2kPa，注意吸气压（咽后壁压）不要超过上述限度。

4. 喉痉挛是由于咽喉肌肉紧张性收缩所引起的呼吸道梗阻。它多由于呼吸道部分梗阻、缺氧时用力呼吸或浅麻醉时刺激喉头所致。治疗：首先避免喉头刺激，用纯氧行正压通气，同时静注硫喷妥钠或其他速效静脉麻醉剂加深麻醉，无效时可用小剂量琥珀胆碱（10～20mg）。

5. 建议麻醉医生在进行保持呼吸道通畅的操作时戴手套，以防感染肝炎、AIDS 等经血或唾液传染的疾病。

（二）气管插管

1. 概述

（1）面罩麻醉（不行气管插管）：常用于呼吸道梗阻的危险性小、不需要肌松药、时间比较短且无合并症的四肢或体表手术麻醉。但必须做好随时进行气管插管的准备。麻醉前应选好合适的面罩，但要注意面罩内容量完全为机械无效腔，可引起重复吸入，尤其是小儿面罩不宜过大。

（2）气管内麻醉：适用于手术侵袭大或有误吸危险及面罩难以保持呼吸道通畅、术中术后需机械呼吸、特殊体位、头颈部手术等患者。其优点是：

1）可确保呼吸道通畅，无舌根后坠、喉痉挛、呕吐物堵塞呼吸道之虞；

2）容易进行控制呼吸；麻醉医生可远离患者头部；

3）解剖学无效腔小；

4）容易进行呼吸道吸引。

但其缺点有：插管可引起机械性损伤及异常神经反射（尤其是迷走神经反射最为危险），不恰当的气管导管可使气管内腔缩小、增加呼吸道阻力，术后可发生喉头水肿、肉芽肿、假膜性喉炎等合并症。

在气管插管时应遵守以下原则。

1）应用肌肉松弛剂可为气管插管创造良好的条件，但在用肌松剂之前必须确认用面罩可作正压通气及无插管困难，否则可造成窒息；

2）浅麻醉不仅不能抑制呼吸道反射，相反还可增强之，故在插管前应维持适当的麻醉深度。

（3）气管插管法分类

1）据插管前是否全麻诱导分全麻诱导插管和清醒插管。而诱导插管又据麻醉诱导的快慢分为快速诱导插管及慢诱导插管。

2）据插管途径分经口插管和经鼻插管。

3）据是否显露声门分直视插管和盲探插管。

（4）临床上消除气管插管时咽喉反射的常用方法有以下 3 种。

1）局麻药喷雾法（在咽喉镜下依次沿舌根、咽部喷雾 4% ~8% 利多卡因，待舌根及咽部表面反射消失后，将咽喉镜插深，尽量在直视下向喉头、声门及气管内喷雾局麻药。必要时可行喉上神经阻滞或经环甲膜内注射）。

2）深麻醉。

3）应用肌松药。

2. 诱导后经口直视气管插管程序

（1）患者头枕高 10 ~20cm，使头部略抬高，以消除咽部与喉头间的角度。

（2）使颈部伸展，头部取“嗅位”。要注意有颈椎关节病变或外伤的患者采取此项手法可加重颈椎损伤，但此类患者颈部伸展度若不超过在清醒时能够耐受的程度，通常是安全的。

（3）用右手拇指与示指经右侧口角插入患者的齿间，尽量使患者口齿张开（达下颌关节亚脱位程度），注意右手的操作不应影响左手插入咽喉镜片。

（4）沿舌头的右侧插入咽喉镜片：注意尽量不要碰患者的口唇与门齿。在将舌头向左、上推挤的同时，将镜片沿正中线插至能看见会厌处，将舌头与咽部软组织向上提显露声门。要注意咽喉镜不应以门齿为支点向上撬，而应用力上提。

（5）临床常用的咽喉镜片：分直型与弯型两种。弯型镜片（成人用 Macintosh 3#）时其头端应插至会厌谷处，使会厌间接上提后即可见声门。用直型镜片时（成人用 Miller 2#、3#）须直接将会厌挑起方可见声门。

（6）采用上述方法不能显露声门时可请助手协助轻轻压迫环状软骨。

(7) 气管导管位置的确认与套囊充气

1) 气管导管套囊远心端的位置应正好位于声门下。插后应记录气管导管头端至门齿的距离，并做一标记。

2) 气管导管套囊内充气量应以在正压通气时气道内压为 2 ~ 3kPa 不漏气为宜。麻醉过程中应经常检查套囊内压力，若充气过度或笑气弥散至套囊内使套囊过度膨胀，则可造成气管黏膜压迫性坏死。

3) 插管后应常规听双肺及胃部，以判断气管导管是否正确。在肺部听诊时，为避免将对侧的呼吸音或胃的声音误为是该侧呼吸音，肺部听诊的最佳位置是双侧腋下。呼气末二氧化碳分压（$P_{ET}CO_2$）测定是判断气管是否位于气管内的良好指标，要注意消化道内亦可含有 CO_2，但其浓度低（<2kPa）、且不能维持 5 次以上的通气，而 $P_{ET}CO_2$ 常高于 2kPa。

4) 体表触摸气管导管套囊的位置亦可大体判断气管导管的位置，正常时套囊应位于环状软骨与胸骨上窝之间。

(8) 固定气管导管：至少用两根胶布将气管连同牙垫牢固固定，注意固定用胶布应贴在患者的上颌骨处，切勿贴于下颌骨，以免下颌运动将其撕脱。固定气管导管时勿使导管上标记的距离改变，固定后应再次听呼吸音。

(9) 插管困难时的处理：增加气管插管难度的因素有：颈短、巨舌、小口、下颌短小、颈部活动受限、呼吸道解剖学变形、大而突出的门齿等。

1) 预计插管困难时应给组胺 H_2 受体阻滞剂，减少胃液量并降低其酸度。诱导前 12 小时可给胃动力药以促进胃的排空。在诱导前 30 分钟也可使用非颗粒抗酸剂阿托品、胃长宁等可减少呼吸道刺激引起分泌物增多。

2) 应准备比预计导管小一号的气管导管、各种咽喉镜片、气管导管芯、口咽通气道、插管钳，有条件时应备有纤维支气管镜。同时还应有插管熟练人员的协助。

3) 预先吸氧去氮，以增加氧贮备，避免长时间插管操作引起缺氧。

4) 保留自主呼吸不仅可增加插管的安全性，有时还更有利于插管。肌松剂的使用应遵循上述原则，必须在确认能用手法维持良好的肺通气后方可使用。

(10) 第一次插管失败后的处理：若无误吸危险时可沉着冷静地准备再次插管，但在再次插管前必须保证充分的氧合、适宜的麻醉深度、咽喉部松弛及血流动力学稳定。若有可能发生反流或误吸时，应继续压迫环状软骨。再次插管应在以下几方面得到改善后方可进行。

1) 将患者头部再稍抬高，请助手将喉头下压，将口尽量张开。

2) 加深麻醉。

3) 更换咽喉镜片、使用导管芯。

4) 请插管熟练者操作。

当以上努力失败后，则应使患者苏醒改为清醒插管或用纤维支气管镜引导下插管。

困难插管患者切不可不插管，而仅用面罩维持麻醉。若患者呼吸道梗阻、用口咽或鼻咽通气道无效、失去通气功能时则应行紧急气管切开。紧急情况时也可将14G血管内留置套管针经皮环甲膜穿刺，留置于气管内的外套管与5ml塑料注射器外筒（切掉尾翼）连接后再与麻醉机的呼吸回路连接，即可进行控制或辅助呼吸，也可经此外套管作高频喷射通气。

3. 诱导后经鼻直视插管程序

（1）适应证：口腔、颌面部手术，需保留气管导管长时间进行呼吸管理的患者。

（2）缺点及禁忌证：经鼻插管的缺点有：所用气管导管较经口插管者细，增加呼吸道阻力；可损伤鼻腔；鼻腔内污物及细菌可带入气管内，增加呼吸道感染的危险性。有以下情况时应避免经鼻插管：近期接受过鼻部手术、鼻窦炎、出血倾向及凝血障碍、颅底骨折等。

（3）准备

1）气管导管应比经口插管的导管长，内径应较经口导管小0.5～1mm，成人常用6～7mm。其头端应涂以利多卡因糊等润滑剂。还需准备插管钳。

2）先用含4%可卡因或4%利多卡因4ml内加肾上腺素5mg的混合液棉棒作鼻黏膜表面麻醉及收缩血管，同时检查双侧鼻孔是否通畅，若无特殊要求则应选外鼻孔大的一侧插管。

（4）方法

1）患者头略抬高，并使颈部充分伸展，取“嗅位”。

2）麻醉诱导、肌松后将导管经外鼻孔插入，沿与颜面垂直的方向推进。若阻力大，则应换小一号气管导管或改为对侧鼻孔插管。切不可粗暴用力，以免引起损伤。

3）估计气管导管头端通过后鼻孔、到达咽部时，置入咽喉镜片，在直视下将气管导管插入声门，必要时可用插管钳帮助，但要注意不损伤气管导管套囊及夹住咽部组织。经鼻插管困难者可改为经口插管。

4. 清醒气管插管

（1）适应证

1）有误吸危险性且可能有插管困难的患者。

2）难以判定在全麻诱导后能否确切进行肺通气或气管插管的患者（如颌面部外伤）。

3）气管插管或摆手术体位后需行神经功能评估的患者（如颈椎骨折或脱位等颈椎不稳定的患者）。

（2）注意事项：清醒插管时维持患者的自主呼吸是绝对必要条件，尤其是镇静药物不可过量，以免造成全麻状态与呼吸道梗阻。临床上常采取喉上神经阻滞加咽部喷雾局麻药或气管内注入局麻药等来抑制呕吐与咳嗽反射。饱胃患者可用少量镇静剂，但在插入带套囊的气管导管、消除误吸的危险性之前，不可作气管内表面麻醉。但这并非绝对的，例如，饱胃合并有严重冠状动脉疾病患者多需较深的镇静与表面麻醉。

（3）直视下经鼻清醒插管程序

1）禁忌证、气管导管的选择、鼻黏膜表面麻醉及体位等同“诱导后经鼻直视插管”。

2）局麻及镇静药的使用遵循上述原则。

3）将气管导管与氧气连接。

4）导管头端通过后鼻孔、到达咽部时，置入咽喉镜片。咽喉镜片可涂以利多卡因糊，在置入过程中应尽量避免悬雍垂等位于正中部位的比较敏感的部位，有时需追加喷雾局麻药。于直视下在患者吸气期、声门开大时将气管导管插入声门，必要时可用插管钳帮助。

（4）盲探经鼻清醒插管程序

1）适应证：张口受限及其他不能在咽喉镜直视下显露声门的患者。盲探经鼻插管也可在诱导后保留自主呼吸下进行。但它不能用于上呼吸道肿瘤、脓肿及鼻咽、口咽、喉头外伤患者。

2）禁忌证、静脉镇静法、表面麻醉法及患者的体位等同前。

3）插管成功的关键是：导管头端达喉头附近时，调整导管的位置使其正对声门。判断导管头端是否在声门附近的指标有：呼出气体的强弱、出现咳呛，使用透明气管导管时可见随着呼吸运动导管内有水蒸气凝结，此时患者可发音。

4）将导管对准呼吸气流最强处，让患者深吸气，于吸气期将导管插入。

5）插管成功的指标是：患者出现呛咳、气管导管内有强烈的呼吸气流、不能发音。

6）若患者能发音则可能插入食道，此时可采取下列措施重新插管：头进一步抬高、将喉头下压、导管头端达咽部时将套囊充气。

（5）纤维气管镜或喉镜引导下气管插管程序

1）可经口或经鼻插管。它适用于颈椎病变及颜面、上呼吸道畸形或外伤、插管困难者。对上述患者，为避免盲探插管或直视插管引起出血、分泌物增多而造成声门显露更加困难，故若条件允许时应列为首选插管方法。

2）在插管前检查所选用之导管内径与纤维支气管镜是否配套。

3）经鼻插管时，先将气管导管插至咽部，然后从导管内插入纤维支气管镜直至声门内，在其引导下将导管插入气管。经口插管时，则先将导管套在纤维支气管镜上，在纤维支气管镜插入声门后将气管导管插入。

4）即使操作熟练者使用纤维支气管镜插管亦需耗费较长时间，故它仅适合于清醒患者或麻醉下保留自主呼吸的患者。同样，紧急情况时它不能替代气管切开或经环甲膜穿刺。

5. 快速诱导插管　快速诱导插管的优点是麻醉诱导时间短、患者的意识消失快，但缺点是无充分的生理代偿时间、血流动力学的波动大。

（1）适应证：有误吸危险的患者，如术前数小时内进食、显著的食道反流、孕妇、肠梗阻、高度紧张及外伤患者。

（2）方法

1）术前应服用非颗粒抗酸剂、H_2受体阻滞剂及胃动力药，饱胃者应插胃管减压。

2）插管用品的准备与其他方式插管者相同。但应选用比预计号码小一号的气管导管及相应的管芯与套囊充气用注射器，多种型号的咽喉镜片，强力的吸引器。

3）预先充分给氧去氮（至少吸纯氧3分钟或作7次深呼吸）。

4）常用诱导药为硫喷妥钠（4～6mg/kg），但预先不给试验量，也可用氯胺酮、异丙酚、依托咪酯、咪唑安定等。

5）患者意识消失的同时压迫环状软骨（Sellick手法）。其方法是：在患者颈部伸展的同时，由助手压迫环状软骨，将食管压向颈椎。它可防止气管插管时胃内容物被动反流至咽部。但在插管过程中患者出现呕吐时应停止按压、立即清理口腔及咽部的呕吐物并采用其他方式保持呼吸道通畅。环状软骨压迫应持续至气管套囊充气、双肺可听到呼吸音时。

6）注入硫喷妥钠后立即静注琥珀胆碱（1～2mg/kg）等待肌肉松弛。此期间不用面罩正压通气，一般于30～60秒内完成插管操作。为减轻琥珀胆碱诱发肌颤引起的腹内压升高等副作用，可先给予小剂量非去极化肌松剂（前箭毒化），但要注意此时琥珀胆碱的显效时间可能延迟，故对前箭毒化的患者琥珀胆碱应增量。

7）注入琥珀胆碱后，一旦下颌肌肉松弛就应立即气管插管，在解除环状软骨压迫前气管导管套囊内注入空气5～10ml（最高气道内压3kPa时不漏气），听诊呼吸音判断其位置。

8）首次气管插管失败后，可用纯氧面罩通气，在插管成功、套囊充气前必须持续压迫环状软骨。

9）麻醉结束时必须经鼻插胃管抽空胃内容物后方可拔管。

10）由于在判断能否用面罩确切地进行肺通气之前就注入了肌松剂，故快速诱导的危险性极大。插管困难者，应清洗插管。

三、监护麻醉的基本问题

【一】监护麻醉定义、目的和内容

（一）定义

美国麻醉医师协会（ASA）对监护麻醉（MAC）的定义是：在患者接受诊断和治疗过程中，由麻醉科医师以及麻醉专科人员（包括麻醉证书注册护士、麻醉住院医师、有执照的麻醉助理）提供的特殊麻醉服务，监护和控制患者的生命体征，并根据需要给予适当的麻醉药物或其他治疗。

（二）目的

MAC的主要目的是确保患者手术中的舒适、安全以及诊断和治疗操作的顺利进行。麻醉科医师常常是通过镇静、镇痛方式消除患者的焦虑和恐惧以及部分或全部的术中记忆，以提高患者的耐受性及舒适性；同时积极监测患者的生命体征并进行相应的治疗处理，以保证患者的安全。

（三）内容

与全身麻醉或局部麻醉标准要求一样，MAC 的实施主要包括（但不局限于）以下内容。

1. 进行常规的手术前访视，如果需要，给予相应的药物治疗和手术前处理。

2. 在整个麻醉过程中，麻醉科医师或麻醉专科人员均应在场，并能够对紧急事件做出及时的诊断和处理。

3. 持续监测患者的生命体征，并保证患者的呼吸道通畅。

4. 给予镇静、抗焦虑、镇痛以及麻醉相关药物，根据需要还可给予其他药物或服务，以确保安全顺利地完成整个诊治操作。

（四）几点难以界定但必须弄清楚的观点

弄清以下的概念将会更好地理解 MAC：

1. 适度镇静与 MAC　这两种方法均被广泛应用于各种诊治操作中，并且仅从监测方法和所用药物方面很难区分。MAC 不同于适度镇静主要有两点：①MAC 必须由麻醉科医师或麻醉相关人员提供，其基本点在于麻醉科医师或麻醉相关人员评估并处理患者实际及可能发生的生理紊乱和相关疾病；而适度镇静则可由任何医师或医师指导下的医护人员实施；②实施 MAC 的合格人员必须是当需要由 MAC 转成全身麻醉时可以继续管理患者，并且在 MAC 过程中能够保证患者的呼吸道通畅。

2. MAC 与全身麻醉的界定　这取决于患者在整个操作过程中可维持其保护性反射（也即镇静“深度”）时间的长短。如果大部分时间内患者的保护性反射消失即可定义该项操作为全身麻醉。一个比较典型的例子就是无痛内镜检查，由于在大多数操作时间内患者的意识和保护性反射丧失，因此通常将无痛内镜检查所需的镇静程度界定为全身麻醉。

【二】监护麻醉与镇静/镇痛

最初 MAC 主要是在牙科操作中应用，并且美国牙科医师协会曾提出清醒镇静的概念。清醒镇静是指在牙科操作时给患者应用镇静、镇痛药物，使患者的意识受到一定程度的抑制，但能够维持呼吸道通畅，并能对临床医师的语言和物理刺激做出正确反应的一种状态。此概念的主要缺陷是：未明确镇静的程度；没有强调对患者监护的重要性。这不仅有导致患者镇静程度过深的危险，而且还有导致对患者监护放松的高度可能。因此，ASA 在给非麻醉科医师实施 MAC 的指导中明确提出了清醒镇静一词不够准确的问题，并建议采用镇静/镇痛的概念。

镇静/镇痛是指让患者可以耐受不愉快的操作，并维持满意的循环和呼吸功能，且能对语言指令和（或）触觉刺激做出正确的反应。如果患者对疼痛刺激仅有回缩反应，则这种状态比镇静/镇痛的抑制程度深。另外，镇静/镇痛概念亦强调，由于镇静、镇痛药物对中枢神经系统的抑制作用具有剂量依赖性和明显个体差异的特点，所以临床工作中对患者生命体征的监护非常重要。因此，镇静/镇痛比清醒镇静更准确地指出了 MAC 的目的和内容。本章所指的 MAC 即是镇静/镇痛。

【三】镇静/镇痛的作用

镇静/镇痛的主要任务就是维持患者舒适与安全之间的平衡，缩短麻醉后的恢复时间。镇静/镇痛处理既是一门科学，又是一门艺术。如何在各种不同的患者中把握好舒适与安全之间的平衡，恰到好处地用药，需要经验的积累和敏感性的培养。一般认为，镇静/镇痛的作用包括：

1. 监护并确保患者手术中的生命安全。在进行 MAC 处理时，麻醉科医师不能因患者麻醉浅或手术小而放松警惕性。由 MAC 处理所致的严重并发症甚至患者死亡也有文献报道，主要原因是未对患者采取严格的监护措施和应急准备不够充分，并且其中绝大部分是由非麻醉科医师实施 MAC 所引起。

2. 降低患者手术中的不适感或疼痛感。镇静/镇痛药物可减轻患者对手术疼痛的反应，缓解手术操作引起的不适感以及长时间躺在手术台上的酸痛感。

3. 减轻手术操作给患者心理带来的不良刺激，消除患者对不愉快经历的记忆。大部分患者不愿体验手术室紧张刺激的环境。满意的 MAC 处理可使患者手术后有全身麻醉样的遗忘效果。

4. 控制患者手术中的行为。具有一定合作能力的患者是进行 MAC 处理的合适人群。合理应用镇静、镇痛药物不仅可缓解患者手术中的紧张焦虑情绪，而且可提高患者对不良刺激的耐受性。对部分小儿或不合作的患者，可采用深度镇静来控制患者手术中的行为。但是，在决定采用深度镇静之前，必须考虑患者是否适合。肥胖、睡眠呼吸暂停综合征和困难气道患者在实施深度镇静处理时有导致呼吸道控制丧失的危险。

5. 缩短患者麻醉后恢复的时间，减少医疗花费。

【四】监护麻醉的适应证和禁忌证

（一）适应证

早期 MAC 仅用于一些被认为属高风险性手术而不宜采用全身麻醉的患者，例如姑息性手术患者。之后，MAC 逐渐被应用于一些接受较小手术但因过度紧张而不能很好配合的患者。随着近年来“微创外科手术”的开展，以前需要很大切口的手术目前亦可在较小的创伤下完成，大部分这样的手术可以在 MAC 下进行。随着新型、短效和起效快速的镇静镇痛药物的出现，MAC 的应用范围也正在扩大。MAC 的主要优点是可避免全身麻醉的一些并发症，降低吸入性肺炎的发生，减少手术后的护理工作，并可提供手术后早期的镇痛。根据目前的文献报道，适用于 MAC 的手术和治疗性或检查性操作包括：

1. 头、颈部手术　龋齿拔除术，睑成形术，上睑下垂修复术，白内障摘除术，除皱术，鼻成形术，内镜鼻窦手术，撕裂伤缝合术，颈部肿物活检术或切除术，面颈部黑痣和瘢痕切除术等。

2. 胸壁表浅手术　乳腺组织活检术和肿物切除术，隆乳、巨乳缩小等乳房整形术，胸膜腔引流管置入术，胸背部的体表手术等。

3. 四肢手术　手、腕腱鞘囊肿切除术，肌腱修复术，神经瘤切除术，膝关节镜检查，并指切除术，四肢表浅手术等。

4. 胃肠道、腹部手术　疝修补术，腹腔镜检查，胃肠道内镜检查，体外碎石术，腹壁脂肪抽吸术，腹壁整形术等。

5. 血管手术　心脏导管造影术，血管造影术，外周血管成形术，颈动脉内膜切除术等。

6. 妇科/泌尿外科手术　扩张术、刮宫术，内镜检查，经阴道或直肠病变灼烧术等。

（二）禁忌证

严格地讲 MAC 没有绝对禁忌证，但以下情况应慎用 MAC。

1. 体腔或深部组织手术，当局部麻醉或神经阻滞无法保证良好的镇痛效果时，MAC 则难以保证手术中镇痛的需要。

2. 极度紧张且不合作的患者。

3. 需要特殊体位和手术时间过长的患者。

四、监护麻醉的常用药物和给药方法

【一】口服、肌内注射和直肠给药镇静/镇痛

（一）口服

由于肠道用药的生物利用度具有显著的个体差异，所以其镇静/镇痛效果很难预计，并不易精确控制。另外，该给药方法也只能在术前一次性应用，追加给药困难。因此，该方法仅适用于操作刺激不大和轻度焦虑的患者。常用药物为地西泮（10mg），于术前半小时口服。但应强调，除术前辅助用药之外，现代麻醉已基本摒弃口服给药方式。

（二）肌内注射

此法同样存在追加给药困难和个体生物利用度不一致等缺点，因此也不易精确控制，并且镇静/镇痛效果差。仅适用于操作较短的轻度焦虑患者，最常用的药物是哌替啶 50mg，其他药物为地西泮 10mg 或咪达唑仑 2～3mg 或鲁米那钠 0.1～0.2g 肌内注射，在疼痛刺激较强时可肌内注射小剂量氯胺酮 20～30mg。

（三）直肠给药

常用药物是水合氯醛。该药是氯醛的水合物，口服易于吸收，经直肠给药15～30分钟后起效，1 小时达最大效应，4～8 小时作用消失。主要是用于小儿镇静处理，常用剂量为 25～100mg/kg。

【二】吸入麻醉镇静/镇痛

吸入 50%～70% 的氧化亚氮（笑气）或亚麻醉浓度的挥发性麻醉药也可辅以局部麻醉手术。氧化亚氮无刺激气味，有较强的镇痛作用和一定的镇静作用。七氟烷也无刺激气味，在亚麻醉浓度即可产生镇静、顺行性遗忘、精神活动抑制和镇痛等。停用两药后恢复迅速，联合应用有明显的优点。

氧化亚氮亦可与丙泊酚可联合应用于MAC处理。吸入氧化亚氮时应减少丙泊酚的用量，恢复时间与单独应用两药无显著差别，并且患者术后的呕吐恶心发生率低和费用低廉，但应注意镇静过度而产生全身麻醉。

【三】静脉给药镇静/镇痛

静脉给药是临床麻醉中最广泛应用的MAC给药方式，也是本章讨论的重点。静脉给药的优点是方便、药物生物利用度的个体差异相对较小和镇静深度容易控制；缺点是很难通过一种药物来达到满意的MAC深度，常常需要联合应用几种药物。

联合应用镇静镇痛药物即谓的平衡镇静/镇痛，常常需要考虑各种镇静、镇痛药物之间的相互作用。药物和给药方法的选择取决于使用者的经验和喜好、患者的基本情况和操作的需要。

（一）苯二氮䓬类药物

苯二氮䓬类药物是最常用于达到镇静和遗忘的药物，常用药物有地西泮和咪达唑仑，其中以咪达唑仑更加优越。①地西泮：地西泮的抗焦虑以镇静和遗忘呈剂量相关性。虽然长期以来将地西泮作为镇静处理的金标准，但由于静脉应用大剂量（0.3mg/kg）可损害患者的驾车技能长达10小时之久，并且比全身麻醉患者苏醒更慢，所以目前已经很少将该药用于MAC处理，尤其是短小手术或日间手术；②咪达唑仑：咪达唑仑的独有特征是遗忘作用强且无注射痛，并且镇静效果与丙泊酚相似。许多研究表明，咪达唑仑的精神抑制作用强度为地西泮的4倍，并且具有起效快、遗忘好和作用消除快的优点，在局部麻醉手术患者应用优于地西泮，是目前MAC处理的常用药物。

在临床应用中，为了达到较好的镇静/镇痛作用和减少各药物的副作用，通常是将咪达唑仑或地西泮与其他类药物联合应用。常用的联合用药方式如下：

1. 联合应用苯二氮䓬类和阿片类药物　是临床上应用最为广泛的MAC给药方法，但是具有潜在呼吸抑制的危险。成年人通常是静脉注射咪达唑仑2～5mg达到镇静，再静脉应用芬太尼25～75μg实施镇痛。在用药中需要特别注意两类药的协同作用，同时应用两者有导致明显呼吸抑制的危险。

2. 联合应用苯二氮䓬类药物－氯胺酮　是另一个有效的MAC方法。在MAC处理时，联合应用氯胺酮和苯二氮䓬类药物可消除单独使用氯胺酮时的许多不良反应，且不延迟恢复时间。在成年人，可静脉应用咪达唑仑0.5～0.1mg/kg和氯胺酮0.25～0.5mg/kg。与联合应用苯二氮䓬类和阿片类药物相比，联合应用氯胺酮和咪达唑仑不产生明显的呼吸抑制作用。但是必须注意，在应用苯二氮䓬类药物未能达到满意的镇静程度时，给予氯胺酮镇痛可引起明显的心血管刺激作用，并且患者可出现拟精神病样反应。另外，需要注意咪达唑仑的遗忘作用可延长至手术后。

由于苯二氮䓬类药物的残余镇静和遗忘作用可采用特异性拮抗剂氟马泽尼逆转，所以其在手术后出院恢复标准和患者满意度方面可与应用丙泊酚相媲美。

（二）丙泊酚

近年来，快速短效镇静药（例如丙泊酚）和镇痛药（阿芬太尼、舒芬太尼和雷米芬太尼）的出现和精确输注泵的研制成功，使静脉 MAC 的可控性提高、副作用更少和恢复更快成为可能。

1. 丙泊酚镇静的特征　丙泊酚药代和药效动力学理想，适于连续静脉输注给药。主要优点是起效快、维持时间短和副作用小。以 25～75μg/kg/min 的速率静脉输注丙泊酚，可为局部麻醉和区域阻滞患者提供满意的镇静作用。与咪达唑仑相比，丙泊酚能够更快地从中枢神经系统抑制中恢复。虽然咪达唑仑的遗忘作用较丙泊酚强，但是两药在手术中镇静方面却相似。在应用丙泊酚前，静脉给予利多卡因可减轻丙泊酚所致的注射部位疼痛。在应用丙泊酚前，可静脉注射咪达唑仑 2mg，以改善患者手术中的镇静、遗忘和抗焦虑效果。与单独应用丙泊酚相比，这种联合用药方法并不明显延迟患者手术后的恢复。

研究发现，以 6mg/kg/h 的速率静脉输注丙泊酚时，患者的镇静深度平稳，少有兴奋作用，并且停药后 6 分钟患者即可说出其生日。在蛛网膜下隙阻滞时，以 3. 86mg/ kg/h 的速率输注丙泊酚和以 0. 27mg/kg/h 的速率输注咪达唑仑，停药后患者说出其生日的时间分别为 4 分钟和 10 分钟。丙泊酚麻醉较平稳，苏醒迅速，明显的兴奋性副作用较少，并且注射痛较轻，但心血管和呼吸抑制较常发生。以2mg/（kg・h)的更小速率输注剂量丙泊酚，停药后 2 分钟患者即可说出其生日。然而必须注意，当连续输注小剂量丙泊酚用于局部麻醉或区域阻滞患者的镇静处理时，可剂量依赖性抑制心血管系统，尤其是老年患者。另外，丙泊酚镇静作用的个体差异大，并且呈显著的剂量相关性。

2. 联合应用丙泊酚与其他药物　可联合应用咪达唑仑、丙泊酚和阿片类药物进行 MAC 处理，例如在患者进入手术室后静脉注射咪达唑仑 2mg，然后以25～50μg/（kg・min）的速率静脉输注丙泊酚，局部麻醉浸润前静脉应用负荷剂量的阿芬太尼 25μg/kg，然后以 0. 2～0. 4μg/（kg・h）的速率输注阿芬太尼维持。在手术中，丙泊酚和阿芬太尼的输注速率可根据患者的循环和呼吸指标进行调整。此给药方法不仅镇静/镇痛效果满意，而且副作用少。

在应用丙泊酚实施镇静处理时，加用亚麻醉剂量的氯胺酮具有止痛作用，且无血流动力学反应和呼吸抑制。推荐应用的氯胺酮/丙泊酚剂量比率为 1∶10 或 1∶15。

（三）依托咪酯

小剂量依托咪酯也可应用于镇静处理，并且对心血管和呼吸系统的影响很小。虽然用量大于 0. 075～0. 3mg/kg 时患者可出现肌阵挛，但用量为 0. 025～0. 05mg/kg 时患者则无肌阵挛出现，说明依托咪酯所致的肌阵挛为剂量相关性。研究发现，依托咪酯引起肌阵挛的原因是间脑抑制的解除，而非癫痫。术前用药可将肌阵挛的发生率从 50%～80% 降至 0%。由于依托咪酯可抑制类固醇的合成，所以不适于连续给药。

（四）氯胺酮

成年人静脉应用氯胺酮 0. 25～0. 5mg/kg 和小儿肌内注射氯胺酮 4mg/kg 均可产生镇静和镇痛作用，且无呼吸抑制。氯胺酮的持续静脉输注用量为15～35μg/kg/min。在实施体表手术的成年人，在注射局部麻醉药时静脉应用咪达唑仑0.05～0.1mg/kg，然后再静脉应用氯胺酮0.25～0.5mg/kg，不仅镇静、遗忘和镇痛效果良好，而且通常可避免单独应用氯胺酮所致的烦躁作用。

（五）右旋美托咪啶

右旋美托咪啶，商品名 Precedex，是有效的中枢性 α_2 肾上腺素受体激动剂，对 α_2 肾上腺素受体的亲和力比可乐定高8倍。静脉注射后，右旋美托咪啶的分布半衰期大约为6分钟，稳态分布容积（VSS）大约为118L。该药具有较强的镇静和镇痛作用。在一项包括192例子宫切除术患者的研究中表明，右旋美托咪啶的手术前镇静和抗焦虑效应与咪达唑仑相当。另一项研究表明，在接受右旋美托咪啶的患者中，41%～44%无须另外应用阿片类药物治疗疼痛，而安慰剂组则仅为15%～19%。右旋美托咪啶的另一特点是呼吸抑制作用显著小于其他镇静药，如丙泊酚。

右旋美托咪啶的常用剂量：负荷剂量1μg/kg，在10～30分钟内静脉输注；然后以0.4～0.7μg/（kg·h）的速率静脉输注。在MAC时，将右旋美托咪啶与小剂量芬太尼（25μg）或咪达唑仑（1～2mg）联合应用效果更好。患者通常对右旋美托咪啶的耐受性良好，常见不良反应包括低血压、恶心、心动过缓。由于右旋美托咪啶的半衰期短，所以停药后不良反应可很快消失。

【四】镇静药物的拮抗

（一）阿片受体拮抗剂

阿片类药物可产生嗜睡、镇静和欣快反应，同时引起呼吸抑制和瘙痒。虽然纳洛酶20～40μg（最大400μg）可有效拮抗阿片类药物的作用，但是有导致恶心、呕吐、肺水肿和心律失常的可能。因此，并不提倡常规预防性应用纳洛酮。

（二）氟马泽尼

氟马泽尼是一种选择性苯二氮䓬受体拮抗药，能够拮抗苯二氮䓬类药物的行为作用和中枢神经的电生理作用，完全恢复患者的定向能力。氟马泽尼的半衰期短（0.9±0.2小时），拮抗后可发生“再镇静”作用。潜在危险有诱发癫痫和惊厥，在长期服用苯二氮䓬类药物患者可导致戒断症状。通常用量为0.1～0.2mg，最大1mg。氟马泽尼可用于老年和全身情况不佳的患者，对呼吸和心血管系统无不良影响；对抗大剂量咪达唑仑可明显提高患者的通气功能。

五、镇静/镇痛处理中的监测

镇静/镇痛水平是连续过程，患者对镇静、镇痛药物的剂量反应也各异，所以无论镇静、镇痛药物对呼吸和循环功能的影响是多么地轻微，只要镇静达到了一定的深度，就不可避免地会对患者的呼吸和循环系统产生一定的抑制作用。对于个别患者，可能还会出现意外性严重后果。所以，只有进行严密的监测，才能保证患者的安全。另外，在实施MAC处理时，如果出现患者意识丧失，就必须由经验丰富的麻醉科医师进行管理，并且复苏设备应齐全。

【一】呼吸功能监测

（一）脉搏氧饱和度监测

在MAC处理中患者可发生低氧血症，特别是在联合应用镇静和阿片类药物时。单纯应用咪达唑仑通常并不导致低氧血症或呼吸暂停，但如果联合应用芬太尼时，则可明显增加此类不良反应的发生率，所以脉搏氧饱和度（SpO_2）监测必不可少。

在MAC处理中应用SpO_2监测的主要优点有：①监测结果准确，而且其准确性不随时间而变化；②测定时间短，从而能够迅速发现机体氧合功能的变化，使麻醉科医师及时采取对策；③属于无创性，不仅适于常规监测，而且清醒患者容易接受；④能够进行连续测定，在严重低氧血症发作前，能发现体内氧合情况变化的趋势，并采取有效的处理措施；⑤能够同时连续监测心率；⑥探头的连接和使用简单、快速，无须特殊技术。

（二）临床观察

主要是观察患者的呼吸道是否通畅以及观察患者呼吸的类型、频率和幅度。专业麻醉科医师必须警惕部分性或完全性呼吸道梗阻、通气不足和反流的征象。密切观察呼吸时腹部和胸部的运动、呼吸频率以及鼻部和口部的呼吸气流和（或）面罩内壁的水汽冷凝情况，这些都是进行呼吸功能评价的基本指标。生命体征的改变要比通气不足的表现出现晚，观察者注意力不集中可能会妨碍对通气不足的早期发现。

（三）呼吸听诊

最简单和最经济的呼吸监测仪器是听诊器，可用胸前听诊器、喉部听诊器和食管内听诊器等。听诊器的优点之一是当电监护仪受到暂时干扰时，它仍能清晰地传导心脏的跳动和呼吸音。此外，可早期觉察到患者不适的细微征兆（例如摒气和发声）或呼吸道梗阻，从而避免严重后果的发生。听诊器的缺点是当患者的潮气量很小时，呼吸音仍似乎良好。虽然电子听诊器提供的呼吸音和心音清晰、响亮，但容易受手术间其他连接线路的干扰。

【二】循环功能监测

由于心血管系统对生理状态的变化相当敏感，所以仔细观察患者循环系统的反应不仅可正确评价MAC处理的有效性，而且能及早发现药物的不良反应和副作用。

（一）临床观察

常规观察患者皮肤色泽、甲床和（或）黏膜毛细血管充盈等外周血流灌注情况。充盈迅速表明心功能良好和组织血流灌注满意。

（二）动脉脉搏监测

脉搏的重要特点是强度、频率和节律性。即使是使用功能齐备的监护仪，定期触摸脉搏判断其质量也是十分重要的。由于自动监护仪具有潜在的失真性，所以，简单的无创临床技法（如触诊）变得十分重要。心前听诊器是第二个非电子的辅助装置，可用来证实脉搏的频率和节律，特别是有电刀干扰时更有帮助。脉搏氧饱和度仪除了提供SpO_2之外，还能显示脉率并伴随声音信号。虽然有些脉搏氧饱和度仪显示脉搏的放大率和曲线轮廓，但可能不准确。所以，不能将其作为脉搏强度和组织灌流的可靠表示。

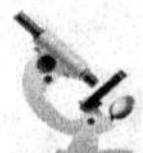

(三) 血压监测

对于老年或有心血管病的患者来讲，血压不是一个很好的心排血量指标。例如，在冠心病患者，如果心肌氧耗（MVO_2）超过最大氧供，即使血压良好也可导致心肌缺血。

虽然脉率—血压乘积（RRP）不是反映 MVO_2 的绝对指标，但易于算出，对心血管系统能够承受的限度可提供有益的参考。决定是否采用有创监测技术应当基于患者和手术的考虑，而不是麻醉技术本身。

(四) 心电图

由于脉搏血氧饱和度仪的应用，心电图已不作为常规监测手段，主要是用于有明显心血管疾病的患者。

【三】麻醉恢复室的监测

ASA 强调，手术后将患者送至麻醉恢复室（PACU）进行观察和监测是 MAC 极为重要且不可分割的部分。MAC 患者在 PACU 进行观察和监测的基本目的是评价手术中所用药物的残留效应，以决定患者何时适合从 PACU 撤离。对门诊手术患者来讲，撤离 PACU 意味着“可以回家了”。

对于在 MAC 下实施常规手术的住院患者，一般经 PACU 观察 1 ~2 小时，麻醉作用已消失，到达了撤离 PACU 的标准（表 1 –4 –3），由经管护士提议，麻醉科医师核准后即可撤离 PACU 回病房。对于短小门诊手术或日间手术患者，到达撤离 PACU 的标准（表 1 –4 –4）后，即可允许其回家。

表 1 –4 –3　在 MAC 下施常规手术住院患者撤离 PACU 的标准

清醒合作	血压、心率、呼吸正常稳定
呼吸道通畅，不需放置通气道	无嗜睡和眩晕
呼吸空气时 SpO_2 大于 95%	手术后疼痛控制良好
无手术并发症，如血肿、颅内高压等	无明显的恶心呕吐
咳嗽和吞咽反射灵敏	

表 1 –4 –4　在 MAC 下施门诊手术或日间手术患者离开 PACU 回家的标准

完全清醒合作	小儿有成年人陪送回家
无手术并发症	至少 12 小时内有成年人在家里陪护
呼吸道完全通畅	手术医师已向患者和家属交待回家后的注意事项
咳嗽和吞咽反射灵敏	患者已得到了回家后要用的药物（镇痛药物和抗生素等）
血压、心率、呼吸正常稳定	患者已得到了书面的注意事项说明
无嗜睡和眩晕	患者已明确了遇到紧急情况时与相关医师或医院联系的方式
手术后疼痛控制良好	
无明显的恶心呕吐	
不需他人帮助，可自行去洗手间	
饮水后能够耐受	

六、麻醉苏醒

【一】麻醉用药与苏醒的有关问题

麻醉苏醒的快慢受麻醉药物的总量与用药时间的左右，在手术将要结束时即使只给小剂量的麻醉性镇痛药或催眠药也会使苏醒延迟。临床上通常都希望迅速苏醒，清醒的患者在恢复室内发生误吸、呼吸道梗阻等合并症的危险性较小，尤其是门诊手术或术后需立即进行神经功能评估的患者，应立即苏醒。但要注意在麻醉苏醒过程中，由于伴有手术后疼痛，可引起心动过速、血压升高、烦躁甚至谵妄。因此，估计患者已完全清醒后给予少量麻醉性镇痛药，可既不延长苏醒时间，又能防止上述并发症。缓慢苏醒可减少合并循环系统疾病或术后需保留气管导管行机械通气患者的应激反应。

【二】气管拔管

1. 拔管指征　一般患者拔管应满足以下三个基本条件：意识恢复（呼唤有反应），能维持良好的自主呼吸（充分的肺通气量），呼吸道防御反射恢复，能够排出分泌物（口腔或气管内吸引时出现吞咽、咳嗽反射或不能耐受气管导管）。

（1）抬头及握手是否有力是判断肌松药残留效果的最简便有效的指标。患者可抬头并维持 5 秒钟以上，则提示四个成串刺激反应比大于 0.75，可维持 5 秒的强直刺激，临床上肺活量可达 15 ~ 20ml/kg、吸气负压可达 -2.5kPa 以上。

（2）肺通气指标

1）最大吸气负压为 -3kPa，且可维持 10 秒以上。

2）肺活量 15ml/kg 以上。

3）吸入气氧浓度（FIO_2）低于 0.4 时，PaO_2 高于 80mmHg。

2. 气管拔管程序

（1）充分吸净口腔及气管内分泌物（口腔与气管内吸引导管应分开使用）拔管前吸纯氧。

（2）气管导管套囊放气，加压呼吸囊以了解有无漏气，若套囊充气前有漏气而放气后无漏气，则说明可能有声门下水肿，最好待水肿消退后拔管。

（3）加压呼吸囊、使肺扩张的同时拔管。

（4）在拔管时不可先取掉牙垫，以免患者咬住导管而造成窒息。

（5）拔管后面罩吸氧，吸净口腔内残留分泌物。注意尽量避免不必要的咽喉部刺激，以免诱发呕吐。

（6）必要时行辅助呼吸。

（7）拔管后常规听诊肺部，同时观察有无呼吸道梗阻、肺通气量是否充足、意识状态及血流动力学状态，至少观察 10 分钟无异常后方可转送至恢复室。

3. 注意事项

（1）以下患者必须待完全清醒后拔管。

1）血流动力学不稳定或出血患者。

2）气管及口腔、颜面手术患者。

3）用面罩通气困难或气管插管困难患者。

4）饱胃及可能有误吸危险性的患者。

5）可能有声门水肿的患者（如长时间头低位手术或反复气管插管患者）。

（2）"深麻醉"下拔管：与气管插管同样，拔管时也可引起严重的应激反应，气管内喷雾或静注利多卡因有一定的防治作用，也可适当应用降压药。呼吸道防御反射尚未完全恢复（"深麻醉"）时拔管适用于以下患者：

1）中耳手术、腹部或腹股沟斜疝修补术后、经尿道前列腺切除术后及眼球开放性手术等必须避免挣扎、咳呛时。

2）高血压及哮喘患者。

拔管后用面罩进行辅助呼吸，直到完全清醒。深麻醉下拔管的最大危险是呼吸道梗阻与窒息，其相对禁忌证见前述注意事项之（1）。

（3）浅麻醉（第2期）：下拔管最为危险。此时轻微刺激即有可能诱发喉痉挛。此期呼吸道防御反射尚未完全恢复，有误吸及呼吸道梗阻的危险。

（4）苏醒期谵妄：临床上麻醉结束时出现谵妄并不少见，患者可出现挣扎、呕吐、喉痉挛、上呼吸道梗阻、高血压、心动过速。

1）常见原因：切口疼痛、膀胱充盈、东莨菪碱的残余作用。缺氧与二氧化碳蓄积也可引起谵妄，临床上首先应排除之。

2）若为手术创口疼所致者，可静注少量麻醉性镇痛药或采用其他镇痛措施。

3）毒扁豆碱可拮抗阿托品、东莨菪碱及其他中枢性抗胆碱药所引起的中枢神经系统症状。但它对吸入麻醉药、麻醉性镇痛药、巴比妥类药物所引起的中枢神经系统抑制作用无特异性拮抗作用。

第五章　围手术期处理

一、手术前准备

手术前准备与患者手术的轻重缓急、范围大小以及患者生理状况有密切关系。患者的手术可分为三种：①择期手术：如胃、十二指肠溃疡病的胃大部切除术；②限期手术：如恶性肿瘤的手术；③急诊手术：如外伤脾破裂手术。可能影响患者手术耐受能力的各种潜在因素包括心、肺、肝、肾、内分泌、血液、免疫系统功能以及营养和代谢状态等。据此可将患者分为手术耐受力良好和手术耐受力不良两种。

（一）一般准备

包括心理方面准备和生理方面准备。

1. 心理方面准备　包括医务人员和患者及家属两方面。

2. 生理方面准备　使患者能够维持良好的生理状态，以安全度过手术。

（1）适应手术后变化的锻炼：如练习床上大小便，练习正确的咳嗽和咳痰方法，术前2周开始停止吸烟等。

（2）备血和补液：纠正术前水、电解质代谢和酸碱平衡失调及贫血状态，术前做好血型鉴定及交叉配合试验，备好一定量的血液制品，有条件患者可预采自体血。

（3）预防感染：应包括患者避免交叉感染，医务人员注意无菌原则和术中轻柔操作以减少组织损伤。预防性使用抗生素的指征有：①涉及感染病灶或切口接近感染区的手术；②胃肠道手术；③操作时间长的大手术；④污染的创伤清创时间较长或难以彻底清创者；⑤癌肿手术和血管手术。

（4）胃肠道准备：主要针对胃肠道手术，患者应在手术前1～2 d开始进流质饮食，如果行胃手术，术前应清洁洗胃。如果行结直肠手术，则应行清洁灌肠，并于术前2～3 d开始口服肠道杀菌药物，以减少术后感染机会。其他手术，患者从手术前12 h开始禁食，从术前4 h开始禁水，以防因麻醉或手术过程中呕吐引起误吸、窒息或吸入性肺炎。

（5）热量、蛋白质和维生素：择期手术最好在术前1周左右，经口服或静脉提供充分的热量、蛋白质和维生素，以利于术后组织的修复和创口的愈合，提高防御感染的能力。

（6）其他：手术前一天或手术当日早晨，检查一次患者，如有发热或女患者月经来潮，应延迟手术日期；手术前夜给以镇静剂，保证患者的充分睡眠；进手术室前排空尿液，必要时留置导尿管；手术前取下义齿，以防误咽等。

（二）特殊准备

对耐受力不良的患者，除了要做好一般准备，还需做各种特殊准备。

1. 营养不良　营养不良患者蛋白质缺乏，耐受失血和休克等的能力降低，易引起组织水肿，影响愈合，且易并发严重感染，应在手术前予以纠正，争取达到正氮平衡状态。

2. 高血压　患者血压在160/100 mmHg以上时，可能在诱导麻醉或手术时出现脑血管意外或急性心力衰竭危险，需应用降压药，使血压降到上述范围以下，但不必降到正常后才做手术。

3. 心脏病　心脏患者的手术死亡率是一般患者的2.8倍。心脏病的类型不同，其耐受力也各不相同。

（1）耐受力良好的心脏病包括：非发绀型先天性心脏病、风湿性和高血压性心脏病。

（2）耐受力较差的心脏病包括：冠状动脉硬化性心脏病，房室传导阻滞易发生心脏停搏。

（3）耐受力甚差的心脏病包括：急性心肌炎、急性心肌梗死和心力衰竭，除急症抢救外，手术应推迟。

手术前准备的注意事项：①长期使用低盐饮食和利尿药物、水和电解质失调的患者，手术前需纠正；②贫血患者携氧能力差，手术前可少量多次输血矫正；③有心律失常者，根据不同原因区别对待，对偶发室性期前收缩，一般无需特别处理；④急性心肌梗死患者，6个月内不施行择期手术。心力衰竭患者，最好在心力衰竭控制3～4周后再施行手术。

4. 呼吸功能障碍　呼吸功能不全的主要表现是稍微活动就发生呼吸困难，哮喘和肺气肿是最常见的两种慢性病。对严重肺功能不全者，术前应做血气分析和肺功能检查，对伴有感染者，必须得到控制方可手术。术前准备：

（1）停止吸烟2周，鼓励患者深呼吸和咳嗽。

（2）应用麻黄素、氨茶碱或异丙肾上腺素雾化吸入。经常咯脓痰的患者，手术前3～5 d开始应用抗菌药物，并做体位引流。

（3）经常发作哮喘的患者，可给口服地塞米松。

（4）麻醉前给药量要少。

5. 肝脏疾病　常见的是肝炎和肝硬化。肝轻度损害，不影响手术耐受力；肝功损害较严重或濒于失代偿者，手术耐受力显著削弱，必须经过长时间严格准备，方可施行择期手术；肝功能有严重损害，表现有明显营养不良、腹水、黄疸及凝血功能障碍者，一般不宜施行任何手术。急性肝炎患者，除急症手术外，多不宜施行手术。

6. 肾脏疾病　凡有肾病者，均应进行肾功能检查，肾功能损害程度可根据24 h内生肌酐廓清率和血尿素氮测定值判断。分为轻、中、重度，轻、中度肾功能损害，经过内科处理，都能较好地耐受手术；重度肾功能损害者，只要在有效的透析疗法处理下，仍然能相当安全地耐受手术。

7. 肾上腺皮质功能不足　除慢性肾上腺皮质功能不足患者外，凡是正在应用或在6～12个月内曾用激素治疗超过1～2周者，可在手术前、当日、术后给予氢化可的松，直至手术应激过去后，便可停用。

8. 糖尿病 其手术耐受力差，手术前应适当控制血糖，纠正体液和酸碱平衡失调，改善营养状态。凡施行有感染可能的手术，术前都应使用抗菌药物。施行大手术前，要将患者血糖稳定于正常或轻度升高状态（5.6～11.2 mmol/L）、尿糖+～++。如果患者应用降糖药物或长效胰岛素，均改为短效胰岛素。手术中、后可在输液中给予胰岛素，比例为5∶1，术后胰岛素用量可据4～6 h尿糖测定给予。

二、手术后处理

手术患者回病房后，应根据手术大小及患者情况，每隔0.5～4 h测脉搏、呼吸和血压一次。要特别注意呼吸道梗阻、窒息、伤口出血和休克等的早期表现，并找出原因，及时处理。

（一）体位和术后活动

1. 体位 根据麻醉及手术情况决定体位。

（1）全麻未清醒的患者，应去枕平卧、头偏向一侧。

（2）蛛网膜下隙麻醉患者，应平卧或头低位12 h。

（3）硬膜外麻醉及局麻患者，可根据需要安置卧位。

（4）头颅手术后，如无昏迷，可取15°～30°头高脚低斜坡位。

（5）颈胸手术后多采取高坡卧位。

（6）腹部手术后多取低半坐位。

（7）脊柱或臀部手术后，可采取俯卧或仰卧位。

（8）休克患者，应取下肢（床脚）抬高20°，头部和躯干同时抬高5°左右的体位。

2. 活动和起床 原则上应早期活动（除休克、心力衰竭、严重感染、出血、极度衰弱者和特殊固定、制动要求的患者外）。早期活动的优点是：增加肺活量、减少肺部并发症、改善全身血循环、促进切口愈合、减少因下肢静脉瘀血而发生血栓形成，尚有利于肠道和膀胱功能的恢复，减少腹胀及尿潴留的发生。

（二）饮食和输液

1. 非腹部手术 一般不影响患者饮食，待麻醉清醒、恶心呕吐反应消失后即可进食。

2. 腹部手术 尤其胃肠道手术后，应禁食，待术后第3～4 d肠道功能恢复、肛门排气后，开始进少量流质饮食并逐渐过渡恢复至普通饮食。禁食期间，应静脉补充水、电解质和营养。

（三）创口与引流物的处理

手术患者的切口种类分为：①清洁切口，用“Ⅰ”表示，如甲状腺大部切除术；②可能污染切口，用“Ⅱ”表示，如胃大部切除术；③污染切口，用“Ⅲ”表示，如阑尾穿孔手术切口。

切口的愈合分为三级：甲级愈合用“甲”表示，指愈合良好的切口；乙级愈合用“乙”表示，指愈合处有炎性反应如红肿、硬结、血肿、积液等，但未化脓；丙级愈合用“丙”表示，指切口化脓，需作切开引流的切口。

缝线拆除的时间，依据切口的部位、局部血液供应情况、患者的年龄决定：一般头、面、颈部在术后4~5 d拆线；下腹及会阴部6~7 d；胸部、上腹部、背部和臀部7~9 d；四肢部10~12 d（近关节部位可延长一些时间）；减张缝线14 d拆除。

手术前或手术时安置一些引流物（胃肠减压管、导尿管、胸腹腔引流管），术后需要观察引流管有无阻塞、扭曲和脱出，观察引流量及引流液性状，根据引流液情况及引流目的决定拔除时间。乳胶片引流，一般在术后1~2 d拔除；胃肠减压管，一般在肠道功能恢复、肛门排气后，即可拔除。

（四）术后不适的处理

1. 疼痛　切口疼痛24 h内最剧烈，2~3 d后疼痛明显减轻。可根据手术大小予口服止痛片或肌内注射哌替啶止痛，必要时，间隔4~6 h重复使用。

2. 发热　是手术后最常见的症状，变化幅度在0.5~1.0℃，属正常范围，超过1℃者，应寻找原因。手术后24 h内发热，常为代谢性或内分泌异常、低血压、肺不张和输血反应；术后3~6 d的发热，要警惕感染的可能，如静脉炎、尿路感染、手术切口感染和肺部感染等，其他还有如腹腔内手术后的残余脓肿等。对术后非正常发热，要选择必要的检查，明确诊断，并作针对性治疗。

3. 恶心、呕吐　常为麻醉反应所致，其他原因可有颅内压增高、糖尿病酸中毒、低钾、低钠及尿毒症等。腹部手术后反复呕吐，有可能是急性胃扩张或肠梗阻。要根据不同原因进行治疗。如一时原因不明，可以给阿托品、奋乃静或氯丙嗪等治疗。

4. 腹胀　手术后腹胀一般是胃肠道功能受抑制、肠腔内积气过多所致。术后数日仍有腹胀、不排气，应警惕可能是肠麻痹或是肠粘连及其他原因所致的肠梗阻。严重腹胀可影响呼吸、循环及吻合口切口的愈合。处理时，可用持续性胃肠减压、放置肛管、高渗低压灌肠等。必要时手术治疗。非胃肠道手术者，可以给新斯的明肌内注射。

5. 呃逆　术后呃逆多是暂时性的，有时可为顽固性的。可能是因神经中枢或膈肌直接受刺激引起。处理方法：可采取压迫眶上缘、吸入二氧化碳、给予安眠镇静或解痉药等。如为上腹部手术后出现顽固性呃逆时，应警惕吻合口及残端漏致膈下感染的可能。如未查明原因且一般措施又无效，可做颈部膈神经封闭治疗。

6. 尿潴留　较多见。全麻或蛛网膜下隙麻醉后排尿反射受抑制，切口疼痛引起膀胱和后尿道括约肌反射性痉挛，以及患者不习惯床上排尿等都是常见原因。处理时首先安定患者情绪，可采取协助患者坐起或站立排尿、下腹部热敷、用止痛药解除切口疼痛或用卡巴胆碱等，如术后4~6 h仍不能自行排尿，可在无菌条件下导尿，如导出的尿液量达500 ml以上，应留置导尿管1~2 d以利于膀胱功能的恢复。

三、术后并发症

1. 手术后出血　术中止血不完善、原痉挛的小动脉断端舒张和渗血未完全控制等是术后出血的主要原因。

（1）腹部手术后特别是没有放置腹腔引流者，腹腔内出血局部体征可以暂时明显，只有严密观察或必要时进行腹腔穿刺才能明确诊断。

(2) 胸腔手术后，从引流管内每小时引流出血液超过 100 ml，持续数小时，就提示有内出血。

(3) 手术后早期出现失血性休克征象，中心静脉压低于 0.49 kPa (5 cmH_2O)，每小时尿量少于 25 ml。

(4) 特别是在输给足够血液后，休克征象不好转或加重，或好转后又恶化者，均提示有手术后出血。

一旦确诊为手术后出血，都需再次手术探查，彻底止血。

2. 切口感染　切口感染是指清洁和可能污染的切口并发感染，发生率 3% ~4%。血肿、异物和局部组织或全身抵抗力削弱等因素均与感染有关。一般表现为手术后 3 ~4 d，切口疼痛加重，或减轻后又加重，并有体温升高，白细胞计数增高，即提示切口可能感染。检查可发现切口局部有红、肿、热和压痛的典型体征。有疑问时，可分开切口进行观察并取切口分泌物培养。

预防要点：

(1) 严格遵守无菌原则。

(2) 注意手术操作技术精细。

(3) 加强手术前后处理，增进患者抗感染能力。

处理：切口有早期发炎现象时，应使用有效的抗菌药物或理疗等；如已形成脓肿，应予敞开切口，通畅引流。

3. 切口裂开　多见于腹部手术。主要原因有：①营养不良，组织愈合能力差；②切口缝合技术有缺点，缝线过细，打结不紧，腹膜撕裂等；③腹腔压力突然增高，如剧烈咳嗽或严重腹胀等。

切口裂开常发生在手术后 1 周左右。患者在腹部突然用力时，自觉切口疼痛和突然松开、肠管或大网膜脱出，切口处有大量淡红色液体渗出。切口裂开可分为完全性的全层裂开和深层裂开而皮肤完整的部分裂开。预防包括：①手术时用减张缝线；②及时处理腹胀；③患者咳嗽时，最好平卧；④适当的腹部包扎。

切口完全裂开时，要立即用无菌敷料覆盖切口，进手术室重新缝合。

4. 肺不张　常发生在胸、腹部大手术后，多见于老年人、长期吸烟和患有急慢性呼吸道感染者。主要表现为手术后早期发热、呼吸和心率增快等，体检时局部叩诊呈浊音或实音，听诊时有局限性湿啰音、呼吸音减弱、消失或为管状呼吸音，常位于后面肺底部位。血气分析中氧分压下降和二氧化碳分压升高，可提示诊断，胸部 X 线检查可证实诊断。

预防主要是：①手术前锻炼深呼吸。腹部手术练习胸式呼吸，胸部手术练习腹式呼吸；②减少肺泡和支气管内的分泌液。患者有吸烟习惯者，手术前 2 周应禁止吸烟；③手术后避免限制呼吸的固定和绑扎；④协助排出支气管内分泌物；⑤防止手术后呕吐物的吸入。

肺不张发生后，鼓励患者深呼吸，帮助患者翻身，使不张的肺重新膨胀。帮助患者咳痰或用橡皮管激发咳痰，还可采取蒸气吸入、超声雾化吸入或口服氯化铵等。必要时作气管镜吸痰或气管切开术，同时给予抗菌药物治疗。

5. 尿路感染　尿潴留是手术后并发尿路感染的基本原因。感染多发生在膀胱，也可上行感染，引起肾盂炎和肾盂肾炎。急性膀胱炎表现为尿频、尿急和尿痛，有时尚有排尿困难。尿检查有较多的红细胞和脓细胞。急性肾盂肾炎多见于女患者，主要表现为发冷、发热、肾区疼痛、白细胞计数增高，尿检查有红细胞，严格无菌中段尿内有大量白细胞和细菌，尿细菌培养多数为革兰染色阴性的肠源性细菌。

第六章　外科患者的营养代谢

一、肠内营养

凡胃肠道功能正常，或存在部分功能者，营养支持时应首选肠内营养（EN）。肠内营养制剂经肠道吸收入肝，在肝内合成机体所需的各种成分，整个过程符合生理。肝可发挥解毒作用。食物的直接刺激有利于预防肠黏膜萎缩，保护肠屏障功能。食物中的某些营养素（谷氨酰胺）可直接被黏膜细胞利用，有利于其代谢及增生。肠内营养无严重并发症，也是明显的优点。

（一）肠内营养制剂

1. 以整蛋白为主的制剂　其蛋白质源为酪蛋白或大豆蛋白,碳水化合物源为麦芽糖、糊精,脂肪源为玉米油或大豆油。不含乳糖。溶液的渗透量(压)较低(约 320 mmol/L)。适用于胃肠道功能正常者。

2. 以蛋白水解产物（或氨基酸）为主的制剂　其蛋白质源为乳清蛋白水解产物、肽类或结晶氨基酸，碳水化合物源为低聚糖、糊精，脂肪源为大豆油及中链甘油三酯。也不含乳糖。渗透量（压）较高（470 ~ 850 mmol/L）。适用于胃肠道消化、吸收功能不良者。

（二）肠内营养的实施

由于肠内营养制剂均有特殊气味，患者常不愿口服，或口服量不能达到治疗剂量，因此 EN 的实施基本上均需经导管输入。最常用的是鼻胃管，也有鼻十二指肠管和鼻空肠管，营养液可直接进入肠道。空肠造口管也是常用的输入途径。

营养液的输入应缓慢、匀速，常需用输液泵控制输注速度。为使肠道适应，初用时可稀释成12%浓度,以 50 ml/ h 速度输入,每 8 ~ 12 h 后逐次增加浓度及加快速度,3 ~ 4 d 后达到全量，即 24% 100 ml/ h，一天总液体量约 2000 ml。要避免一次大量推注营养液，以免发生腹胀、腹泻。室温较低时要将营养液适当加温。

（三）并发症的防治

肠内营养的并发症不多，也不严重，主要有：

1. 误吸　由于患者年老体弱，昏迷或存在胃潴留，当通过鼻胃管输入营养液时，可因呃逆后误吸而导致吸入性肺炎。这是较严重的并发症。预防措施是患者取 30°半卧位，输营养液后停输 30 min，若回抽液量 >150 ml，则考虑有胃潴留存在，应暂停鼻胃管灌注，可改用鼻空肠管输入。

2. 腹胀、腹泻　发生率 3% ~5%。与输入速度及溶液浓度有关，与溶液的渗透压也有关。输注太快是引起症状的主要原因，故应强调缓慢输入。因渗透压过高所致的症状，可酌情给予阿片酊等药物以减慢肠蠕动。

（四）肠内营养适应证

1. 胃肠功能正常、但营养物质摄入不足或不能摄入者。如昏迷患者（脑外伤等）、大面积烧伤、复杂大手术后及危重病症（非胃肠道疾病）等。这类患者胃肠道功能基本正常，应尽量采用肠内营养支持。

2. 胃肠道功能不良者。例如消化道瘘、短肠综合征等。消化道瘘者所用的 EN 制剂以肽类为主，可减轻对消化液分泌的刺激作用。营养液最好能输至瘘口的远端肠道，或采取措施将肠外瘘的瘘口暂时封住。

3. 胃肠功能基本正常但伴其他脏器功能不良者，例如糖尿病或肝肾衰竭者。原则上，只要胃肠功能基本正常，这类患者仍然属于肠内营养的适应证。肠内营养引起糖尿患者糖代谢紊乱的程度比肠外营养轻，容易控制。肠内营养用于肝肾衰竭者，虽对肝肾功能影响较小，但因这类患者往往伴有不同程度的胃肠功能不良，对肠内营养的耐受性较差，因此以减量使用为宜。

二、肠外营养

凡不能或不宜经口摄食超过 5 ~7 d 的患者，都是肠外营养（PN）的适应证。从外科角度，营养不良者的术前应用、消化道瘘、急性重症胰腺炎、短肠综合征、严重感染与脓毒症、大面积烧伤，以及肝肾衰竭等，都是应用 PN 的指征。复杂手术后应用 PN 有利于患者康复，特别是腹部大手术之后。肠道炎性疾病，如溃疡性结肠炎和 Cro hn 病，应用 PN 可使肠道休息，有利于病情缓解。恶性肿瘤患者在营养支持后会使肿瘤细胞增殖、发展，因此需在营养支持的同时加用化疗药物。化疗期或放疗期应用 PN 可补充摄食之不足。

（一）肠外营养制剂

1. 葡萄糖　葡萄糖是肠外营养的主要能源物质。机体所有器官、组织都能利用葡萄糖能量，补充葡萄糖 100 g/24 h 就有显著的节省蛋白质的作用。来源丰富、价格低廉也是其优点。通过血糖、尿糖的监测能了解其利用情况，相当方便。但葡萄糖的应用也有不少缺点。首先是用于 PN 的葡萄糖溶液往往是高浓度的，25% 及 50% 葡萄糖液的渗透量（压）分别高达 1 262 及 2 525 mmol/L，对静脉壁的刺激很大，不可能经周围静脉输注。其次是机体利用葡萄糖的能力有限，为 5 mg/（kg · min），过量或过快输入可能导致高血糖、糖尿，甚至高渗性非酮性昏迷。外科患者合并糖尿病者不少，糖代谢紊乱更易发生。另外，应激时机体利用葡萄糖的能力下降，多余的糖将转化为脂肪而沉积在器官内，例如肝脂肪浸润，损害其功能。因此，目前 PN 时已不用单一的葡萄糖能源。

2. 脂肪乳剂　是 PN 的另一种重要能源。以大豆油或红花油为原料，磷脂为乳化剂，制成的乳剂有良好的理化稳定性，微粒直径与天然乳糜微粒相仿。乳剂的能量密度大，10%溶液含热量 4.18 kJ（1 kcal）/ml。10%溶液为等渗，可经周围静脉输入。应激时其氧化率不变、甚至加快。脂肪乳剂安全无毒，但需注意使用方法。单独输注时速度要慢，先以 1 ml/ min 开始，500 ml 的输注需用 5 ~6 h。输注太快可致胸闷、心悸或发热等反应。脂肪乳剂的最大用量为 2 g/（kg · d）。脂肪乳剂可按其脂肪酸碳链长度分为长链甘油三酯（LCT）及中链甘油三酯（MCT）两种。LCT 内包含人体的必需脂肪酸（EFA）——亚油酸、亚麻酸及花生四烯酸，临床上应用很普遍。MCT 的主要脂肪酸是辛酸及癸酸。MCT 在体内代谢比 LCT 快，代谢过程不依赖肉毒碱，且极少沉积在器官、组织内。但 MCT 内不含 EFA，且大量输入后可致毒性反应。

3. 复方氨基酸溶液　是按合理模式（人乳或鸡蛋白）配制的结晶、左旋氨基酸溶液。其配方符合人体合成代谢的需要，是肠外营养的惟一氮源。复方氨基酸有平衡型及特殊型两类。平衡氨基酸溶液含 EAA 8 种，NEAA 8～12 种，其组成符合正常机体代谢的需要，适用于大多数患者。

4. 电解质　肠外营养时需补充钾、钠、氯、钙、镁及磷。有关的制剂，其中不少是临床常用制剂，例如10%氯化钾、10%氯化钠、10%葡萄糖酸钙及25%硫酸镁等。磷在合成代谢及能量代谢中发挥重要作用，肠外营养时的磷制剂有无机磷及有机磷制剂两种，前者因易与钙发生沉淀反应而基本不用，有机磷制剂为甘油磷酸钠，含磷 10 mmol/10 ml。

5. 维生素　用于肠外营养的维生素制剂有水溶性及脂溶性两种，均为复方制剂。每支注射液包含正常人各种维生素的每日基本需要量。

6. 微量元素　也是复方注射液，每支含锌、铜、锰、铁、铬、碘等多种微量元素，每支含正常人每天需要量。

7. 生长激素　基因重组的人生长激素具有明显的促合成代谢作用。对于特殊患者（烧伤、短肠综合征、肠瘘等）同时应用生长激素能增强肠外营养的效果，利于伤口愈合和促进康复。注意掌握指征，要避开严重应激后的危重期。常用量为 8～12 U/d，一般不宜长期使用。

（二）全营养混合液

肠外营养所供的营养素种类较多。从生理角度，将各种营养素在体外先混合在 3 L 塑料袋内（称全营养混合液）再输入的方法最合理。同时进入体内的各种营养素，各司其职，对合成代谢有利。另外，混合后高浓度葡萄糖可被稀释，渗透压降低，使经周围静脉输注成为可能。混合后输注，使单位时间内的脂肪乳剂输入量大大低于脂肪乳剂的单瓶输注，可避免因脂肪乳剂输注过快的副反应。全营养混合液是在无菌环境下配制，使用过程中无需排气及更换输液瓶，全封闭的输注系统大大减少了污染的机会。全营养混合液的配制过程要符合规定的程序，由专人负责，以保证混合液中的脂肪乳剂的理化性质仍保持在正常状态。

在基本溶液中，根据病情及血生化检查，酌情添加各种电解质溶液。由于机体无水溶性维生素的贮备，因此肠外营养液中均应补充复方水溶性维生素注射液。短期禁食者不会产生脂溶性维生素或微量元素缺乏，因此只需在禁食时间超过 2～3 周者才予以补充。溶液中需加正规胰岛素适量（胰岛素∶葡萄糖 = 1U∶8～10 g）。

各种特殊患者，营养液的组成应有所改变。糖尿病应限制葡萄糖用量，并充分补充外源性胰岛素，以控制血糖。可增加脂肪乳剂用量，以弥补供能之不足。对于肝硬化有肝功能异常（血胆红素及肝酶谱值升高）的失代偿期患者，肠外营养液的组成及用量均应有较大的调整。此时肝合成及代谢各种营养物质的能力锐减，因此肠外营养液的用量应减少（约全量的 1/2 左右）。在营养制剂方面也应作调整，包括改用 BCAA 含量高的氨基酸溶液，改用兼含 LCT 及 MCT 的脂肪乳剂等。合并存在明显低蛋白血症的患者，由于肝合成白蛋白的能力受限，因此需同时补充人体白蛋白，才能较快纠正低白蛋白血症。肾衰竭患者的营养液中，葡萄糖及脂肪乳剂用量一般不受限制，氨基酸溶液则常选用以 EAA 为主的肾病氨基酸。除非具备透析条件，否则应严格限制入水量。

（三）肠外营养的输入途径

由于全营养混合液的渗透压不高，故经周围静脉输注并无困难，适宜于用量小、PN支持不超过2周者。对于需长期PN支持者，则以经中心静脉导管输入为宜。该导管常经颈内静脉或锁骨下静脉穿刺置入至上腔静脉。全营养混合液常需12～16 h输完，也可24 h连续输注。

（四）肠外营养的并发症

充分认识肠外营养的各种并发症，采取措施予以预防及积极治疗，是实行肠外营养的重要环节。并发症可分为技术性、代谢性及感染性三类。

1. 技术性并发症　这类并发症与中心静脉导管的放置或留置有关。包括穿刺致气胸、血管损伤，神经或胸导管损伤等。空气栓塞是最严重的并发症，一旦发生，后果严重，甚至导致死亡。

2. 代谢性并发症　代谢性并发症从其发生原因可归纳为三方面：补充不足、糖代谢异常，以及肠外营养本身所致。

补充不足所致的并发症主要是：①血清电解质紊乱：由于病情而丢失电解质（如胃肠减压、肠瘘），则应增加电解质的补充量。低钾血症及低磷血症在临床上很常见；②微量元素缺乏：较多见的是锌缺乏，临床表现有口周及肢体皮疹、皮肤皱痕及神经炎等；③必需脂肪酸缺乏（EFAD）：长期肠外营养时若不补充脂肪乳剂，可发生必需脂肪酸缺乏症。临床表现有皮肤干燥、鳞状脱屑、脱发及伤口愈合迟缓等。只需每周补充脂肪乳剂一次，就可预防缺乏症的发生。

糖代谢紊乱所致的并发症是：①低血糖及高血糖：低血糖是由于外源性胰岛素用量过大或突然停止输注高浓度葡萄糖溶液（内含胰岛素）所致。高血糖则仍很常见，主要是由于葡萄糖溶液输注速度太快或机体的糖利用率下降所致。后者包括糖尿患者及严重创伤、感染者。严重的高血糖（血糖浓度超过40 mmol/L）可导致高渗性非酮性昏迷，有生命危险。对高糖血症者，应在肠外营养液中增加胰岛素补充（1U∶1～4 g不等），随时监测血糖水平。重症者应立即停用含糖溶液，用低渗盐水（0.45%）以250 ml/h速度输入，降低血渗透压。同时输入胰岛素（10～20 U/h），促使糖进入细胞内，降低血糖水平。需注意常同时存在的低钾血症，亦应予以纠正；②肝功能损害：肠外营养引起肝功能改变的因素很多，其中最主要的原因是葡萄糖的超负荷引起的肝脂肪变性。临床表现为血胆红素浓度升高及转氨酶升高。为减少这种并发症，应采用双能源，以脂肪乳剂替代部分能源，减少葡萄糖用量。

肠外营养本身引起的并发症有：①胆囊内胆泥和结石形成；②胆汁淤积及肝酶谱升高；③肠屏障功能减退。

3. 感染性并发症　肠外营养的感染性并发症主要是导管性脓毒症。其发病与置管技术、导管使用及导管护理有密切关系。临床表现为突发的寒战、高热，重者可致感染性休克。在找不到其他感染灶可解释其寒战、高热时，应考虑导管性脓毒症已经存在。发生上述症状后，先做输液袋内液体的细菌培养及血培养，丢弃输液袋及输液管，更换新的输液。观察8 h，若发热仍不退则需拔除中心静脉导管，并做导管头培养。一般拔管后不必用药，发热可自退。若24 h后发热仍不退，则应选用抗生素。导管性脓毒症的预防措施有：放置

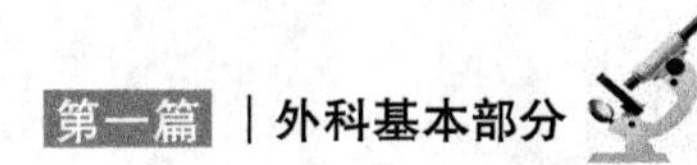

导管应严格遵守无菌技术;避免中心静脉导管的多用途使用,不应用于输注血制品、抽血及测压;应用全营养混合液的全封闭输液系统;置管后的定期导管护理等。

（五）肠外营养的监测

1. 全身情况　有无脱水、水肿，有无发热、黄疸等。

2. 血清电解质、血糖及血气分析　每天测定，3 d后，视稳定情况每周测1 ~2 次。

3. 肝肾功能测定　每1 ~2 周测1 次。

4. 营养指标　包括体重、淋巴细胞计数、血清白蛋白、转铁蛋白、前白蛋白测定，每1 ~2 周一次。有条件时测氮平衡。

第七章　外科感染

第一节　浅部组织的化脓性感染

一、疖

【概述】

疖是单个毛囊及其周围组织的急性化脓性感染。病菌以金黄色葡萄球菌为主，偶可由表皮葡萄球菌或其他病菌致病。感染好发于颈项、头面、背部毛囊与皮脂腺丰富的部位，与皮肤不洁、擦伤、环境温度较高或机体抗感染能力降低有关。因金黄色葡萄球菌的毒素含凝固酶，脓栓形成是其感染的一个特征。

【临床表现】

初起时，局部皮肤有红、肿、痛的小硬结，范围仅 2 cm 左右。数日后结节中央组织坏死、软化，肿痛范围扩大，触之稍有波动，中心处出现黄白色的脓栓；继而脓栓脱落、破溃流脓。脓液流尽炎症逐步消退后，即可愈合。有的疖无脓栓，自溃稍迟，需设法促使脓液排出。

面疖特别是鼻、上唇及周围所谓“危险三角区”的疖症状常较重，病情加剧或被挤碰时，病菌可经内眦静脉、眼静脉进入颅内海绵状静脉窦。引起化脓性海绵状静脉窦炎：出现颜面部进行性肿胀，可有寒战、高热、头痛、呕吐、昏迷等，病情严重，死亡率很高。

不同部位同时发生几处疖，或者在一段时间内反复发生疖，称为疖病。与患者的抗感染能力较低（如有糖尿病），或皮肤不洁且常受擦伤相关。

【诊断与鉴别诊断】

依据临床表现，本病易于诊断。如有发热等全身反应，应作白细胞计数或血常规检查；疖病患者还应检查血糖和尿糖，做脓液菌培养及药物敏感试验。

需与疖病鉴别的有：皮脂囊肿（俗称粉瘤）并发感染；痤疮伴有轻度感染以及痈等。痤疮病变小并且顶端有点状凝脂；痈病变范围明显比疖大，可有数个脓栓，除有红肿疼痛外，全身症状也比较严重。

【治疗】

1. 早期促使炎症消退　红肿阶段可选用热敷、超短波、红外线等理疗措施，也可敷贴加油调成糊状的中药金黄散、玉露散或鱼石脂软膏。

2. 局部化脓时及早排脓　疖顶见脓点或有波动感时用石炭酸点涂脓点或用针头、刀尖将脓栓剔出，禁忌挤压。出脓后敷以呋喃西林、依沙吖啶（利凡诺）湿纱条或以化腐生肌的中药膏，直至病变消退。

3. 抗菌治疗　若有发热、头痛、全身不适等全身症状，面部疖或并发急性淋巴结炎、淋巴管炎时，可选用青霉素或复方磺胺甲噁唑（复方新诺明）等抗菌药治疗，或用中药仙方活命饮、普济消毒饮等。有糖尿病者应给予降糖药物或胰岛素等相应治疗措施。

【预防】

保持皮肤清洁，暑天或在炎热环境中生活工作，应避免汗渍过多，勤洗澡和及时更换内衣，婴儿更应注意保护皮肤，避免表皮受伤。

二、痈

【概述】

痈指邻近的多个毛囊及其周围组织的急性化脓性感染，也可由多个疖融合而成。其病因与疖相似，致病菌以金黄色葡萄球菌为主。感染与皮肤不洁、擦伤、机体抵抗力不足有关。中医称“疽”。

感染常从毛囊底部开始，沿阻力较小的皮下组织蔓延，再沿深筋膜向外周扩展，上传入毛囊群而形成多个脓头的痈。由于有多个毛囊同时发生感染，痈的急性炎症浸润范围大，病变可累及深层皮下结缔组织，使其表面皮肤血运障碍甚至坏死；自行破溃常较慢，全身反应较重。随着时间迁延，还可能有其他病菌进入病灶形成混合感染，甚至发展为脓毒症。

【临床表现】

患者年龄一般在中年以上，老年居多；部分患者原有糖尿病。病变好发于皮肤较厚的部位，如项部和背部（俗称“对口疔”和“搭背”）。初起为小片皮肤硬肿、色暗红，其中可有数个凸出点或脓点，开始时疼痛较轻，但有畏寒、发热、食欲减退和全身不适。随后皮肤硬肿范围增大，周围呈现浸润性水肿，区域淋巴结肿大，局部疼痛加剧，全身症状加重。随着病变部位脓点增大、增多，中心处可破溃出脓、坏死脱落，使疮口呈蜂窝状。其间皮肤可因组织坏死呈紫褐色，但肉芽增生比较少见，很难自行愈合。延误治疗病变继续扩大加重，出现严重的全身反应。唇痈容易引起颅内化脓性海绵状静脉窦炎，危险性更大。

【诊断】

依据临床表现，本病诊断不难。血常规检查白细胞计数明显增加；可做脓液细菌培养与药物敏感试验，为选择抗菌药物提供依据。注意患者有无糖尿病、低蛋白血症、心脑血管病等全身性病症。

【治疗】

及时使用抗菌药物，可先选用青霉素或复方新诺明，以后根据细菌培养和药物敏感试验结果选药，或者使用一周后更换品种。中药应辨证处方，选用清热解毒方剂，以及其他对症药物。有糖尿病时应予胰岛素及控制饮食。

局部处理：初期仅有红肿时，可用50%硫酸镁湿敷，鱼石脂软膏、金黄散等敷贴，也可以碘附原液稀释10倍后每日涂布3次。同时静脉给予抗生素，争取病变范围缩小。已出现多个脓点、表面紫褐色或已破溃流脓时为改善引流，需要及时切开引流。在静脉麻醉下做“+”或“++”形切口切开引流，切口线应超出病变边缘皮肤，清除已化脓和尚未成脓、但已失活的组织；然后填塞生理盐水纱条，外加干纱布绷带包扎。术后注意创面渗血情况，必要时更换填塞敷料重新包扎。术后24 h更换敷料，改呋喃西林纱条贴于创面或伤口内使用生肌散，促使肉芽组织生长。以后每日更换敷料，促进创面收缩愈合。较大的创面在肉芽组织长出后，可行植皮术以加快修复。

三、皮下急性蜂窝织炎

【概述】

急性蜂窝织炎是指疏松结缔组织的急性感染，可发生在皮下筋膜下、肌肉间隙或是深部蜂窝组织。本病是皮肤、黏膜受伤或有其他病变，使皮下疏松结缔组织受细菌感染而致。致病菌多为溶血性链球菌、金黄色葡萄球菌以及大肠杆菌或其他型链球菌等。由于受侵组织质地较疏松，病菌释放毒性强的溶血素、链激酶、透明质酸酶等，可使病变扩展较快。病变附近淋巴结常受侵及，可有明显的毒血症。

【临床表现】

由于病菌的种类与毒性、患者的状况、感染原因和部位的不同，临床上可有以下几种不同类型。

1. 一般性皮下蜂窝织炎

致病菌以溶血性链球菌、金黄色葡萄球菌为多，患者可先有皮肤损伤，或手、足等处的化脓性感染。继之患处肿胀疼痛，表皮发红、指压后可稍褪色，红肿边缘界限不清楚。邻近病变部位的淋巴结常有肿痛。病变加重时，皮肤部分变成褐色，可起水疱，或破溃出脓。患者常有畏寒、发热和全身不适；严重时患者体温增高明显或过低，甚至有意识改变等表现。

2. 产气性皮下蜂窝织炎

致病菌以厌氧菌为主，如肠球菌、兼性大肠杆菌、变形杆菌、拟杆菌或产气荚膜梭菌。下腹与会阴部比较多见，常在皮肤受损伤且污染较重的情况下发生。产气性皮下蜂窝织炎病变主要局限于皮下结缔组织，不侵及肌层。初期表现类似一般性蜂窝织炎，但病变进展快且可触感皮下捻发音，破溃后可有臭味，全身状态较快恶化。

3. 新生儿皮下坏疽

新生儿皮肤柔嫩、抵抗力弱，护理疏忽导致皮肤擦伤、沾污，病菌可侵入皮下组织致病。病变多发生在背、臀部等经常受压处。初起时皮肤发红，触之稍硬。病变范围扩大时，中心部分变暗变软，皮肤与皮下组织分离，触诊时皮肤有浮动感，脓液多时也可出现波动。皮肤坏死时肤色呈灰褐色或黑色，并可破溃。患儿发热、拒绝进乳、哭闹不安或昏睡，全身情况不良。

4. 颌下急性蜂窝织炎

小儿多见,感染起源于口腔或面部。口腔起病者,因炎症迅速波及咽喉,局部肿胀而阻碍通气,病情甚为危急。患儿有高热,呼吸急迫、吞咽困难、不能正常进食;颌下肿胀明显,表皮仅有轻度红热,检视口底可见肿胀。蜂窝织炎起源于面部者,局部有红肿热痛,全身反应较重;感染常向下方蔓延,累及颈阔肌内结缔组织后,也可妨碍吞咽和通气。

【诊断】

根据病史、体征,诊断多不困难。血常规检查白细胞计数增多。有浆液性或脓性分泌物时涂片检查病菌种类。病情较重时,应取血和脓做细菌培养和药物敏感试验。

【鉴别诊断】

①新生儿皮下坏疽初期有皮肤质地变硬时,应与硬皮病区别。后者皮肤不发红,体温不增高;②小儿颌下蜂窝织炎伴呼吸急促、不能进食时,应与急性咽峡炎区别。后者颌下肿胀稍轻,而口咽内红肿明显;③产气性皮下蜂窝织炎应与气性坏疽区别。后者发病前创伤常累及肌肉,病变以产气荚膜梭菌引起的坏死性肌炎为主,伤口常有某种腥味,X线摄片肌肉间可见气体影;脓液涂片检查可大致区分病菌形态,细菌培养有助确认致病菌。

【治疗】

抗菌药物一般先用青霉素或新青霉素Ⅱ(苯唑西林),疑有厌氧菌感染时加用甲硝唑。根据临床治疗效果或细菌培养与药敏报告调整用药。

局部处理:早期一般性蜂窝织炎,可敷贴金黄散、玉露散等,若病变进展,形成脓肿应切开引流;口底及颌下急性蜂窝织炎应及早切开减压,以防喉头水肿、压迫气管;其他各型皮下蜂窝织炎,为缓解皮下炎症扩展和减少皮肤坏死,也可在病变处作多个小的切口,以浸有药液的湿纱条引流。对产气性皮下蜂窝织炎,伤口应以3%过氧化氢液冲洗、湿敷处理,并采取隔离治疗措施。

四、丹毒

【概述】

丹毒是皮肤和黏膜网状毛细淋巴管的急性炎症,以溶血性链球菌感染为多见。

【临床表现】

发病前有全身不适、寒战、恶心等症状,继而局部出现边界的水肿性鲜红斑,迅速向四周扩大,皮损表面可出现水疱,自觉灼热疼痛,可伴发淋巴管炎及淋巴结炎,多见于颜面及小腿部,面部损害发病前常与鼻前庭炎或外耳道炎,小腿损害常与脚癣有关。常有复发倾向,复发时症状往往较轻。婴儿多见于腹部,与脐部感染有关。愈后遗留有色素沉着。

【治疗】

1. 全身治疗

患者应卧床休息并及时对症治疗,抗生素以青霉素或头孢类疗效为好,一般用药2~3 d后,体温常能恢复正常,但需持续用药2周左右。磺胺类药亦能取得良好的疗效,根据病情必要时可与青霉素同时应用。如果患者为复发性慢性丹毒，应检查足趾等处有无足癣，检查鼻前庭及外耳道等处有无感染病灶，并给予相应的处理。对复发性丹毒，抗菌药物应用的时间要适当延长；还可用小剂量X线照射，每次50～100 r（0.5～1 Gy），每2周1次，共3～4次。

2. 局部治疗

患肢抬高，局部及周围皮肤用50%硫酸镁湿敷或碘酊涂擦。

五、淋巴结炎

（一）急性淋巴结炎

【概述】

急性淋巴结炎是由金黄色葡萄球菌或链球菌等化脓菌沿淋巴管侵入淋巴结所引起的急性化脓性炎症，多继发于其他化脓性感染病灶，如疖、足癣等。

【临床表现】

早期表现为淋巴结肿大、疼痛或压痛，可推动；后期多个淋巴结粘连成硬块，不易推动，表面皮肤常有发红和水肿，压痛明显，常伴有畏寒、发热、头痛、全身不适等症状。病变常见于颈、腋窝、腹股沟部。头、面、口腔、颈部和肩部的感染可引起颌下及颈部淋巴结炎；上肢、乳腺，胸壁、背部和脐以上腹壁的感染可引起腋窝淋巴结炎；下肢、脐以下腹壁、会阴和臀部的感染会引起腹股沟部淋巴结炎。

【治疗】

使用抗生素，已形成脓肿者应及时切开引流，同时应处理原发病灶。

1. 西药

（1）可用青霉素、红霉素、头孢类等抗生素。

（2）50%硫酸镁溶液：适用于初起者，湿热敷于患处。

2. 中成药　下列中成药适用于初期。

（1）活血消炎丸：每次3 g，每日2次，用温黄酒或温开水送服。

（2）三黄片（散）：片剂每次口服4片，每日2～3次，温开水送服。小儿酌减。散剂用蜂蜜或醋调敷患处。

（3）10%鱼石脂软膏包扎外敷。

（二）慢性淋巴结炎

【临床表现】

（1）病程较长。

（2）有急性淋巴结炎及反复发作史。

（3）一般均能查出牙源性及口腔炎性病灶。

（4）应与结核性淋巴结炎及转移性癌相鉴别。慢性淋巴结炎多见于颌下、颏下单个淋巴结肿大，硬度中等，能移动；结核性淋巴结炎可能有肺结核史，有多个淋巴结受累，初期质较硬，活动度较差，结核菌素试验呈阳性；转移性癌一般在口腔、涎腺等都可查到恶性原发灶。临床鉴别有困难时，可做穿刺活检。

【治疗】

(1) 除去口腔、牙齿或咽部有关病灶。

(2) 病灶除去后，淋巴结炎长期不消退并常有急性发作，但尚有移动性者，可做手术摘除，并送活检，以排除肿瘤。

(3) 活检证实为淋巴结结核者，应行抗结核治疗。淋巴结破溃或有瘘管形成者，除药物治疗外，可做感染淋巴结及周围组织清除术。

(4) 活检证实为转移性淋巴结肿大，应按原发灶控制情况进行颈淋巴清扫术。当口腔颌面部原发灶未能查出时，应进行全身各系统检查。经各种检查均未能发现原发肿瘤，可考虑行颈淋巴清扫术，并严密定期随访检查。

六、脓肿

【病因和临床表现】

脓肿是急性感染后，组织或器官内病变组织坏死、液化后，形成局限性脓液积聚，且有一完整脓壁，致病菌多为金黄色葡萄球菌。常继发于各种化脓性感染，也可以从远处感染灶经血流转移而形成。浅表脓肿局部红、肿、热、痛明显，有波动感。而深部脓肿红肿不明显，多无波动感，但有疼痛、压痛及凹陷性水肿，常有较明显的全身症状。

【治疗】

已有波动感或穿刺抽出脓液，即应行切开引流术。

第二节　手部急性化脓性感染

一、甲沟炎和脓性指头炎

【概述】

指甲根部与皮肤连接紧密，皮肤沿指甲两侧形成甲沟，甲沟炎是甲沟及其周围组织的感染，常因微小创伤引起。脓性指头炎是手指末节掌面的皮下化脓性感染，致病菌多为金黄色葡萄球菌。

【临床表现】

甲沟炎常先发生在一侧甲沟皮下，出现红肿、疼痛。若病变发展，则疼痛加剧，红肿区内有波动感，出现白色脓点，但不易破溃出脓。炎症可蔓延至甲根或扩展到另一侧甲沟，因指甲阻碍排脓，感染可向深层蔓延而形成指头炎。感染加重时常有疼痛加剧和发热等全身症状。

甲沟炎加重或是指尖、手指末节皮肤受伤后均可引起末节手指的皮下化脓感染，即指头炎。初起阶段，指头有针刺样痛，轻度肿胀。继而指头肿胀加重、有剧烈的跳痛，并有畏寒发热、全身不适、白细胞计数增高等。感染更加重时，神经末梢因受压和营养障碍而麻痹，指头疼痛反而减轻；皮色由红转白，反映局部组织趋于坏死；因末节指骨常发生骨髓炎，手指皮肤破溃溢脓后，因指骨坏死或骨髓炎致创口愈合迟缓，用一般换药很难使其好转。

【治疗】

甲沟炎初起未成脓时，局部可选用鱼石脂软膏、金黄散糊等敷贴或超短波、红外线等理疗，并口服头孢拉定等抗菌药物。已成脓时，除用抗菌药外，应行手术处理，在甲沟旁切开引流。甲根处的脓肿，需要分离拔除一部分指甲甚至全片指甲，手术时需注意避免甲床损伤，以利指甲再生。麻醉应在手指近端以利多卡因阻滞指神经，不可在病变邻近处行浸润麻醉，以免感染扩散。

指头炎初发时，应悬吊前臂平置患手，避免下垂以减轻疼痛。给予青霉素等抗菌药物，以金黄散糊剂敷贴患指。若患指剧烈疼痛、肿胀明显、伴有全身症状，应当及时切开引流，以免感染侵入指骨。通常采用指神经阻滞麻醉，选用末节指侧面做纵切口，切口远侧不超过甲沟的1/2，近侧不超过指节横纹，将皮下纤维素分离切断，剪去突出的脂肪使脓液引流通畅；脓腔较大则宜做对口引流，切口内放置橡皮片引流，有死骨片应当除去；切口不应做成鱼口形，以免术后瘢痕形成影响手指感觉。

二、急性化脓性腱鞘炎和化脓性滑囊炎

【概述】

手的5个屈指肌腱，各被同名的腱鞘所包绕。拇指与小指的腱鞘分别与桡侧、尺侧滑液囊相沟通，因此拇指和小指的腱鞘炎可蔓延到桡侧、尺侧滑液囊。两滑液囊在腕部有时经一小孔互相沟通，感染可能互相传播。示指、中指与无名指的腱鞘不与滑液囊相沟通，感染常局限在各自的腱鞘内，但可扩散到手掌深部间隙。

【病因】

手的掌面腱鞘炎多因深部刺伤感染后引起，亦可由附近组织感染蔓延而发生。致病菌多为金黄色葡萄球菌。手背伸指肌腱鞘的感染少见。

【临床表现】

病情发展迅速，24 h后症状即很明显，患者都有发热、头痛、不适等全身症状，白细胞计数常增高。

1. 急性化脓性腱鞘炎

典型的体征为：除末节外，患指中、近节呈均匀性肿胀，皮肤极度紧张。沿患指整个腱鞘均有压痛，各个指关节呈轻度弯曲，任何被动伸指运动，均能引起中、重度疼痛。感染发生在腱鞘内，疼痛常很剧烈，如不及时切开引流或减压，鞘内脓液积聚，压力增高，致使肌腱发生坏死，患指功能丧失。炎症亦可蔓延到手掌深部间隙或经滑液囊扩散到腕部和前臂。

根据临床表现和体征，一般可作出诊断。有困难时，超声波检查手掌远端有助于诊断，将探头横置于手掌前部，可显露肿胀腱鞘和积存的液体。

2. 化脓性滑囊炎

尺侧滑液囊和桡侧滑液囊的感染，分别由小指和拇指腱鞘炎引起。桡侧滑液囊感染时，拇指肿胀微屈、不能外展和伸直，压痛区在拇指及大鱼际处。尺侧滑液囊感染时小鱼际处和小指腱鞘区压痛，以小鱼际隆起与掌侧横纹交界处最为明显。小指及无名指呈半屈位，如试行伸直可引起剧烈疼痛。

【治疗】

早期使用抗菌药，如青霉素、复方新诺明等。休息、平置或抬高患侧前臂和手以减轻疼痛。发病初期可用金黄散糊剂外敷。或红外线、超短波理疗。如经积极治疗仍无好转且局部肿痛明显时，需切开引流减压，可在肿胀腱鞘的远端与近端各作一纵形小切口，分别插入一根细塑料管作对口引流，切口应当避开手指、掌的横纹。术后将手抬高并固定在功能位置，从一根细塑料管持续滴注加有利多卡因的抗生素溶液，另一根作持续引流，伤口覆以湿敷料。脓性腱鞘炎也可切开引流，切口选在手指侧面，纵行于中、近两指节侧面，打开整个腱鞘。分离皮下时认清腱鞘，避免伤及神经和血管。切口内置入乳胶片引流。不能在手指掌面正中做切口，以免损及肌腱，且以后所发生的粘连或皮肤瘢痕挛缩可影响患指伸直。

桡侧滑液囊感染时在拇指中节侧面以及大鱼际掌面各做约 1 cm 的切口，尺侧滑囊炎在小指侧面和小鱼际掌面各做两个小切口，排出脓液后，用两根细塑料分别插入腱鞘与滑囊，术后的引流与灌洗方法同前所述。患者痛苦小，疗效比较满意。

三、掌深间隙感染

【概述】

手掌深部间隙位于手掌屈指肌腱和滑液囊深面的疏松组织间隙。外侧与内侧分别为大、小鱼际肌。掌腱膜与第三掌骨相连的纤维结构将此间隙分隔成桡侧的鱼际间隙与尺侧的掌中间隙。示指腱鞘炎可蔓延至鱼际间隙感染；中指与无名指腱鞘感染，则可蔓延至掌中间隙。

【病因】

掌深间隙感染可以由腱鞘炎感染蔓延而引起，也可因直接刺伤而引发。致病菌多为金黄色葡萄球菌。

【临床表现】

掌深间隙感染均有发热、头痛、脉搏快、白细胞计数增加等全身症状。还可继发肘内或腋窝淋巴结肿大、触痛。

掌中间隙感染可见掌心隆起，正常凹陷消失，皮肤紧张、发白、压痛明显，手背部水肿严重；中指、无名指和小指处于半屈位，被动伸指可引起剧痛。

鱼际间隙感染时掌心凹陷仍在，大鱼际和拇指指蹼处肿胀并有压痛。示指半屈，拇指外展略屈，活动受限不能对掌。

【治疗】

掌深间隙感染可用大剂量抗生素静脉滴注。局部早期处理同化脓性腱鞘炎，如无好转应及时切开引流。掌中间隙感染时纵行切开中指与无名指间的指蹼掌面，切口不应超过手掌远侧横纹，以免损伤动脉的掌浅动脉弓。用止血钳撑开皮下组织，即可达掌中间隙。亦可在无名指相对位置的掌远侧横纹处作一小横切口，进入掌中间隙。

鱼际间隙感染引流的切口可直接做在大鱼际最肿胀和波动最明显处，皮肤切开后，使用钝头血管钳轻柔分离，避免损伤神经、血管、肌腱。亦可在拇指、示指间指蹼处做切口，或在第二掌骨桡侧做纵切口。手掌部脓肿常表现为手背肿胀，切开引流应当在掌面进行，不可在手背部切开。

第三节　全身性感染

【概述】

1. 脓毒症　是指因感染引起的全身性炎症反应，体温、循环、呼吸有明显的改变者，用以区别一般非侵入性的局部感染。

2. 菌血症　是脓毒症中的一种，即血培养检出病原菌者。但其不限于以往多偏向于一过性菌血症的概念，如拔牙、内镜检查时，血液在短时间出现细菌，目前多指临床有明显感染症状的菌血症。

【病因】

导致全身性外科感染的原因是致病菌数量多、毒力强和（或）机体抗感染能力低下。它常继发于严重创伤后的感染和各种化脓性感染，如大面积烧伤创面感染、开放性骨折合并感染、急性弥漫性腹膜炎、急性梗阻性化脓性胆管炎等，但还有一些潜在的感染途径值得注意。

静脉导管感染：静脉留置导管、尤其是中心静脉置管，护理不慎或留置时间过长而污染，很易成为病原菌直接侵入血液的途径。如形成感染灶，可成为不断播散病菌或毒素的来源。

肠源性感染：肠道是人体中最大的“储菌所”和“内毒素库”。健康情况下，肠黏膜有严密的屏障功能。在严重创伤等危重的患者，肠黏膜屏障功能受损或衰竭时，肠内致病菌和内毒素可经肠道移位而导致肠源性感染。

原有抗感染能力降低的患者，如糖尿病、尿毒症、长期或大量应用皮质激素或抗癌药等的患者，患化脓性感染后较易导致全身性感染。

【常见致病菌】

1. 革兰阴性杆菌　当代外科感染中革兰阴性杆菌感染已超越革兰阳性球菌，常见为大肠杆菌、绿脓杆菌、变形杆菌，其次为克雷伯菌、肠杆菌等。这一方面由于抗生素筛选的结果，另外由于创伤所致的坏死组织利于此类细菌繁殖生长。而且肠道内常驻此类细菌，腹腔、泌尿生殖系统与会阴等邻近部位感染常难避免受其污染。此类细菌的主要毒性在于内毒素，多数抗生素虽能杀菌，但对内毒素及其介导的多种炎症介质是无能为力的，因此，由革兰阴性杆菌所致的脓毒症一般比较严重，可出现三低现象（低温、低白细胞、低血压），发生感染性休克者也较多。

2. 革兰阳性球菌　较常见的有三种：①金黄色葡萄球菌感染常年不减，是因出现多重耐药性的菌株。这类菌株还倾向于血液播散，可在体内形成转移性脓肿。有些菌株局部感染也可引起高热、皮疹，甚而休克；②表皮葡萄球菌曾多年被划归“非致病菌”。由于易黏附在医用塑料制品如静脉导管等，细菌包埋于黏质中，可逃避机体的防御与抗生素的作用。近年的感染率明显增加；③肠球菌是人体肠道中的常驻菌，可参与各部位的多菌感染，有的肠球菌脓毒症，不易找到原发灶，耐药性较强。

3. 无芽胞厌氧菌　无芽胞厌氧菌普通细菌培养无法检出，因此被忽略。近代由于厌氧培养技术的提高，发现腹腔脓肿、阑尾脓肿、肛旁脓肿、脓胸、脑脓肿、吸入性肺炎、口腔颌面部坏死性炎症、会阴部感染等多含有厌氧菌。厌氧菌感染有2/3同时有需氧菌。两类细菌有协同作用，能使坏死组织增多，易于形成脓肿。脓液可有粪臭样恶臭。常见的无芽胞厌氧菌是拟杆菌，梭状杆菌、厌氧葡萄球菌和厌氧链球菌。

4. 真菌　外科真菌感染中特别应注意白色念珠菌、曲霉菌、毛霉菌、新型隐球菌等，属于条件性感染：①在持续应用抗生素情况下，特别是应用广谱抗生素，真菌得以过度生长，成为一般细菌感染后的二重感染；②基础疾病重，加上应用免疫抑制剂、激素等，使免疫功能进一步削弱；③长期留置静脉导管。

真菌可经血行播散，一般血液培养不易发现，但在多个内脏可形成肉芽肿或坏死灶，特别是曲霉素、毛霉菌有嗜血管性，易导致血管栓塞，组织进行性坏死。深部血行播散性真菌病常继发于细菌感染之后，或与细菌感染混合存在，临床不易区别，容易漏诊、误诊。

【临床表现】

脓毒症主要表现为：①骤起寒战，继以高热可达40～41℃，或低温，起病急，病情重，发展迅速；②头痛、头晕、恶心、呕吐、腹胀，面色苍白或潮红、出冷汗。神志淡漠或烦躁、谵妄和昏迷；③心率加快、脉搏细速，呼吸急促或困难；④肝脾可肿大，严重者出现黄疸或皮下出血瘀斑等。

实验室检查：①白细胞计数明显增高，一般常可达（20～30）$\times 10^9$/L以上，或降低、左移、幼稚型增多，出现毒性颗粒；②可有不同程度的酸中毒、氮质血症、溶血、尿中出现蛋白、血细胞、酮体等，代谢失衡和肝、肾受损征象；③寒战发热时抽血进行细菌培养，较易发现细菌。

【诊断】

根据在原发感染灶的基础上出现典型脓毒症的临床麦现，一般不难作出初步诊断。可根据原发感染灶的性质及其脓液形状，结合特征性的临床表现和实验室检查结果综合分析，可大致区分致病菌为革兰阳性或阴性杆菌。但对原发感染病灶比较隐蔽或临床表现不典型的患者，有时诊断可发生困难。另外，对临床表现如寒战、发热、脉搏细速、低血压、腹胀、黏膜皮肤瘀斑或神志改变，不能用原发感染病来解释时，也应提高警惕。对这类患者应密切观察和进一步检查，以免误诊和漏诊。

确定致病菌应做血和脓液的细菌培养，但由于在发生脓毒症前多数患者已经抗菌药物治疗，以至血液培养常得不到阳性结果，故应多次、最好在发生寒战、发热时抽血做细菌培养，可提高阳性率。对多次血液细菌培养阴性者，应考虑厌氧菌或真菌性脓毒症，可抽血做厌氧性培养，或做尿和血液真菌检查和培养。

【治疗】

全身性感染应用综合性治疗，关键是处理原发感染灶。

1. 原发感染灶的处理　首要的是明确感染的原发灶，做及时、彻底的处理，包括清除坏死组织和异物、消灭死腔、脓肿引流等等，还要解除相关的病因，如血流障碍、梗阻等因素。如一时找不到原发灶，应进行全面的检查，特别应注意一些潜在的感染源和感染途径，并予以解决。如静脉导管感染时，拔除导管应属首要措施。危重患者疑为肠源性感染时，应及时纠正休克，尽快恢复肠黏膜的血流灌注；通过早期肠道营养促使肠黏膜的尽快修复；口服肠道生态制剂以维护肠道正常菌群等。

2. 抗菌药物的应用　不要等待培养结果，可先根据原发感染灶的性质及早联合应用估计有效的两种抗生素，并应用足够剂量。再根据细菌培养及抗生素敏感试验结果，调整用抗菌药物。对真菌性脓毒症，应尽量停用广谱抗生素，或改用必须的窄谱抗生素，并全身应用抗真菌药物。

3. 支持疗法　补充血容量、输注新鲜血、纠正低蛋白血症等。

4. 对症治疗　如控制高热、纠正电解质紊乱和维持酸碱平衡等。

还应对受累的心、肺、肝、肾等重要脏器、以及原有的糖尿病、肝硬化、尿毒症等同时给予相应的处理。

第四节　特异性感染

一、破伤风

【病因】

破伤风是常和创伤相关连的一种特异性感染。除了可能发生在各种创伤后，还可能发生于不洁条件下分娩的产妇和新生儿。病菌是破伤风杆菌，为专性厌氧，革兰染色阳性。平时存在于人畜的肠道，随粪便排出体外，以芽胞状态分布于自然界，尤以土壤中为常见。

【病理生理】

在缺氧环境中，破伤风杆菌的芽胞发育为增殖体，迅速繁殖并产生大量外毒素，主要是痉挛毒素引致患者一系列临床症状和体征。菌体及其外毒素，在局部并不引起明显的病理改变，伤口甚至无明显急性炎症或可能愈合。但痉挛毒素吸收至脊髓、脑干等处。与联络神经细胞的突触相结合，抑制突触释放抑制性传递介质。运动神经元因失去中枢抑制而兴奋性增强，致使随意肌紧张与痉挛。破伤风毒素还可阻断脊髓对交感神经的抑制，致使交感神经过度兴奋，引起血压升高、心率增快、体温升高、自汗等。

【临床表现】

一般有潜伏期，通常是6～12 d，个别患者可在伤后1～2 d就发病。潜伏期越短者，预后越差。还有在伤后数月或数年因清除病灶或异物而发病的。前躯症状是全身乏力、头晕、头痛、咀嚼无力、局部肌肉发紧、扯痛、反射亢进等。典型症状是在肌紧张性收缩（肌强直、发硬）的基础上，阵发性强烈痉挛，通常最先受影响的肌群是咀嚼肌，随后顺序为面部表情肌、颈、背、腹、四肢肌，最后为膈肌。相应出现的征象为：张口困难（牙关紧闭）、蹙眉、口角下缩、咧嘴“苦笑”、颈部强直、头后仰；当背、腹肌同时收缩，因背部肌群较为有力，躯干因而扭曲成弓、结合颈、四肢的屈膝、弯肘、半握拳等痉挛姿态，形成“角弓反张”或“侧弓反张”；膈肌受影响后，发作时面唇青紫，通气困难，可出现呼吸暂停。上述发作可因轻微的刺激，如光、声、接触、饮水等而诱发。

间歇期长短不一，发作频繁者，常示病情严重。发作时神志清楚，表情痛苦，每次发作时间由数秒至数分钟不等。强烈的肌痉挛，可使肌断裂，甚至发生骨折。膀胱括约肌痉挛可引起尿潴留。持续的呼吸肌和膈肌痉挛，可造成呼吸骤停。患者死亡原因多为窒息、心力衰竭或肺部并发症。

病程一般为3～4周，如积极治疗、不发生特殊并发症者，发作的程度可逐步减轻，缓解期平均约1周。但肌紧张与反射亢进可继续一段时间；恢复期间还可出现一些精神症状，如幻觉，言语、行动错乱等，但多能自行恢复。

少数患者可仅表现为受伤部位肌持续性强直，可持续数周或数月，预后较好。新生儿患此病时，因肌肉纤维弱而症状不典型，表现为不能啼哭和吸乳。少活动，呼吸弱或困难。

【诊断和鉴别诊断】

实验室检查很难诊断破伤风，因脑脊液检查可以正常，伤口厌氧菌培养也难发现该菌。但破伤风的症状比较典型，诊断主要根据临床表现。凡有外伤史，不论伤口大小、深浅，如是伤后出现肌紧张、扯痛、张口困难、颈部发硬、反射亢进等均应考虑此病的可能性。需要与下列疾病鉴别：①化脓性脑膜炎：虽有“角弓反张”状和颈项强直等症状，但无阵发性痉挛；有剧烈头痛、高热、喷射性呕吐、神志有时不清；脑脊液检查有压力增高、白细胞计数增多等；②狂犬病：有被疯狗、猫咬伤史，以吞咽肌抽搐为主。喝水不能下咽，并流大量口涎，患者听见水声或看见水，咽肌立即发生痉挛；③其他：如颞下颌关节炎、子痫、癔病等。

【治疗】

破伤风是一种极为严重的疾病，死亡率高，尤其是新生儿和吸毒者，为此要采取积极的综合治疗措施，包括清除毒素来源，中和游离毒素，控制和解除痉挛，保持呼吸道通畅和防治并发症等。

1. 凡能找到伤口，伤口内存留坏死组织、引流不畅者，应在抗毒血清治疗后，在良好麻醉、控制痉挛下进行伤口处理、充分引流，局部可用3%过氧化氢溶液冲洗。有的伤口看上去已愈合。应仔细检查痂下有无窦道或死腔。

2. 抗毒素的应用，目的是中和游离的毒素。所以只在早期有效，毒素已与神经组织结合，则难收效。一般用量是1万~6万U，分别由肌内注射与静脉滴入。静脉滴入应稀释于5%葡萄糖溶液中，缓慢滴入。用药前应做皮内过敏试验。连续应用或加大剂量并无意义，且易致过敏反应和血清病。破伤风人体免疫球蛋白在早期应用有效，剂量为3 000~6 000 U，一般只用一次。

3. 患者入院后，应住隔离病室，避免光、声等刺激；避免骚扰患者。据情可交替使用镇静、解痉药物，以减少患者的痉挛和痛苦。可供选用的药物有：10%水化氯醛，保留灌肠量每次20~40 ml，苯巴比妥钠肌内注射，每次0.1~0.2 g，地西泮10~20 mg，肌内注射或静脉滴注，一般每日一次。病情较重者，可用冬眠1号合剂（由氯丙嗪、异丙嗪各50 mg，哌替啶100 mg及5%葡萄糖250 ml配成）静脉缓慢滴入，但低血容量时忌用。痉挛发作频繁不易控制者，可用2.5%硫喷妥钠缓慢静脉注射，每次0.25~0.5 g，但要警惕发生喉头痉挛和呼吸抑制。用于已做气管切开者比较安全。但新生儿破伤风要慎用镇静解痉药物，应酌情用洛贝林、可拉明等。

4. 注意防治并发症。主要并发症在呼吸道，如窒息、肺不张、肺部感染；防止发作时掉下床、骨折、咬伤舌等。对抽搐频繁、药物又不易控制的严重患者，应尽早进行气管切开，以便改善通气，清除呼吸道分泌物，必要时可进行人工辅助呼吸。还可利用高压氧舱辅助治疗。气管切开患者应注意做好呼吸道管理，包括气道雾化、湿化、冲洗等。要定时翻身、拍背，以利排痰，并预防褥疮。必要时专人护理，防止意外；严格无菌技术，防止交叉感染。已并发肺部感染者，根据菌种选用抗生素。

5. 由于患者不断阵发痉挛，出大汗等，故每日消耗热量和水分丢失较多。因此要十分注意营养（高热量、高蛋白、高维生素）补充和水与电解质平衡的调整。必要时可采用中心静脉肠外营养。

青霉素80万~100万U，肌内注射，每4~6 h1次，或大剂量静脉滴注，可抑制破伤风杆菌。也可给甲硝唑2.5 g/d，分次口服或静脉滴注，持续7~10 d。如伤口有混合感染，则相应选用抗菌药物。

二、气性坏疽

【病因】

气性坏疽是厌氧菌感染的一种，即梭状芽胞杆菌所致的肌坏死或肌炎。此类感染因其发展急剧，预后严重。已知的梭状芽胞杆菌有多种，引起本病主要的有产气荚膜杆菌、水肿杆菌、腐败杆菌：溶组织杆菌等。感染发生时，往往不是单一细菌，而是几种细菌的混合。各种细菌又有其生物学的特性，根据细菌组合的主次，临床表现有所差别，有的以产气显著，有的以水肿显著。这类细菌在人畜粪便与周围环境中（特别是泥土中）广泛存在。故伤后污染此菌的机会很多，但发生感染者不多。因为这类细菌在人体内生长繁殖需具备缺氧环境。如开放性骨折伴有血管损伤,挤压伤伴有深部肌肉损伤、上止血带时间过长或石膏包扎过紧,邻近肛周、会阴部位的严重创伤,继发此类感染的概率较高。

【病理生理】

这类细菌可产生多种有害于人体的外毒素与酶。有的酶是通过脱氮、脱氨、发酵的作用而产生大量不溶性气体如硫化氢、氮等，积聚在组织间；有的酶能溶组织蛋白，使组织细胞坏死、渗出、产生恶性水肿。由于气、水夹杂，急剧膨胀，局部张力迅速增加，皮肤表面可变得如“木板样”硬，筋膜下张力急剧增加，从而压迫微血管、进一步加重组织的缺血、缺氧与失活，更有利于细菌繁殖生长，形成恶性循环。这类细菌还可产生卵磷脂酶、透明质酸酶等，使细菌易于穿透组织间隙，快速扩散。病变一旦开始，可沿肌束或肌群向上下扩展，肌肉转为砖红色，外观如熟肉，失去弹性。如侵犯皮下组织，气肿、水肿与组织坏死可迅速沿筋膜扩散。活体组织检查可发现肌纤维间有大量气泡和大量革兰阳性粗短杆菌。

【临床表现】

创伤后并发此症的时间最早为伤后 8 ~ 10 h，最迟为 5 ~ 6 d，通常在伤后 1 ~ 4 d。临床特点是病情急剧恶化，烦躁不安，杂有恐惧或欣快感；皮肤、口唇变白，大量出汗、脉搏快速、体温逐步上升。随着病情的发展，可发生溶血性贫血、黄疸、血红蛋白尿、酸中毒，全身情况可在 12 ~ 24 h 内全面迅速恶化。

患者常诉伤肢沉重或疼痛，持续加重，有如胀裂，程度常超过创伤伤口所能引起者，止痛剂不能奏效；局部肿胀与创伤所能引起的程度不成比例，并迅速向上下蔓延，每小时都可见到加重。伤口中有大量浆液性或浆液血性渗出物，可渗湿厚层敷料，当移除敷料时有时可见气泡从伤口中冒出。皮下如有积气，可触及捻发音。由于局部张力，皮肤受压而发白，浅部静脉回流发生障碍，故皮肤表面可出现如大理石样斑纹。因组织分解、液化、腐败和大量产气（硫化氢等），伤口可有恶臭。局部探查时，如属筋膜上型，可发现皮下脂肪变性、肿胀；如为筋膜下型，筋膜张力增高，肌肉切面不出血。渗出物涂片染色可发现革兰阳性染色粗大杆菌。X 线照片检查常显示软组织间有积气。

【诊断与鉴别诊断】

因病情发展急剧，重在早期诊断。早期诊断的重要依据是局部表现。伤口内分泌物涂片检查有革兰阳性染色粗大杆菌和 X 线检查显示患处软组织间积气，有助于确诊。诊断时应予鉴别者：①组织间积气并不限于梭状芽胞杆菌的感染。某些脏器如食管、气管因手术、损伤或病变导致破裂溢气，体检也可出现皮下气肿，捻发音等，但不同之处是不伴有全身中毒症状；局部的水肿、疼痛、皮肤改变均不明显，而且随着时间的推移，气体常逐渐吸收；②一些兼性需氧菌感染如大肠杆菌、克雷白菌的感染也可产生一定的气体，但主要是 CO_2，属可溶性气体，不易在组织间大量积聚，而且无特殊臭味；③厌氧性链球菌也可产气，但其所造成的损害如链球菌蜂窝织炎、链球菌肌炎等，病情发展较慢，全身中毒症状较轻，发展较缓。处理及时，切开减张、充分引流，加用抗生素等治疗，预后较好。

【治疗】

一经诊断，需立即开始积极治疗。越早越好，可以挽救患者的生命，减少组织的坏死或截肢率。主要措施有三：

1. 急症清创　术前准备应包括静脉滴注大剂量青霉素、输血等。准备时间应尽量缩短。深部病变往往超过表面显示的范围，故病变区应做广泛、多处切开，包括伤口周围水肿或皮下气肿区，术中应充分显露探查，彻底清除变色、不收缩、不出血的肌肉。因细菌扩散的范围常超过肉眼病变的范围，所以应整块切除肌肉，包括肌肉的起止点。如感染限于某一筋膜腔，应切除该筋膜腔的肌群。如整个肢体已广泛感染，应果断进行截肢以挽救生命。如感染已部分超过关节截肢平面，其上的筋膜腔应充分敞开，术后用氧化剂冲洗、湿敷，经常更换敷料，必要时还要再次清创。

2. 应用抗生素　对这类感染，首选青霉素，常见产气荚膜杆菌中对青霉素大多敏感，但剂量需大，每天应在 1 000 万 U 以上。大环内酯类（如琥乙红霉素、麦迪霉素等）和硝咪唑类（如甲硝唑、替硝唑）也有一定疗效。氨基糖苷类抗生素（如卡那霉素、庆大霉素等）对此类细菌已证实无效。

3. 高压氧治疗　提高组织间的含氧量，造成不适合细菌生长繁殖的环境，可提高治愈率，减轻伤残率。

4. 全身支持疗法　包括输血、纠正水与电解质失调、营养支持与对症处理等不可或缺。

三、真菌感染

【概述】

真菌通常存在于正常人的口腔、呼吸道和阴道，是典型的条件致病菌。在外科感染中，较多见的真菌有念珠菌、曲霉菌、毛霉菌、新型隐球菌。发生真菌感染的因素有：①抗生素大量、持续应用下导致菌群失调；②基础疾病重，加上免疫抑制剂和激素的应用；③长期留置静脉导管。

【临床表现】

1. 深部念珠菌感染多继发于细菌感染之后，或与其混合存在，临床表现不易区别，但仍有一些特点：病情发展，病程迁延，对抗生素治疗反应不佳；出现口腔鹅口疮、霉菌性阴道炎；肠道菌群失调者可出现腹泻。创面曲霉菌、毛霉菌感染者先出现霉斑，继而发生凹陷性坏死，并迅速向深部发展。

2. 在有真菌感染的致病因素下出现不同于一般细菌感染的临床表现，应警惕有真菌

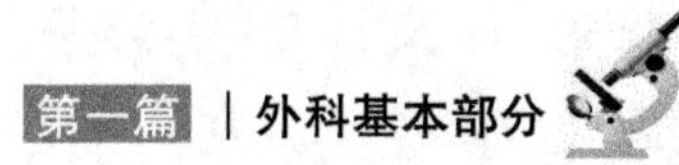

感染的可能性。血培养阳性率低，尿液检查有时可找到真菌，眼底镜检查也有一定帮助，创面真菌感染可用组织活检确诊。

【防治】

对基础病重、免疫功能低下者，如长期应用抗生素，可预防性使用抗真菌药物。静脉留置导管者，应注意防治污染。根据真菌感染的病因采用不同治疗方法，如停用或更换抗生素，拔除导管，同时使用抗真菌药物。在使用抗真菌药物时要特别注意肝、肾功能检查。创面真菌感染一旦侵入组织，应紧急广泛清创，并使用抗真菌药。

第八章　多器官功能障碍综合征

第一节　急性肾功能衰竭

【概述】

急性肾功能衰竭（ARF）是指由各种原因引起的肾功能损害，在短时间（几小时至几日）内出现血中氮质代谢产物积聚，电解质和酸碱平衡失调及全身并发症，是一种严重的临床综合病征。

【病因】

引起 ARF 的病因可分为三类。

1. 肾前性　由于出血、脱水、休克等病因引起血容量不足；心脏疾病、肺动脉高压、肺栓塞等所致心排出量降低；全身性疾病，如肝肾综合征、严重脓毒症、过敏反应和药物等引起有效血容量减少以及肾血管病变，这些均可导致肾血流的低灌注状态，使肾小球滤过率不能维持正常而引起少尿。

2. 肾后性　血于尿路梗阻所致，包括双侧肾、输尿管或孤立肾、输尿管周围病变以及盆腔肿瘤压迫输尿管引起梗阻以上部位的积水。膀胱内结石、肿瘤以及前列腺增生、前列腺肿瘤和尿道狭窄等引起双侧上尿路积水，使肾功能急剧地下降。如能及时解除梗阻，肾功能可以很快恢复，但梗阻时间过长，亦会使肾实质受损害，导致 ARF。

3. 肾性　主要是由肾缺血和肾毒素所造成的肾实质性病变。约 75% 发生急性肾小管坏死。临床上能使肾缺血的因素很多，如大出血、脓毒性休克、血清过敏反应等。肾毒素物质有：氨基糖苷类抗生素如庆大霉素、卡那霉素、链霉素等；重金属如铋、汞、铝、砷等；其他药物如放射显影剂、阿昔洛韦、顺铂、异环磷酰胺、环孢素 A、两性霉素 B 等；有机溶剂如四氯化碳、乙二醇、苯、酚等；生物类毒物如蛇毒、青鱼胆、蕈毒等。肾缺血和肾毒素对肾的影响不能截然分开，常交叉同时作用，如大面积深度烧伤、挤压综合征、脓毒性休克等。

应该注意的是，以肾前性和肾后性的病因所致者，早期阶段仅仅是肾功能障碍而无严重的肾实质性损害，只有原发病因未及时纠正而继续进展，才会造成 ARF。

【临床表现】

临床上急性肾衰竭有少尿型 ARF 和非少尿型 ARF，而少尿型 ARF 的临床病程分为两个不同的时期，即少尿（或无尿）期和多尿期，与 ARF 在病理上有肾小管坏死和修复两个阶段相关。

1. 少尿（或无尿）期

此期是整个病程的主要阶段，一般为 7 ~ 14 d，最长可达 1 个月以上。少尿期越长，病情愈重。

(1) 水、电解质和酸碱平衡失调

1) 水中毒：体内水分大量积蓄，若不严格限制水、钠的摄入，再加体内本身每 24 h 的内生水可达 450 ~ 500 ml，极易造成水中毒。严重时可发生高血压、心力衰竭、肺水肿及脑水肿，表现为恶心、呕吐、头晕、心悸、呼吸困难、浮肿、嗜睡以及昏迷等症状。水中毒是 ARF 的主要死因之一。

2) 高钾血症：正常人 90% 的钾离子经肾排泄。少尿或无尿时，钾离子排出受限，特别是有严重挤压伤、烧伤或感染时，组织分解代谢增加，钾由细胞内释放到细胞外液，血钾可迅速升高达危险水平。血钾升高的患者有时可无特征性临床表现，待影响心功能后才出现心律失常，甚至心跳骤停。因此必须严密观察血钾及心电图改变。血钾升高的心电图表现为 Q – T 间期缩短及 T 波高尖；当血钾升高至 6.5 mmol/L 以上，可出现 QRS 波增宽、P – R 间期延长和 P 波降低。对于高钾血症必须紧急处理，否则有引起心室纤颤或心跳骤停的可能。高钾血症是少尿期最重要的电解质紊乱，是 ARF 死亡的常见原因之一。

3) 高镁血症：正常情况下，60% 镁由粪便排泄，40% 由尿液排泄。在 ARF 时，血镁与血钾呈平行改变，因此高钾血症的患者必然也伴有高镁血症。心电图表现为 P – R 间期延长，QRS 波增宽，T 波增高。高血镁可引起神经肌肉传导障碍，出现低血压、呼吸抑制、麻木、肌力减弱、昏迷甚至心脏停跳。

4) 高磷血症和低钙血症：ARF 时会发生血磷升高，有 60% ~ 80% 的磷转向肠道排泄，并与钙结成不溶解的磷酸钙，影响钙的吸收，出现低钙血症。血钙过低会引起肌抽搐，并加重高血钾对心肌的毒性作用。

5) 低钠血症：主要由 ARF 时水过多所致；此外还有以下情况可能产生低钠血症：呕吐、腹泻、大量出汗等引起钠过多丢失；代谢障碍使“钠泵”效应下降，细胞内钠不能泵出，细胞外液钠含量下降；肾小管功能障碍，钠再吸收减少等。

6) 低氯血症：由于氯和钠是在相同的比例下丢失，低钠血症常伴低氯血症。若频繁呕吐，大量胃液丧失，氯化物丢失更多。

7) 酸中毒：代谢性酸中毒 ARF 少尿期的主要病理生理改变之一。因缺氧而使无氧代谢增加，无机磷酸盐等非挥发性酸性代谢产物排泄障碍，加之肾小管损害以及丢失碱基和钠盐，分泌 H^+ 及其与 NH_3 结合的功能减退，导致体内酸性代谢产物的积聚和血 HCO_3^- 浓度下降，产生代谢性酸中毒并加重高钾血症。临床表现为呼吸深而快，呼气带有酮味，面部潮红，并可出现胸闷、气急、软弱、嗜睡及神志不清或昏迷，严重时血压下降、心律失常，甚至出现心脏停跳。

(2) 蛋白质代谢产物积聚　蛋白质的代谢产物不能经肾排泄，含氮物质积聚于血中，称氮质血症。如同时伴有发热、感染、损伤，则蛋白质分解代谢增加，血中尿素氮和肌酐升高更快，预后差。氮质血症时，血内其他毒性物质如酚、胍等亦增加，终形成尿毒症。临床表现为恶心、呕吐、头痛、烦躁、倦怠无力、意识模糊，甚至昏迷。

（3）全身并发症　由于 ARF 所致的一系列病理生理改变以及尿毒症毒素在体内的蓄积，可以引起全身各系统的中毒症状。尿少及体液过多，导致高血压、心力衰竭、肺水肿、脑水肿；毒素滞留，电解质紊乱、酸中毒引起各种心律紊乱和心肌病变；亦可出现尿毒症肺炎、脑病。由于血小板质量下降、各种凝血因子减少，毛细血管脆性增加，有出血倾向。常有皮下、口腔黏膜、牙龈及胃肠道出血，以及 DIC。

2. 多尿期

在少尿或无尿后的 7～14 d，如 24 h 内尿量增加至 400 ml 以上，即为多尿期开始，一般历时约 14 d，尿量每日可达 3 000 ml 以上。在开始的第 1 周，由于肾小管上皮细胞功能尚未完全恢复，虽尿量明显增加，但血尿素氮、肌酐和血钾仍继续上升，尿毒症症状并未改善，此为早期多尿阶段。当肾功能进一步恢复、尿量大幅度增加后，则又可出现低血钾、低血钠、低血钙、低血镁和脱水现象，此时患者仍然处于氮质血症及水电解质失衡状态。且体质虚弱，很容易发生感染，患者并未脱离危险，可因低血钾或感染而死亡。待血尿素氮、肌酐开始下降时，则病情好转，即进入后期多尿。多尿期的尿量增加有三种形式：突然增加、逐步增加和缓慢增加。后者在尿量增加一段时期后若停滞不增，提示肾有难以恢复的损害，预后差。多尿期后，患者常需数月后才能恢复正常，少数患者最终遗留不同程度的肾结构和功能缺陷。

非少尿型急性肾衰竭 24 h 尿量为 800 ml 以上，但血肌酐呈进行性升高，与少尿型比较，其升高幅度较低。临床表现轻，进程缓慢，严重的水、电解质和酸碱平衡紊乱、胃肠道出血和神经系统症状均少见，感染发生率亦较低。需要透析治疗者少，预后较好，但临床上仍须重视此型肾衰竭。

【诊断和鉴别诊断】

1. 病史及体格检查

需详细询问和记录与 ARF 相关的病史，归纳为以下三个方面：①有无肾前性因素，如体液或血容量降低所致低血压、充血性心力衰竭、严重肝病等；②有无引起肾小管坏死的病因，如严重烧伤、创伤性休克、脓毒性休克、误输异型血、肾毒性药物治疗等；③有无肾后性因素，如尿路结石、盆腔内肿物、肿瘤等。

此外，应注意是否有肾病和肾血管病变，在原发病的基础上引起急性肾衰竭，有时临床表现非常明显。额前和肢体水肿检查可以提示。ARF 的发生原因及评价目前水、电解质平衡和心脏功能的情况。心脏听诊可了解有无心力衰竭。颈静脉充盈程度能反映中心静脉压的高低。

2. 尿量及尿液检查

①尿量：精确记录每小时尿量，危重患者尤其是昏迷患者需要留置导尿管收集尿液；②尿液检查：注意尿色改变，酱油色尿提示有溶血或软组织严重破坏，尿呈酸性。肾前性 ARF 时尿浓缩，尿比重和渗透压高；肾性 ARF 为等渗尿，尿比重在 1.010～1.014。

尿常规检查，镜下见到宽大的棕色管型，即为肾衰竭管型，提示急性肾小管坏死，对 ARF 有诊断意义；大量红细胞管型及蛋白提示急性肾小球肾炎；有白细胞管型提示急性肾盂肾炎。肾前性和肾后性 ARF，早期阶段尿液检查常无异常或有红细胞、白细胞。

3. 血液检查

①血常规检查。嗜酸性粒细胞明显增多提示急性间质性肾炎的可能。轻、中度贫血与体液潴留有关；②血尿素氮和肌酐。若每日血尿素氮升高 3.6 ~ 7.1 mmol/L，血肌酐升高 44.2 ~ 88.4 μmol/L，则表示有进行性 ARF，或有高分解代谢存在；③血清电解质测定。血钾浓度常升高，可大于 5.5 mmol/L，少数可正常或偏低；血钠可正常或偏低；血磷升高，血钙降低；④血 pH 或血浆［HCO_3^-］浓度。血 pH 常低于 7.35，［HCO_3^-］浓度多低于 20 mmol/L，甚至低于 13.5 mmol/L。

4. 影像学检查

主要用于诊断肾后性 ARF。B 超检查可显示双肾大小以及肾输尿管积水；尿路平片、CT 平扫可发现尿结石影；如怀疑尿路梗阻，可做逆行尿路造影，输尿管插管既可进一步确定梗阻又有治疗作用。磁共振成像可显示尿路梗阻部位及程度。X 线或放射性核素检查可发现肾血管有无阻塞，确诊则需行肾血管造影，但应特别注意造影剂肾毒性。对老年人、肾血流灌注不足和肾小球滤过率减少者，毒性更大，会加重急性肾衰竭。

5. 肾穿刺活检

通常用于没有明确致病原因的肾实质性急性肾衰竭，如肾小球肾炎、血管炎、溶血性尿毒症综合征、血栓性血小板减少性紫癜及过敏性间质性肾炎等。

6. 肾前性和肾性 ARF 的鉴别

（1）补液试验　心肺功能不全者不宜做此试验。

（2）血液及尿液检查指标　表（1 – 8 – 1）中各项指标可用以鉴别。

表 1 – 8 – 1　肾前性与肾性 ARF 的鉴别

诊断指标	肾前性	肾性（缺血性）
尿比重	>1.020	~1.010
尿渗透量（压）（mmol/L）	>500	~300
尿钠浓度（mmol/L）	<10	>20
尿肌酐/血肌酐	>40	<20
尿尿素氮/血尿素氮	>8	<3
血尿素氮/血肌酐	>20	<10 ~ 15
肾衰竭指数	<1	>1
钠排泄分数	<1	>1
尿沉渣	透明管型	棕色颗粒管型

7. 肾性与肾后性 ARF 的鉴别

肾后性 ARF 常表现为突然无尿，影像学检查提示尿路梗阻，鉴别方法见前述。

【治疗】

1. 少尿或无尿期的治疗　少尿的早期如得以及时处理，病情常可好转。此期主要的死亡原因是水中毒及高钾血症，故应及时纠正水、电解质失衡。治疗主要包括以下几个方面：

（1）控制入水量：以“量出为入，宁少勿多”为原则，防止因输液过多引起的肺水肿、脑水肿、血压升高和心功能不全。每日补液量 = 显性失水 + 非显性失水 - 内生水。

（2）营养：采用低蛋白、高热量、高维生素饮食，每日至少供给热量 5 020 ~ 6 280 kJ（1 200 ~ 1 500 kcal）。

（3）应用促进蛋白质合成的激素。

（4）积极防治感染，应用抗生素治疗已存在及可能继发的感染。

（5）积极纠正水、电解质失调及酸中毒。

（6）透析疗法：包括血液透析和腹膜透析，应用指征为：血尿素氮 > 25 mmol/L；血肌酐 > 442 μmol/L；血钾 > 6.5 μmol/L；出现水中毒现象，一般措施不能改善，酸中毒不能用补碱纠正；血液滤过及连续肾替代（CRRT）治疗：采用一般血液透析极为困难时可应用连续静脉 - 静脉血液滤过（CVVH）等床边血液净化治疗手段。

2. 多尿期的治疗　多尿早期氮质血症反复加剧，易继发感染。应继续维持水、电解质平衡，补液量以每日排出水分量的 1/3 ~ 1/2 为宜；增加蛋白质入量；积极治疗感染，预防合并症的发生。

第二节　急性呼吸窘迫综合征

【概述】

急性呼吸窘迫综合征（ARDS）是因肺实质发生急性弥漫性损伤而导致的急性缺氧性呼吸衰竭，临床表现以进行性呼吸困难和顽固性低氧血症为特征。这种临床症候群曾命名为“成人呼吸窘迫综合征”，以同新生儿呼吸窘迫综合征（RDS）相区别。1994 年召开的欧美危重病医学和胸科联席会议认为，各年龄段都可发生 ARDS，并以“急性”取代“成人”，命名为“急性呼吸窘迫综合征”。同时认为，急性肺损伤（ALI）和 ARDS 是这种综合征的两个发展阶段，早期表现为 ALI，而 ARDS 是为最严重阶段。推荐使用统一的 ALI 和 ARDS 的诊断标准。ALI 的诊断标准为：①急性起病；②氧合指数（动脉血氧分压假入氧浓度，PaO_2/F_iO_2）≤40 kPa（300 mmHg）（无论 $PaCO_2$ 是否正常或是否应用呼气末正压通气，PEEP）；③肺部 X 线片显示有双肺弥漫性浸润；④肺毛细血管楔压

(PCWP) ≤18 mmHg 或无心源性肺水肿的临床证据；⑤存在诱发 ARDS 的危险因素。ARDS 的诊断标准：在以上 ALI 的诊断基础上，只要 $PaCO_2/F_iO_2$ ≤26.7 kPa（200 mmHg）（无论 $PaCO_2$ 是否正常或是否应用 PEEP）即可诊断为 ARDS，反映肺损伤的程度更为严重。

【病因】

(1) 损伤 ①肺内损伤：如肺挫伤、呼吸道烧伤、侵蚀性烟气吸入、胃内容物误吸、溺水、肺冲击伤等；高浓度氧吸入也可引起 ARDS；②肺外损伤：烧伤或创伤，尤其是并发休克或（和）感染者可发生 ARDS；骨折后并发脂肪栓塞症时可出现此综合征；③手术：如体外循环术后、大血管手术后或其他大手术后可发生 ARDS。

(2) 感染 肺部感染。

(3) 肺外器官系统其他病变 如重症急性胰腺炎、急性肾功能衰竭、急性肝功能衰竭等，均可引起 ARDS。

(4) 休克和弥散性血管内凝血（DIC）。

(5) 其他 颅内压增高、癫痫、吸海洛因、巴比妥类中毒等可引起 ARDS。大量输血或过量输液可诱发此综合征。

【病理生理】

非心源性肺水肿即漏出性肺水肿是 ARDS 特征性病理改变。由于各种诱发病因导致肺泡上皮细胞及毛细血管内皮细胞的损伤，使肺泡－毛细血管膜的通透性增加，体液和血浆蛋白渗出血管外至肺间质和肺泡腔内，形成非心源性肺水肿。引起肺泡－毛细血管膜通透性增加的原因较为复杂。中性粒细胞在急性肺损伤中可能起到重要作用。从 ARDS 患者的肺泡灌洗液中发现，中性粒细胞数量增加，中性粒细胞酶的浓度也增高。一些病原体及其毒素作为炎症刺激物激活体内的补体系统，促使炎性细胞及血小板等在毛细血管内形成微血栓。一些炎性细胞和内皮细胞可释放细胞因子和炎性介质，包括肿瘤坏死因子（TNF－α）、白介素类（IL－1、IL－6、IL－8 等）、氧自由基、血栓素等，都可损伤毛细血管内皮细胞，破坏血管壁的通透性。一些游离脂肪酸及各种细胞碎片在肺血管内形成的微血栓，可直接损害血管壁，引起漏出性肺水肿。

肺表面活性物质的数量减少和活性降低是引起 ARDS 患者发生顽固性低氧血症和肺顺应性降低的重要原因。炎性反应、肺泡血液灌流不足、肺泡水肿及机械通气等，都可使肺表面活性物质减少和活性降低。结果使肺泡发生早期关闭，肺功能残气量（FRC）降低及广泛性肺不张。结果导致肺顺应性下降，通气/灌流比例失调和肺内分流量增加，引起顽固性低氧血症。

ARDS 的肺机械性能改变表现为肺顺应性降低。肺顺应性是反映肺组织的弹性特点，表示在一定压力下肺容量扩张的难易程度。ARDS 患者由于肺间质和肺泡水肿、充血，肺表面活性物质减少引起肺表面张力增加，肺容量及 FRC 都降低，结果导致肺顺应性明显降低。在 ARDS 早期，肺容量降低和肺不张的发生是不平衡的，往往与患者的体位有关，低垂部位肺比较容易发生。

肺内分流量增加和通气/灌流比例失调都可引起低氧血症，但肺内分流量的增加是引起顽固性低氧血症的主要原因。FRC 降低和广泛肺不张使肺容量明显降低，可减少至正常肺容量的1/2以下，死腔通气明显增加，加上通气催流比例失调，使静脉血得不到充分氧合，肺内真正分流量增加，导致低氧血症。在ARDS后期，由于死腔通气增加，可导致CO_2的排出障碍而引起CO_2潴留。

【临床表现】

ARDS一般在原发病后12～72 h发生。主要表现为：严重的呼吸困难和顽固性低氧血症，任何能引起混合静脉血氧饱和度降低的因素，如氧消耗增加、心输出量降低或血红蛋白减少等，都可加重低氧血症。此时气道阻力增加和肺顺应性降低；血流动力学表现为肺毛细血管楔压（PCWCP）正常（<18 mmHg），而肺血管阻力（PVR）和肺动脉压（PA）升高；X线显示双肺有弥漫性片状浸润和非心源性肺水肿。早期的肺顺应性变化不大，发病后一周内肺顺应性明显降低，死腔通气也显著增加，并可出现进一步的肺损伤、继发感染和其他器官的功能障碍。一般在2周后开始逐渐恢复，2～4周内的死亡率最高，致死原因多为难以控制的感染和多器官功能衰竭。

因间接原因引起的ARDS，临床过程可大致分为四期：Ⅰ期：除原发病的临床表现和体征（如创伤、休克、感染等）外，出现自发性过度通气，呼吸频率稍增快，$PaCO_2$偏低。可能与疼痛或应激有关，加上组织氧合不足和循环障碍，可刺激化学感受器而引起轻度通气增加。此期的胸片正常，动脉血气分析除了$PaCO_2$偏低外，其他基本正常；Ⅱ期：发病后24～48 h，表现为呼吸急促，浅而快，呼吸困难，发绀有加重，肺听诊和X线片仍显示正常。但到该期的晚期，肺部出现细小啰音，呼吸音粗糙；X线片显示两肺纹理增多及轻度肺间质水肿。动脉血气分析为轻度低氧血症和低碳酸血症。吸氧虽可使PO_2有所改善，但肺泡－动脉氧分压差（$P_{(A-a)}O_2$）仍然很高，肺内分流量为15%～20%；Ⅲ期：进行性呼吸困难，发绀明显，两肺有散在湿性及干性啰音。X线片显示两肺有弥漫性小斑点片状浸润，尤以周边为重。动脉血气分析为中度以上低氧血症，合并明显的呼吸性碱中毒，有的病例合并代谢性酸中毒（缺氧性），$P_{(A-a)}O_2$明显增加，肺内分流量为20%～25%；Ⅳ期：呼吸极度困难，因缺氧而引起脑功能障碍，表现为神志障碍或昏迷。肺部啰音明显增多，并可出现管状呼吸音。X线片显示两肺有小片状阴影，并融合形成大片状阴影。血气分析呈现重度低氧血症和高碳酸血症，呼吸性碱中毒和代谢性酸中毒同时存在。肺内分流量在25%以上。

【治疗】

1. 呼吸治疗　主要的方法是用呼吸机和氧气，施行定容、定压的人工呼吸，以纠正低氧血症和改善肺泡换气功能。

初期，患者呼吸加快而其他症状较轻时，可用戴面罩的持续气道正压通气（CPAP）。保持其呼气相压0.5～1.0 kPa（5～10 cmH_2O），使肺泡复张，增加换气面积；并增加吸入氧浓度（$FiCO_2$）。

进展期，需插入气管导管，多选用呼气终末正压通气（PEEP）和（或）间歇性强制通气（IMV）。为了迅速纠正低氧血症，使用呼吸机开始时用较高的FiO_2、甚至用纯氧吸入（$FiO_2=1.0$）。然后应在维持$PaO_2>8.6$ kPa（65 mmHg）的水平上，逐步降低至$FiO_2\leq0.4$。以避免高浓度氧加正压对肺的损害。PEEP则应逐步增加，以0.5～1.5 kPa（5～15 cmH_2O），必要时方用更高的压力。使用呼吸机过程中应监测血气变化，以便调节。

2. 维持循环　患者若有低血容量，必须及时输液以支持循环。否则使用 CPAP 或 PEEP 等更促使心搏出量减少。为防止输液过量加重肺间质和肺泡水肿，应监测尿量、中心静脉压（最好测肺动脉楔压等）。低氧血症和肺动脉高压会增加心脏的负荷，加以感染、代谢亢进等可能影响心功能。所以，除了要维持血容量，还应酌情选用多巴酚丁胺、多巴胺、酚妥拉明、毛花苷丙（西地兰）、硝酸甘油等药物。

3. 治疗感染　脓毒症是 ARDS 的常见病因，且 ARDS 发生后又可并发肺部感染，因此抗感染疗法是必要的。

4. 其他　兼顾 MODS 的肾、肝等功能障碍的治疗。注意维持体液平衡和营养代谢。

第三节　应激性溃疡

【概述】

应激性溃疡是继发于创伤、烧伤、休克和其他严重的全身病变如心肌梗死等的一种胃、十二指肠黏膜病变，病变过程可出现黏膜急性炎症、糜烂或溃疡，主要表现为消化道大出血或穿孔。此病可单独发生，也可作为 MODS 其中的一种病变。

【病因】

1. 中度、重度烧伤，可继发胃、十二指肠的急性炎症及溃疡，又称柯林溃疡。

2. 脑伤、颅内手术或脑病变，可继发胃、十二指肠或食管的急性炎症，又称库欣溃疡。

3. 其他重度创伤或大手术、特别是伤及腹部者可继发本病。

4. 重度休克复苏后或有较重的脓毒症时也可发生本病。

【发病机制】

应激性溃疡的发病主要与胃肠黏膜缺血和胃酸存在有关。任何对机体的严重打击，都可能引起内脏血管收缩、血流减少，导致胃肠黏膜缺血，黏膜微循环障碍、能量不足、渗透性增加，抵抗 H^+ 的能力下降；缺血能使胃黏膜分泌碳酸氢盐减少，中和胃酸的能力减弱；胃黏膜屏障由于胆汁反流遭受进一步破坏。黏膜的损害使 H^+ 容易逆向弥散且不容易被清除。这种变化胃底部比胃窦部更明显，故应激性溃疡更多发生在胃底和胃体。应激性溃疡病变较分散，一般病灶较浅。多发于十二指肠的柯林溃疡和病变侵入壁内较深的库欣溃疡的现象可能与其特殊的发病机制有关。

【病理】

本病的病变主要见于胃，可分散在胃的各部分；一部分病变侵及十二指肠；少数可累及食管。黏膜先有点状苍白区，继而充血、水肿、发生糜烂和浅的溃疡；病变加重时侵及黏膜下，发生程度不等的出血，甚至可破坏胃壁全层而发生穿孔，导致急性腹膜炎。应激性胃炎与应激性溃疡是不同程度的同一种病，无论是炎症还是溃疡，当病变侵及黏膜下，就可能发生出血。

【临床表现】

本病无明显胃肠道症状，重症患者出现呕血或排柏油样大便，即应考虑为应激性溃疡。反复、大量出血可导致休克、贫血。如溃疡发生穿孔，可有腹膜炎表现。由于本病常继发于危重病或大手术后，易被原发病掩盖症状而被忽视。胃镜检查可见散在出血点或溃疡。

【治疗】

1. 降低胃酸和保护黏膜可以缓解胃十二指肠的炎症，以免大出血和穿孔。用胃管减压，同时用西咪替丁等 H_2 受体阻滞剂、氢氧化铝凝胶或硫糖铝等黏膜保护剂。如患者正在用肾上腺皮质激素类药物，应停药。

2. 溃疡大出血时先用非手术疗法，包括：①置入较粗的胃管，先以冷盐水冲洗去除胃内血液和凝血块；继而用去甲肾上腺素或肾上腺素液冲吸，也可注入中药大黄末、白药；②静脉滴注西咪替丁；还可静脉滴注垂体血管加压素；③用胃镜对出血处进行电灼、喷洒10%硫酸高铁或激光灼凝以止血；④失血多而需输血时应用新鲜血；⑤注意治疗感染和其他器官的功能不全，改善患者全身状态。

3. 出血经上述治疗措施仍不停止，或一时止血又复发者，需用手术疗法，以选择性迷走神经切断加胃窦切除或次全胃切除、并行局部止血为常用术式。

4. 溃疡穿孔者也需手术，行次全胃切除或加以十二指肠穿孔处缝合，同时充分引流腹腔内感染性液体。

需要手术处理的患者必须加强围手术期的监测治疗，包括：①加强抗感染治疗；②纠正贫血；③维持体液平衡和提供营养；④防治术后并发症如腹内或腹壁伤口渗血、愈合不良等；⑤治疗合并的其他器官功能不全。

第四节　急性肝功能衰竭

【概述】

1. 病毒性肝炎

2. 化学物中毒　甲基多巴、硫异烟胺、吡嗪酰胺、氟烷、四氯化碳、黄磷等，可能引起肝功能衰竭。

3. 外科病症　肝功能衰竭可能在手术、创伤、休克等患者中发生，常原先有肝硬化、阻塞性黄疸等肝功能障碍；在MODS中也可有肝功能衰竭。

4. 其他　妊娠期（多在后3个月）、Wilson病等过程中也可发生肝功能衰竭。

【临床表现】

1. 意识障碍　肝性脑病肝功能衰竭时代谢发生紊乱，如血中增多的游离脂肪酸、硫醇、酚、胆酸、芳香族氨基酸等均可能影响中枢神经；低血糖、酸碱失衡等也可影响脑。此外还可能有缺氧或 DIC 等因素损及脑。肝性脑病的轻重可分四度：Ⅰ度为情绪改变。Ⅱ度为瞌睡和行动不自主。Ⅲ度为嗜睡、但尚可唤醒。Ⅳ度为昏迷不醒、反射逐渐消失，常伴有呼吸、循环等方面的改变。

2. 黄疸　为血胆红素增高的表现。

3. 肝臭　呼气常有特殊的甜酸气味（似烂水果味）。

4. 出血　可出现皮肤出血斑点、注射部位出血或胃肠出血等。

5. 并发其他器官系统功能障碍　常见的是肾功能降低，尿量减少，甚至急性肾功能衰竭。血压降低。呼吸加快加深，起初可引起呼吸性碱中毒，到后期可并发 ARDS。各种感染加重或发生。

6. 实验室检查　①转氨酶可增高，但发生弥漫的肝坏死时可不增高；②血胆红素增高；③血小板常减少；白细胞常增多；④血肌酐或尿素氮可增高；⑤血电解质紊乱如低钠、高钾或低钾、低镁等；⑥酸碱失衡，多为代谢性酸中毒，早期可能有呼吸性或代谢性（低氯、低钾等）碱中毒；⑦出现 DIC 时，凝血时间、凝血酶原时间或部分凝血活酶时间延长，纤维蛋白原可减少，而其降解物（FDP）增多，优球蛋白试验等可呈阳性。

【治疗】

1. 一般治疗　①肠外营养支持不能使用一般氨基酸，必须要用富含支链氨基酸的制剂和葡萄糖，使用脂肪乳时应选用中/长链脂肪乳。尽量使用肠内营养，鼻饲含有酪氨酸、牛磺酸和 ω－3 脂肪酸的营养剂；②补充血清白蛋白；③口服乳果糖，以排软便2～3 次/天为度；也可灌肠。口服肠道抗菌药物，以减少肠道菌群；④静脉滴注醋谷胺（乙酰谷酰胺）、谷氨酸（钾或钠）、精氨酸或酪氨酸，以降低血氨；⑤静脉滴注左旋多巴，可能有利于恢复大脑功能；⑥全身使用广谱抗生素，包括抗真菌感染药物；⑦防治其他脏器功能衰竭等。

2. 肝性脑病的治疗　①应用硫喷妥钠，可抗氧化剂和抗惊厥、抑制脑血管痉挛、减轻脑水肿和大脑氧代谢率；②过度换气，减少二氧化碳张力和颅内压力，并使用甘露醇；③降体温至 32～33℃，以降低颅内压、增加脑血流量和脑灌注压。

3. 肝移植　是治疗 AHF、特别是肝病变引起的 AHF 唯一有效的方法。临床上对药物和非药物引起的 AHF 的肝移植各有适应证和禁忌证。但是 MODS 患者存在肝功能衰竭，则大都因全身情况差及合并存在其他器官功能衰竭而难以耐受肝移植术，或病因即为难以控制的脓毒症等不宜行肝移植。

4. 肝功能的直接支持　尤其在肝移植患者等待供肝期间，可用人工肝暂时支持肝的功能，为肝移植起“桥梁”作用。主要方法有：非生物人工肝，如血液透析、血浆置换等；复合型人工肝，如生物人工肝及体外辅助肝装置；肝细胞移植，如经门静脉注射植入肝细胞等。

第九章 输 血

第一节 输血的适应证

（一）急性出血

急性出血为输血的主要适应证，特别是严重创伤和手术时出血。一次失血量低于总血容量10%（500 ml）时，临床上无血容量不足的表现，可以不输血。失血量低于总血容量20%（500～800 ml）时，应根据有无血容量不足的临床症状及严重程度，同时参考血红蛋白和血细胞比容（HCT）的变化选择治疗方案。一般首选输注晶体液、胶体液或少量血浆增量剂，不输全血或血浆。当失血量超过总血容量20%（1 000 ml）时，应及时输注适量全血。

（二）贫血或低蛋白血症

常因慢性失血、红细胞破坏增加或清蛋白合成不足引起。手术前如有贫血或低清蛋白血症，应予纠正。贫血而血容量正常的患者，原则上应输注浓缩红细胞；低蛋白血症者可补充血浆或清蛋白液。

（三）重症感染

全身严重感染或脓毒血症、恶性肿瘤化疗后所致严重骨髓抑制继发难治性感染者，可通过输血提供抗体和补体，以增加抗感染能力。

（四）凝血功能障碍

根据引起患者凝血功能障碍的原发疾病，输注相关的血液成分加以矫正，如血友病患者应输注凝血因子或抗血友病因子，凝血因子Ⅰ缺乏症患者应补充凝血因子Ⅰ或冷沉淀制剂，也可用新鲜全血或血浆替代。

第二节　输血的并发症及其防治

（一）发热反应

【概述】

发热是最常见的早期输血并发症之一，发生率为2%～10%。多发生于输血开始后15 min～2 h内。主要表现为畏寒、寒战和高热，体温可上升至39～40℃，同时伴有头痛、出汗、恶心、呕吐及皮肤潮红。症状持续30 min至2 h后逐渐缓解。血压多无变化。少数反应严重者还可出现抽搐、呼吸困难、血压下降，甚至昏迷。

【病因】

①免疫反应：常见于经产妇或多次接受输血者，因体内已有白细胞或血小板抗体，当再次输血时可与输入的白细胞或血小板发生抗原抗体反应而引起发热；②致热原：所使用的输血器具或制剂被致热原（如蛋白质、死菌或细菌的代谢产物等）污染而附着于贮血的器具内，随血输入体内后引起发热反应。目前此类反应已少见；③细菌污染和溶血：早期或轻症细菌污染和溶血可仅表现为发热。

【治疗】

发热反应出现后，应首先分析可能的病因。对于症状较轻的发热反应可先减慢输血速度，病情严重者则应停止输血。畏寒与寒战时应注意保暖，出现发热时可服用阿司匹林。伴寒战者可肌内注射异丙嗪25 mg或哌替啶50 mg。

预防应强调输血器具严格消毒、控制致热原。对于多次输血或经产妇患者应输注不含白细胞和血小板的成分血（如洗涤红细胞）。

（二）变态反应

【概述】

多发生在输血数分钟后，也可在输血中或输血后发生，发生率约为3%。表现为皮肤局限性或全身性瘙痒或荨麻疹。严重者可出现支气管痉挛、血管神经性水肿、会厌水肿，表现为咳嗽、喘鸣、呼吸困难以及腹痛、腹泻，甚至过敏性休克乃至昏迷、死亡。

【原因】

①过敏性体质患者对血中蛋白类物质过敏，或过敏体质的供血者随血将其体内的某种抗体转移给患者，当患者再次接触该过敏原时，即可触发过敏反应。此类反应的抗体常为IgE型；②患者因多次输注血浆制品，体内产生多种抗血清免疫球蛋白抗体，尤以抗IgA抗体为主。或有些免疫功能低下的患者，体内IgA低下或缺乏，当输血时便对其中的IgA发生过敏反应。

【治疗】

当患者仅表现为局限性皮肤瘙痒或荨麻疹时，不必停止输血，可口服抗组胺药物如苯海拉明 25 mg，并严密观察病情发展。反应严重者应立即停止输血，皮下注射肾上腺素（1∶1 000，0.5～1 ml）和（或）静脉滴注糖皮质激素（氢化可的松 100 mg 加入 500 ml 葡萄糖盐水）。合并呼吸困难者应做气管插管或切开，以防窒息。

【预防】

①对有过敏史患者，在输血前半小时同时口服抗过敏药和静脉输注糖皮质激素；②对IgA 水平低下或检出 IgA 抗体的患者，应输不含 IgA 的血液、血浆或血液制品。如必须输红细胞时，应输洗涤红细胞；③有过敏史者不宜献血；④献血员在采血前 4 h 应禁食。

（三）溶血反应

【概述】

溶血反应是最严重的输血并发症。虽然很少发生，但后果严重，死亡率高。发生溶血反应患者的临床表现有较大差异，与所输的不合血型种类、输血速度与数量以及所发生溶血的程度有关。典型的症状为患者输入十几 ml 血型不合的血后，立即出现沿输血静脉的红肿及疼痛，寒战、高热、呼吸困难、腰背酸痛、头痛、胸闷、心率加快乃至血压下降、休克，随之出现血红蛋白尿和溶血性黄疸。溶血反应严重者可因免疫复合物在肾小球沉积，或因发生弥散性血管内凝血（DIC）及低血压引起肾血流减少而继发少尿、无尿及急性肾功能衰竭。术中的患者由于无法主诉症状，最早征象是不明原因的血压下降和手术野渗血。延迟性溶血反应（DHTR）多发生在输血后 7～14 d，表现为原因不明的发热、贫血、黄疸和血红蛋白尿，一般症状并不严重。近年，DHTR 被重视主要是由于它可引起全身炎症反应综合征（SIRS），表现为体温升高或下降，心律失常，白细胞溶解及减少，血压升高或外周血管阻力下降甚至发生休克、急性呼吸窘迫综合征（ARDS），甚至致多器官功能衰竭。

【原因】

①绝大多数是因误输了 ABO 血型不合的血液引起，是由补体介导、以红细胞破坏为主的免疫反应。其次，由于 A 亚型不合或 R h 及其他血型不合时也可发生溶血反应。此外，溶血反应还可因供血者之间血型不合引起，常见于一次大量输血或短期内输入不同供血者的血液时；②少数在输入有缺陷的红细胞后可引起非免疫性溶血，如血液贮存、运输不当，输入前预热过度，血液中加入高渗、低渗性溶液或对红细胞有损害作用的药物等；③受血者患自身免疫性贫血时，其血液中的自身抗体也可使输入的异体红细胞遭到破坏而诱发溶血。

【治疗】

当怀疑有溶血反应时应立即停止输血，核对受血者与供血者姓名和血型，并抽取静脉血离心后观察血浆色泽，若为粉红色即证明有溶血。尿潜血阳性及血红蛋白尿也有诊断意义。收集供血者血袋内血和受血者输血前后血样本，重新做血型鉴定、交叉配合试验及做细菌涂片和培养，以查明溶血原因。对患者的治疗包括：①抗休克：应用晶体、胶体液及血浆以扩容，纠正低血容量性休克，输入新鲜同型血液或输浓缩血小板或凝血因子和糖皮质激素，以控制溶血性贫血；②保护肾功能：可给予5%碳酸氢钠250 ml，静脉滴注，使尿液碱化，促使血红蛋白结晶溶解，防止肾小管阻塞。当血容量已基本补足，尿量基本正常时，应使用甘露醇等药物利尿以加速游离血红蛋白排出。若有尿少、无尿，或氮质血症、高钾血症时，则应考虑行血液透析治疗；③若DIC明显，还应考虑肝素治疗；④血浆交换治疗：以彻底清除患者体内的异形红细胞及有害的抗原抗体复合物。

【预防】

①加强输血、配血过程中的核查工作；②严格按照输血的规程操作，不输有缺陷的红细胞，严格把握血液预热的温度；③尽量行同型输血。

（四）细菌污染反应

【概述】

虽发生率不高，但后果严重。患者的反应程度依细菌污染的种类、毒力大小和输入的数量而异。若污染的细菌毒力小、数量少时，可仅有发热反应。反之，则输入后可立即出现内毒素性休克（如大肠杆菌或绿脓杆菌）和DIC。临床表现有烦躁、寒战、高热、呼吸困难、恶心、呕吐、发绀、腹痛和休克。也可以出现血红蛋白尿、急性肾功能衰竭、肺水肿，致患者短期内死亡。

【原因】

由于采血、贮存环节中无菌技术有漏洞而致污染，革兰阴性杆菌在4℃环境生长很快，并可产生内毒素。有时也可为革兰阳性球菌污染。

【治疗】

①立即中止输血并将血袋内的血液离心，取血浆底层及细胞层分别行涂片染色细菌检查及细菌培养检查；②采用有效的抗感染和抗休克治疗，具体措施与感染性休克的治疗相同。

【预防】

①严格无菌制度，按无菌要求采血、贮血和输血；②血液在保存期内和输血前定期按规定检查，如发现颜色改变、透明度变浊或产气增多等任何有受污染之可能时，不得使用。

（五）循环超负荷

【概述】

常见于心功能低下、老年、幼儿及低蛋白血症患者，由于输血速度过快、过量而引起急性心功能衰竭和肺水肿。表现为输血中或输血后突发心率加快、呼吸急促、发绀或咳吐血性泡沫痰。有颈静脉怒张、静脉压升高，肺内可闻及大量湿啰音。胸片可见肺水肿表现。

【原因】

①输血速度过快致短时间内血容量上升超出了心脏的负荷能力；②原有心功能不全，对血容量增加承受能力小；③原有肺功能减退或低蛋白血症不能耐受血容量增加。

【治疗】

立即停止输血。吸氧，使用强心剂、利尿剂以除去过多的体液。

【预防】

对有心功能低下者要严格控制输血速度及输血量，严重贫血者以输浓缩红细胞为宜。

第三节　成分输血

一、定义

成分输血是把全血和血浆用物理和化学的方法分离并制成较纯和较浓的各种制品以供临床应用。

二、血细胞成分

1. 全血输血　使用适应证：同时缺乏输氧力和血容量，如大出血、重创伤、大手术、体外循环和换血等；三种血细胞同时缺乏，如脾功能亢进；输氧力、血容量和凝血因子同时缺乏。

缺点：对血容量正常的患者易引起循环超负荷；白细胞和血小板含量少，治疗上作用不大；凝血因子少；白细胞和血小板可使患者产生抗体，以后再次输血可发生输血反应；血浆蛋白刺激产生抗体，可引起变态反应。

2. 红细胞输血　主要有浓缩红细胞和洗涤红细胞。浓缩红细胞主要是用于血容量正常需补充红细胞的贫血，如各种慢性贫血；洗涤红细胞由于移除了大部分白细胞，因此适用于有白细胞抗体或原因不明的输血反应的患者。

3. 血小板输血　适应证：因骨髓功能衰竭引起的血小板减少并发活动性出血的患者，血小板计数 $<10\times10^9/L$；因骨髓功能衰竭引起血小板减少又需要做外科手术时，应施行血小板输血以维持血小板计数 $>50\times10^9/L$；对已有轻微出血的患者而血小板计数 $<20\times10^9/L$ 时。

4. 白（粒）细胞输血　可用于治疗严重的粒细胞减少（$<0.2\times10^9\sim0.5\times10^9/L$）和应用抗生素治疗无效的严重感染病例。

三、血浆成分

有新鲜冰冻血浆、冰冻血浆和冷沉淀三种。新鲜冰冻血浆（FFP）是全血采集后 6 h 内分离并立即置于 −20 ~ −30℃保存的血浆。冰冻血浆（FP）则是 FFP 4℃下融解时除去冷沉淀成分冻存的上清血浆制品。

1. FFP 和 FP　两种血浆的主要区别是 FP 中Ⅷ因子（FⅧ）和Ⅴ因子（FⅤ）及部分纤维蛋白原的含量较 FFP 低，其他全部凝血因子和各种血浆蛋白成分含量则与 FFP 相同，二者皆适用于多种凝血因子缺乏症、肝胆疾病引起的凝血障碍和大量输库存血后的出血倾向。对血友病或因 FⅧ和 FⅤ缺乏引起的出血患者均可应用 FFP。

2. 冷沉淀（Cryo） 是 FFP 在 4℃融解时不融的沉淀物，因故得名。每袋 20～30 ml 内含纤维蛋白原（至少 150 mg）和 FⅧ（80～120U 以上）及血管性假血友病因子（vW 因子）。主要用于血友病甲、先天或获得性纤维蛋白缺乏症等。

四、血浆蛋白成分

血浆蛋白质成分主要有清蛋白、PPS、免疫球蛋白和凝血制品。

1. 清蛋白 主要用于血浆或血容量减少和清蛋白过少或膨胀压不足时，如出血或休克，成人型呼吸窘迫综合征（ARDS），心肺旁路手术，器官保存，手术前、中、后的低清蛋白血症。

2. PPS 是含清蛋白并含少量球蛋白的 5% 溶液，主要用于代替血浆补充血浆容量，如创伤、休克、烧伤、手术、体外循环和换血浆等。

3. 免疫球蛋白 又分为正常人 IgG 和特异性免疫球蛋白，前者用于免疫缺乏和某些传染病的预防，后者可制成高效价制品，用于预防和治疗某些疾病，如破伤风、乙肝、狂犬病、百日咳等。

4. 凝血制品 如浓缩凝血因子和凝血酶原复合物等，用于治疗某些凝血因子缺乏所致的凝血功能障碍。

第四节 自体输血

自体输血或称自身输血是收集患者自身血液后在需要时进行回输。主要优点是既可节约库存血，又可减少输血反应和疾病传播，且不需检测血型和交叉配合试验。目前外科自体输血常用的有三种方法。

（一）回收式自体输血

回收式自体输血是将收集到的创伤后体腔内积血或手术过程中的失血，经抗凝、过滤后再回输给患者。它主要适用于外伤性脾破裂、异位妊娠破裂等造成的腹腔内出血；大血管、心内直视手术及门静脉高压症等手术时的失血回输和术后 6 h 内所引流血液的回输等。目前多采用血液回收机收集失血，经自动处理后去除血浆和有害物质，可得到 HCT 达 50%～65% 的浓缩红细胞，然后再回输。

（二）预存式自体输血

预存式自体输血适用于择期手术患者估计术中出血量较大需要输血者。对无感染且血细胞比容（HCT）≥30% 的患者，可根据所需的预存血量，从择期手术前的一个月开始采血，每3～4 d一次，每次300～400 ml，直到术前3 d为止，存储采得的血液以备手术之需。术前自体血预存者必须每日补充铁剂和给予营养支持。

（三）稀释式自体输血

稀释式自体输血即指麻醉前从患者一侧静脉采血，同时从另一侧静脉输入为采血量3～4倍的电解质溶液，或适量血浆代用品等以补充血容量。采血量取决于患者状况和术中可能的失血量，每次可采800～1 000 ml，一般以血细胞比容不低于25%、白蛋白以上、血红蛋白100 g/L左右为限，采血速度约为每5 min 200 ml，采得的血液备术中回输用。手术中失血量超过300 ml时可开始回输自体血，应先输最后采的血液。由于最先采取的血液中含红细胞和凝血因子的成分最多，宜在最后输入。

自体输血的禁忌证包括：①血液已受胃肠道内容物、消化液或尿液等污染；②血液可能受肿瘤细胞沾污；③肝、肾功能不全的患者；④已有严重贫血的患者，不宜在术前采血或血液稀释法作自体输血；⑤有脓毒症或菌血症者；⑥胸、腹腔开放性损伤超过4 h或血液在体腔中存留过久者。

第十章　创伤与战伤

第一节　总　论

一、分类

创伤和战伤的分类是为了尽快对伤员作出正确的诊断，以便使伤员得到及时有效的救治，提高救治工作的有效性和时效性，同时也有利于日后的资料分析和经验总结，使创伤基础理论研究和救治水平不断提高和发展。分类方法较多，常用的有以下几种：

1. 按致伤因素分类　可分为烧伤、冷伤、挤压伤、刃器伤、火器伤、冲击伤、爆震伤、毒剂伤、核放射伤及多种因素所致的复合伤等。

2. 按受伤部位分类　一般分为颅脑伤、颌面部伤、颈部伤、胸（背）部伤、腹（腰）部伤、骨盆伤、脊柱脊髓伤和四肢伤等。诊治时需进一步明确受伤的组织和器官，如软组织损伤、骨折、脱位或内脏破裂等。

3. 按伤后皮肤完整性分类　皮肤保持完整无开放性伤口者称闭合伤，如挫伤、挤压伤、扭伤、震荡伤、关节脱位和半脱位、闭合性骨折和闭合性内脏伤等。有皮肤破损者称开放伤，如擦伤、撕裂伤、切割伤、砍伤和刺伤等。在开放伤中，又可根据伤道类型再分为贯通伤（既有入口又有出口者）、盲管伤（只有入口没有出口者）、切线伤（致伤物沿体表切线方向擦过所致的构槽状损伤）、反跳伤（入口和出口在同一点）。一般而言，开放伤易发伤口感染，但某些闭合性伤如肠破裂等也可造成严重的感染。

4. 按伤情轻重分类　一般分为轻、中、重伤。轻伤主要是局部软组织伤，暂时失去作业能力，但仍可坚持工作，无生命危险，或只需小手术者；中等伤主要是广泛软组织伤、上下肢开放骨折、肢体挤压伤、机械性呼吸道阻塞、创伤性截肢及一般的腹腔脏器伤等，丧失作业能力和生活能力，需手术，但一般无生命危险；重伤指危及生命或治愈后有严重残疾者。

战伤的分类与上述基本一致，分别称为伤类、伤部、伤型和伤势，但增加了一种伤式分类，即分为大出血、窒息、休克、昏迷、骨折、气胸、截肢、抽搐及其他，主要是为了根据不同的伤情采取针对性的救治措施。另外，由于战时环境和工作性质特殊，还采用以下三种分类方法，即收容分类、救治分类和后送分类。收容分类是伤员到达救治机构后首先进行的分类，目的是尽快把危重伤员区分出来，并确定应由救治机构的哪个职能组室（如抗休克组、手术组等）接受和处置以及先后顺序。救治分类是根据伤员的伤部、伤类、伤情，判断伤势预后，并作出诊断，从而确定对伤员应采取何种救治措施和实施顺序，对于有生命危险者要作为优先抢救的对象。后送分类主要是根据伤员的诊断、预后、本级救治机构的任务和下一级机构的专科技术力量，确定伤员后送的次序、地点、采用何种后送工具和体位等。可见，战伤的这三种分类方法实际是为开展工作需要的一种救治工作组织形式。

战伤伤员的分类现一般采用伤标和分类牌作为标志，挂在胸前醒目的位置，便于各级工作人员能迅速识别。伤标样式有统一规定，用布条或塑料条制成，用以表示几种特殊的伤类和伤情，如重伤用红色条，骨折用白色条，放射损伤用蓝色条，传染病用黑色条，化学毒剂伤用黄色条等。分类牌为救治机构内部使用，主要用于治疗分类和后送分类，样式由各单位自定，一般在伤员离开本救治单位时收回。

二、病理

（一）*局部反应*

创伤和战伤的局部反应是由于组织结构破坏，或细胞变性坏死、微循环障碍，或病原微生物入侵及异物存留等所致。主要表现为局部炎症反应，其基本病理过程与一般炎症相同。局部反应的轻重与致伤因素的种类、作用时间、组织损害程度和性质，以及污染轻重和是否有异物存留等有关。对创伤，特别是战伤，由于局部组织细胞损伤较重，多存在组织结构破坏及邻近组织细胞严重变性坏死，加之伤口常有污染、异物存留、局部微循环障碍、缺血缺氧及各种化学物质生成而造成的继发性损伤，从而使局部炎症反应更为严重，血管通透性及渗出更加明显，局部炎症细胞浸润更为显著，炎症持续时间可能更长，对全身的影响将更大。创伤性炎症反应是非特异性的防御反应，有利于清除坏死组织、杀灭细菌及组织修复。

（二）*全身反应*

是指致伤因素作用于人体后引起的一系列神经内分泌活动增强并由此而引发的各种功能和代谢改变的过程，是一种非特异性应激反应。其表现呈一综合性的复杂过程。不仅包括神经内分泌系统和物质能量代谢，还涉及凝血系统、免疫系统、重要的生命器官和一些炎症介质及细胞因子等。

1. 神经内分泌系统变化　伤后机体的应激反应首先表现为神经内分泌系统的改变，它起着调节各组织器官功能与物质代谢间相互关系的主导作用。通过下丘脑－垂体－肾上腺皮质轴和交感神经－肾上腺髓质轴产生大量的儿茶酚胺、肾上腺皮质激素、抗利尿激素、生长激素和胰高血糖素；同时，肾素－血管紧张素－醛固酮系统也被激活。上述三个系统相互协调，共同调节全身各器官功能和代谢，动员机体的代偿能力，以对抗致伤因素的损害作用。

2. 代谢变化　由于神经内分泌系统的作用，伤后机体总体上处于一种分解代谢的状态，表现为基础代谢率增高，能量消耗增加，糖、蛋白质、脂肪分解加速，糖异生增加。因此伤后常出现高血糖、高乳酸血症，血中游离脂肪酸和酮体增加，尿素氮排出增加，从而出现负氮平衡状态。

水、电解质代谢紊乱可导致水、钠潴留，钾排出增多及钙、磷代谢异常等。

3. 免疫系统变化　创伤和战伤可影响机体的免疫系统，出现免疫功能紊乱，主要表现在吞噬细胞、淋巴细胞和细胞因子三个方面，三者相辅相成，互为因果。

三、组织修复和创伤愈合

1. 组织修复的基本过程　大致可分为三个既相互区分又相互联系的阶段：①局部

炎症反应阶段：在创伤后立即发生，常可持续3～5 d。主要是血管和细胞反应、免疫应答、血液凝固和纤维蛋白的溶解，目的在于清除损伤或坏死的组织，为组织再生和修复奠定基础；②细胞增殖分化和肉芽组织生成阶段：局部炎症开始不久，即可有新生细胞出现。成纤维细胞、内皮细胞等增殖、分化、迁移，分别合成、分泌组织基质（主要为胶原）和形成新生血管，并共同构成肉芽组织。浅表的损伤一般通过上皮细胞的增殖、迁移，可覆盖创面而修复。但大多数软组织损伤则需要通过肉芽组织生成的形式来完成；③组织塑形阶段：经过细胞增殖和基质沉积，伤处组织可达到初步修复，但新生组织如纤维组织，在数量和质量方面并不一定能达到结构和功能的要求，故需进一步改构和重建。主要包括胶原纤维交联增加、强度增加；多余的胶原纤维被胶原蛋白酶降解；过度丰富的毛细血管网消退和伤口的粘蛋白及水分减少等。

2. 创伤愈合的类型　可分为两种：①一期愈合：组织修复以原来的细胞为主，仅含少量纤维组织，局部无感染、血肿或坏死组织，再生修复过程迅速，结构和功能修复良好。多见于损伤程度轻、范围小、无感染的伤口或创面；②二期愈合：以纤维组织修复为主，不同程度地影响结构和功能恢复，多见于损伤程度重、范围大、坏死组织多，且常伴有感染而未经合理的早期外科处理的伤口。因此，在创伤治疗时，应采取合理的措施，创造条件，争取达到一期愈合。

3. 影响创伤愈合的因素　主要有局部和全身两个方面。局部因素中伤口感染是最常见的原因。细菌感染可损害细胞和基质，导致局部炎症持久不易消退，甚至形成化脓性病灶等，均不利于组织修复及创伤愈合。损伤范围大、坏死组织多，或有异物存留的伤口，伤缘往往不能直接对合，且被新生细胞和基质连接阻隔，必然影响修复。局部血液循环障碍使组织缺血缺氧，或由于采取的措施不当（如局部制动不足，包扎或缝合过紧等）造成组织继发性损伤也不利于愈合。全身因素主要有营养不良（蛋白质、维生素、铁、铜、锌等微量元素缺乏或代谢异常）、大量使用细胞增生抑制剂（如皮质激素等）、免疫功能低下及全身性严重并发症（如多器官功能不全）等。因此，在创伤处理时，应重视影响创伤愈合的因素，并积极采取相应的措施予以纠正。

四、创伤并发症

1. 感染　开放性创伤一般都有污染，如果污染严重，处理不及时或不当，加之免疫功能降低，很容易发生感染。闭合性创伤如累及消化道或呼吸道，也容易发生感染。初期可为局部感染，重者可迅速扩散成全身感染。特别是广泛软组织损伤，伤道较深，并有大量坏死组织存在，且污染较重者，还应注意发生厌氧菌（破伤风或气性坏疽）感染的可能。

2. 休克　早期常为失血性休克，晚期由于感染发生可导致脓毒症，甚至感染性休克。

3. 脂肪栓塞综合征　常见于多发性骨折，主要病变部位是肺，可造成肺通气功能障碍甚至呼吸功能不全。

4. 应激性溃疡　发生率较高，多见于胃、十二指肠，小肠和食管也可发生。溃疡可为多发性，有的面积较大，且可深至浆膜层，可发生大出血或穿孔。

5. 凝血功能障碍　主要是由于凝血物质消耗、缺乏，抗凝系统活跃，从而易造成出血倾向。

6. 器官功能障碍　与一般的外科疾病相比，创伤有其特殊性，即创伤时多伴有组织的严重损伤，存在大量的坏死组织，可造成机体严重而持久的炎症反应，加之休克、应激、免疫功能紊乱及全身因素的作用，容易并发急性肾功能衰竭、急性呼吸窘迫综合征等严重内脏并发症。此外，由于缺血缺氧、毒性产物、炎症介质和细胞因子的作用，还可发生心脏和肝脏功能损害。

第二节　创伤的诊断和处理

（一）检查诊断方法

确定其部位、性质、程度、全身改变以及并发症。为此应详细了解创伤史和有关既往史，比较全面的行体格检查和必要的辅助检查。

1. 病史

（1）致伤原因、作用部位、人体姿势等受伤时情况，如老年人跌倒，臀部着地，可能发生股骨颈骨折。

（2）伤后出现的症状及演变过程，作出正确诊断，如颅脑伤后曾出现中间清醒期，可考虑硬膜外血肿形成。

（3）经过何种处理及处理时间，如伤后使用止血带，应计算使用时间。

（4）既往健康状况，注意与诊治损伤相关的病史。如糖尿病、肝硬化、慢性尿毒症等对伤口愈合有影响的疾病。

2. 体格检查

（1）首先观察全身情况：BP、P、R、T、意识状态、面容、体位，尤应注意有无窒息、休克等表现。

（2）详细检查局部，根据受伤史及突出体征进行。如腹部伤应检查触痛、腹肌紧张、反跳痛、移动性浊音、肝浊音区、肠鸣音等。

（3）对于开放性损伤，必须认真查看伤口或创面，并注意其形状、出血、污染、渗出物及伤道位置等情况。

3. 辅助检查

选择必需项目，减轻病员痛苦，避免时间、人力和物资浪费。勿失最佳抢救时机。

（1）化验血常规、血细胞比容、尿常规、血生化等。

（2）穿刺和导管检查：胸穿、腹穿、腹腔置管灌洗、导尿管插入或灌注试验、中心静脉压测定等。

（3）影像学检查：X线、CT、超声、选择性动脉造影等。

（4）其他特殊检查：对严重创伤，尤其是并发休克的患者，可采用各种电子监测重要脏器的功能，及时进行血气分析等。

4. 检查注意事项

（1）危重情况，立即抢救。

（2）检查步骤简捷，动作谨慎轻巧。

（3）重视症状明显的部位，同时仔细查找隐蔽的损伤。

（4）接受多个患者时，不可忽视沉默的伤员。

（5）一时难以诊断者，应在对症处理过程中严密观察病情变化。

（二）急救及治疗原则

1. 急救　首要的是抢救生命。在处理复杂伤情时，应优先解决危及生命和其他紧急的问题。必须优先抢救的急症有：心脏停搏、窒息、大出血、开放性和张力性气胸、休克、腹部内脏脱出等。创伤急救应从现场开始，“院前急救”和急诊室或急诊车手术抢救，能挽救不少危重伤者的生命，抢救危重患者的基本措施可概括为“ABC”的支持：即气道、呼吸、循环的支持，具体措施见表（1-10-1）：

表1-10-1　“ABC”支持表

	初步处理	急诊室处理
A. 气道	头部侧向，抬起下颌，口咽吸引，用口咽通气管	经口/鼻气管插管、气管切开或环甲膜切开
B. 呼吸	口对口呼吸，呼吸面罩及手法给氧	气管插管接呼吸机支持呼吸
C. 循环	制止外出血、抬高下肢、使用抗休克裤；胸外心脏按压、静脉利多卡因/肾上腺素注射	输液、输血、强心剂注射心电监测下电除颤、开胸心脏按压及药物除颤

急救注意事项：①积极抢救，镇定有序；②不可忽视沉默的伤员；③防止抢救中的再损伤；④防止医源性损害（肺水肿，溶血反应）。

2. 治疗原则

（1）一般处理

1）体位和局部制动：创伤后伤员的体位应有利于呼吸运动和保持伤处静脉血流，减轻水肿。局部适当制动，可缓解疼痛，利于组织修复。

2）预防和治疗感染：凡有开放性损伤，均必须重视感染的防治。胸腔内、腹腔内组织器官受损的闭合性创伤，也须防治感染。伤口的清洁、清创和闭合伤的手术必须及早施行。沾染较多和组织破坏较重者需用抗菌药物，并用破伤风抗毒血清。

3）维持体液平衡和营养代谢：伤后有口渴和尿少提示体液不足，应及时检查和输液补充。较重伤员应注意调整酸碱失衡和电解质紊乱；较重的创伤可使机体能量大量消耗，不能进食和消化食物，需选用要素饮食或静脉高营养。

4）镇痛镇静和心理治疗：选用药物镇痛镇静时要防止影响伤情判断和用药的不良反应。适当进行心理治疗，可使伤员配合治疗，利于康复。

（2）闭合伤的处理

1）软组织挫伤：早期局部冷敷，减少组织内出血；中后期温敷和理疗。

2）骨折和脱位：先行复位，继用各种方法固定。

3）胸腔和腹腔内脏器伤：大多需行紧急手术处理，以免因出血、消化液漏出等原因造成严重不良后果。血气胸可先行穿刺或加以引流。较轻的腹腔脏器伤，无明显腹膜炎者，可暂予支持疗法，并密切观察。

4）头部伤：头皮血肿先行加压包扎，血肿液化后可穿刺抽吸并继续加压包扎。脑震荡和脑挫伤需用脱水剂治疗，以防颅内压增高。如有意识障碍可行头部降温。颅内血肿和颅内压增高症脱水无效时，则需手术处理。

（3）开放伤处理

1）清洁伤口：通常是指无菌手术的切口，缝合后一般都能达到一期愈合。对污染程度轻的意外创伤的伤口，经处理使其成为清洁伤口，可以当即缝合。

2）污染伤口：指沾有细菌但尚未感染的伤口，一般认为伤后 8 h 以内的伤口属此类。如伤口污染严重或细菌毒性强，在 4～6 h 即可变成感染，已不宜按污染伤口处理。而头面部伤口，因其局部血循环良好，伤后 12 h 或更多时间内仍可按污染伤口处理。污染伤口经过清创处理使其转变成或接近于清洁伤口，当即缝合或延期缝合。争取达到一期愈合。

3）感染伤口：包括延迟处理的开放性创伤，脓肿切开，手术切口感染等，有渗液、脓液、坏死组织等。伤口需经过换药，逐渐达到二期愈合。

4）异物存留：伤后异物原则上应取出，感染病灶内的异物尤应及早取出。某些深部的异物，或异物数量多而分散者，如不损及重要组织器官，可以保留和观察。伤口愈合后的异物，如一定要取出，术前须确定部位，选择适当的手术途径，并应用抗生素和破伤风抗毒血清。

功能锻炼是创伤治疗中的一项重要措施。因为治疗既要达到组织修复，又要恢复生理功能。机体各方面结构与其功能密切相关。结构的病损常使功能不全，而功能废用可使结构萎缩。

第三节　战伤的救治原则

由于战伤与平时创伤相比有其特点，其救治也与平时有较大的不同，主要为：①环境不同：战伤救治是在野战环境条件下进行，救治工作的环境艰苦而不稳定，需随部队而转移；②对象不同：战伤救治的对象是大批伤员，不仅伤情严重，而且伤类复杂，可能有放射或化学毒剂复合伤。此外，还可能存在因持续作战或环境影响而引起的脱水、体能消耗过大等情况；③资源不同：战时卫生资源、设备条件有限，越靠近火线，医疗设备越简单，且一名医务人员必须同时负责救治多名伤员。因而战伤救治的组织与平时也有较大差别。

（一）战伤救治的基本原则

过去我国在革命战争和卫国战争中，已积累了丰富的战伤救治经验。近年，中国人民解放军总后勤部卫生部又重新修订了《战伤救治规则》，对现代战争战伤的救治任务、救治范围和各类战伤的救治技术进行了规范，其基本原则是：

在卫勤组织方面，应遵循以下原则：①定点保障与机动保障结合，立足于机动保障；②分级救治，治送结合，以现场急救与紧急医疗救治为重点；③救治与医学防护为安全防卫结合，优先预防；④军民结合，协同救治。

在救治技术方面，要遵循以下原则：①先抢后救；②全面检伤，科学分类；③连续监护与医疗后送相结合；④早期清创，延期缝合；⑤先重后轻，防治结合；⑥局部处理与整体功能调整相结合。

（二）火线急救

战伤救治必须在火线上着手实施。急救的基本技术主要有五项，即保护呼吸道通畅、止血、包扎、固定、搬运和后送（详见前述）。此外，战时还强调指战员的自救互救，以弥补救治力量的不足。救护人员除进行急救外，纠正和补充自救互救也是其任务之一。

（三）检伤分类

大批伤员的救治，若不首先对其分类，则无法实施有效的救治。通过检伤分类，可使有限的卫生力量优先投入到最需要救治的伤员身上，较好地解决救治轻、重伤员和个体与群体伤员之间的矛盾，把握救治的轻重缓急，采取针对性的救治措施。在团以上救治机构设有专门的分类处置组或分类哨，由专人负责伤员的分类（分类方法见前述）。对分类的基本要求是：建立组织，加强领导；加强训练，正确掌握分类标准；服从救治需要，突出分类重点；正确使用分类标志，避免重复和遗漏。

（四）伤员后送

是向上级救治机构运输伤员的过程和措施，是完成分级救治的重要手段，关系到救治工作的顺利进行及部队的作战和机动。后送所用的工具一般有担架、机动车辆、船只或飞机等。后送要受战斗状态、地理环境、交通条件、运输工具等诸多因素的影响。因此，要严格掌握后送指征，坚持后送前复查制度，做好伤员后送途中的观察救护。同时，力争不因等待运输工具或战斗情况而耽误后送时间。

第四节　火器伤

（一）创伤弹道的损伤特点

投射物穿过人体组织或脏器的通道称为创伤弹道。其损伤特点如下：

1. 入口与出口　按出入口的形态可分为切线伤、反跳伤、盲管伤和贯通伤四种。入口与出口相连成沟状者为切线伤；入口和出口几乎在同处者称反跳伤；只有入口而无出口者，是盲管伤，有弹丸和弹片存留体内；而贯通伤则是既有入口又有出口。

2. 按伤道的病理特征分区

（1）原发伤道区，即投射物直接损伤组织所造成的原发伤道，又称残留伤道，其中充满失活组织、异物、血液、血凝块和渗出物等。

（2）挫伤区，紧靠原发伤道，为直接遭受挫伤的区域，2～3 d 后炎症明显，发生组织坏死。坏死组织脱落后，原发伤道扩大而成为继发伤道，通常要比原发伤道大几倍。

（3）震荡区，围绕挫伤区，主要由于受侧冲力后血液循环发生障碍所致，可有充血、水肿、血栓形成等。其范围与投射物能量的大小有关。

3. 伤道污染　所有火器伤伤道都是污染的。

（二）处理原则

1. 初期处理

（1）询问受伤经过，查阅伤情记录，检查全身及伤处。处理时要分轻重缓急，合理安排。

（2）积极防治休克：消除病因，输血输液，给氧，尽早手术。

（3）防治感染：早期、足量给予广谱抗生素和尽早使用破伤风抗毒血清。

（4）清创：①绝大多数火器伤应做清创术。不做清创的只有浅而小的切线伤和点状小弹片伤、出入口都很小的软组织贯通伤和无开放性气胸或仅有少量血气胸而无严重内脏损伤的胸部贯通伤三种情况；②伤后清创越早越好；③严格无菌原则；④切口要够大，清创要彻底。切开深筋膜，去除泥沙、弹片、碎布等异物，切除坏死组织，妥善处理骨片、神经、肌腱、血管；⑤清创后伤口一般不作一期缝合，但头、胸、腹及关节的伤口应缝闭其体腔，同时保持一定的引流。

2. 后继处理

（1）清创后逐日更换敷料，检查伤口。如果伤面比较清洁新鲜，无脓性分泌物，周围无明显红肿，可以在 3 ~ 7 d 内将创缘缝合。伤口可能接近一期愈合。

（2）清创后伤口发生感染，需要更换敷料等待肉芽组织生长和周围炎症消退。较小的伤口由于肉芽组织纤维化和伤口收缩，可以达到二期愈合。较大的伤口需植皮或者切除肉芽组织再缝合，使其愈合。

（3）有骨折或深部组织器官损伤者，手术后分别给予相应的术后治疗。

第十一章　重症监测治疗与复苏

第一节　重症监测治疗

一、概述

重症监测治疗室（ICU）是集中各有关专业的知识和技术，对重症患者进行生理功能的监测和积极治疗的专门单位。主要收治那些经过严密监测和积极治疗后，有可能恢复的危重患者。

二、ICU 的工作内容

（一）循环系统监测

1. 循环系统　心电图是危重患者的常规监测项目。监测心电图的临床意义主要是了解心率的快慢，心律失常类型的诊断，心肌缺血的判断等。血液动力学监测，尤其是有创伤性监测，可以实时反映患者的循环状态，并可根据测定的心排出量和其他参数计算出血流动力学的全套数据，为临床诊断、治疗和预后的评估提供可靠的依据。

2. 根据监测结果评估循环功能和决定治疗原则　在 ICU 维持重症患者循环功能的稳定是十分重要的，这有赖于对心率、心律、心脏前负荷、后负荷和心肌收缩性的正确评价和维持。连续监测循环功能有利于对循环状态的判断和治疗原则的确定。

（二）呼吸功能监测和呼吸治疗

1. 常用呼吸功能的监测　临床体征的变化（呼吸道畅通程度、呼吸幅度），呼吸功能（Vt、RR、VD/VT、$PaCO_2$、PaO_2、SaO_2、VC、Qs/Qt 和 MIF）和血气分析。

2. 氧治疗　通过吸入不同浓度的氧，使吸入氧浓度和肺泡气的氧浓度升高，以升高 PaO_2 达到缓解或纠正目的。是一种治疗低氧血症的方法。

（1）高流量系统　气体流速高，可控制和调节吸气氧浓度，吸气氧浓度稳定。常用 Venturi 面罩。

（2）低流量系统　吸气氧浓度不稳定。常用的方法有鼻导管吸氧、面罩、贮气囊面罩等。

（3）机械通气的临床应用

是治疗呼吸功能衰竭的一种方法。呼吸功能受损而不能维持动脉血气在正常范围称呼吸功能衰竭，分为通气功能衰竭和换气功能衰竭。

1）常用通气模式　控制通气、辅助/控制通气、间歇指令通气、压力支持通气、呼气末正压通气等。

2）呼吸器调置　主要参数包括潮气量、呼吸频率、吸呼比、每分通气量、吸气流速等。

3）呼吸器撤离　当循环功能稳定，严重感染得到控制，无严重感染、严重代谢紊乱和呼吸运动障碍，血气结果正常时可逐渐撤离呼吸器。

（三）肾功能的监测与保护

目前常用的肾功能监测方法多为间断性，难以反映实时的生理状态。但监测肾功能的动态变化不仅能评价肾脏本身的功能状态，而且在评估全身的组织灌注、体液平衡状态及心血管功能等方面都有重要价值。

（四）水、电解质和酸碱平衡的调控

体液和酸碱的动态平衡是维持人体内环境稳定和正常生理功能的必要条件。维持人体水、电解质和酸碱平衡的主要任务是：根据生理和病态对体液和电解质的需求，以及临床监测所获得的实际参数，维持体液和电解质出入量的平衡；维持血管内液晶体和胶体渗透压的正常和稳定；维持酸碱平衡稳定，避免发生呼吸性或代谢性酸碱失衡。

（五）营养支持

各种创伤、感染、器官功能障碍等，使患者都处于应激状态，因修复创伤和恢复器官功能所需能量明显增加，结果引起代谢亢进。但危重患者往往不能正常地摄取营养，如果不给予营养支持，势必引起营养状态的恶化，这对病情的恢复是十分不利的。营养支持的目的是有效供给患者的能量和营养物质，促进患者对能量的利用，而患者有效利用能量更为重要。因为，只有患者能利用和消耗能量，才有可能修复创伤和恢复器官功能。但首先要供给患者足够的营养物质和代谢所必需的氧，这需要根据患者对能量的储存情况、营养不良的程度、所处代谢状态及耐受能力等方面来判断患者对能量的需求，同时根据治疗后的反应（即营养状态的评定）来调整。

第二节　心脏脑复苏

一、初期复苏（心肺复苏）

（一）概述

“心肺脑复苏”（CPCR）分为三个阶段：初期复苏（BLS）、后期复苏（ALS）和复苏后治疗（PRT）。

心肺脑复苏成功的关键是时间。在心脏停搏后 4 min 内开始初期复苏、8 min 内开始后期复苏者的恢复出院率最高。因此早期开始复苏是提高成活率和脑功能完全恢复率的基础。有效复苏开始的时间虽仅有分秒之差，却可显著影响复苏的效果。事故发生的时间地点一般都无从预知，如果只靠医疗机构的力量来处理，则很难做到及时。即使在医院内抢救，也可能因某些原因而延误复苏开始的时间。因此，动员和组织全社会的力量进行互救，普及复苏基本知识和技术的教育，对于尽早建立复苏措施具有重要意义。

（二）人工呼吸

有效的人工呼吸，应该能保持患者的 PaO_2 和 $PaCO_2$ 接近正常。人工呼吸方法可分为两类：一类是徒手人工呼吸法，其中以口对口（鼻）人工呼吸最适于现场复苏。另一类是利用器械或特制的呼吸器以求得最佳的人工呼吸，主要用于后期复苏和复苏后处理，应由专业人员使用。施行口对口人工呼吸时，应先将患者的头后仰，并一手将其下颌向上、后方钩起以保持呼吸道顺畅；另一手压迫于患者前额保持患者头部后仰位置，同时以拇指和示指将患者的鼻孔捏闭。然后术者深吸一口气，对准患者口部用力吹入。开始时可连续吹入 3 ~4 次，然后以每 5 s 吹气一次的频率进行。每次吹毕即将口移开并作深吸气，此时患者凭其胸肺的弹性被动地完成呼气。施行过程中应观察胸壁是否起伏，吹气时的阻力是否过大，否则应重新调整呼吸道的位置或清除呼吸道内的异物或分泌物。施行口对口人工呼吸的要领是每次深吸气时必须尽量多吸气，吹出时必须用力。这样可使吹出的气体中氧浓度较高，可达 16% 以上；患者所获得的潮气量成人可高达 800 ml。对于原来肺功能正常者，PaO_2 可达 10 kPa（75 mmHg），SaO_2 高于 90%。这种方法的缺点是操作者易感疲乏。

（三）心脏按压

心脏按压是指间接或直接按压心脏以形成暂时的人工循环的方法。心脏停搏时丧失其排血能力，使全身血液循环处于停止状态。可表现为三种类型：①心室停顿，心脏完全处于静止状态；②心室纤颤，心室呈不规则蠕动而无排血功能；③电 - 机械分离，心电图显示有心电活动（心室复合波），但无机械收缩和排血功能。当患者的神志突然丧失，大动脉搏动消失（触诊颈总动脉或股动脉）及无自主呼吸，即可诊断为呼吸循环骤停。有效的心脏按压能维持心脏的充盈和搏出，诱发心脏的自律性搏动，并可能预防生命重要器官（如脑）因较长时间的缺血缺氧而导致的不可逆性改变。心脏按压分为胸外心脏按压和开胸心脏按压两种方法。

1. 胸外心脏按压　施行胸外心脏按压时，患者必须平卧，背部垫一木板或平卧于地板上。术者立于或跪于患者一侧。沿季肋摸到剑突，选择剑突以上 4 ~5 cm 处，即胸骨上 2/3 与下 1/3 的交接处为按压点。将一手掌跟部置于按压点，另一手掌跟部覆于前者之上。手指向上方翘起，两臂伸直，凭自身重力通过双臂和双手掌，垂直向胸骨加压，使胸骨下陷 4 ~5 cm，然后立即放松，使胸廓自行恢复原位但双手不离开胸壁。如此反复操作，按压时心脏排血，松开时心脏再充盈，形成人工循环。按压与松开的时间比为 1:1 时心排出量最大，按压频率以 80 ~100 次/分为佳。单人复苏时，心脏按压 15 次进行口对口呼吸 2 次（15:2）。双人复苏时，心脏按压 5 次进行口对口人工呼吸 1 次（5:1）。如果已经气管内插管，人工呼吸频率为 12 次/分，可不考虑是否与心脏按压同步的问题。

心脏按压有效时可以触及颈动脉或股动脉的搏动。监测呼气末 CO_2 分压（$ETCO_2$）

用于判断 CPR 的效果更为可靠，$ETCO_2$ 升高表明心排出量增加，肺和组织的灌注改善。心脏按压过程中如果瞳孔立即缩小并有对光反应者，预后较好。如无药物的影响而瞳孔始终完全散大且角膜呈灰暗色者，预后一般不良。但瞳孔的变化只能作为复苏效果的参考，不宜根据瞳孔的变化来决定是否继续复苏。

胸外心脏按压较常见的并发症是肋骨骨折。肋骨骨折可损伤内脏，引起内脏的穿孔、破裂及出血等。尤以心、肺、肝和脾较易遭受损伤，应尽量避免。老年人由于骨质较脆而胸廓又缺乏弹性，更易发生肋骨骨折，应倍加小心。

2. 开胸心脏按压　虽然胸外心脏按压可使主动脉压升高，但右房压、右室压及颅内压也升高。因此冠状动脉的灌注压和血流量并无明显改善，脑灌注压和脑血流量的改善也有限。而开胸直接心脏按压更容易刺激自主心跳的恢复，且对中心静脉压和颅内压的影响较小，因而增加心肌和脑组织的灌注压和血流量，有利于自主循环的恢复和脑细胞的保护。

开胸心脏按压一般在后期复苏进行，并应在无菌条件下操作。开胸的切口位于左侧第 4 肋间，起于距离胸骨左缘 2 ~ 2.5 cm 处，止于左腋前线。开胸后，术者将手掌伸进胸腔并将心脏托于掌心，以除拇指以外的四指握住心脏对准大鱼际肌群部位进行按压。忌用指端着力，以免损伤心肌。按压频率以 60 ~ 80 次/分为宜。

二、后期复苏

后期复苏是初期复苏的继续，利用器械设备及较先进的复苏技术和知识，维持有效的通气和循环功能，争取较佳疗效的复苏阶段。

1. 呼吸道的管理　可用各种类型的导气管，施行气管内插管，必要时施行气管切开。

2. 呼吸器的应用　包括有便于携带于现场施行人工呼吸的简易呼吸器、呼吸囊一活瓣一面罩装置和多功能呼吸器。

3. 监测　在后期复苏期间，尤应重视呼吸、循环和肾功能的监测。

4. 胸内心脏挤压　术者将心脏托于掌心，用除拇指以外的四指握住心脏对准大鱼际肌群部位进行挤压。

5. 药物治疗　首选途径为静脉给药，或由气管内给药。肾上腺素是最常用、最有效的药物。其他常用药物有阿托品、氨碘酮、利多卡因（治疗室性心律失常）和碳酸氢钠（纠正代谢性酸中毒）等。为防止吸入性肺炎和脑水肿，可用肾上腺皮质激素。

6. 输液治疗　目的在于适当扩容，保持循环功能的稳定。

7. 心室纤颤和电除颤　电除颤是治疗心室纤颤的有效方法，以一定量的电流冲击心脏而使室颤终止。胸外除颤电能，成人 200 W · s，小儿 2 W · s/kg；胸内除颤电能，成人 20 ~ 80 W · s，小儿 25 ~ 50 W · s。

8. 起搏治疗　起搏器是以人为的电刺激波去激发心肌收缩的仪器，可行急诊临时起搏，亦可放置永久性起搏器。治疗严重心动过缓、房室传导阻滞。

三、复苏后治疗

治疗多器官功能衰竭和缺氧性脑损伤是复苏后治疗的主要内容。

1. 维持良好的呼吸功能　对于脑复苏病例尤为重要。

2. 确保循环功能的稳定　这是保证一切复苏措施能奏效的先决条件。

3. 防治肾功能衰竭　呼吸心跳停止可能损害肾功能，应强调预防。

4. 脑复苏　是指防治心跳停止后缺氧性脑损伤。脑血流停止到脑发生不可逆的损害时间，在正常体温下大约4 min，但可随着体温降低而延长。低温是脑复苏综合治疗的重要组成部分。激素的应用宜尽早开始。脱水治疗一般以渗透性利尿为主，快速利尿药（呋塞米）为辅助措施。

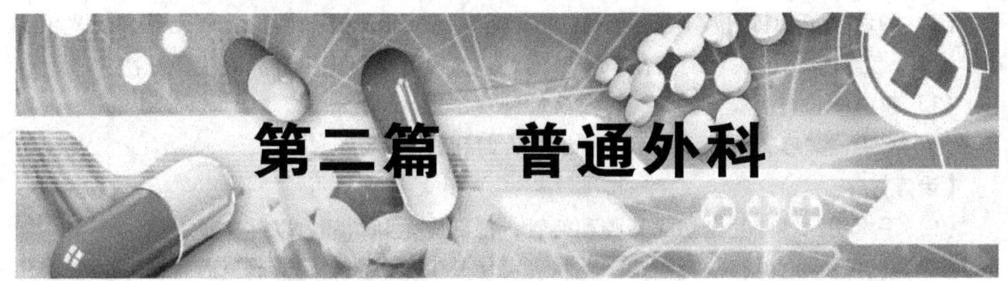

第二篇　普通外科

第一章　颈部外科

一、甲状腺舌管囊肿和瘘

胎儿发育时，咽底部发生的甲状腺舌管下行到颈部，下端发育称甲状腺。其后，甲状腺舌管退化，失去管腔，变为纤维带，上端就成为舌根部的盲孔。如退化不全，在颈前区正中线上形成先天性囊肿，囊肿破溃或被切开后，形成瘘管。该病多见于青少年，男女皆可发生。

【诊断】

（1）可在任何年龄发病，多见于青少年。

（2）颈前正中线舌骨下方，单发的圆形囊性肿块，无自觉症状。如发生感染，则有红肿热痛，破溃或切开后常形成经久不愈的瘘管，分泌白色黏液样物质。

（3）检查颈前正中区舌骨下方有 2 ~3cm 直径大小的囊性肿块，少数可在舌骨水平或舌骨上方，边界清楚，患者伸舌时肿块向上移动。

（4）超声波检查为囊性肿块。

【治疗】

（1）手术切除：手术时要将囊肿和瘘管全部切除，并切除舌骨中部，以避免复发。

（2）有急性感染时：先行抗炎治疗。已化脓者，切开引流，待周围组织的炎症反应消退后，再做切除。

二、鳃裂囊肿和瘘

罕见，胚胎期的鳃裂未完全退化，遗留的组织演变而成为囊肿，以第二鳃裂囊肿较多见，如继发感染，切开或破溃后则形成瘘管，瘘口位于颈部舌骨平面以下，胸锁乳突肌中下 1/3 的前缘，向上在舌咽神经上方，颈内外动脉之间通过，内口开在咽隐窝内。出生后就存在，多见于青少年，男女发病率相差不大。

【诊断】

（1）颈侧区肿块，生长缓慢，一般无自觉症状。如破溃即形成长期不愈的瘘管，流少量黏液物质，瘘口甚小。

（2）肿块位于胸锁乳突肌前缘，位置高低不等，圆形或椭圆形，单发，表面光滑，边界清楚，无压痛，肿块直径多在5cm以内。如破溃者可挤出少许黏液状分泌物。

（3）超声波检查为囊性肿块，可与实性肿块鉴别。

（4）X线检查瘘管造影可显示瘘管走行方向和长度

【治疗】

（1）手术切除：应完全切除囊肿和瘘管，根部应达到咽部，以避免复发。

（2）囊肿感染时，行抗炎治疗。化脓者可切开引流，炎症完全消退后再切除瘘管。

（3）未感染时，不应引流囊肿，以免造成日后手术困难。

三、颈部囊状水瘤

本病为一种先天性淋巴管瘤，多见于婴幼儿。位于颈部左或右侧。

【诊断】

（1）出生后即可见胸锁乳突肌外方或下方有一软块，随年龄长大而增大，但生长缓慢，可无自觉症状。

（2）常在颈后三角，也可向上至颌下，甚或侵及口底、舌的基底部，单发或多发，大小不等，表面光滑，边界常不清楚，固定，柔软，有波动感，无压痛，大者为多房性，可压缩，可引起颈部变形、臂丛受压症状及呼吸障碍，透光试验阳性。

（3）超声波检查：为囊性肿块。

（4）诊断性穿刺：可抽出无色或淡红色血清样液体，感染者有脓样液体。

【治疗】

手术切除。有时难以彻底切除，易复发。

四、颈部血管损伤

大动脉损伤后，主要是大出血，鲜红色，在短时间内可以致死。大静脉损伤后，血呈暗红色，除失血外，空气可进入静脉，形成气栓、小刺伤或小弹片伤，伤口管道狭小，血液外流不畅，形成血肿，可压迫气管，造成呼吸困难。以后可形成假性动脉瘤，如同时有静脉损伤，可形成动静脉瘘。

五、喉和气管损伤

【诊断】

（1）外伤史：患者表现为伤口里有空气和泡沫样血液喷出。

（2）剧烈刺激性咳嗽。

（3）血液进入气管，可致窒息。

（4）伤口较小的，出现皮下气肿。严重的，气肿向纵隔扩散，造成循环衰竭。

【治疗】

（1）气管插管，吸净血液和其它分泌物。

（2）清创后缝合喉或气管。

（3）必要时做气管切开。

（4）预防伤口感染。

六、咽喉食管损伤

【诊断】

（1）外伤史，患者伤口有唾液和食物流出。

（2）局部皮下水肿。

（3）伤口感染扩散，可向纵隔发展，病情危急。

【治疗】

（1）手术修补，伤口内应放置引流物。

（2）预防伤口感染。

七、颈淋巴结结核

颈淋巴结结核是由结核杆菌感染所致，多见于儿童和青少年。病原体从口腔或鼻咽部（扁桃体）侵入，经淋巴管引流到达颈部、颌下或颏下淋巴结。颈淋巴结结核也常常是全身结核病的颈部表现，但肺部常查不到原发灶。其病程缓慢。

【诊断】

（1）可有全身乏力、纳差、消瘦、低热、盗汗、全身中毒症状。

（2）颈部胸锁乳突肌前后缘大小不等的结节。初期淋巴结较硬可活动，以后几个结节可融合成一个大的肿块不能活动。有轻压痛，边界清楚。晚期发生干酪样坏死、液化，有波动感。如发生混合感染，局部发红，压痛明显。寒性脓肿如破溃或切开后则形成经久不愈的结核性窦道，流出米汤样或豆渣样脓液。以上不同阶段的病变可同时出现。

（3）血沉可增快；胸部X线摄片，部分患者有肺结核。

（4）活检诊断不明，需与慢性淋巴结炎、肿瘤鉴别时可作病理切片证实诊断。

【治疗】

1. 全身治疗

休息、营养和抗结核药物治疗。口服异烟肼或利福平，肌注链霉素、丁胺卡那。

2. 局部治疗

（1）手术切除：较大的局限性肿块长期不愈者，可行病灶清除。术前应用抗结核药物至少两周。

（2）寒性脓肿：穿刺从正常皮肤处进针，尽量抽净脓液后，腔内注射链霉素0.5g，每周两次，或异烟肼50～100mg，如无效也需行病灶清除术。

（3）混合感染：切开引流，感染控制后行刮除术。瘘管、窦道经搔刮换药仍长期不愈，亦可行病灶清除、瘘管切除术。

八、颈部转移癌

颈部转移癌或称继发性颈部肿瘤，是指身体其它部位的恶性肿瘤转移到颈部的淋巴结而言。多见于中老年人，青少年也时有发生。一般认为，颈上1/3淋巴结转移癌多来自头部，如鼻咽、口腔、喉及腮腺；颈中1/3淋巴结转移癌常来自甲状腺和颈段食管；颈下1/3淋巴结转移癌可来自甲状腺和胸腹腔；锁骨上淋巴结转移癌可能来自纵隔、肺、乳房及胃等处。

【诊断】

（1）颈侧部肿块，单发或多发，常无自觉症状。

（2）肿块多固定，硬，无压痛，多个可融合成块。应与颈部淋巴结结核、慢性淋巴结炎、神经鞘瘤等相鉴别。

（3）寻找原发灶详细询问病史并进行全面体检。根据可疑的原发部位，应分别作鼻咽镜检查、甲状腺扫描、消化道造影、内窥镜检查、胸部 X 光片、乳房检查、胸腹部 B 超和 CT 检查等。

（4）穿刺或切除活检能够做出定性诊断并可能对寻找原发灶提供一定的线索。

【治疗】

（1）综合治疗原发病和颈部淋巴结转移癌。

（2）找不到原发灶时，可根据活检结果，采用局部切除加放疗，或局部放疗，亦可采用局部放疗加全身化疗。

九、颈部恶性淋巴瘤

颈部恶性淋巴瘤为全身性恶性淋巴瘤在颈部的表现。

【诊断】

（1）颈部淋巴结肿大或颈部肿块，发病较快，最初表现为淋巴结肿大，多在颈部锁骨上窝和颌下，多个淋巴结肿大可很快融合成巨大硬块，边界不清，皮肤不红，坚硬，光滑，轻压痛，呈浸润性生长，甚至可压迫气管而使之移位。除颈部外，可有全身如腋窝、腹股沟等处淋巴结肿大。

（2）全身症状：逐渐消瘦，贫血，发热，食欲不振，肝脾肿大，黄疸，腹水。

（3）血液及骨髓检查：可了解造血系统是否被侵犯。

（4）X 线检查：胸部平片、胃肠造影，了解肺、纵隔及胃肠道有无受侵犯。

（5）超声波检查：为实性肿物。

（6）活检：穿刺细胞学或淋巴结切取活检，可确诊。

【治疗】

本病的治疗原则是根据局部或全身情况决定。限于颈部者，可用局部放射治疗。全身均有淋巴结肿大者，可采用化疗。

第二章　甲状腺疾病

第一节　甲状腺癌

甲状腺癌是常见的内分泌腺恶性肿瘤，可发生于任何年龄组，最常见于25岁以后，并在老年时出现显著的临床症状。大多数患者为无症状的甲状腺结节，部分患者有局部症状，如声嘶、吞咽困难、呼吸困难及局部颈痛等。甲状腺结节的发生率占总人口的4%～7%，女性占多数。这些甲状腺结节大部分是良性的，只有大约5%是恶性的。诊断的目的是区别那些是恶性结节。

【病理类型】

（1）乳头状腺癌：约占60%，多见于年青女性，恶性度低，转移多在颈部淋巴结。

（2）滤泡状腺癌：约占20%，多见于中年人，中度恶性，主要经血循环转移至肺和骨。有时与乳头状腺癌组成混合癌。

（3）未分化癌：占10%～15%，多见于老年人，极度恶性。早期即可有淋巴结转移，并可侵犯气管、食管或喉返神经，或经血行转移至骨和肺。预后极差，多在患病后半年左右死亡。

（4）髓样癌：占5%～10%，发生于滤泡旁细胞（C细胞），分泌大量降钙素。中度恶性，淋巴结转移或血行转移至肺。

（5）鳞状上皮细胞癌：很少见，占0.5%～1%，恶性度高。

（6）淋巴瘤：罕见，见于老年女性，患有淋巴性甲状腺炎者。

【临床表现】

1. 病史

（1）甲状腺或临近部位颈部肿块，质硬而不平整，逐渐增大。早期无明显自觉症状，晚期常压迫喉返神经、气管、食道、颈交感神经和颈丛浅神经而产生声嘶、呼吸或吞咽困难，枕肩部疼痛等相应症状。

（2）髓样癌常有家族史，或伴有多发内分泌腺瘤病2型（NEA2）。由于癌肿产生5－羟色胺和降钙素，临床上可有腹泻、心悸、颜面潮红及血钙降低的症状。

2. 体检

（1）甲状腺肿物质硬、不光滑、较固定，不随吞咽而活动。

（2）可伴有颈淋巴结肿大，较硬。

【辅助检查】

（1）X 线检查：胸片观察有无气管移位和受压，有无肺转移。

（2）B 型超声：鉴别囊或实性，协助诊断。

（3）同位素扫描：为冷结节。

（4）细针吸细胞学检查：对肿瘤直径 1～4cm 的诊断正确率达 90% 以上，但对滤泡状癌仅 40% 正确，因滤泡肿瘤很难区分良、恶性。

【鉴别诊断】

（1）慢性甲状腺炎：甲状腺弥漫性肿大，坚硬，但表面较平整。无明显结节。一般不压迫喉返神经，无声嘶现象。

（2）结节性甲状腺肿：甲状腺双侧均有结节，较光滑，病史较长，极少数有喉返神经受压症状。

（3）甲状腺囊腺瘤：囊内出血使肿瘤于数日内迅速增大，随后逐渐缩小，症状减轻。肿块相对光滑，可随吞咽活动，B 超显示为囊性。

【治疗】

细胞学检查证实或怀疑癌肿的患者应行标准的甲状腺探查手术，对两叶甲状腺进行评估，对于单侧甲状腺癌行同侧甲状腺全切除及峡部切除。当细胞学标本不能确诊时，应在术中行病变组织冰冻切片以明确诊断。如冰冻切片结果是良性，患者无既往头颈部放射史，不作附加手术；如冰冻切片为甲状腺癌，增加甲状腺切除量。甲状腺切除量的多少仍有商榷之处，目前尚未有随机对照试验对甲状腺全切除与甲状腺大部分切除进行比较。赞成甲状腺全切除者认为：①双侧甲状腺癌常见；②对侧叶有一定的复发率（4.7%～24%）；③全甲状腺切除后复发率低；④甲状腺癌患者术后复发有 50% 死于原发病；⑤可改善病变小于 1.5cm 的患者生存率；⑥可用 I^{131} 对极少量的残余甲状腺及远处转移病灶进行诊断及治疗；⑦甲状腺球蛋白成为术后有否转移的标记；⑧需再次行甲状腺手术的病例极少。而赞成行甲状腺大部分切除者认为：①对于乳头状癌，行大部分甲状腺切除后，多中心性无明显的临床意义；②甲状腺癌的复发率小于 5%；③局部复发病例中，一半可用手术治疗治愈；④甲状腺全切除无助于淋巴结的微转移灶治疗；⑤作为最有力的理由是甲状腺大部分切除所引起的喉返神经损伤、甲状旁腺损伤及其它并发症的发生率低于甲状腺全切除。

我们主张行甲状腺全切除或接近全切除，但对于年轻患者，特别是乳头状癌直径小于 1cm，则采取较少侵袭的手术方法，即甲状腺大部分切除术。

由有经验的外科医生进行全甲状腺切除是安全的。应注意喉返神经、喉上神经外侧分支及甲状旁腺的血供。对于分化较好的甲状腺癌只有在临床上发现颈部有肿大淋巴结时才进行淋巴结清扫。胸锁乳突肌、颈内静脉及副神经几乎全部可以保留。目前，全甲状腺切除的并发症低于 3%。

1. 甲状腺切除技术

体位、颈部皮肤切口及分离皮瓣同一般甲状腺切除，颈前静脉可予保留，颈前肌群自中线分开，但如颈前肌与肿瘤粘连，则备整块切除。一般来说，不需要切断颈前肌群，可用牵开器牵开皮瓣及颈前肌。检查两叶甲状腺，了解结节大小及其浸润范围，行患侧甲状腺及峡部切除时，先结扎甲状腺中静脉，游离甲状腺外侧，在甲状腺包膜内分束结扎切断甲状腺上血管，使上极活动。切勿整块结扎以上血管，这是十分重要，因这样做会损伤喉上神经外侧分支。同法处理甲状腺下极血管，其间常可见喉返神经的行程，并可见到甲状腺下极的下甲状旁腺，其血供来自甲状腺下动脉的终末支，应予保留。然后向中线翻转甲状腺，增加暴露喉返神经及甲状旁腺，使甲状旁腺连同其血供完整地自甲状腺背面分离，上甲状旁腺血供偶尔来自甲状腺上动脉的分支。切除峡部、一叶甲状腺及气管前筋膜、锥状叶亦同时切除。如果喉返神经与甲状舌骨韧带粘连可在该处保留少许甲状腺组织。全甲状腺切除或近全切除的手术方法与此相同。

如果甲状旁腺的血供受损，则把甲状旁腺种植于肿瘤对侧的胸锁乳突肌内。创面极少需要引流，颈前肌群及颈阔肌小心对合缝合，切口行皮下 5 ~ 0 Prolene 线缝合，此缝线绝对无反应及很少引起炎症。大部分患者可于术后 2 ~ 3 天出院。

2. 辅助治疗

手术治疗甲状腺癌只是全部治疗的一部分。所有行甲状腺全切除的患者将需要甲状腺终生替代治疗，通常用左旋甲状腺素。目的是维持身体代谢所需的甲状腺素及抑制 TSH 分泌。乳头状或滤泡癌患者行术后 I^{131} 扫描，以了解残余甲状腺床的吸 I 率及有否远处转移。如有高度复发的危险性，应用 I^{131} 治疗剂量切除残余甲状腺及远处转移灶。化疗及外部放射性照射对于分化好的甲状腺癌是无用的。分化好的甲状腺癌患者预后很好，其生存曲线接近正常人群。复发的主要因素是老年、大的原发病灶、特别是有包膜外扩散、以及不适当的初次手术方式。

未分化癌经穿刺活检证实后，不宜手术治疗。因其恶性程度高，发展迅速，通常发病后 2 至 3 个月即出现压迫症状，手术切除甲状腺不仅难以达到治疗目的，反而促使癌肿扩散。未分化癌对 I^{131} 不敏感，故用 I^{131} 治疗亦不满意。通常只采用外部放射治疗。未分化癌的预后极差。

第二节 甲状腺功能亢进

经适当的诊断评价后，目前对甲状腺功能亢进的治疗方法有放射性碘、手术及抗甲状腺药物的应用。每种治疗方法都有其优点、缺点及并发症。对于不同的甲亢患者应选择最好的方法。例如，抗甲状腺药物极少用于治疗甲状腺肿大超过Ⅲ度的患者，因抗甲状腺药物并不能缩小甲状腺。放射性碘治疗对于妊娠期甲亢的妇女是禁忌的；对于细小的弥漫性甲状腺肿患者或近期患心肌梗塞者不推荐甲状腺次全切除。

【分型】

（1）原发性甲亢：最常见，是一种自体免疫疾患，患者年龄多为 20 ~ 40 岁，两侧甲状腺弥漫肿大，眼球突出，故又称突眼性甲状腺肿。

（2）继发性甲亢：较少见，结节性甲状腺肿多年后才逐渐出现甲亢，年龄多在 40 岁以上，腺体呈结节状，两侧不对称，多无眼球突出，但容易发生心肌损害。

（3）高功能腺瘤：少见，多为单发自主性高功能腺瘤，结节周围的甲状腺组织呈萎缩改变，无眼球突出。

【临床表现】

1. 病史

甲状腺肿大，同时性情急躁易激动，坐卧不宁，两手颤动，心悸失眠，怕热多汗，食欲亢进而消瘦。女性月经可以停止。

2. 体征

（1）神色紧张，消瘦多汗，手指震颤。

（2）脉快有力，100 次/分以上，脉压增大。

（3）甲状腺肿大，上下极可触及震颤及听到血管杂音。

（4）眼球突出，眼裂增宽，瞳孔散大，可出现眼征。①VonGrave 征：眼向下看时，上眼睑不随眼球下闭，在角膜上方露出一条巩膜；②Stellwag 征：凝视时很少瞬眼；③Moebius征：眼球集合能力差。

【辅助检查】

（1）基础代谢率：目前常用公式计算，静卧时测定。基础代谢率（BMR）=（脉率 + 脉压）- 111（%），正常为 ±10%，患者可增高至 +20% 以上。

（2）血清 T_3、T_4 含量增高：T_3 更敏感，可比正常高 4 倍。正常值：T_3：70 ~ 200ng/dl，T_4：5.4 ~ 13μg/dl。

（3）^{131}I 摄取率：甲状腺 2h 摄取率 >25%，或 24h 摄取率 >50%，且吸 ^{131}I 高峰提前出现。

【治疗】

在我国，治疗甲状腺机能亢进的方法推荐手术切除甲状腺。该手术如由有经验的外

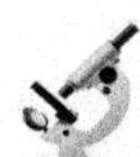

科医生进行，其效果肯定超过放射性碘治疗。这是因为手术能使患者的甲状腺功能最快地恢复正常，并使患者的甲状腺功能保持正常。术前应使所有患者的甲状腺功能亢进得到抑制，使其功能在正常范围内，常用抗甲状腺药物如丙基硫氧嘧啶（100～300mg，每8小时一次口服）或甲基硫氧嘧啶（Tapazol 10～30mg，每8小时一次口服）。术前加用碘化物（SSKI或Lugols液10滴，每日3次口服，10～14天）以减少腺体的血供及脆性。

对于严重的或抗甲状腺药物治疗无效的患者，可用β－受体阻滞剂如心得安5～40mg口服，每天4次，以减慢心率，但此法目前尚有争议。选择行放射性碘治疗的患者在治疗前亦应使甲状腺功能恢复至正常范围内，若不如此，治疗后常会引起心律失常甚至患者因此而死亡。所有服用丙基或甲基硫氧嘧啶的患者必须警惕出现胸骨疼痛或不明原因性发热，如出现上述症状时应立即停药，因偶会出现粒细胞减少的并发症。

对于特别大的甲状腺肿及多发结节的毒性甲状腺肿行甲状腺次全切除多于行放射性碘治疗。这是因为应用放射性碘治疗并不能缩小甲状腺肿，且有较多机会演变成结节性甲状腺肿。甲状腺切除的其他指征是①放射性碘治疗后不能消除局部症状；②有“冷结节”的甲亢，这是由于“冷结节”有可能是甲状腺癌；③患者拒绝接受放射性碘治疗；④乙胺碘呋酮引起的甲亢；⑤希望在一年内怀孕的女性患者；⑥用抗甲状腺药物不易控制的妊娠患者，因为胎儿甲状腺受放射后可能会在日后在其甲状腺产生新生物。

手术治疗甲亢的好处在其成功率高，资料显示甲状腺切除术后甲状腺应激性免疫球蛋白立即下降，而放射性碘及抗甲状腺药物治疗则无下降。放射性碘治疗甲亢产生的黏液性水肿是累积性的，治疗后10年达40%～70%的水平，而类似的患者行甲状腺次全切除的甲状腺功能低下发生率约25%。甲状腺切除术既消除了甲状腺肿大又提供了组织作病理学的检查。

手术及放射性碘治疗甲亢后影响甲状腺功能的因素包括：①残留甲状腺的量或放射性碘的剂量；②毒性甲状腺肿的类型；③自身免疫性反应及淋巴细胞浸润的程度；④食谱的地理性变化，特别是碘的含量；⑤患者的年龄；⑥疾病的自然发展史。由于单用抗甲状腺药物治疗亦有大约15%的患者会发生甲状腺功能低下，因此，所有患者都应被告知有出现甲状腺功能低下的可能性，并每年行甲状腺功能的检查。对于Grave’s病最常用的手术是双侧甲状腺次全切除，双侧各留下2～4g的甲状腺组织，亦可行Dunhill术式，即单侧腺叶全切除而对侧次全切除，留下大约5g的甲状腺组织。对于儿童甲亢，应留较少量的残余甲状腺，这是由于甲亢复发较常见。对于严重突眼的患者，全甲状腺切除可使眼部症状消退。

甲状腺切除的禁忌证包括：①严重的心肺疾患；②缺乏合格的甲状腺外科医生；③出血素质及凝血障碍；④妊娠最初及最后3个月。

甲状腺切除术后的并发症包括声带麻痹、甲状腺功能低下，甲状旁腺功能低下，甲亢复发、血肿、感染及切口疤痕疙瘩形成。当甲状腺切除术是由有经验的外科医生实行时，这些并发症是不常见的，并且大部分患者可在术后3天出院。

结论，对于甲亢患者进行有选择性的及个体化的治疗是最好的。甲状腺次全切除术在临床上有许多好处，但放射性碘治疗对于年龄超过 40 岁的弥漫性毒性甲状腺肿患者的可作为选择的方法之一。结节性甲状腺肿应用甲状腺次全切除治疗。由一个优秀的甲状腺外科医生进行甲状腺次全切除是迅速及最好的治疗甲亢及结节性甲状腺肿的方法，并能使甲状腺功能恢复正常并得以维持。

第三章　乳房疾病

第一节　急性乳腺炎和乳腺脓肿

急性乳腺炎多发生在分娩后数周内哺乳期妇女，尤多见于产妇。主要由于泌乳初期乳汁浓稠及上皮残屑脱落阻塞导管和细菌侵入而酿成急性炎症。轻症患者炎症比较局限，全身症状轻微，重症患者炎症可波及全乳房呈蜂窝织炎状，并伴有全身感染中毒症状，若延误诊治可造成败血症，或局部形成乳腺脓肿，需要及时外科手术治疗。

【诊断】

（1）患者多为产后数周内的哺乳期妇女。

（2）患侧乳房出现肿胀与自发疼痛，病变浅在者局部红润显著，呈急性蜂窝炎状。

（3）临床检查可见患侧乳房呈现红、肿，病变局部皮肤温度升高，伴明显触痛。病变部皮肤出现可凹性水肿时多表明深在部位脓肿形成。浅在的胀肿形成可于病变局部查出波动感。患侧腋窝可扪及肿大的淋巴腺并伴触痛。

（4）可伴有全身发热及中毒症状。实验室检查可见白细胞总数升高及核左移现象。

【鉴别诊断】

（一）炎性乳腺癌

本病体征有时与急性乳腺炎相似，可根据下列诸点加以区别：

（1）病变局部呈硬实的浸润性团块。

（2）不具有急性乳腺炎时的明显触痛。

（3）患侧腋下常出现坚硬肿大的淋巴腺，也无明显触痛。

（4）不伴有明显的全身感染中毒症状。

（二）慢性乳腺炎及脓肿形成

（1）慢性乳腺炎及脓肿形成的病因主要是乳腺结核。

（2）多数的“冷脓肿”，不伴有触痛。

（3）可伴随低热、消瘦等结核病全身症状而无高热等全身感染中毒症状。

【治疗】

（1）急性乳腺炎多由葡萄球菌或链球菌侵入致病，于炎症早期应选用对革兰阳性球菌有效的抗菌素，如青霉素200万～1000万U/d肌肉或静脉给药，分4～6次。对青霉素过敏者改用头孢菌素类，用量为每日2～6g，分4至6次给予。

（2）停止哺乳，局部行热敷或物理治疗促进炎症病变的吸收消散。

（3）脓肿形成后，应及早切开引流。为防止损伤输乳管，于波动感最明显的部位经穿刺吸出脓汁后，于该部行与乳头呈轮辐状之切口，较大的脓腔多有由纤维组织形成之间隔，使脓腔成多房状，手术应一并剪开以利引流通畅。

第二节　乳腺癌

乳腺癌是女性常见癌症之一。在我国城市发病率约为23/100000。乳房虽位于体表，其病变易于发现并及早诊断，但手术治疗病例中，Ⅰ期患者仍低于30%。30年来随诊断技术的进步，手术、药物、放射及内分泌多学科综合治疗的采用，Ⅱ～Ⅲ期乳癌的疗效5年生存率只提高了±10%。早期诊断仍是提高本病治愈率的关键。

【乳腺癌的早期诊断】

对乳腺癌治疗疗效难以评价的原因之一是未经治疗的乳腺癌患者自然病程变化甚大，人们对肿瘤－宿主间相互关系了解甚少。已往报道的瘤块大，并有明显腋下淋巴结转移者平均生存期为38～40月，5年生存率9%～20%，10年生存率3%～5%，偶尔也有未经治疗而长期存活的病例报告。在决定疾病转归的诸多因素中，肿瘤的病理类型、生物学行为是首要的，但难以预测和控制。

只有早期诊断才是提高乳腺癌生存率的最合理的途径。

（1）乳腺X线摄像：现代X线技术可使每次检查时射线剂量减少至0.02～0.03CGY。其优点是：①可以发现临床上查不到的病变，尤其是肥胖或乳房巨大。小于0.5～1.0cm的病变临床上摸不到。大多数早期癌（微小癌）或原位癌是由X线摄像查出的；②X线特征性表现有助于鉴别诊断。如边缘不光整的毛刺状肿块，点状或短棒状呈团簇分布的钙化阴影，及肿块前方水肿组织形成的透光环影像等特征性图像。

按美国癌症协会推荐，35岁以前慎用X线检查，也不作为普查手段，若直系亲属中有阳性家族史或有可疑病变时除外。

（2）乳腺B超检查：其突出优点为可分辨囊性与实性肿物。囊腔内的隆起性病变仍有恶性肿瘤的可能。

（3）细针针吸细胞学检查是鉴别诊断的重要手段。其诊断正确率已达到95%以上。

【乳腺癌的临床病理分期（1992AJCC）】

T＝原发肿瘤；N＝区域淋巴结；M＝远位转移。

T_X 原发病变不能判定

T_0 未查出原发病变

T_{is}原位癌导管内癌，小叶原位癌及无肿块的乳头 Paget 病。

T_1 肿块最大直径不大于2.0cm

T_{1a}最大直径不大于0.5cm

T_{1b}最大直径大于0.5，但不大于1.0cm

T_{1c}最大直径大于1.0，但不大于2.0cm

T_2 肿块最大直径大于2.0，但不大于5.0cm

T_3 肿块最大直径大于5.0cm

T_4 任何大小的肿块，但已侵及胸壁或皮肤

T_{4a}侵及胸壁

T_{4b}皮肤水肿（包括桔皮样变）或溃疡，或皮肤卫星结节

$T_{4c} = T_{4a} + T_{4b}$

T_{4D}炎性乳癌

注1：伴有肿块的 Paget 病按肿块大小分类。

注2：胸壁包括肋骨、肋间肌、前锯肌，但不包括胸肌。

N：区域淋巴结（临床）

N_X 淋巴腺不能判断（如已行切除）

N_0 无区域淋巴结转移

N_1 同侧可活动腋淋巴结转移

N_{1a}只有微小转移（不大于0.2cm）

N_{1b}大于0.2cm 的淋巴结转移

N_{1bI} 大于0.2cm 而全部小于2.0cm 的1～3 个淋巴结转移。

N_{1bII} 大于0.2cm 而小于2.0cm 的4 个以上的淋巴结转移

N_{1bIII} 最大直径 >2.0cm 的被膜外淋巴结转移

N_{1bIV} 大于2.0cm 淋巴结转移

N_2 同侧腋下淋巴结转移，互相固定或固定于其它结构

N_3 同侧乳内淋巴结转移

M：远位转移

M_X 远位转移不能判定

M_0 无远位转移

M_1 远位转移（包括同侧锁骨上淋巴转移）

临床分期

0期	T_{is}	N_0	M_0
1期	T_1	N_0	M_0
II_A 期	T_0	N_1	M_0
	T_1	N_1	M_0

	T_2	N_0	M_0
$Ⅱ_B$期	T_2	N_1	M_0
	T_3	N_0	M_0
$Ⅲ_A$期	T_0	N_2	M_0
	T_1	N_2	M_0
	T_2	N_2	M_0
	T_3	N_1	M_0
	T_3	N_2	M_0
$Ⅲ_B$期	T_4	任何 N	M_0
任何	T	N_3	M_0
Ⅳ期	任何 T	任何 N	M_1

【治疗】

乳癌的发生率不断上升，目前美国妇女大约有10%机率发展成乳癌，尽管在大多数病例中，致癌的原因仍然不清楚，但许多因素已经得到证实；这些因素中如初潮早、绝经迟及未经产或高龄妊娠有一定的临床意义。这些病例中，小部分的家族史有临床意义。

这些妇女其母亲或姐妹45岁前患乳癌者，至少有20%～30%机会发展成为乳癌。此外，如果一位妇女其母亲或姐妹在45岁之前患双侧乳癌的话，她得乳癌的机会大约是50%。

1. 处理前的估计

对乳腺癌患者用细胞学或组织学诊断的临床估计仍然有争议性，全部患者应该行双侧乳腺摄片。乳腺X线摄片常来估计患侧乳癌病变的大小，也作为多中心癌的放射照片依据。这些X线片也可检查对侧乳腺的恶性情况，胸部X线照片排除肺部弥漫性淋巴血管癌肿转移的存在，肺的多发性小转移病灶和骨骼的转移，进一步诊断靠碱性磷酸酶是否正常水平。从骨扫描查到潜在骨转移或腹部CT查出腹腔转移的机率是1%。

2. 根治性乳房切除术

乳癌是传统的根治性乳房切除术的常用适应证。手术切除整个乳房、胸大小肌、腋部脂肪和淋巴结、皮下脂肪组织。不论病变显示其恶性多么典型，所有病例都需要诊断性活组织检查，乳癌根治术都在全麻下进行。乳癌根治术虽然有多种切口，不管肿瘤部位和乳头的位置，主要考虑在肿瘤周围切除一大块皮肤。另外，切口必须能暴露腋部和锁骨上区，亦能向下超过肋缘以暴露腹直肌前鞘上部。比较横向与垂直切口，横向的切口可达到增进美容效果和减少疤痕对上肢活动的影响。切口通常自肩部胸大肌边缘锁骨之间开始，在浅筋膜浅层形成内侧和外侧皮瓣，内界胸骨中线，外界背阔肌，上达锁骨，下抵肋缘下。必须注意皮瓣要薄，形成的皮瓣，其边缘厚1～2mm，其基底厚度不超过6mm，用电灼或细丝线结扎止血。找出头静脉，在其下缘游离胸大肌，并在尽可能接近肱骨处切断，在操作过程中勿损及头静脉。胸大肌的切端加以结扎。胸大肌在它的肱骨和

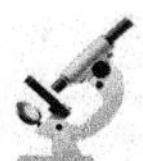

锁骨附着处切断后，将其向下牵，暴露胸小肌，分离出胸小肌在近喙突将其切断结扎。

把胸大小肌向下牵开暴露腋窝，解剖出腋静脉。在操作过程中，进入胸大小肌的血管和神经皆被切断，紧靠腋静脉分别切断结扎其各分支，注意切勿损伤腋静脉。在腋静脉的头侧显露部分臂丛和位于其下方的腋动脉，尽可能多地去除腋动、静脉和神经周围及其下方的脂肪淋巴组织。从腋动静脉下面向下解剖腋窝内容包括淋巴结。在手术过程要注意辨认胸长神经和胸背神经，予以保护好。一面把乳房向下牵拉，一面切断胸大肌、胸小肌的起端。碰到穿透血管，必须给予缝扎止血。在缝扎时别缝太深，以免穿透胸膜，造成气胸。切除胸大小肌时，不应包括前锯肌的任何纤维。术中一般要放置引流，平常置二根胶管引流，一根在胸骨缘，另一根置于腋窝，在皮瓣上戳孔引出，两硅胶管再接上负压球或负压瓶作连续吸引。皮肤切口，用丝线作间断缝合。

在过去的10年间，Ⅰ期和Ⅱ期的乳癌治疗已经发生明显改变。临床实践已经清楚地证实，一些患者局部控制癌症和乳癌非根治性切除加腋窝淋巴结清扫，与改良乳癌根治术后存活率相似，因此对所有Ⅰ期和Ⅱ期的乳癌患者不选择根治性乳腺切除。有更多的事实证明，所有的肿瘤不仅在非根治术前被切除，而且经显微镜检查证实所有的乳癌被切除。患者究竟选择根治性抑或单纯乳腺切除的标准，通常是根据肿瘤的大小而定。如果原发肿瘤全部切除导致乳房明显畸形，患者就不该选择非根治性切除。其他行根治性切除的特别情况，包括乳腺X线检查示多发性小钙化灶、广泛导管内癌伴随浸润性导管癌和乳腺小叶癌。

3. 改良根治性乳房切除术

改良根治性乳房切除术已被广泛地应用于乳腺癌的治疗。这种手术方法的优点是有较传统的Halsted直切口更易为人接受的切口疤痕。改良美容效果使以后能更好地进行整形外科修复。同时由于保留了胸肌，而使上肢有良好的功能。

经病理切片证实为乳腺恶性肿瘤后，作斜的椭圆形的切口，可能包括向外上方伸展至腋窝的短延伸部分，以保证达到良好显露，并在缝合后达到较好的美容效果。椭圆形切口的横行部分内包括乳头及乳晕，切口要尽可能超过肿瘤边缘5~7cm。所有的病例，应该使切口在胸壁达到尽可能低的位置，以达到美容的目的。在清扫时应上至锁骨水平，内至胸骨边缘，向外达到背阔肌边缘，下达腹直肌鞘和肋缘。分离在皮下组织、乳腺和深筋膜间进行。在绝经前妇女，皮瓣薄而透光，绝经后妇女皮瓣稍增厚，分离好皮瓣乳腺组织予以切除。如果有马上或将来重建的必要，则保留前锯肌筋膜。

沿胸大肌边界进一步分离，等露出胸小肌、背阔肌的前侧边界。沿背阔肌前界分离至腋静脉，并认出沿胸小肌边侧的深筋膜并切开，并横过腋窝切开到背阔肌前界，直到这层薄的胸筋膜被暴露。

尽管大多数学者主张对Ⅰ和Ⅱ期乳癌患者行淋巴结清扫，而淋巴结清扫的程度意见不一。一些主张切除全部腋窝淋巴结，其他的人仅限于清扫由腋静脉、胸小肌侧界、背阔肌前界构成的特定三角区域。另一些人主张切除一定数目的淋巴结，而不是切除某一区域的全部组织。过去，沿内乳动静脉的淋巴结也被清扫，然临床实践不能证实内乳淋巴清扫后生存率改善，而放弃了这些方法。

腋淋巴结清扫的淋巴通常是指：位于背阔肌侧、腋静脉下方和胸小肌中界软组织中的Ⅰ和Ⅱ组的淋巴结。位于胸小肌中央的淋巴结（Ⅲ组淋巴结）和位于胸大小肌之间的淋巴结（Rotters' 淋巴结群）不作常规清扫，除非扪及其怀疑有转移癌。这类腋淋巴结清扫能控制95% Ⅰ和Ⅱ期在腋窝的肿瘤。

在腋淋巴结清扫前，患者的手臂放在事先准备的无菌区，肘可屈曲90°放在头顶上，便于清扫。牵开胸小肌切除第Ⅱ组淋巴结，在清扫过程中，辨清胸神经并加以保护。清扫从侧面横过腋窝，认清肋间神经分支，它从第二肋间隙穿出。胸侧动脉和静脉在腋静脉下一公分分离，这些血管下降至肋间神经分支下面，紧接在该神经下方再分开。分离这些血管需要完全游离神经，它们横过腋窝，在腋静脉下面离开腋窝前，常分二支有时分三支。分离胸背动静脉并保留之。将存留的软组织全部扫清。注意胸长神经在肋间神经分支后下方2cm处可找到。胸背神经、胸背动静脉也认清给予保护，它们横过腋窝侧到背阔肌。常需要分离胸背血管和数个小支以切除该区的全部淋巴结。如前面所说的，Rotters' 淋巴结，位于胸大肌和胸小肌之间，除非临床提示有转移，一般则不用切除，第Ⅲ组淋巴结也如此。在Ⅰ、Ⅱ期患者中很少见这些淋巴结转移，并切除这些淋巴结常伴有胸神经侧支和主干损伤，最后导致胸大肌萎缩。

在切口缝合前，予腋窝处放胶管引流，间断缝合切口，术后用负压引流数天。

4. 乳腺保留和腋淋巴结清扫

目前强调保留乳腺的人增加，这种手术将成为乳腺外科医师最常做的术式之一。乳腺手术要求切除活检部位和任何显微镜提示的存留的原发癌，以及环绕切口所能扪及的疤痕，以切除全部原发癌。手术点周围的正常组织此时予以切除，且要求切除标本送病理检查，在这些边缘组织显微镜提示浸润癌和导管内癌，最后该要求乳腺切除。无异常的乳腺组织不用处理，可游离局部皮瓣缝合，切口尽可能减少乳房的畸形。

清扫腋窝部淋巴组织，切口仅在腋毛线下面。切口从背阔肌的前界延伸到胸大肌的前界，剪开深筋膜以暴露腋窝，通常切除Ⅰ和Ⅱ组淋巴结，对Ⅲ组和Rotters' 淋巴结仅仅在扪及有可疑转移灶时才切除。腋淋巴清扫，腋窝引流和切口的缝合方法则与改良乳腺根治性切除中腋淋巴结清扫相同。

5. 辅助治疗

没有辅助治疗，原发性肿瘤直径小于5cm，不存在腋窝淋巴结转移和全身转移，大约70%的患者能够生存10年。如原发灶直径小于2cm，10年生存率达到90%，大的肿瘤其10年生存率约60%。有淋巴转移者生存率明显下降，如一个淋巴结转移，其10年生存率减至60%，三个淋巴结转移减至40%和四个以上淋巴结转移的生存率大约20%。

几乎所有Ⅰ和Ⅱ期患者死亡是首次治疗之前有隐匿的全身转移。仅通过应用系统性辅助治疗，抑制或消灭在一些距离处的癌细胞群，使存活率改善。辅助治疗是乳腺治疗的整体部分，临床实践证实，一些患者辅助激素或化疗可增加生存率，20% ~30% 的患者 10 年不复发。为了对乳腺癌患者治疗起重要作用，外科医生必须了解辅助治疗的类型和应用之。成功的临床实践证实，激素疗法如 Tamoxifen 或化学治疗如 Gytoxin（细胞毒）、Methotrexate（甲氨喋呤）、5 - Fluorouracil（5 - 氟尿嘧啶）和 Adriamgcin（阿霉素）的联合使用对一些患者是有效的辅助治疗。

用 Cytoxin、Methotrexate 和 5 - Fu 或 Cytoxiu、Adriamgcin 和 5 - Fu 联合化疗有明显的毒性。继发于白细胞减少症，有明显重度感染的危险，尿路炎症有增加的危险，至于血小板减少而导致出血是较少见的问题，因此患者应注意体格检查。

使用 Tamoxifen 有其他好的效果。有统计证实，妇女使用 Tamoxifen，对侧乳房癌肿发生率减少了，且近来发现 Tamoxifen 能够减低血中的胆固醇水平。

6. 乳腺癌的放射疗法

在 1895 年 Roentgens’ 发现 X 线的 10 年间，放射治疗已经用于乳癌的治疗。在早期用不完善的设备来做，但由于技术改进，在临床使用放射治疗控制局部肿瘤和避免并发症方面有一致的进步，使它在早期、进展期乳癌和转移乳癌的治疗方面有重要的作用。就是乳腺癌有腋淋巴结转移的患者，经外科根治性乳腺切除术后亦常用放射治疗来配合治疗。

放射治疗中外射束放射两个形式被常规运用。光子束是不带电荷的微粒，能穿透深部组织。而电子束带负电荷，相互作用更快，射程短些。产生外射束治疗的两种设备是直线加速器和 Co - 60 元素。Co - 60 使用人造同位素衰减产生 gamma 射线，其光子束由核反应产生。直线加速器第二次世界大战时开始发展，能够比 Co 单位产生更高的能量。注入放射源，常被称为内放射疗法，有时产生局部很高的放射剂量，应用于乳腺的治疗。在每一例中，放射剂量衡定单位是居里，为每单位肿块组织吸收能量的名称。

7. 乳腺保守治疗

乳腺保守治疗的目的是达到与那些乳腺切除者同样的存活率，保留乳腺的存在与感觉。在应用中，这包括切除全部肿瘤，对整个乳块使用适度的放射治疗以消灭残存的癌细胞，限制性腋淋巴清扫也应用。

放射治疗必须对整个存留的乳腺组织适宜均匀的剂量。在美国常规的方法是使用正切的光束，从中央和切面以斜角进入，这常能够达到同等剂量的 10% 以内。因为最常见的复发位置是在原发灶附近，此处常给予一个“加强剂量”或对肿瘤床予放射剂量。这里可植入放射性物质或电子束。此后要争取避免发病的措施及需要住院，并且给予均匀的高剂量照射。

在美国标准的做法是对整个乳房用 4 500 到 5 000CGy 的剂量 23 ~25 次以上的治疗。部分人可用正常的乳腺组织修复放射的损害，给其最佳的长期美容效果，减少即时的副反应。对肿瘤床常使用共 6 000 到 6 500CGy 的加强剂量。

因乳腺保守治疗的经验增加了，更加明确地规定这种治疗最佳方法是可能的。在选择患者做保守的外科治疗和放射时，仔细判断患者的情况很重要。妇女必须愿意去接受较为长时间的治疗，肿瘤必须相对于乳房组织足够小，因此切除足够的边缘正常组织，达到可以接受的美容效果。要确定瘤体是否已经完整切除，这对病理医生来说很重要。然而，使用显微镜判断切缘情况，被取样错误所限制，但不能确认切除边缘“阴性”发现。

乳腺保守治疗的绝对禁忌证包括肉眼看到或乳腺 X 线检查证实的多中心癌、以及妊娠。妇女以往有乳腺放射史，可以有严重的正常组织的后遗症。相对禁忌证包括认为美容效果不好的部位。包括乳腺小肿瘤巨大和肿瘤主要位于乳头 - 乳晕复合体。以往有先天性血管疾病，造成正常组织对放疗耐受性差。

另外，肿瘤某些病理表现对估计患者选择是重要的。对于侵袭性癌、广泛性导管癌（命名为弥漫性导管内癌或 EIC），大概由于在乳腺内大量导管癌肿残留，这些妇女用局限性切除肿瘤治疗后，其复发危险很高。对这些患者，需行更广泛的乳腺切除以保证内导管成分切除够量。

手术方法必须既要切除足够的肿瘤，又要保留美容效果。

放射治疗的急性副反应包括皮肤红斑、皮肤干枯、皮肤的敏感性增加伴轻度疼痛、乳腺水肿和压痛及困倦感。

第四章 疝

第一节 腹外疝

腹内脏器通过腹壁薄弱处突于体表者称腹外疝，其病因与腹壁强度减弱及腹压增高有关。腹外疝十分常见，其临床类型有：

（一）易复性疝

突出的疝内容易于回入腹腔者，见于疝初期，表现为可复性肿块。

（二）难复性疝

疝内容与疝囊粘连而不能完全回纳者，多见于病史较长的疝。

（三）滑动性疝

腹腔内脏随腹膜一起滑出疝环，成为疝囊的一部分，常见于腹股沟疝，多为难复性疝。

（四）嵌顿疝

疝内容强行通过疝环而被卡住，不能回纳者，多发生于股疝、腹股沟斜疝。常在腹压突然增高时发生，若肠管被嵌顿则形成闭襻性肠梗阻。

（五）绞窄性疝

嵌顿的内脏出现血供障碍者。处理不及时则发生肠坏死或肠穿孔而危及生命。

（六）肠管壁疝

嵌顿内容仅为部分肠壁者。

第二节 腹股沟斜疝

腹股沟疝是外科医生最常见到的疾病。在3500年前已有对腹股沟疝的描述，而外科治疗始于2000年前。对于此病的病因有许多学说，以及对腹股沟部解剖有大量的描述，由此而引出多种的修补方法。腹股沟疝是腹股沟管底部薄弱所引起，这意味着斜疝时内环扩张、直疝时该处出现广泛的薄弱及衰退，许多疝气是两者同时出现。因此，除年幼者，疝的修复应包括内环重建及腹股沟底的加强。

【临床表现及诊断】

腹股沟疝患者有典型的临床症状，他们常诉说有与活动相关的、间歇的、逐渐增强的腹股沟部钝性不适。亦有诉说腹股沟部有肿物突出，该肿物平卧时会消失，但长期站立及活动后会越来越大。患者在剧烈运动或紧张时，有时会出现剧烈而严重的症状，该症状常使人认为是由肌肉损伤引起，但急性的疝亦会引起这种表现。临床症状还包括放射到腰部或睾丸的疼痛，以及急性嵌顿及绞窄。腹股沟部的不适可不伴有能触及的包块，相反，一个非常大的疝，包括那些进入阴囊的斜疝，可无临床症状。

经过对病史的了解及体查，诊断通常是相当明确的。然而，当主诉有不适，局部无包块，检查明确无疝的表现时，应考虑其他的异常。包括腹直肌损伤、腹外斜肌损伤及内收肌损伤。内收肌腱炎有典型的局部触痛。腰椎间盘病变所引起的神经痛和泌尿系病变亦有类似疝的不适。对症处理常可使症状缓解。不可触及的疝极少引起这些症状，经过随访常可证实。

【治疗】

1. 手术指征

疝是不能自愈的，并且其症状有发展的倾向。虽然患者可通过改变活动方式来减轻不适，但症状趋向增加。所有的疝都存在嵌顿而需急诊手术的危险性，所以，如无其他手术禁忌症，所有腹股沟疝一经诊断均应手术治疗。

对于同时发生的双侧腹股沟疝，先修补较大的或症状较明显的一侧，日后再修补另一侧。双侧疝同时修补，恢复时间可能较短，但手术后早期的痛苦较重。不适越严重，行走越困难，恢复至正常活动的时间就会推迟，而且并发症发生率较高，亦可能使复发率升高。

2. 麻醉

所有择期手术的疝都可在局麻下进行，但静脉注射镇静剂可使手术更容易、更快，并且最重要的是使患者更舒适。联合用药能取得最好的效果，包括抗焦虑药及短效的麻醉药。大多数麻醉师亦会加用短效巴比妥类药物，其剂量很少，不会引起窒息，仅用于局麻最初阶段及皮肤切开并放置拉钩时。大多数患者在手术过程中是清醒的。

具体措施是，术前1小时左右口服戊巴比妥（20～25mg）。随后在术前20min皮下注射哌啶50～75mg。局麻药限于1%普鲁卡因100ml，不加肾上腺素（普鲁卡因总量<1 000mg）或1%利多卡因30ml，不加肾上腺素（利多卡因总量<300mg）。老年患者减量。

3. 修复方法的选择

疝的修补方法有多种，这里只阐述Shouldice法，选择这种术式是由于其具有准确的修复、能在门诊施局麻下进行以及有较少的功能丧失及较少的并发症等优点，亦合乎当代治疗学对病因进行处理的基本原则。修复方法的特点是完全游离精索使之能向外牵开并完全暴露内环，在精索内侧准确地重建内环，这需要腹股沟底部完全开放，在直视下进行修补，使之在最少张力下得以修复。

4. 修补技术

所有腹股沟疝的修复始于准确的切口定位及了解神经的投影位置。标记耻骨结节及髂前上棘，外环位于耻骨结节上方，内环位于腹股沟韧带中点上方一横指处。髂腹下神经投影位置是腹股沟韧带内侧二横指与腹股沟韧带走向相同，髂腹股沟神经位于精索投影位置。切口定位于外环内侧 1cm 与内环位外侧 1cm 的直连线上，并向上延长超越内环 2cm。切口长度一般为 10 ~ 12cm。

消毒铺巾后，用细针在髂前上棘的内侧注射数毫升麻醉剂。接着在腹肌沟韧带上方并与其平行行皮下注射麻醉剂 10ml 左右。于髂前上棘内侧，深达腹外斜肌腱膜下注射 5ml 左右麻醉剂以麻醉髂腹股沟神经。另外 5ml 注射于内环周围以消除来自腹膜和来自生殖股神经生殖支的痛性冲动。对老年患者，麻醉剂用量酌减。麻醉剂内不加肾上腺素。

麻醉成功后，沿切口连线切开皮肤及 Scopa’s 筋膜达腹外斜肌腱膜。结扎皮下血管。位于未端内侧的阴部外血管予以保护并牵向内侧。沿腹外斜肌腱膜走向由内环至外环切开腹外斜肌腱膜。切勿损伤位于其下的髂腹下神经，在外环处注意保护髂腹股沟神经。游离腹外斜肌腱上、下瓣，游离下瓣应切断一些大腿浅筋膜以检查有否股疝。从腹股沟韧带上轻柔地游离腹股沟管内容，并保护生殖股神经的生殖支。游离髂腹股沟神经并予保护。在内环处沿精索切断全部提睾肌纤维，断端结扎。在内环部精索外筋膜内前方作一纵向小切口，行钝性解剖即较易暴露斜疝疝囊，环绕疝囊解剖并切断，远端疝囊应留于原位并开放，不要切除。多余的解剖会损伤精索的血管，增加睾丸萎缩的危险性。

开放远端疝囊开口，术后阴囊水肿的发生率几乎为零。近端疝囊解剖至内环并予缝扎，切除多余部分，使之缩入内环。如发现是滑动性疝，应拉紧结扎线后行折叠缝合。切除疝外的腹膜外脂肪层，但应避免精索的“骨骼化”解剖，其理由如前述。

把精索牵向外侧，最后完成外环的解剖，包括从下腹部分离小部分附属血管及精索外侧血管，这样使精索最后能复位并在外环重建缝合时防止损伤。腹股沟管从内环到外环完全开放。腹膜外脂肪层从变薄的腹横筋膜处予以清除直至暴露健康的筋膜缘，如无腹膜外脂肪突出，则纵行切开腹横筋膜后清除其下多余的腹膜外脂肪。腹横筋膜切开应自内环处至其汇合处。明确腹股沟韧带倾斜的边缘。游离腹横筋膜的上、下瓣，如要求修复能获得最大的成功机会，则形成适当的下瓣极为重要。下瓣宜 1 ~ 2cm 宽、极为坚固。小心解剖使下瓣全部游离。腹横筋膜下瓣的形成对 Shouldice 疝修补术的随后几个步骤十分重要。随后的修补步骤包括组织的 4 层缝合。应用 0 号 Prolene 线或其他不吸收的缝线作两个不同方向的连续缝合，不用可吸收缝线或网织物。推荐连续缝合，因其压力分布均匀。

腹股沟后壁的修补必须谨慎小心地均匀缝合，不要有张力。第一针缝线把腹横筋膜的下瓣的游离缘缝合至上瓣处的腹横肌外缘后面，即上瓣的深面，靠近腹直肌附着部。必须缝合准确，打结牢固，在此处不留缺损区。继续沿腹横肌边缘及腹内斜肌边缘向外连续缝合上瓣，并连带少许肌肉组织。缝合向上进展至上端包含提睾肌外侧部的上残端时要小心避开腹壁下血管，至内环时应检查内环的松紧度，以能穿一小指尖为度，即重建内环。然后于内环处缝线反转方向，向内缝合上侧腹横筋膜瓣至腹股沟韧带深面，继续向下缝，直到耻骨打结。如有需要，可缝住陷窝韧带以闭塞股静脉内侧的空隙。

第三层缝线自内环开始，缝合内斜肌和腹横肌至腹股沟韧带深面，继续向内缝合至耻骨。第四层缝线自耻骨往回缝，在稍微表浅的层次连续缝合第三层的结构，向上至内环，并在此打结。

检查精索，确定它能被自由地移动，静脉未受阻充盈。把精索回复原位，间断缝合腹外斜肌腱膜，重建外环，使之能容一小指尖，勿压迫精索静脉，仔细缝合皮下组织，皮肤可间断缝合或用可吸收线皮内缝合，无需引流。

5. 术后处理

手术后数小时患者即能回家，应写好评估有关活动、出血或感染的征象或一些其他不常见的反应的医嘱。给予口服镇痛剂。手术当天除上厕所外患者休息。以后数天要限制体力活动。3 天后很多患者感到有进步，7～10 天后可恢复轻微的体力活动，应限制剧烈活动，并避免过度用力，一般经 4～6 周后可恢复正常的活动及工作。

6. 术后并发症

对于疝修补术后的特殊并发症包括术后疼痛、睾丸萎缩和复发性疝，如同其他手术一样有出血和感染。感染通常是导致疝修补失败的原因，在此情况下，日后手术作解剖时是非常困难的，甚至造成不能准确地修复，因此，应最大限度地减少感染的发生。

减少创伤或深部血肿的发生有赖于对腹股沟部解剖的详细了解。浅层腹壁血管应予结扎，不要简单地烧灼。下侧腹壁拉向后上方，精索亦向外侧牵开，精确缝合腹股沟管底部，不要损伤或撕脱精索的血管。在缝合腹股沟管底部时要常规注意大腿根部的血管，以免损伤。

睾丸萎缩是不常见的并发症，它不单单是由于内环缝合过紧，引起动脉供应或静脉回流障碍所引起。较严重的创伤，如分离肉膜与阴囊附属的血管、外阴血管及精索静脉丛等亦会引起睾丸萎缩。可通过对远端疝囊有限的解剖及清除部分突出的腹膜前脂肪，使内环在无张力情况下缝合来预防此并发症的发生。

疝修补术后疼痛是由一些明确的及许多不明确的原因引起的并发症。最常见的原因是神经结扎综合征，一般认为这是术后早期疼痛的原因。如果在术后早期发现此综合征，最保险的措施是立即进行再次探查。如发现较迟，检查神经支配范围有助于诊断，并行皮神经松解术。持续术后疼痛的另一个原因是耻骨结节骨炎。如怀疑这种情况，注射激素是有帮助的，但此并发症并不多见，因为一般疝修补时不会缝合这里。偶而发生的迟发性疼痛，就如术前的不适，可能是复发性疝的表现。如出现可触及的包块，就是再次手术的指征。某些患者的术后疼痛无明确的原因，对于这些病例应给予对症治疗及镇静剂。

最后是疝修补术后复发。疝的复发有几个已知的原因，但也有未知的原因。复发性疝最简单的原因是初次探查时未查出疝囊及部分外科医生的技术不精。然而，最常见的

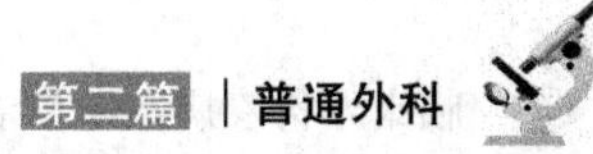

原因是腹股沟管底部有缺陷，导致一段缝合组织坏死，使修补失败。许多复发性疝表现为腹股沟管底部的修补失败。这是由于初次手术时利用了不健全的组织。

用 Shouldice 法进行疝修补的复发率一般低于 3%，而其他方法的复发率在 1% ~10% 之间，平均达 5%。所以，目前最有效的腹股沟疝修补术是 Shoulelice 法。

第三节 腹股沟直疝

自直疝三角区突出的疝称腹股沟直疝，简称直疝，与腹壁肌肉退化、慢性咳嗽、前列腺肥大等后天因素有关。直疝占腹股沟疝的 5%，多见于年老体弱者，60 岁以上患者常为双侧性。

【诊断】

（一）病史

腹股沟部可复性肿块，平卧后自动回纳，通常不进入阴囊，很少发生嵌顿。

（二）体征

肿块位于耻骨结节外上方，呈半球形，有咳嗽冲击感。压迫腹股沟内环处，患者站立咳嗽时肿块仍可出现。

【治疗】

直疝治疗原则同成人斜疝。一般采用 Bassini 或 Mcvay 法修补，缺损严重者行疝成形术。

第四节 脐 疝

自脐环突出的疝称脐疝，与脐环闭锁不全或脐组织薄弱及妊娠、腹水、啼哭等腹压增高因素有关。多见于婴儿、中年肥胖经产妇女。

【诊断】

1. 病史

脐部可复性肿块，多在婴儿啼哭或成人站立、咳嗽时出现，平卧时消失。成人脐疝较小，易发生嵌顿、绞窄。

2. 体征

脐部半球形肿块，柔软，有咳嗽冲击感，巨大脐疝可向下悬垂。肿块回纳后可触及脐部缺损及圆形疝环。

【治疗】

1. 非手术治疗

2 岁以下婴幼儿脐疝可自愈，无需手术，可采用局部压迫包扎治疗。疝还纳后以小块纱布垫（或裹一分钱硬币）压迫疝环，以宽条胶布或绷带扎紧固定。

2. 手术适应证

（1）2 岁以上、脐环直径大于 1.5 ~ 2cm 的幼儿患者。

（2）成人脐疝。

3. 手术方法

切除疝囊，横形缝合或重叠缝合腹直肌鞘，关闭脐环。对成人脐疝，可将脐部皮肤与疝囊一并切除。切断疝囊，注意分离与疝囊颈粘连的肠管，避免损伤。

第五节 股 疝

经股环、股管并自卵圆窝突出的疝为股疝。其发病与股环较宽、妊娠等有关。多见于中年以上经产妇女，约占腹外疝的 5%。

【诊断】

1. 病史

卵圆窝处可复性肿块，但疝囊外常有脂肪粘着，肿块不易完全消失。平时无症状，多偶然发现。易发生嵌顿，发生率可达 60%。

2. 体征

肿块一般如拇指大小，位于腹股沟韧带下方。在肿块的上方或内侧才能触清耻骨结节，借此可与腹股沟疝区别，后者只能在疝块的外下方触及耻骨结节。但须注意疝块大者亦可突出至腹股沟韧带前方，股疝块咳嗽冲击感不明显，手法不易完全回纳，但肿块基底固定，不如淋巴结、脂肪瘤活动度大。

【治疗】

股疝亦属于腹股沟疝的一种，但其解剖及病因与腹股沟斜疝及直疝不同。股疝发生于腹股沟韧带下面和髂耻线最内侧的腔隙，亦即股管，其开口处为股环。临床表现是由腹膜外脂肪突出及不同程度的腹膜或腹腔内容脱出至股管中所致，因此在大腿内侧、腹股沟韧带下出现呈半球形的肿物。由于股疝行径曲折，出卵圆窝后反向上伸展，其底部多制于腹股沟韧带，所以股疝的移动性极少且不易还纳。又因其囊颈组织坚韧而无伸展性，故极易发生绞窄。故此，当确诊股疝后应尽早进行手术治疗。如出现绞窄现象时，更应立即进行手术治疗，不宜妄想手法复位。

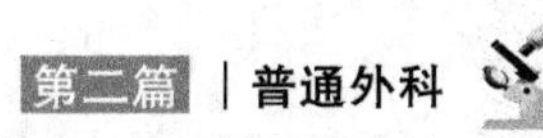

股疝的手术分为腹股沟韧带上入路或下入路。当股疝及腹股沟斜疝同时出现时，可用标准的McVay氏法或Cooper’s韧带缝合的办法进行处理。在术前未能确诊的股疝或斜疝出现嵌顿、绞窄时应采用腹股沟部切口进行处理，因大腿根部切口的方法不能明确小肠有否回纳。

股疝修补术大多选择腹股沟韧带上切口，即常用的腹股沟疝切口，用该切口能使疝囊颈有最佳的暴露，若需进行肠切除吻合亦有良好的术野。切开腹外斜肌腱后如能把疝囊经股管向上提至术野，就不需切开腹腔。术者回镊子向上牵拉疝囊，同时在腹股沟韧带下方向上推疝块，使疝囊自股管拉出。如这一操作无法自腹股沟韧带下方回纳疝囊，则需要在外斜肌腱下叶游离皮下组织直至暴露疝囊，再把疝囊自股管拉出，使疝囊转变为直疝的憩室型。切开疝囊时要注意勿损伤疝内容，高位结扎疝囊，剪除多余的疝囊壁。如疝囊颈难以处理时可行“Z”型切断腹股沟韧带。

处理疝囊后要进行腹壁的加强及关闭股管防止复发性股疝。把腹横筋膜和腹横肌腱缘缝至耻骨韧带，与直疝修补相同。十分重要的是要充分暴露髂血管以防止间断缝合时损伤这些血管。完成此步骤后，耻骨韧带和腹股沟韧带缝合数针以关闭股管。髂血管不应缩窄。在腹横肌腱膜和腹股沟韧带间置第二层缝线，精索或圆韧带放回原位，缝合切口。

亦有术者用一个2cm×12cm大的筛网状补片卷紧成一圆椎体放于股管内并使其弹开，然后用Prolene线固定并关闭腹环，此称为“烟卷”法修补，患者通常仅需用1~2天的止痛药。术后7~10天即能回复工作及其他的活动。此术式目前在文献上报告较少，仍需进行长期随访才能确定其疗效。

第五章　急性化脓性腹膜炎

第一节　急性弥漫性腹膜炎

腹膜炎是腹腔脏腹膜和壁腹膜的炎症，可由细菌感染、化学性或物理性损伤等引起。按病因可分为细菌性和非细菌性两类；按临床经过可将其分为急性、亚急性和慢性三类；按发病机制可分为原发性和继发性两类；按累及的范围可分为弥漫性和局限性两类。急性化脓性腹膜炎累及整个腹腔称为急性弥漫性腹膜炎。

【病因】

（1）继发性腹膜炎：继发性化脓性腹膜炎是最常见的腹膜炎。腹腔内空腔脏器穿孔、外伤引起的腹壁或内脏破裂，是急性继发性化脓性腹膜炎最常见的原因。如胃十二指肠溃疡急性穿孔，胃肠内容流入腹腔首先引起化学性刺激，产生化学性腹膜炎，继发感染后成为化脓性腹膜炎；急性胆囊炎，胆囊壁坏死穿孔，造成极为严重的胆汁性腹膜炎；外伤造成的肠管、膀胱破裂，腹腔污染及经腹壁伤口进入细菌，可很快形成腹膜炎。腹腔内脏器炎症扩散也是急性继发性腹膜炎的常见原因，如急性阑尾炎、急性胰腺炎、女性生殖器官化脓性感染等，含有细菌的渗出液在腹腔内扩散引起腹膜炎。其他如腹部手术中的腹腔污染，胃肠道、胆管、胰腺吻合口渗漏；腹前、后壁的严重感染也可引起腹膜炎。引起继发性腹膜炎的细菌主要是胃肠道内的常驻菌群，其中以大肠杆菌最为多见；其次为厌氧拟杆菌、链球菌、变形杆菌等。一般都是混合性感染，故毒性较强。

（2）原发性腹膜炎：又称为自发性腹膜炎，腹腔内无原发性病灶。致病菌多为溶血性链球菌、肺炎双球菌或大肠杆菌。细菌进入腹腔的途径一般为：①血行播散，致病菌如肺炎双球菌和链球菌从呼吸道或泌尿系的感染灶，通过血行播散至腹膜。婴儿和儿童的原发性腹膜炎大多属于这一类；②上行性感染，来自女性生殖道的细菌，通过输卵管直接向上扩散至腹，如淋菌性腹膜炎；③直接扩散，如泌尿系感染时，细菌可通过腹膜层直接扩散至腹膜腔；④透壁性感染，正常情况下，肠腔内细菌是不能通过肠壁的。但在某些情况下，如肝硬化并发腹水、肾病、猩红热或营养不良等机体抵抗力低下时，肠腔内细菌即有可能通过肠壁进入腹膜腔，引起腹膜炎。原发性腹膜炎感染范围很大，与脓液的性质及细菌种类有关。常见的溶血性链球菌的脓液稀薄，无臭味。

【病理生理】

胃肠内容物和细菌进入腹腔后，机体立即发生反应，腹膜充血、水肿并失去光泽。

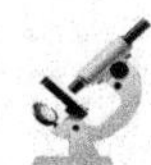

接着产生大量清晰的浆液性渗出液，以稀释腹腔内的毒素，并出现大量的巨噬细胞、中性粒细胞，加以坏死组织、细菌和凝固的纤维蛋白，使渗出液变混浊而成为脓液。以大肠杆菌为主的脓液呈黄绿色，常与其他致病菌混合感染而变得稠厚，并有粪便的特殊臭味。

腹膜炎的结局取决于两方面，一方面是患者全身的和腹膜局部的防御能力，另一方面是污染细菌的性质、数量和时间。细菌及其产物（内毒素）刺激患者的细胞防御机制，激活许多炎性介质，其中血中肿瘤坏死因子α（TNFα）、白介素－1（IL－1）、IL－6和弹性蛋白酶等可升高，其在腹腔渗出液中的浓度更高。这些细胞因子多来自巨噬细胞，另一些是直接通过肠屏障逸入腹腔，或由于损伤的腹膜组织所生成。腹膜渗出液中细胞因子的浓度更能反映腹膜炎的严重程度。在病程后期，腹腔内细胞因子具有损害器官的作用。除了细菌因素以外，这些毒性介质不被清除，其终末介质NO将阻断三羧酸循环而导致细胞缺氧窒息，造成多器官衰竭和死亡。此外。腹内脏器浸泡在脓性液体中，腹膜严重充血、水肿并渗出大量液体，引起脱水和电解质紊乱，血浆蛋白减低和贫血，加之发热、呕吐，肠管麻痹肠腔内大量积液使血容量明显减少。肠管因麻痹而扩张、胀气，可使膈肌抬高而影响心肺功能，使血液循环和气体交换受到影响，加重休克导致死亡。

年轻体壮、抗病能力强者，可使病菌毒力下降。病变损害轻的能与邻近的肠管和其他脏器及移过来的大网膜发生粘连，将病灶包围，使病变局限于腹腔内的一个部位成为局限性腹膜炎。渗出物逐渐被吸收，炎症消散，自行修复而痊愈。如局限部位化脓，积聚于膈下、髂窝、肠袢间、盆腔，则可形成局限性脓肿。

腹膜炎治愈后，腹腔内多有不同程度的粘连，大多数粘连无不良后果。一部分肠管粘连可造成扭曲或形成锐角，使肠管不通发生机械性肠梗阻，即粘连性肠梗阻。

【临床表现】

根据病因不同，腹膜炎的症状可以是突然发生，也可能是逐渐出现，如空腔脏器损伤破裂或孔引起的腹膜炎发病较突然。而阑尾炎、胆囊炎等引起的腹膜炎多先有原发病症状，以后才逐渐出现腹膜炎表现。

（1）腹痛：是最主要的临床表现。疼痛的程度与发病的原因、炎症的轻重、年龄、身体素质等有关。疼痛一般都很剧烈，难以忍受，呈持续性。深呼吸、咳嗽、转动身体时疼痛加剧。患者多不愿改变体位。疼痛先从原发病变部位开始，随炎症扩散而延及全腹。

（2）恶心、呕吐：腹膜受到刺激，可引起反射性恶心、呕吐，吐出物多是胃内容物。发生麻痹性肠梗阻时可吐出黄绿色胆汁，甚至棕褐色粪水样内容物。

（3）体温、脉搏：其变化与炎症的轻重有关。开始时正常，以后体温逐渐升高、脉搏逐渐加快。原有病变如为炎症性，如阑尾炎，发生腹膜炎之前则体温已升高，发生腹膜炎后更加增高。年老体弱的患者体温可不升高。脉搏多加快，如脉搏快体温反而下降，这是病情恶化的征象之一。

（4）感染中毒症状：患者可出现高热、脉速、呼吸浅快、大汗、口干。病情进一步发展，可出现面色苍白、虚弱、眼窝凹陷、皮肤干燥、四肢发凉、呼吸急促、口唇发绀，舌干苔厚、脉细微弱、体温骤升或下降、血压下降、神志恍惚或不清，表示已有重度缺水，代谢性酸中毒及休克。

（5）腹部体征：腹胀，腹式呼吸减弱或消失。腹部压痛、腹肌紧张和反跳痛是腹膜炎的标志性体征，尤以原发病灶所在部位最为明显。腹肌紧张的程度随病因和患者的全身状况不同而不同。腹胀加重是病情恶化的一项重要标志。胃肠或胆囊穿孔可引起强烈的腹肌紧张，甚至呈“木板样”强直。幼儿、老人或极度衰弱的患者腹肌紧张不明显，易被忽视。腹部叩诊因胃肠胀气而呈鼓音。胃十二指肠穿孔时，肝浊音界缩小或消失。腹腔内积液较多时可叩出移动性浊音。听诊时肠鸣音减弱，肠麻痹时肠鸣音可能完全消失。

直肠指检：直肠前窝饱满及触痛，这表示盆腔已有感染或形成盆腔脓肿。

【辅助检查】

白细胞计数及中性粒细胞比例增高。病情险恶或机体反应能力低下的患者，白细胞计数不增高，仅中性粒细胞比例增高，甚至有中毒颗粒出现。

腹部立位平片：小肠普遍胀气并有多个小液平面是肠麻痹征象。胃肠穿孔时多可见膈下游离气体。超声检查显出腹腔内有不等量的液体，但不能鉴别液体的性质。B 超引导下腹腔穿刺抽液或腹腔灌洗可帮助诊断。腹腔穿刺的方法是：根据叩诊或 B 超检查进行定位，一般在两侧下腹部髂前上嵴内下方进行诊断性腹腔穿刺抽液，根据抽出液的性质来判断病因。抽出液可为透明、浑浊、脓性、血性、含食物残渣或粪便等几种情况结核性腹膜炎为草绿色透明腹水。胃十二指肠急性穿孔时抽出液呈黄色、浑浊、含胆汁、无臭味。饱食后穿孔对抽出液可含食物残渣。急性重症胰腺炎时抽出液为血性、胰淀粉酶含量高。急性阑尾炎穿孔时抽出液为稀薄脓性略有臭味。绞窄性肠梗阻时抽出液为血性、臭味重。如抽出液为不凝血，应想到有腹腔内出血；如抽出物为全血且放置后凝固，需排除是否刺入血管。抽出液还可作涂片镜检及细菌培养。腹腔内液体少于 100ml 时，腹腔穿刺往往抽不出液体，可注入一定量生理盐水后再进行抽液检查。CT 检查对腹腔内实质性脏器病变（如急性胰腺炎）的诊断帮助较大，对评估腹腔内液体量也有一定帮助。

如直肠指检发现直肠前壁饱满、触痛，提示盆腔已有感染或形成盆腔脓肿，也可经肛门直肠前穿刺抽液有助诊断。已婚女性患者可作经阴道（超声）检查或经后穹窿穿刺检查。

【诊断】

根据病史及典型体征，白细胞计数及分类，腹部 X 线检查、超声或 CT 检查结果等，综合分析，腹膜炎的诊断一般是比较容易的。但儿童在上呼吸道感染期间突然腹痛、呕吐，出现明显的腹部体征时，应仔细分析是原发性腹膜炎，还是肺部炎症刺激肋间神经所引起的。

【治疗】

治疗分为非手术治疗和手术治疗。

1. 非手术治疗

对病情较轻，或病程较长超过24小时，且腹部体征已减轻或有减轻趋势者，或伴有严重心肺等脏器疾患不能耐受手术者，可行非手术治疗。非手术治疗也可作为手术前的准备工作。

（1）体位：一般取半卧位，以促使腹腔内渗出液流向盆腔，减少吸收和减轻中毒症状，有利于局限和引流；且可促使腹内脏器下移，腹肌松弛，减轻因腹胀挤压膈肌而影响呼吸和循环。鼓励患者经常活动双腿，以防发生下肢静脉血栓形成。休克患者取平卧位或头、躯干和下肢各抬高约20°的体位。

（2）禁食、胃肠减压：胃肠道穿孔的患者必须禁食。并留置胃管持续胃肠减压，抽出胃肠道内容和气体，以减少消化道内容物继续流入腹腔，减轻胃肠内积气，改善胃壁的血运，有利于炎症的局限和吸收，促进胃肠道恢复蠕动。

（3）纠正水、电解质紊乱：由于禁食、胃肠减压及腹腔内大量渗液，因而易造成体内水和电解质紊乱。根据患者的出入量及应补充的承量计算需补充的液体总量（晶体、胶体），以纠正缺水和酸碱失衡。病情严重的应多输血浆、白蛋白或全血，以补充因腹腔内渗出大量血浆引起的低蛋白血症和贫血。注意监测脉搏、血压、尿量、中心静脉压、心电图、血细胞比容、肌酐以及血气分析等，以调整输液的成分和速度，维持尿量每小时30～50ml。急性腹膜炎中毒症状重并有休克时，如输液、输血仍未能改善患者状况，可以用一定剂量的激素，对减轻中毒症状、缓解病情有一定帮助。也可以根据患者的脉搏、血压、中心静脉压等情况给予血管收缩剂或扩张剂，其中以多巴胺较为安全有效。

（4）抗生素：继发性腹膜炎大多为混合感染，致病菌主要为大肠杆菌、肠球菌和厌氧菌（拟杆菌为主）。在选择抗生素时，应考虑致病菌的种类。第三代头孢菌素足以杀死大肠杆菌而无耐药性。经大组病例观察发现，2g剂量的第三代头孢菌素在腹腔内的浓度足以对抗所测试的10478株大肠杆菌。过去较为常用的氨苄西林、氨基糖苷类和甲硝唑（或克林霉素）三联用药方案，现在已很少应用。因为氨基糖苷类药有肾毒性，在腹腔感染的低pH值环境中效果不大。过去多主张大剂量联合应用抗生素，现在认为单一广谱抗生索治疗大肠杆菌的效果可能更好。严格地说，根据细菌培养出的菌种及药敏结果选用抗生素是比较合理的。

需要强调的是，抗生素治疗不能替代手术治疗，有些病例单独通过手术就可以获得治愈。

（5）补充热量和营养支持：急性腹膜炎的代谢率约为正常人的140%，每日需要的热量选12 550～16 740kJ（3 000～4 000kcal）。当热量补充不足时，体内大量蛋白首先被消耗，使患者的抵抗力及愈合能力下降。在输入葡萄糖供给一部分热量的同时应补充白蛋白、氨基酸等。静脉输入脂肪乳可获较高热量。长期不能进食的患者应尽早给予肠外营养；手术时已作空肠造口者，肠管功能恢复后可给予肠内营养。

（6）镇静、止痛、吸氧：可减轻患者的痛苦与恐惧心理。已经确诊、治疗方案已定的及手术后的患者，可用哌替啶类止痛剂。而诊断不清或需进行观察的患者，暂不用止痛剂，以掩盖病情。

2. 手术治疗

绝大多数的继发性腹膜炎需要及时手术治疗。

（1）手术适应证：

1）经上述非手术治疗6～8小时后（一般不超过12小时），腹膜炎症状及体征不缓解反而加重者。

2）腹腔内原发病严重，如胃肠道穿孔或胆囊坏疽、绞窄性肠梗阻、腹腔内脏器损伤破裂、胃肠道手术后短期内吻合口漏所致的腹膜炎。

3）腹腔内炎症较重，有大量积液，出现严重的肠麻痹或中毒症状，尤其是有休克表现者。

4）腹膜炎病因不明确，且无局限趋势者。

（2）麻醉方法：多选用全身麻醉或硬膜外麻醉，个别休克危重患者也可用局部麻醉。

（3）原发病的处理：手术切口应根据原发病变的脏器所在的部位而定。如不能确定原发病变位于哪个脏器，则以右旁正中切口为好，开腹后可向上下延长。如曾作过腹部手术，可经原切口或在其附近作切口。开腹时要小心肠管，剥离粘连时要尽量避免分破肠管。探查时要细致轻柔，查清楚腹膜炎的病因后，决定处理方法。胃十二指肠溃疡穿孔间不超过12小时，可作胃大部切除术。如穿孔时间较长，腹腔污染严重或患者全身状况不好，只能行穿孔修补术。坏疽的阑尾及胆囊应切除。如胆囊炎症重，解剖层次不清，全身情况不能耐受手术，只宜行胆囊造口术和腹腔引流。坏死的肠管应切除。坏死的结肠如不能切除吻合，应行坏死肠段外置或结肠造口术。

（4）彻底清洁腹腔：开腹后立即用吸引器吸净腹腔内的脓液及渗出液，清除食物残渣、粪便和异物等。脓液多积聚在原发病灶附近、膈下、两侧结肠旁沟及盆腔内。可用甲硝唑及生理盐水冲洗腹腔至清洁。腹腔内有脓苔，假膜和纤维蛋白分隔时，应予清除以利引流。关腹前一般不在腹腔内应用抗生素，以免造成严重粘连。

（5）充分引流：要把腹腔内的残留液和继续产生的渗液通过引流物排出体外，以减轻腹腔感染和防止术后发生腹腔脓肿。常用的引流物有硅管、乳胶管或双腔引流管等；烟卷引流不够充分，最好不用。引流管的腹腔内段应剪多个侧孔，其大小应与引流管内径接近。将引流管放在病灶附近及最低位，要注意防止引流管折曲，保证引流顺畅。严重的感染，要放两根以上引流管，术后可作腹腔灌洗。放腹腔引流管的指征：

1）坏死病灶未能彻底清除或有大量坏死组织无法清除。

2）为预防胃肠道穿孔修补等术后发生渗漏。

3）手术部位有较多的渗液或渗血。

4）已形成局限性脓肿。

（6）术后处理：继续禁食、胃肠减压、补液、应用抗生素和营养支持治疗，保证引流管通畅。根据手术时脓液的细菌培养和药物敏感试验结果，选用有效的抗生素。待患者全身情况改善，临床感染消失后，可停用抗生素。一般待引流量小于每日10ml、非脓性，也无发热、无腹胀等，表示腹膜炎已控制后，可拔除腹腔引流管。密切观察病情变化，注意心、肺、肝、肾、脑等重要脏器的功能及DIC的发生，并进行及时有效的处理。

第二节　腹腔脓肿

一、膈下脓肿

膈下脓肿是发生于膈肌下方、横结肠及其系膜上方潜在间隙的脓肿，为腹腔脓肿常见的一种类型。常发生于胃十二指肠穿孔、阑尾炎穿孔、腹部创伤、胆道手术和胃、脾切除术后，由积血或腹腔渗液积聚感染而成为残余脓肿。致病菌因原发病灶而异，多为大肠杆菌、链球菌、变形杆菌及厌氧性细菌等，常为多种细菌混合感染。

【病理】

患者平卧时膈下部位最低，急性腹膜炎时腹腔内的脓液易积聚此处。细菌亦可由门静脉和淋巴系统到达膈下。约70%的急性腹膜炎患者经手术或药物治疗后腹腔内的脓液可被完全吸收；约30%的患者发生局限性脓肿。脓肿的位置与原发病有关。十二指肠溃疡孔、胆囊及胆管化脓性感染、阑尾炎穿孔，其脓液常积聚在右膈下；胃穿孔、脾切除术后感染，脓肿常发生在左膈下。

小的膈下脓肿经非手术治疗可被吸收。较大的脓肿，因长期感染使身体消耗以至衰竭，死亡率甚高，膈下感染可引起反应性胸腔积液，或经淋巴途径蔓延到胸腔引起胸膜炎，也可入胸腔引起脓胸。个别的可穿透结肠形成内瘘而“自家”引流。也有因脓肿腐蚀消化道管壁而引起消化道反复出血、肠瘘或胃瘘者。如患者的机体抵抗力低下可发生脓毒症。

【临床表现】

膈下脓肿一旦形成，可出现明显的全身及局部症状。

（1）全身症状：发热，初为弛张热，脓肿形成以后呈持续高热，也可为中等程度的持续发热。脉率增快，舌苔厚腻。逐渐出现乏力、衰弱、盗汗、厌食、消瘦、白细胞计数升高、中性粒细胞比例增高。

（2）局部症状：脓肿部位可有持续的钝痛，深呼吸时加重。疼痛常位于近中线的肋缘下或剑突下。脓肿刺激膈肌可引起呃逆。膈下感染可引起胸膜、肺反应，出现胸水或盘状肺不张，患者咳嗽、胸痛。有季肋区叩痛，严重时出现局部皮肤凹陷性水肿，皮温升高。右膈下脓肿可使肝浊音界扩大。患侧胸部下方呼吸音减弱或消失。近年来，由于大量应用抗生素，局部症状和体征多不典型。

【诊断和鉴别诊断】

急性腹膜炎或腹腔内脏器的炎性病变治疗过程中，或腹部手术数日后出现发热、腹痛者，均应想到本病，并作进一步检查。X线透视可见患侧膈肌升高，随呼吸活动受限或消失，肋膈角模糊、积液。X线片显示胸膜反应、胸腔积液、肺下叶部分不张等，膈下可见占位阴影。左膈下脓肿，胃底可受压移位。有10% ~25%的脓肿腔内含有气体，可有液气平面。超声或CT检查对膈下脓肿的诊断及鉴别诊断帮助较大。特别是在超声指引下穿刺，不仅可帮助诊断，还可同时抽脓、冲洗脓腔、并注入有效的抗生素进行治疗。需要提出的是，穿刺阴性者不能排除存在脓肿的可能。

【治疗】

（1）早期以应用广谱抗生素抗感染为主，并加强营养等全身支持治疗。

（2）经皮穿刺抽脓或引流术：在B超或CT定位引导下，可准确地穿刺抽脓并可放置引流物。通过引流管可吸尽脓液、冲洗脓腔、注入抗生素。

（3）手术引流：穿刺抽脓或引流无效者，应尽早手术切开引流并放置引流物。依据脓肿部位可分别采用腹前壁肋缘下切口、或经后腰部沿第十二肋缘下作切口，术中可用B超定位，确定脓肿部位以免误入胸腔或使感染扩散。亦可经胸壁切口，分两期手术引流。

二、盆腔脓肿

盆腔处于腹腔的最低位，腹腔内的炎性渗出物或脓液易积聚于此而形成脓肿。盆腔腹膜面积小，吸收毒素能力较低。盆腔脓肿时全身中毒症状亦较轻。

【临床表现和诊断】

急性腹膜炎治疗过程中，如阑尾穿孔或结直肠手术后，出现体温升高、典型的直肠或膀胱刺激症状，里急后重、大便频而量少、有黏液便、尿频、排尿困难等，应想到可能有本病。腹部检查多无阳性发现。直肠指检可发现肛管括约肌松弛，在直肠前壁可触及向直肠腔内膨起、有触痛、有时有波动感的肿物。已婚女患者可进行阴道检查，以协助诊断。如是盆腔炎性包块或脓肿，还可经后穹窿穿刺抽脓，有助于诊断和治疗。腹部超声及经直肠或阴道超声检查均有助于明确诊断。必要时可作CT检查，进一步帮助确诊断。

【治疗】

盆腔脓肿较小或尚未形成时。可以采用非手术治疗。应用抗生素，辅以热水坐浴、温热盐水灌肠及物理透热等疗法。有些患者经过上述治疗，脓液可自行完全吸收。脓肿较大者须手术治疗。在骶管或硬膜外麻醉下，取截石位，用肛门镜显露直肠前壁，清洁消毒后，在波动处用长针穿刺，抽出脓液后循穿刺针作一小切口，再用血管钳插入扩大切口，排出脓液，然后放橡皮管引流3 ~4天。已婚女患者可经后穹窿穿刺后切开引流。

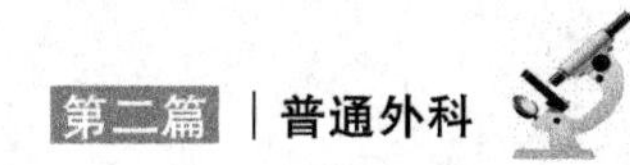

三、肠间隙脓肿

肠间隙脓肿是指位于肠襻、肠系膜、腹壁和网膜间的脓肿，也见于右侧或左侧结肠旁沟。单发或多发，脓肿大小不一。脓肿可破溃入肠腔，形成内瘘，亦可发生粘连性肠梗阻。

【诊断】

（1）腹膜炎患者术后未能恢复正常，出现感染征象时，应考虑有肠间隙脓肿存在的可能。

（2）发热、腹胀、腹痛，腹部压痛或出现肿块。

（3）可并发肠梗阻症状和体征。

（4）X 线检查：肠壁间距增宽，局部肠袢积气。

（5）B 超、CT 对诊断脓肿及其部位、大小很有帮助。

【治疗】

（1）一般采用非手术治疗。应用抗生素、局部物理治疗及全身支持治疗。

（2）对表浅脓肿可在 B 超指导下穿刺吸脓。

（3）非手术治疗无效、体温持续升高、感染有扩散趋势应手术切开引流，术中注意勿伤肠管。

第六章　胃和小肠疾病

第一节　胃、十二指肠溃疡

一、胃溃疡

胃溃疡比十二指肠溃疡少见，发病年龄亦较晚，发病高峰年龄为40～60岁，男多于女。和十二指肠溃疡高酸分泌不同，胃溃疡胃酸分泌常不高或低于正常。发病主要是因胃黏膜防御能力降低，保护机制有缺陷所致。胃溃疡常见于慢性胃炎患者；幽门括约肌功能有障碍，胰液、胆汁可逆流入胃而损伤胃黏膜屏障；胃排空迟缓，胃内容物潴留，胃窦受机械性刺激，导致胃泌素分泌增加，也与发病有关。

胃溃疡可分为四型，其病因和处理方法有所不同。Ⅰ型常见。95%溃疡位于胃小弯、角切迹附近，即在壁细胞区的胃体与分泌胃泌素的胃窦之间的移行带2cm范围内。发病平均比Du晚10年，溃疡可能是幽门螺旋杆菌感染的结果。胃酸低或正常，血清胃泌素可升高。Ⅱ型为合并有十二指肠溃疡。Ⅲ型为幽门管溃疡，溃疡在靠近幽门的胃窦部。Ⅱ、Ⅲ型的处理与有高酸分泌的十二指肠溃疡相同。Ⅳ型溃疡位于胃小弯高位，靠近胃食管交界处，其表现与Ⅰ型相似，但手术治疗方法不同。

【诊断】

（1）胃溃疡临床表现与Du相似，但又有明显不同。腹痛位于上腹正中或偏左，为灼痛、隐痛或钝痛，常在餐后1/2～1h发作，进食或抗酸剂可缓解但也可加重，特别是饮酒或用热饮料后，严重者甚至拒食。可伴有反酸、嗳气、食欲不振等不适，常有体重下降。药物疗效不如Du，易复发。

（2）压痛多在剑突下偏左。

（3）X线钡餐造影采用气钡双重对比造影可提高检查的精确度。可见溃疡龛影。

（4）内窥镜检查较X线造影检查更准确些，可看清溃疡部位。发现溃疡时，为除外恶性病变都应在溃疡边缘多个部位取活体作病理检查。

（5）胃液分析可协助诊断，但不作为常规检查。

（6）脱落细胞学检查以除外恶性病变。

【鉴别诊断】

应经常想到溃疡是否为恶性，约10%溃疡为恶性，而胃癌有25%表现为溃疡，恶性溃疡一般不会愈合。此外，注意与萎缩性胃炎、慢性胆囊炎、膈疝等鉴别。

【治疗】

1. 药物治疗

消化性溃疡内科治疗包括抗酸－抑制酸分泌及黏膜细胞保护两方面。抗酸治疗沿用多年，仍存在争议。原因之一为治疗溃疡期间抗酸剂纠酸效果逐渐减弱，而须频繁更换药物剂量。当今，治疗溃疡病的第一线药物已被 H_2 受体拮抗剂取代。此类药物有：西咪替丁、雷尼替丁、法莫替丁及尼查替丁。服药 6 周约 85% 患者获治愈，即使维持用药，一年之内仍有 10% ~20% 患者复发。目前最有效的抗酸分泌制剂——洛赛克，Na^+/H^+泵阻滞剂。胃溃疡患者药物治疗，服药 6 周愈合率 90%，未愈者又经 6 周治疗，50% 可愈合。任何类型溃疡经 12 周治疗仍未愈合，应再经窥镜活检，排除胃癌可能，并考虑手术治疗。

胃黏膜细胞保护药物，前列腺素和无机盐制剂，如硫糖铝通过吸附于溃疡创面，对胃酸及胃蛋白酶产生屏障作用，促使溃疡愈合。

2. 外科治疗

（1）手术适应证：胃溃疡合并出血、穿孔、幽门梗阻及顽固性溃疡，一直被认为是手术适应证，而顽固性溃疡因近年高效抗溃疡药物临床广泛应用，只余很少有手术治疗指征。其他如经正规内科治疗多次复发及不能排除恶变者，也需外科治疗。

（2）手术方式选择：治疗胃溃疡的手术方法仍以胃部分切除为主。其理由是：①有效地切除了壁细胞群与幽门黏膜的移行区或溃疡好发部位；②由于胃窦部已不存在，胃泌素已大部分消除，体液性胃酸分泌显著减少；③再由于大部分胃体切除，分泌胃酸的壁细胞数也减少很多，使神经性胃酸分泌有所下降。关于胃切除量究竟多少，切除后以何种胃肠重建取得最佳临床效果，目前外科医师的认识颇不一致。现将几种类型溃疡现代外科治疗观点分别叙述如下：

Ⅰ型溃疡，一般选用包括溃疡在内的半胃切除，Billroth－Ⅰ胃肠重建。无需常规行迷走神经切断，因这样未必能减少术后溃疡的复发，还可能干扰胃排空。这是目前大部分外科医师乐意采用术式。由于受传统习惯影响，胃切除量常为 70% ~80%，胃溃疡现代治疗观念认为胃切除量仅需 40% ~50%。

Ⅱ和Ⅲ型溃疡，与高酸分泌相关，类似十二指肠溃疡，手术方式应包括溃疡在内的半胃切除，另加行某种形式迷走神经切断，如果合并十二指肠溃疡瘢痕面不大，争取 Billroth－Ⅰ重建，否则改行 Billroth－Ⅱ胃空肠吻合术。

Ⅳ型溃疡，因靠近贲门部，是一种外科治疗比较棘手类型。本型溃疡在美国和欧洲发病率仅占胃溃疡的 4% ~5%。手术治疗问题是施行远侧胃部分切除，同时切除溃疡，但可能造成贲门狭窄和梗阻；而全胃切除或近侧胃部分切除嫌手术过大，术后并发症及后遗症多，不宜用于良性溃疡。目前常用的有半胃切除手术：沿小弯垂直安放 90mm 宽吻合器，同时由口腔插入 40F ~50F 扩张器至胃，其目的是切除溃疡后，避免食道胃联接部狭窄，切除包括溃疡在内的远端胃后行 Billroth－Ⅰ氏胃十二指肠吻合，即改良的 Pauchet

术式。若疑胃食道联合部存在狭窄的危险性，选择 Csendes 术式是恰当的，封闭小弯后，行 Roux - en - y 胃空肠吻合术。也可让溃疡留于原位，溃疡远侧胃部分切除，行胃十二指肠吻合术（Kelling - Madlener 手术），因大的溃疡切除后，胃壁的局部成形修复比较困难，有造成贲门狭窄或缝合处愈合不良的可能。在不宜切除溃疡时，胃远侧部分切除后，溃疡可以自行愈合。这种状况下加行迷走神经干切断，未见多大益处。

近年来，有些学者采用迷走神经干切断附加胃窦引流，或超选择性迷走神经切断术（PGV），治疗胃溃疡，但来自多数文献报告溃疡复发率较高。

胃溃疡外科治疗以选用何种术式理想，从目前文献检索中尚难得出一个科学合理评价。一般而论，胃大部分切除术溃疡复发率低，且无因切断迷走神经所引起的胃肠功能紊乱，但因切除幽门丧失对食物排空控制所引起合并症；PGV 术后溃疡病复发率高，但并发症发生率较低，而择期患者，行迷走神经干切断附加幽门成形术则无多大益处，由于幽门功能破坏，其术后合并症几乎等同于胃大部切除。究竟选用胃部分切除还是 PGV，从国内外现有临床研究资料看，多数学者认同以下情况应行胃切除：①溃疡怀疑恶变及恶性病灶；②Ⅱ型或Ⅲ型胃溃疡；③PGV 术后复发性溃疡；④小弯部溃疡合并较大瘢痕累及拉氏神经；⑤经术前胃泌素测定诊断胃窦黏膜 G 细胞增生症者。

二、十二指肠溃疡

十二指肠溃疡（DU）发病率高于胃溃疡（GU），约为 5∶1。常见于 20 ~ 45 岁的男性，男：女约为 3 ~ 10∶1。DU 发病率 30 多年前较高，近年来明显下降，需要外科治疗的 DU 也明显减少，但其合并症如出血、穿孔和梗阻仍需外科紧急处理。

溃疡多位于球部，距幽门括约肌 1 ~ 2cm 的十二指肠前壁或后壁，约 5% 为球后溃疡，如为多发，应注意除外 Zollinger - Ellison 综合征。

十二指肠溃疡的病因和发病机制复杂，仍不完全清楚。胃酸和胃蛋白酶的消化作用无疑是溃疡形成的基本因素，但它是多种因素作用的结果，是造成溃疡和保护黏膜免受损伤两类因素之间失去平衡的结果。造成 DU 可能的因素有：①迷走神经兴奋性亢进被认为是一个可以肯定的主要因素。兴奋性增强后胃排空迅速，胃酸及胃蛋白酶分泌过多，其腐蚀力增强。基础胃酸分泌量和最大胃酸分泌量比正常人高出 1.5 ~ 2 倍，但也有部分 DU 患者分泌量并不增加；②壁细胞数增多，可增加 2 倍，壁细胞对胃泌素的敏感性增强；③许多证据表明，幽门螺旋杆菌（HP）的局部感染是一主要的致病因素，约 90% ~ 95% DU 患者有幽门螺旋杆菌存在。有资料说明螺旋杆菌的流行病学和溃疡病的发病率一致，溃疡病少的地区，HP 的感染率也低。但正常人有 HP 感染，不一定有溃疡形成；④遗传因素。如“O”型血、唾液中无血型抗原者，血清胃蛋白酶原 I 水平高也可有遗传性；⑤某些药物，特别是阿司匹林等损伤黏膜屏障，吸烟也可损伤黏膜屏障；⑥酸抑制胃泌素释放的反馈作用机制有缺陷；⑦精神因素。紧张焦虑、恐惧不安、情绪不稳定、多愁善感等使溃疡发病、复发或加重；⑧某些胃肠道激素及全身性疾病如肝硬化、甲状旁腺机能亢进、慢性胰腺炎、慢性肺部疾患亦起重要作用。

【诊断】

（1）最常见的症状是上腹部疼、烧灼感。疼痛可有规律：早起不疼，早饭后 1 ~ 2h 时疼，中午进餐可缓解，晚饭前即在进餐后数小时有“饥饿”痛，进食可缓解，抗酸药可止痛，以后发展为持续痛，不易被进食或抗酸药所缓解。有诊断意义的是夜间（1 ~ 2：00Am）疼醒，进食或服抗酸剂后又可入睡。可有恶心、呕吐，无梗阻时也可有呕吐。溃疡穿透至胰头可引起后背疼。春秋季易发病。

（2）上腹部剑突下偏右有压痛。

（3）钡餐上消化道造影可见十二指肠球部痉挛、变形、黏膜水肿，如有龛影是诊断的重要依据，采用气钡双重对比造影可提高 X 线检查的精确度。

（4）内窥镜检查可明确诊断，并可在多处取材活检，是鉴别胃溃疡良恶性的可靠方法，还可观察有无溃疡出血。

（5）胃液分析：BAO 正常值为 2 ~ 5mmol/L，MAO 为 15 ~ 20mmol/h，因其与溃疡病之间无精确的相关，可不作为常规检查。MAO >40mmoL/h，有利于 DU 的诊断。

（6）血清胃泌素水平测定用于内科治疗效果差、术后复发或疑有内分泌肿瘤者。正常值为 <200pg/ml。

（7）大便潜血试验可辅助诊断。

【治疗】

大多数（80%）内科药物治疗有效。

1. 手术适应证

（1）急性穿孔、大出血和瘢痕性幽门梗阻等并发症。

（2）有反复出血或急性穿孔病史，仍有活动溃疡者。

（3）经内科充分的治疗，溃疡仍存在，病史长，反复多次发作的顽固性溃疡；疼痛加重，持续时间长，进食、服药都不能缓解，影响营养状况和生活质量者。现在这类顽固性溃疡已少见。

（4）X 线检查球部有严重变形。龛影大或溃疡穿透至十二指肠外的慢性穿透性溃疡，瘢痕组织较多的胼胝性溃疡应手术治疗。

2. 手术方式选择

手术治疗的目的是减少胃酸分泌，国内较多采用胃大部切除术，国外多采用胃迷走神经切断术，认为只要无手术禁忌，DU 均应采用迷走神经切断术。

（1）胃迷走神经切断术：有多种术式已广泛用于治疗十二指肠溃疡。用腹腔镜也可完成。

1）迷走神经干切断术：左右迷走神经干各切去 1 ~ 2cm，可显著减少胃液分泌。迷走神经应完全切断，但由于其解剖变异较多，完全切断仍有困难，溃疡复发率约为 6% ~ 7%。又由于迷走神经切断后，胃蠕动差，胃排空延缓，术后产生胃潴留，需加作幽门成形术或胃空肠吻合引流术，二者中较少采用后者。此种术式因迷走神经的肝支和腹腔支同时被无辜地切断，可引起肝、胆、胰和小肠功能紊乱。

2）壁细胞迷走神经切断术：或称近端胃迷走神经切断术，又称高（超）选择性胃迷走神经切断术。更适用于顽固性十二指肠溃疡或溃疡穿孔。手术只切断支配胃体和胃底部壁细胞的迷走神经，保留支配胃窦部的“鸦爪”迷走神经支，因而不需加作引流手术，有人为求得更好的手术效果也加作幽门成形术。此种术式保留了迷走神经的肝支和腹腔支，从而减少术后腹泻、倾倒综合征、胆石形成等并发症，但复发率高（10%），完全切断近端2/3胃的迷走神经才能减少复发。

3）迷走神经切断加胃窦切除或加半胃切除：切除胃远端40% ~50%，行毕Ⅰ式或毕Ⅱ式吻合，吻合口溃疡的发生率约为2%。

如采用选择性胃迷走神经切断术，即在胃左迷走神经分出肝支以后，胃右迷走神经分出腹腔支以后加以切断，即只切断胃左、胃右迷走神经的胃支，从而避免了腹内其它脏器发生功能紊乱。为解决胃潴留仍需加作胃窦部切除或其它引流手术。

（2）胃大部切除术：切除胃远侧2/3 ~3/4，行毕Ⅰ或Ⅱ式吻合，手术死亡率在1%以下。溃疡复发率约为2% ~5%。由于术后可能存在消化功能障碍和营养代谢方面的问题，合并症不少见，效果不比其它较简单的手术更优越，国外已不常用于治疗十二指肠溃疡。

3. 术后并发症

（1）胃切除术后并发症

1）十二指肠残端瘘：是最严重的并发症，为毕Ⅱ式手术死亡的主要原因（在Ⅰ式则为胃十二指肠吻合口瘘）。多见于瘢痕组织较多、难切除的十二指肠溃疡，残端血供不佳或远端空肠段有梗阻。在术后1 ~2d或一周左右出现右上腹剧痛，明显压痛、肌紧张等急性腹膜炎征象，需紧急手术。除在术后1 ~2d的早期可重新缝合残端，主要是采用肠腔内置管持续负压引流、腹腔内置套管引流。加强全身支持治疗，采用全胃肠道外补充营养。

2）术后出血：胃切口端渗血，一般在术后24 ~48h，出血量逐渐减少后可自行停止。常见原因是吻合口处缝合欠佳、止血不确切或黏膜坏死感染。溃疡出血等出血量大时，需再次手术止血。

3）吻合口梗阻：有机械性梗阻和胃排空障碍两种。前者常需再次手术解除梗阻；功能性梗阻是在术后5 ~7d开始进食时出现腹胀、呕吐，可能因吻合口过小或水肿，或胃无张力引起。应禁食、洗胃、静脉或肠内补充营养，3 ~4周后仍不缓解常需再次手术。

4）输入或输出肠袢梗阻：是毕Ⅱ式手术后可出现的并发症。近端输入肠袢多因其长短或位置不当而发生梗阻，餐后上腹胀痛。慢性梗阻时，十二指肠内有胰液、肠液、胆汁的潴留，达到一定量后可一时性克服梗阻，呕吐出大量不含食物的胆汁而缓解；如为内疝形成则为急性梗阻，肠段可坏死穿孔，需手术治疗。输出肠袢梗阻多因粘连、结肠压迫所致，不能缓解时也需手术治疗解除梗阻，可行输入输出空肠段间侧侧吻合或Roux - Y吻合。

5）吻合口破裂或瘘：少见，多在术后5 ~7d发生。大多由于吻合口缝合欠佳或低蛋

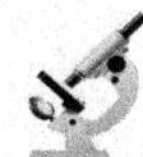

白血症、组织愈合不良所致。破裂后引起腹膜炎或在局部形成脓肿，须立即手术修补或引流，予以积极的全身支持治疗。吻合口瘘在数周后可能自行愈合，若不闭合，需再次手术。

6）倾倒综合征：见于胃切除术后，高选择性迷走神经切断术后，很少见。发生率为1%～2%。胃切除术后，调节胃排空速度的功能受损，高渗性食物快速进入小肠，大量细胞外液被吸入空肠，循环血量骤减，产生心悸、出汗、上腹胀痛不适、恶心呕吐、肠鸣腹泻、头晕无力等轻重不同的症状，重者可有上腹绞痛、昏厥，但多为轻症，平卧20～30 min即好转。尽量采用非手术疗法，调节饮食，多进蛋白、脂肪类食物，少吃糖类，限制液体饮食，少吃多餐，经饮食调节多数患者数日或一年内自愈。必需时可用抗胆碱能药物，生长抑素类药物可有良好效果。因发病可能与精神状态不稳定有关，只在少数患者长期症状不缓解时考虑手术治疗，改毕Ⅱ式为Ⅰ式（或Ⅰ式改Ⅱ式），或做Roux－Y手术，或在输出段肠袢插入10cm逆蠕动的空肠。

7）吻合口溃疡：多在紧靠胃肠吻合口的空肠侧复发，在迷走神经切断及壁细胞迷走神经切断术后复发者约有10%，胃大部切除及半胃切除加迷走神经切断术后仍有2%～3%复发。其症状与溃疡病相似，疼痛更重。压痛在腹中部或偏左，1/3可合并出血，合并穿孔者较少（5%），或可形成胃－空肠－结肠内瘘。确诊靠胃镜检查，血清胃泌素和胃蛋白酶元测定对诊断和鉴别诊断有帮助。溃疡复发与胃切除不足、胃窦部黏膜切断不彻底、迷走神经切断不完全、输入肠袢过长或存在内分泌肿瘤有关。单纯药物治疗或可改善，但多无效，需手术治疗，再行迷走神经切断或重做合乎规范的胃大部切除术，重新吻合。

8）反流性胃炎：十二指肠液反流入胃引起。上腹或胸骨后持续性烧灼痛，餐后加重，呕吐胆汁，吐后疼痛不减轻。确诊靠胃镜检查，可见胃内胆汁潴留和多量反流、胃黏膜红肿等炎性改变，并可有多发表浅的糜烂。先用药物治疗，症状严重者可行Roux－Y手术，使十二指肠液不流经胃。

9）晚期并发症：①缺铁性贫血：5年内可有30%发生此并发症，与铁的吸收障碍有关；②巨幼红细胞性贫血：由于壁细胞被切除或萎缩后内因子缺乏及因十二指肠盲袢的存在使维生素B_{12}缺乏；③脂肪泻：术后摄入的脂肪未能与胆盐、胰液充分混合所致，有盲袢存在时更可加重；④骨病：钙吸收障碍引起；⑤体重下降：可能由于进食少或合并有其它胃肠症状。除根治性或全胃切除，一般术后体重反会增加；⑥残胃癌等。

（2）迷走神经切断术后并发症：有些并发症与胃切除术后相似，如倾倒综合征，此外还可有：

1）胃小弯坏死、穿孔：手术时损伤或因胃壁缺血所致，应立即手术修补。

2）胃潴留：迷走神经切断后，胃张力减退，蠕动差，影响胃排空而上腹胀满，经胃肠减压、温盐水洗胃、输液等支持疗法多可逐渐好转而不需手术。

3）腹泻或排便次数增多：约有5%～10%患者，可在术后数周或数月出现腹泻，多为阵发性，仅1～2次，严重者可持续数日；或表现为软便3～5次/天。服用止泻药物常可缓解或日久后自行好转。约1%严重的病例，可手术插入逆蠕动的小肠段以延缓肠内容通过。腹泻原因不明，可能与缺乏胃酸保护易有胃肠炎及小肠黏膜发生改变有关。

4）吞咽困难：食用固体食物引起胸骨后疼痛，与食管下端运动功能失调有关。术后数月常自行缓解。

第二节　胃　癌

胃癌仍是危害人类健康的常见恶性肿瘤，也是我国最常见癌症，其死亡率居全国各恶性肿瘤之首，与世界各国相比处于较高水平。目前胃癌发病率在日本、前苏联及哥斯达黎加仍很高。由于大规模人群胃癌普查、日本早期胃癌发现率已达40%，通过早期诊断与治疗，五年生存率超过50%，美国与西欧国家则不然，过去30年来，胃癌患者五年生存率保持在10%，因大多数病者就诊已属晚期。另据报道，美国近50年来胃癌发病率已从过去的30/10万降至7/10万，原因尚不清楚。

【病因】

胃癌的确切病因不十分明确，但一下因素与发病有关：

（1）地域环境及饮食生活因素：胃癌发病有明显的地域性差别，在我国的西北与东部沿海地区胃癌发病率比南方地区明显为高。长期食用薰烤、盐腌食品的人群中胃远端癌发病率高，与食品中亚硝酸盐，真菌毒素、多环芳烃化合物等致癌物或前致癌物含量高有关；食物中缺乏新鲜蔬菜与水果与发病也有一定关系。吸烟者的胃癌发病危险较不吸烟者高50%。

（2）幽门螺杆菌感染：幽门螺杆菌感染也是引发胃癌的主要因素之一。我国胃癌高发区患者HP感染率在60%以上，比低发区13%～30%的HP感染率明显要高。幽门螺杆菌能促使硝酸盐转化成亚硝酸盐及亚硝胺而致癌；HP感染引起胃黏膜慢性炎症加上环境致病因素加速黏膜上皮细胞的过度增殖，导致畸变致癌；幽门螺杆菌的毒性产物CagA、VacA可能具有促癌作用，胃癌患者中抗CagA抗体检出率较一般人群明显为高。控制HP感染在胃癌防治中的作用已受到高度重视。

（3）癌前病变：癌前病变是指一些使胃癌发病危险性增高的良性胃疾病和病理改变。易发生胃癌的胃疾病包括胃息肉、慢性萎缩性胃炎及胃部分切除后的残胃，这些病变都可能伴有不同程度的慢性炎症过程、胃黏膜肠上皮化生或非典型增生，时间长久有可能转变为。胃息肉可分为炎性息肉、增生性息肉和腺瘤，前两者恶变可能性很小，胃腺瘤的癌变率在10%～20%左右，直径超过2cm时癌变机会加大。癌前病变系指容易发生癌变的胃黏膜病理组织学改变，本身尚不具备恶性特征，是从良性上皮组织转变成癌过程中的交界性病理变化。胃黏膜上皮的异型增生属于癌前病变，根据细胞的异型程度，可分为轻、中、重三度，重度异型增生与分化较好的早期胃癌有时很难区分。

（4）遗传和基因：遗传与分子生物学研究表明，胃癌患者有血缘关系的亲属其胃癌发病率较对照组高4倍。许多证据表明胃癌的发生与抑癌基因P53、APC、DCC杂合性丢失和突变有关。分子生物学研究显示胃组织中基因c－met、K－ras有明显的过度表达；而胃癌的侵袭性和转移则与CD44υ基因的异常表达密切相关。胃癌的癌变是一个多因素、多步骤、多阶段发展过程，涉及癌基因、抑癌基因、凋亡相关基因等的改变，而基因改变的形式也是多种多样的。

【病理】

1. 大体分型

（1）早期胃癌：即胃癌仅限于黏膜或黏膜下层者，不论病灶大小或有无淋巴结转移，均为早期胃癌。日本内镜学会1962年提出此定义，沿用至今。癌灶直径在10mm以下称小胃癌，5mm以下为微小胃癌；癌灶更小仅在胃镜黏膜活检时诊断为癌，但切除后的胃标本虽经全黏膜取材未见癌组织，称“一点癌”。早期胃癌根据病灶形态可分三型：Ⅰ型为隆起型，癌灶突向胃腔；Ⅱ型浅表型，癌灶比较平坦没有明显的隆起与凹陷；Ⅲ型凹陷型，为较深的溃疡。Ⅱ型还可以分为三个亚型，即Ⅱa浅表隆起型、Ⅱb浅表平坦和Ⅱc浅表凹陷型。早期胃癌大多发生在胃的中下部，贲门部少见；总体上，高分化腺癌占70%，低分化腺癌占30%。早期胃癌的预后与浸润深度有关，黏膜内癌罕见胃周淋巴结转移，5年生存率接近100%；癌灶侵及黏膜下时发生淋巴结转移的约占15%～20%，平均5年生存率为82%～95%。

（2）进展期胃癌：癌组织超出黏膜下层侵入胃壁肌层为中期胃癌；病变达浆膜下层或是超出浆膜向外浸润至邻近脏器或有转移为晚期胃癌。中、晚期胃癌统称进展期胃癌。按国际上采用Borrmann分型法分四型：Ⅰ型（结节型）：为边界清楚突入胃腔的块状灶；Ⅱ型（溃疡局限型）：为边界清楚并略隆起的溃疡状癌灶；Ⅲ型（溃疡浸润型）：为边界模糊不清的浸润性溃疡状癌灶；Ⅳ型（弥漫浸润型）：癌肿沿胃壁各层全周性浸润生长导致边界不清。若全胃受累胃腔缩窄、胃壁僵硬如革囊状，称皮革胃，几乎都是低分化腺或印戒细胞癌引起，恶性度极高。

胃癌好发部位以胃窦部为主，占一半，其次是胃底贲门部约占1/3胃体较少。

2. 组织学分型

世界卫生组织1979年提出的国际分类法，将胃癌组织学分为常见的普通型与少见的特殊型。普通型有：①乳头状腺癌；②管状腺癌；③低分化腺癌；④黏液腺癌；⑤印戒细胞癌。特殊型癌主要有：腺鳞癌、鳞状细胞癌、类癌未分化癌等。芬兰Lauren分类法：①肠型胃癌，分化好、局限性生长，在地域流行的胃癌患者中多见，癌基因累积模式可以解释发病原因；②弥漫型，分化差、细胞间缺乏粘附、呈侵润生长，黏液细胞起源，发病年龄较低；③其他型。

3. 胃癌的扩散与转移

（1）直接浸润：贲门胃底癌易侵及食管下端，胃窦癌可向十二指肠浸润。分化差侵润性生长的胃癌突破浆膜后，易扩散至网膜、结肠、肝、脾、胰腺等邻近器官。当胃癌组织侵及黏膜下层后，可沿组织间隙与淋巴网蔓延，扩展距离可达癌灶外 6cm，向十二指肠侵润常在幽门下 3cm 以内。

（2）血行转移：发生在晚期，癌细胞进入门静脉或体循环向身体其他部位播散，形成转移灶。常见转移的器官有肝、肺、胰、骨骼等处，以肝转移为多。

（3）腹膜种植转移：当胃癌组织浸润至浆膜外后，肿瘤细胞脱落并种植在腹膜和脏器浆膜上，形成转移结节。直肠前凹的转移癌，直肠指检可以发现。女性患者胃癌可形成卵巢转移性肿瘤，称 Krukenberg 瘤。癌细胞腹膜广泛播散时，可出现大量癌性腹水。

（4）淋巴转移：是胃癌的主要转移途径，进展期胃癌的淋巴转移率高达 70% 左右，早期胃癌也可以淋巴转移。胃癌的淋巴结转移率和癌灶的侵润度呈正相关。引流胃的区域淋巴结有 16 组（也有增加为 23 组），依据它们距胃的距离，可分为 3 站。第一站为胃旁淋巴结，按照贲门右、贲门左、胃小弯、胃大弯、幽门上、幽门下淋巴结的顺序编为 1 ~ 6组。7 ~ 16 组淋巴结原则上按照动脉分支排序分别为胃左动脉旁、肝总动脉旁、腹腔动脉旁、脾门、脾动脉旁、肝十二指肠韧带内、胰后、肠系膜上动脉旁、结肠中动脉旁、腹主动脉旁淋巴结。

胃癌的淋巴结转移通常是循序逐步渐进，但也可发生跳跃式淋巴转移，即第一站无转移而第二站有转移。终期胃癌可经胸导管向左锁骨上淋巴结转移，或经肝圆韧带转移至脐部。

4. 临床病理分期

国际抗癌联盟（UICC）1987 年公布的胃癌 TNM 分期法，分期的病理依据主要是肿瘤浸润深度、淋巴结以及远处转移情况。以 T 代表原发肿瘤浸润胃壁的深度。T_1：肿瘤侵及黏膜或黏膜下层；T_2：肿瘤浸润至肌层或浆膜下；T_3：肿瘤穿透浆膜层；T_4：肿瘤直接侵及邻近结构或器官，如侵及食管、胰腺等。N 表示局部淋巴结的转移情况。N_0：无淋巴结转移；N_1：距原发灶边缘 3cm 以内的淋巴结转移；N_2：距原发灶边缘 3cm 以外的淋巴结转移。M 则代表肿瘤远处转移的情况。M_0：无远处转移；M_1：远处远处转移。有第 12、13、14、16 组淋巴结转移者也视为远处转移。现根据 TNM 的不同组合可将胃癌划分为 Ⅰ ~ Ⅳ个临床病理分期。

胃癌包括如下几种情况：N_3 淋巴结有转移、肝有转移（H_1）、腹膜有转移（P_1）、腹腔脱落细胞检查阳性（CY_1）和其他远隔转移（M_1）。

如原发肿瘤局限于黏膜层而未侵及黏膜固有层者为原位癌，以 Tis 表示，当肿瘤为 $TisN_0M_0$ 时即为原位癌，也称 0 期。由于诊断技术的进步，已有可能在术前肿瘤侵润、转移等情况作出判断，进行临床分期，以 CTNM 表示。术后的病理分期以 PTNM 表示。

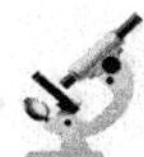

考虑到淋巴结转移的个数与患者的5年生存率更为密切，UICC（1997年新版）TNM分期，将N_1：区域淋巴结转移数目在1～6个，N_2：区域淋巴结转移数为7～15个，N_1区域淋巴结转移数>15个。

胃癌的TNM分期经多年来不断修改，日趋合理。但对淋巴结转移N分级法等尚未完全统一。

【临床表现】

早期胃癌多数患者无明显症状，少数人有恶心、呕吐或是类似溃疡病的消化道症状，无特异性。因此，早期胃癌诊断率低。疼痛与体重减轻是进展期胃癌最常的临床症状。患者常有较为明确的上消化道症状，如上腹不适、进食后饱胀，随着病情进展上腹疼痛加重，食欲下降、乏力、消瘦，部分患者有恶心、呕吐。另外，根据肿瘤的部位不同，也有其特殊表现。贲门胃底癌可有胸骨后疼痛和进行性吞咽困难；幽门附近的胃癌有幽门梗阻表现；肿瘤破坏血管后可有呕血、黑便等消化道出血症状。腹部持续疼痛常提示肿瘤扩展超出胃壁。大约10%的患者有胃癌扩散的症状和体征，诸如锁骨上淋巴结肿大、腹水、黄疸、腹部包块、直肠前凹扪及肿块等。晚期胃癌患者常可出现贫血、清瘦营养不良甚至恶病质等表现。

【诊断】

通过X线钡餐检查和纤维胃镜加活组织检查，诊断胃癌已不再困难。由于早期胃癌无特异性症状，患者的就诊率低，加上缺乏有效便利的普查筛选手段，目前国内早期胃癌占胃癌住院患者的比例还不到10%。为提高早期胃癌诊断率，对有胃癌家族史或原有胃病史的人群定期检查。对40岁以上有上消化道症状而无胆道疾病者；原因不明的消化道慢性失血者；短期内体重明显减轻，食欲不振者应作胃的相关检查，以防漏诊胃癌。目前临床上用于诊断胃癌的检查主要有以下四种。

（1）X线钡餐检查：数字化X线胃肠造影技术的应用，使得影像分辨率和清晰度大为提高，目前仍为诊断胃癌的常用方法。常采用气钡双重造影，通过黏膜相和充盈相的观察作出诊断。早期胃癌的主要改变为黏膜相异常，进展期胃癌的形态与胃癌大体分型基本一致。

（2）纤维胃镜检查：直接观察胃黏膜病变的部位和范围，并可获取病变组织作病理学检查，是诊断胃癌的最有效方法，为提高诊断率，对可疑病变组织活检不应少于4处。内镜下刚果红、美蓝活体染色技术，可显著提高小胃癌和微小胃癌的检出率。采用带超声探头的纤维胃镜，对病变区域进行超声探测成像，有助于了解肿瘤浸润深度以及周围脏器和淋巴结有无侵犯和转移。

（3）腹部超声：在胃癌诊断中，腹部超声主要用于观察胃的邻近脏器（特别是肝、胰）受侵润及淋巴结转移的情况。

（4）螺旋CT与正电子发射成像检查：多排螺旋CT扫描结合三维立体重建和模拟内腔镜技术，是一种新型无创检查手段，有助于胃癌的诊断和术前临床分期。利用胃癌组织对于［^{18}F］氟-2-脱氧-D-葡萄糖（FDG）的亲和性，采用正电子发射成像技术（PET）可以判断淋巴结与远处转移病灶情况，准确性较高。

【治疗】

1. 手术治疗

是目前胃癌可能治愈唯一机会，患者身体条件允许，又无明显远处转移均应施行剖腹探查，力争切除。

（1）根治性切除术：指将胃癌原发灶，连同部分胃组织及其相应区域淋巴结一并整块切除，临床上不存留任何癌组织。邻近器官受累不应视为根治术禁忌证，应尽可能将受累器官一并切除，以达到或接近根治的目的。一般认为成功的根治术应达到如下标准：①原发肿瘤切除，切端镜下无癌细胞残留；②淋巴结廓清大于实际扩散范围；③邻近受累器官与原发癌灶整块切除。

根据淋巴结清扫范围，根治术分为根$_1$（R_1）根$_2$（R_2）及根$_3$（R_3）三种。以胃窦癌为例，将第一站淋巴结（N_1）全部清除，称 R_1 术式。同理，清扫第二、第三部淋巴结，分别称 R_2 或 R_3 术式。

胃癌扩大根治术指一并切除邻近受累器官及第三站淋巴结，如胃体癌为了清除贲门旁、脾门、脾动脉周围淋巴结，须行全胃及胰体尾与脾脏一并切除的扩大根治术。术后对较晚期患者辅以放疗及化疗，据报道在日本治疗效果令人满意，但欧美国家并非如此。鉴于扩大根治术的手术死亡率及术后合并症的发生率均较高，手术根治与安全性应合理兼顾，即在安全前提下，尽可能使癌肿得以根治。扩大根治手术指征：胃体部癌，弥漫浸润性癌及已有第二站淋巴结转移的胃窦癌。

关于早期胃癌切除范围及手术方式问题，可依据肿瘤部位、类型、大小、单发或多发及有无淋巴结转移而定。以往对早期胃癌均主张 R_2 术式，近年发现不论癌肿是否浸入黏膜下层的单发病变，R_0（未将第一站淋巴结完全清除的）、R_1 或 R_2 三种术式的生存率无甚差异；病变仅局限黏膜的即使有第一站淋巴结转移，不论单发或多发病灶其生存率均达100%；息肉状黏膜内癌均无淋巴结转移，生存率也为100%；绝大多数复发病例均为病变已侵入黏膜下层伴淋巴结转移的早期癌，所以现在早期胃癌治疗观点认为：黏膜内癌作 R_1 术式、黏膜下癌作 R_2 术式，而直径 $<2cm$ 息肉状黏膜内癌，肿瘤局部切除已足够。但临床实践中，准确估计肿瘤转移扩散状况并不容易，术中常需送胃切端及某些淋巴结冰冻活检，使肿瘤切除更为精确彻底。另外，还有二种特殊类型的早期胃癌应引起注意：①表浅扩散型，约占早期胃癌的21%～45%，黏膜病变范围单凭肉眼难已断定，病灶直径一般为4～8cm，少数可超过10cm；②多灶型，约占8%～18%，多为2个病灶，少数也有3～4个，甚至10个者，本型多见老年早期胃癌患者。早期胃癌行胃次全切除术，若术中冰冻发现切缘受侵犯或残胃内另有癌灶，则改行全胃切除术。

（2）姑息性切除术：因癌肿浸润及广泛转移，未能完全切除者，即称姑息性切除。可以解除幽门梗阻、出血及疼痛等症状。原发癌肿切除，可减轻患者肿瘤负荷，改善机体抗肿瘤免疫和肿瘤对机体免疫抑制比势，延长带瘤生存期，因此远端胃癌梗阻很少行姑息性胃空肠吻合，多主张姑息性胃次全切除术，至于姑息性全胃切除则一般不主张采

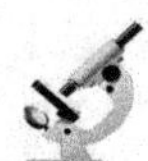

用。晚期胃癌中有某些类型术者应仔细甄别，如胃局限型癌，有时虽然巨大，但脏器内浸润范围小，淋巴结转移率低、转移距离近，仍可根治且获长期生存，那些大结节融合型淋巴结转移，貌似严重，而实际转移范围局限，对这样病例不可轻率放弃根治性手术机会。因此制定更为客观合理的手术治疗方案，需具备肿瘤病理及生物学知识。

（3）短路手术：晚期胃癌合并幽门或贲门梗阻已不能手术切除，为解决消化道梗阻，改善营养进食问题，行改道手术。手术方法有胃空肠吻合术，食道空肠吻合术，食道贲门内置管术。近年，用激光治疗使梗阻再通而获得姑息治疗。

（4）手术要点：

1）切口与探查：为了充分显露肿瘤病灶及胃周淋巴结、肿瘤根治过程应有足够视野、减少癌肿刺激。多选择上腹正中切口。根据实际，可选的其它入路有：正中切口附加左上腹横切口、横切口、胸腹联合切口等。应用双侧肋缘下悬吊式拉钩有助于贲门，胃底部显露。

腹腔探查，首先注意有无腹水，数量及性状如何，其次检查腹腔有无癌结节及广泛程度，然后依次由盆腔开始，注意膀胱直肠窝（子宫直肠窝）或双侧卵巢有无肿瘤种植。继先右肝后左肝、触有无转移灶；最后重点了解肿瘤大小、部位、浆膜面浸润程度、肿块移动性，与胰腺，横结肠及其系膜有无粘连，以及各组淋巴结转移情况，决定根治范围。

2）淋巴结廓清：是胃癌外科与溃疡病外科治疗的主要区别，对手术效果具有决定性意义。据 Mishima 报告，70 年代英格兰治疗胃癌仅切除癌肿本身，不做淋巴结清扫，而日本除行包括癌肿在内的胃大部切除，同时清扫区域淋巴结，比较五年生存率，前者Ⅰ、Ⅱ、Ⅲ期胃癌分别为 70%，30% 和 7%，而后者为 98%，85% 及 52%。由此可见胃癌淋巴结清除手术的重要意义。

操作步骤：

A. 切除大网膜及剥离横结肠系膜前叶，网膜展开，由右向左，近横结肠附着部分离，接着提起已切除大网膜，可见横结肠系膜前后叶间疏松组织，由此切除横结肠系膜前叶，同时清除第 14，15 组淋巴结。

B. 显露、结扎、切断胃网膜右动、静脉，于胰十二指肠前下静脉汇合处及胃十二指肠动脉分出处，根部结扎胃网膜右动、静脉，清除第 6 组淋巴结。

C. 清除胰后淋巴结，切开十二指肠外侧腹膜，钝性分离，将胰头及十二指肠向内侧翻起，清除胰头后上部淋巴结及下部胆管旁淋巴结，即第 13 组淋巴结。一般认为幽门上，肝总动脉干淋巴结转移，需扫清此部。

D. 游离小网膜，清除肝十二指肠韧带内淋巴结：胃拉向下方，紧张小网膜，近肝附着部切离小网膜。由肝门向十二指肠方向剥离、清除肝十二指肠韧带前破膜及疏松组织，显露肝固有动脉、胃十二指肠动脉和胃右动脉及其分支，于胃右动脉根部结扎切断、清胃十二指肠韧带及幽门上淋巴结，即第 12、5 组。清除肝十二指肠韧带脂肪淋巴组织，有时难以达到完善境地，有人提出单纯摘除第 12 组淋巴结。

E. 肝总动脉干及腹腔动脉周围淋巴结廓清，继清除肝固有动脉周围组织后，幽门侧淋巴结清除完毕，切断十二指肠。由外向内切开肝总动脉前皱襞，达其根部，游离过程中，于胰腺上缘清除肝总动脉及根部（第8组）淋巴结。将游离胃翻向左上方，显露腹腔动脉周围视野，清除腹腔动脉周围淋巴结，同时显露脾动脉及胃左动脉根部，切断胃左动脉，双重结扎，至此清除第7、9组淋巴结。

F. 清除脾动脉干及脾门淋巴结，胃进一步上提，暴露胰体、尾部，由脾动脉根部始向脾门侧分离，清除周围淋巴结（第11组），若此处明显转移，则联合脾胰尾部切除，以彻底清扫10、11组淋巴结。

G. 清除胃网膜左动脉淋巴结（第4组）。

H. 清除贲门部及腹主动脉周围淋巴结，把已游离的胃、脾、胰体尾向上牵引、于肾动脉水平以上，切除腹主动脉周围淋巴结（第16组），切断左右迷走神经，其末梢及周围组织一并向胃侧剥离，露出食管壁，完成第1、2组淋巴结清除。

上述淋巴结清除范围应视癌肿部位、生物学行为及淋巴结转移规律定，清扫范围应超越转移淋巴结站数，如第一站淋巴结有转移，则扫至第二站。

3）胃切除指征及其方式：

A. 全胃切除适应证：①胃底贲门癌；②胃体癌；③胃窦癌已侵及胃体者；④“皮革样”胃癌；⑤多发性胃癌；病灶分布广泛者；⑥残胃癌。

B. 远端胃大部切除适应证：①胃下部或中部浸润型癌，肿瘤上缘距贲门5cm以上，②局限型癌、早期癌或小胃癌，无明显转移，肿瘤上缘距贲门3cm以上。

C. 近端胃大部切除适应证：①胃上部的早期胃癌、局限型癌及未侵出浆膜面的浸润型癌；②胃上部小弯侧癌，大小在4cm以内；大弯侧癌，大小在7cm以内；③肉眼观察癌远侧缘到幽门侧胃切断线距离至少4～5cm；④第5、6组淋巴结肉眼观察无转移。

4）消化道重建：

A. 全胃切除，该术式由Schlatter1897年创用并获得成功，时至今日，手术重建方式经多种演变和改进，以期达到满意的术后生活质量。目前所采用的消化道重建术式，有主张以简单的Roux－en－Y食道空肠端侧吻合（Orr法）即可。这种重建术简单安全，空肠袢长，吻合口无张力，很少发生胆汁返流性食道炎，随着术后数月消化道适应，不少患者恢复饮食习惯，而避免选择繁锁的代“胃”术。另一种观点则不然，全胃切除者若不适当增加食物接纳容积，易造成无胃综合征及严重的返流性食道炎，主张做某种形式的代“胃”手术。常用的代“胃”术式有：用Roux－Y式的空肠袢所做的Tanner/Roux19式和Lygidakis术式。由于迅速重建消化道储存功能，为术后短期恢复和增加体重创造有利条件。

B. 远端胃大部切除，因十二指肠游离充分，故多采用BillrothⅠ式吻合，若疑胃十二指肠吻合口张力过大，则行BillrothⅡ氏吻合，宜结肠前Polya胃空肠吻合，以免术后残胃肿瘤复发侵犯横结肠及其系膜。

C. 近端胃大部切除，多以残胃与食道吻合，恢复消化道通路，应附加幽门肌切开或幽门成形术，以防胃潴留或返流性食道炎。

5）手术前后注意问题：胃癌患者以老年者居多，应特别注意心肺功能；胃体及大弯侧癌肿，估计有切除部分横结肠可能，术前准备好肠道；部分幽门梗阻患者有水电解质紊乱，营养不良，或循环不稳定，术前应做好有效的支持疗法；关于术前预防性应用抗生素问题，因胃癌患者胃内低酸或无酸，细菌繁殖，术中胃腔开放有污染腹腔危险，应适当使用广谱抗生素，能覆盖整个手术时为宜；术前摄入困难合并严重营养障碍者，手术前后可采用 TPN 治疗。

2. 化学药物治疗

胃癌化疗以联合用药为主，作为辅助性或姑息性治疗，杀灭残留微小癌灶、或术中脱落的癌细胞，提高综合治疗水平。经临床使用认为疗效较好的化学方案有：FAM（5－氟尿嘧啶，阿霉素及丝裂霉素）、MFC（丝裂霉素、5－氟尿嘧啶、阿糖胞苷）及较长期口服 FT－207（呋喃氟尿嘧啶）。据认为胃癌术后长期服用（三个月）FT－207，总量达 60g 以上效果显著。目前，日本学者认为根治切除术联合化疗及放疗综合治疗胃癌，结果满意；而欧美国家则表明尚无证据支持化疗或放疗能改善胃癌患者生存期。

3. 放射治疗

胃癌放射治疗包括术前、术中及术后。术前及术中放疗可提高五年生存率约 10%～20%；术后放疗有助消除术野及切口中微小癌灶；姑息性切除后残留局限性病灶或转移淋巴结，皆可置银夹作标记以便术后放疗。术后放疗时间，拟尽早开始，视创口愈合或全身恢复状况而定，通常术后三周开始为宜，总剂量 DT5 000～6 000cGY/6 周，放疗并发症：吻合口瘘，急性胰腺炎及放射性小肠炎。

4. 内分泌治疗

现已发现：增长迅速，呈弥漫浸润性胃癌，尤其年轻女性患者，癌细胞上有雌激素受体，术后化疗，配合 tamoxifen（三苯氧胺）可改善预后。

5. 随访

胃癌术后一年内，每隔三个月来门诊复查及随访（信访），第二年每隔半年一次，以后每年一次。复诊及随诊内容：①术后生活质量评价（餐次、食量、有无倾倒综合征或胆汁返流现象，体重恢复，体力及工作情况）；②了解肿瘤治疗效果（腹部有无肿块，肝脏是否增大，有无结节，脐部情况，左锁骨上窝有无肿大淋巴结，直肠前凹陷能否触及肿块，有无贫血）每半年作胸片及腹部 B 超一次，必要时作 CT、胃镜检查；③确定出院化疗方案及观察用药后的化疗毒性反应及并发症。

第三节　肠梗阻

肠内容物不能顺利通过肠道称为肠梗阻。本病分三类：①机械性肠梗阻，由肠壁本身，肠腔内及肠腔外病变引起的，为最常见一种类型；②动力性肠梗阻，又分为痉挛性和麻痹性两大类；③血运性肠梗阻，因血液循环障碍使肠蠕动功能丧失，皆属绞窄性肠梗阻。与本世纪初相比较，肠梗阻的死亡率已由过去50%多降至5%～6%，病死率得到明显改善，但绞窄性肠梗阻死亡率仍高达30%，肠梗阻的临床诊断与治疗上的存在许多问题亟待解决。

【病理和病理生理】

肠梗阻发生后，肠管局部和机体全身将出现一系列复杂的病理和病理生理变化。

1. 各类型的病理变化不全一致

单纯性机械性肠梗阻一旦发生，梗阻以上肠蠕动增加，以克服肠内容物通过障碍。另一方面，肠腔内因气体和液体的积贮而膨胀。肠梗阻部位愈低，时间愈长，肠膨胀愈明显。梗阻以下肠管则瘪陷、空虚或仅存积少量粪便。扩张肠管和瘪陷肠管交界处即为梗阻所在，这对手术中寻找梗阻部位至为重要。急性完全性梗阻时，肠管迅速膨胀，肠壁变薄，肠腔压力不断升高，到一定程度时可使肠壁血运障碍，最初主要表现为静脉回流受阻，肠壁的毛细血管及小静脉瘀血，肠壁充血、水肿、增厚、呈暗红色。由于组织缺氧，毛细血管通透性增加，肠壁上有出血点，并有血性渗出液渗入肠腔和腹腔。随着血运障碍的发展，继而出现动脉血运受阻，血栓形成，肠壁失去活力肠管变成紫黑色。又由于肠壁变薄、缺血和通透性增加，腹腔内出现带有粪臭的渗出物，肠管可缺血坏死而溃破穿孔。

慢性肠梗阻多为不完全梗阻，梗阻以上肠腔有扩张，并由于长期肠蠕动增强，肠壁呈代偿性肥厚，故腹部视诊常可见扩大的肠型和肠蠕动波。痉挛性肠梗阻多为暂时性，肠管多无明显病理改变。

2. 全身性病理生理改变

主要由于体液丧失、肠膨胀、毒素的吸收和感染所致。

（1）体液丧失：体液丧失及因此而引起的水、电解质紊乱与酸碱失衡，是肠梗阻很重要的病理生理改变。胃肠道的分泌液每日约为8 000ml，在正常情况下绝大部分被再吸收。急性肠梗阻患者，由于不能进食及频繁呕吐，大量丢失胃肠液，使水分及电解质大量丢失，尤以高位肠梗阻为甚。低位肠梗阻时，则这些液体不能被吸收而潴留在肠腔内，等于丢失体外。另外，肠管过度膨胀，影响肠壁静脉回流，使肠壁水肿和血浆向肠壁、肠腔腹腔渗出。如有肠绞窄存在。更丢失大量血液。这些变化可以造成严重的缺水，并导致血容量减少和血液浓缩，以及酸碱平衡失调。但其变化也因梗阻部位的不同而有差别。如为十二指肠第一段梗阻，可因丢失大量氯离子和酸性胃液而产生碱中毒。一般小肠梗阻，丧失的体液多为碱性或中性，钠、钾离子的丢失较氯离子为多，以及在低血容量和缺氧情况下酸性代谢物剧增，加之缺水、少尿可引起严重的代谢性酸中毒。严重的缺钾可加重肠膨胀，并可引起肌无力和心律失常。

（2）感染和中毒：在梗阻以上的肠腔内细菌数量显著增加，细菌大量繁殖，而产生多种强烈的毒素。由于肠壁血运障碍或失去活力，肠道细菌移位及细菌和毒素渗透至腹腔内引起严重的腹膜炎和感染、中毒。

（3）休克及多器官功能障碍：严重的缺水、血液浓缩、血容量减少、电解质紊乱、酸碱平衡失调、细菌感染、中毒等，可引起严重休克。当肠坏死、穿孔，发生腹膜炎时，全身中毒尤为严重。肠腔膨胀使腹压增高，膈肌上升，腹式呼吸减弱，影响肺内气体交换，同时妨碍下腔静脉血液回流，而致呼吸、循环功能障碍。最后可因多器官功能障碍乃至衰竭而死亡。

【临床表现】

尽管由于肠梗阻的原因、部位、病变程度、发病急慢的不同，可有不同的临床表现，但肠内容物不能顺利通过肠腔则是一致具有的，其共同表现是腹痛、呕吐、腹胀及停止自肛门排气排便。

（1）腹痛：机械性肠梗阻发生时，由于梗阻部位以上强烈肠蠕动，表现为阵发性绞痛，疼痛多在腹中部，也可偏于梗阻所在的部位。腹痛发作时可伴有肠鸣，自觉有“气块”在腹中窜动，并受阻于某一部位。有时能见到肠型和肠蠕动波。如果腹痛的间歇期不断缩短，以至成为剧烈的持续性腹痛，则应该警惕可能是绞窄性肠梗阻的表现。

（2）呕吐：在肠梗阻早期，呕吐呈反射性，吐出物为食物或胃液。此后，呕吐随梗阻群位高低而有所不同，一般是梗阻部位愈高，呕吐出现愈早、愈频繁。高位肠梗阻时呕吐频繁，吐出物主要为胃及十二指肠内容；低位肠梗阻时，呕吐出现迟而少，吐出物可呈粪样。结肠梗阻时，呕吐到晚期才出现。呕吐物如呈棕褐色或血性，是肠管血运障碍的表现。麻痹性肠梗阻时，呕吐多呈溢出性。

（3）腹胀：一般梗阻发生一段时间后出现，其程度与梗阻部位有关。高位肠梗阻腹胀不明显，但有时可见胃型。低位肠梗阻及麻痹性肠梗阻腹胀显著，遍及全腹。结肠梗阻时，如果回盲瓣关闭良好，梗阻以上结肠可成闭袢，则腹周膨胀显著。腹部隆起不均匀对称，是肠扭转等闭袢性肠梗阻的特点。

（4）停止自肛门排气排便：完全性肠梗阻发生后，患者多不再排气排便；但梗阻早期，尤其是高位肠梗阻，可因梗阻以下肠内尚残存的粪便和气体，仍可自行或在灌肠后排出，不能因此而否定肠梗阻的存在。某些绞窄性肠梗阻，如肠套叠、肠系膜血管栓塞或血栓形成，则可排出血性黏液样粪便。

【辅助检查】

单纯性肠梗阻早期，患者全身情况多无明显改变。梗阻晚期或绞窄性肠梗阻患者，可表现唇干舌燥、眼窝内陷、皮肤弹性消失，尿少或无尿等明显缺水征。或脉搏细速、血压下降、面色苍白、四肢发凉等中毒和休克征象。

1. 腹部视诊

机械性肠梗阻常可见肠型和蠕动波。肠扭转时腹胀多不对称。麻痹性肠梗阻则腹胀均匀。

（1）触诊：单纯性肠梗阻因肠管膨胀，可有轻度压痛，但无腹膜刺激征。绞窄性肠梗阻时，可有固定压痛和腹膜刺激征。压痛的包块，常为受绞窄的肠袢。肿瘤或蛔虫性肠梗阻时，有时可在腹部触及包块或条索状团块。

（2）叩诊：绞窄性肠梗阻时，腹腔有渗液，移动性浊音可呈阳性。

（3）听诊：肠鸣音亢进，有气过水声或金属音，为机械性肠梗阻表现。麻痹性肠梗阻时，则肠鸣音减弱或消失。

直肠指检如触及肿块，可能为直肠肿瘤；极度发展的肠套叠的套头；或低位肠腔外肿瘤。

2. 化验检查

单纯性肠梗阻的早期，变化不明显。随着病情发展，血红蛋白值及血细胞比容可因缺水、血液浓缩而升高。尿比重也增高。白细胞计数和中性粒细胞明显增加，多见于绞窄性肠梗阻。查血气分析和血清 Na^+、K^+、Cl^-、尿素氮、肌酐的变化，可了解酸碱失衡、电解质紊乱和肾功能的状况。呕吐物和粪便检查，有大量红细胞或隐血阳性，应考虑肠管有血运障碍。

3. X 线检查

一般在肠梗阻发生 4 ~ 6 小时，X 线检查即显示出肠腔内气体；立位或侧卧位透视或拍片，可见多数液平面及气胀肠袢。但无上述征象，也不能排除肠梗阻的可能。由于肠梗阻的部位不同，X 线表现也各有其特点：如空肠黏膜环状皱襞可显示“鱼肋骨刺”状；回肠黏膜则无此表现；结肠胀气位于腹部周边，显示结肠袋形。当怀疑肠套叠、乙状结肠扭转或结肠肿瘤时，可作钡剂灌肠或 CT 检查以助诊断。

【诊断】

在肠梗阻诊断过程中，必须辨明下列问题：

1. 是否肠梗阻

根据腹痛、呕吐、腹胀、停止自肛门排气排便四大症状和腹部可见肠型或蠕动波，肠鸣音亢进等，一般可作出诊断。X 线检查对确定有否肠梗阻帮助较大。但需注意，有时可不完全具备这些典型表现，特别是某些绞窄性肠梗阻的早期，可能与输尿管结石、卵巢囊肿蒂扭转、急性坏死性胰腺炎等混淆，甚至误诊为一般肠痉挛，尤应警惕。

2. 是机械性还是动力性梗阻

机械性肠梗阻具有上述典型临床表现，早期腹胀可不显著。麻痹性肠梗阻无阵发性绞痛等肠蠕动亢进的表现，相反为肠蠕动减弱或消失，腹胀显著。X 线检查可显示大、小肠全部充气扩张；而机械性肠梗阻胀气限于梗阻以上的部分肠管，即使晚期并发肠绞窄和麻痹，结肠也不会全部胀气。

3. 是单纯性还是绞窄性梗阻

这点极为重要，因为绞窄性肠梗阻预后严重，并必须及早进行手术治疗。有下列表现者，应考虑绞窄性肠梗阻的可能：①腹痛发作急骤，起始即为持续性剧烈疼痛，或在阵发性加重之间仍有持续性疼痛。肠鸣音可不亢进。有时出现腰背部痛，呕吐出现早、剧烈而频繁；②病情发展迅速，早期出现休克，抗休克治疗后改善不显著；③有明显腹膜刺激征，体温上升、脉率增快、白细胞计数增高；④腹胀不对称，腹部有局部隆起或触及有压痛的肿块（胀大的肠袢）；⑤呕吐物、胃肠减压抽出液、肛门排出物为血性，或腹腔穿刺抽出血性液体；⑥经积极非手术治疗而症状体征无明显改善；⑦腹部 X 线检查见孤立、突出胀大的肠袢、不因时间而改变位置，或有假肿瘤状阴影；或肠间隙增宽，提示有腹腔积液。

4. 是高位还是低位梗阻

高位小肠梗阻的特点是呕吐发生早而频繁，腹胀不明显。低位小肠梗阻的特点是腹胀明显，呕吐出现晚而次数少，并可吐粪样物。结肠梗阻与低位小肠梗阻的临床表现很相似，鉴别较困难，X 线检查有很大帮助。低位小肠梗阻，扩张的肠袢在腹中部，呈“阶梯状”排列，而结肠内无积气。结肠梗阻时扩大的肠袢分布在腹部周围，可见结肠袋，胀气的结肠阴影在梗阻部位突然中断，盲肠胀气最显著，小肠内胀气可不明显。

5. 是完全性还是不完全性梗阻

完全性梗阻呕吐频繁，如为低位梗阻腹胀明显，完全停止排便排气。X 线腹部检查见梗阻以上肠袢明显充气和扩张，梗阻以下结肠内无气体。不完全梗阻呕吐与腹胀都较轻或无呕吐，X 线所见肠袢充气扩张都较不明显，而结肠内仍有气体存在。

6. 是什么原因引起梗阻

应根据年龄、病史、体征、X 线、CT 等影像学检查等几方面分析。在临床上粘连性肠梗阻最为常见，多发生在以往有过腹部手术、损伤或炎症史的患者。嵌顿性或绞窄性腹外疝是常见的肠梗阻原因，所以机械性肠梗阻的患者应仔细检查各可能发生外疝的部位。结肠梗阻多系肿瘤所致，需特别提高警惕。新生婴儿以肠道先天性畸形为多见。2 岁以内小儿，则肠套叠多见。蛔虫团所致的肠梗阻常发生于儿童。老年人则以肿瘤及粪块堵塞为常见。

【治疗】

首先应纠正因梗阻引起的低血容量，水电解质平衡及酸碱平衡紊乱，稳定机体内环境；其次，据肠梗阻病因、性质及全身状况，拟定保守或手术治疗。一旦确定或可疑肠绞窄，应及早手术探查。对危重患者、或老年患者应建立基本的循环监测，如测定中心静脉压（CVP）及每小时尿量。

1. 非手术治疗

（1）胃肠减压：肠梗阻诊断一经明确即可开始有效的胃肠减压。选择何种类型的胃肠减压管，完全凭个人使用经验及熟练程度而定。选择短的单腔胃管，只要位置适当，管腔通畅，能达到满意减压效果；也有人用小肠减压管（Cantor 氏管）治疗历经多次手术的小肠梗阻患者，认为特别有效，但这种管有时通过幽门困难，而需要送放射科在透视下安置此管，颇费时费事。

（2）扩容、补液治疗：肠梗阻患者随着病情加重，脱水及电解质平衡紊乱愈加突出，补液治疗就成为肠梗阻治疗重要一环。补液量的估计，包括①已丢失量；②每天生理需要量；③额外丢失量。治疗前已有脱水者，估计体液丧失达体重6%，先按半量补充；每日生理需要量，成人按2 000～2 500ml 补充；额外丢失量，应失多少补多少。关于补液成分，可选用平衡盐溶液和5%葡萄糖对半输入，高位肠梗阻宜用等渗盐水，以补充氯离子丢失；患者循环不稳定，血压下降，可适当补充血浆或全血，尿量 >40ml/h，注意补钾，有酸碱平衡紊乱者，经补液治疗多能纠正，只有小部分患者需补充酸性或碱性物质。肠梗阻患者的补液治疗需积极有效，又应谨慎进行，即治疗过程密切注视临床及实验室指标变化，不断而又及时地更正补液计划，尤其合并心、肺、肾功能不全，或老年病患者，日补液总量及输注速率宜仔细斟酌，以策安全。

（3）抗生素：肠梗阻小肠扩张、黏膜屏障损害，肠内容物淤积，细菌极度繁殖，易引起毒血症，或术后合并感染，拟选用广谱抗生素。

（4）对症治疗：因梗阻痉挛性腹痛严重者，可选用乙酰胆碱阻滞剂，如阿托品、654－2等药物，解痉镇痛。

（5）中药治疗：治疗肠梗阻方剂有复方大承气汤、复方五仁汤等。

单纯性肠梗阻患者采用上述治疗过程中，经反复、多次体查腹部及全身情况，经48h治疗无改善者，可考虑选择手术治疗。

2. 手术治疗

（1）手术探查指征：绞窄性肠梗阻及各种形式的闭袢性肠梗阻均需及早手术探查；单纯性肠梗阻经非手术治疗48h，症状无改善，或估计梗阻系先天性肠道疾病、或肿瘤堵塞，为非手术治疗根本无法解决问题，均应考虑手术治疗。

（2）手术方法：根据梗阻本身的病理状况有如下四种选择术式：①解除梗阻病因，如粘连松解术；②肠切除吻合术；③肠短路术；④肠造瘘术。选择不同手术方式还需注意：急性肠梗阻手术应以解除梗阻放在首位，在病情稳定条件下方同时采取根治性治疗。

（3）探查步骤：肠梗阻患者手术探查入路，初次手术，根据术前病变部位判断，选择正中，经右或经左腹直肌切口；再次手术者，肠襻间，肠襻与腹壁特别是原手术切口处形成广泛粘连，若经原切口入路探查极易损伤其下方与腹壁弥合的肠袢，因此，再次经原切口入腹应将切口延长远离原瘢痕先入腹，以逐层逐段方法扩大切口。一般而论，正中切口以剑突处最为安全。入腹后，与助手相对牵引展开粘连面，以锐性方式细心分离。注意极度扩张，水肿，脆变的肠管极易受损伤。探查内容：注意腹腔内溶液性状、气味。血性腹水常提示肠绞窄。确定梗阻部位，宜先观察盲肠，若显著扩张，则表明结肠梗阻，若未见扩张，则从回盲部始沿小肠向近端探查，遇肠袢萎缩与膨胀交界点通常为梗阻所在，不能仅满足这一发现，因有的肠梗阻呈多发性且位点不同，如术中遗漏其余梗阻点势必导致术后梗阻症状依然不解的不良后果，据此认为术中已经发现梗阻部位，仍有探查整个小肠及腹腔的必要。肠管生机的判断：粘连松解，或肠袢回位后，须判断肠管活力，尤其当病变累及范围大，轻易肠切除将招致严重后果时，一般先用温盐水纱布湿敷5～10min，受累肠袢表现：①由色暗转为鲜红色；②蠕动恢复，或对外界刺激有收缩反应；③浆膜面恢复光泽；④肠系膜能见小动脉搏动，可证实肠管具有生命力；若有疑问，可将肠袢暂时纳入腹腔，等待1～2h再观察肠襻生机，若仍难以断定，且受累肠襻范围广，可以借助紫外线协助诊断，其方法：在20～60s内，由外周静脉注入萤光素钠（100mg），熄灭灯光，用紫外线照射术野，具有活力的肠管呈现萤光。关于术中肠减压问题：一般认为过度膨胀的肠管不仅影响术野显露有碍检查，还使术中关腹困难重重，因而开腹后先行减压，有术中开放式肠减压，但易污染腹腔，有术前置一小肠减压管先行减压。我院近年使用“T”型大口径结肠减压管，效果良好，只要操作慎重腹腔污染机会少，且易于术中清洁结肠。

【预后】

肠梗阻仍为外科急腹症中最常见病种，病情复杂，诊断与治疗仍存在亟待解决的问题。老年患者，病程长及已发生肠坏死者，病死率仍较高。死亡原因与中毒性休克、肺部感染、急性肾功能不全、心功能不全有关。

一、粘连性肠梗阻

粘连性肠梗阻是肠粘连或腹腔内粘连带所致的肠梗阻，较为常见，其发生率占各类肠梗阻的20%～40%。

【病因和病理】

肠粘连和腹腔内粘连带形成可分先天性和后天性两种。先天性者较少见，可因发育异常或胎粪性腹膜炎所致；后天性者多见，常由于腹腔内手术、炎症、创伤、出血、异物等引起。临床上以手术后所致的粘连性肠梗阻为最多。

肠粘连必须在一定条件下才会引起肠梗阻。常见的如因肠袢间紧密粘连成团或固定于腹壁，使肠腔变窄或影响了肠管的蠕动和扩张；肠管因粘连牵扯扭折成锐角；粘连带压迫肠管；肠袢套入粘连带构成的环孔；或因肠袢以粘连处为支点发生扭转等。在上述病变基础上，肠道功能紊乱、暴饮暴食、突然改变体位等，往往是引起梗阻的诱因。

【诊断】

急性粘连性肠梗阻主要是小肠机械性肠梗阻的表现，患者多有腹腔手术、创伤或感染的病史，以往有慢性肠梗阻症状和多次急性发作者多为广泛粘连引起的梗阻；长期无症状，突然出现急性梗阻症状，腹痛较重，出现腹部局部压痛，甚至腹肌紧张者，即应考虑是粘连带等引起的绞窄性肠梗阻。

手术后近期发生的粘连性肠梗阻应与手术后肠麻痹恢复期的肠蠕动功能失调相鉴别，后者多发生在手术后3～4日，当自肛门排气排便后，症状便自行消失。

【治疗】

治疗粘连性肠梗阻重要的是要区别是单纯性还是绞窄性，是完全性还是不完全性。因为手术治疗并不能消除粘连，相反地，术后还可能形成新的粘连，所以对单纯性肠梗阻，不完全性梗阻，特别是广泛性粘连者，一般选用非手术治疗。又如术后早期炎性肠梗阻，除新形成的纤维素性粘连以外，与术后早期腹腔炎症反应有关，既有肠壁水肿、肠腔梗阻，又存在炎症引起的局部肠动力性障碍，一般应采用非手术治疗。

粘连性肠梗阻如经非手术治疗不见好转甚至病情加重，或怀疑为绞窄性肠梗阻，手术须及早进行，以免发生肠坏死。对反复频繁发作的粘连性肠梗阻也应考虑手术治疗。

手术方法应按粘连的具体情况而定。①粘连带和小片粘连可施行简单的切断和分离；②广泛粘连不易分离，且容易损伤肠壁浆膜和引起渗血或肠瘘，并再度引起粘连，所以对那些并未引起梗阻的部分，不应分离；如因广泛粘连而屡次引起肠梗阻，可采用小肠插管内固定排列术，即经胃造瘘插入带气囊双腔管，将其远端插至回肠末端，然后将小肠顺序折叠排列，借胃肠道内的带气囊双腔管达到内固定的目的，以避免梗阻再发生；③如一组肠袢紧密粘连成团引起梗阻，又不能分离，可将此段肠袢切除作一期肠吻合；倘若无法切除，则作梗阻部分近、远端肠侧侧吻合的短路手术，或在梗阻部位以上切断肠管，远断端闭合，近断端与梗阻以下的肠管作端侧吻合。值得提醒的是，粘连性肠梗阻可多处发生，手术中应予注意。

【预防】

及时、正确治疗腹腔炎症对防止粘连的发生有重要意义。还要特别注意的是：腹腔手术止血不彻底而形成的血肿，肠管暴露在腹腔外过久或纱布敷料长时间覆盖接触损伤浆膜，手套上未洗净的滑石粉等异物带入腹腔，腹膜撕裂、缺损，大块组织结扎，腹腔引流物的放置，腹腔或腹壁切口感染等，都是促成粘连的医源性因素，应予防止。此外，术后早期活动和促进肠蠕动及早恢复，则有利于防止粘连的形成。

二、肠扭转

肠扭转是一段肠袢沿其系膜长轴旋转而造成的闭袢型肠梗阻，同时肠系膜血管受压，也是绞窄性肠梗阻。常常是因为肠袢及其系膜过长，系膜根部附着处过窄或粘连收缩靠拢等解剖上的因素，并因肠内容物重量骤增，肠管动力异常，以及突然改变体位等诱发因素而引起。肠扭转部分在其系膜根部，以顺时针方向旋转为多见，扭转程度轻者在360°以下，严重的可达2～3转。常见的肠扭转有部分小肠，全部小肠和乙状结肠扭转。

【临床表现】

肠扭转表现为急性机械性肠梗阻，根据其发生的部位，临床上各有特点。

（1）小肠扭转：急性小肠扭转多见于青壮年。常有饱食后剧烈活动等诱发因素，发生于儿童者则常与先天性肠旋转不良等有关。表现为突然发作剧烈腹部绞痛，多在脐周围，常为持续性疼痛阵发性加重；腹痛常牵涉腰背部。患者往往不敢平仰卧，喜取胸膝位或蜷曲侧卧位；呕吐频繁，腹胀不显著或者某一部位特别明显，可以没有高亢的肠鸣音。腹部有时可扪及压痛的扩张肠袢。病程稍晚，即易发生休克。腹部X线检查符合绞窄性肠梗阻的表现，另外，还可见空肠和回肠换位，或排列成多种形态的小跨度蜷曲肠袢等特有的征象。

（2）乙状结肠扭转：多见于男性老年人，常有便秘习惯，或以往有多次腹痛发作经排便、排气后缓解的病史。临床表现除腹部绞痛外，有明显腹胀，而呕吐一般不明显。如作低压灌肠，往往不足500ml便不能再灌入。腹部X线平片显示马蹄状巨大的双腔充气肠袢，圆顶向上，两肢向下；立位可见两个液平面。钡剂灌肠X线检查见扭转部位钡剂受阻，钡影尖端呈“鸟嘴”形。

【外科治疗】

（1）小肠扭转：诊断明确应尽早施行手术探查将扭转肠襻反旋转复位。若肠管膨胀淤积严重，复位不易，可先行肠减压；肠段坏死先阻断上下系膜血管及坏死肠段远近端，以减少毒性产物吸收，行肠切除肠吻合。

（2）乙状结肠扭转：乙状结肠扭转未发现绞窄征象者，可先用非手术方法复位，目前有两种方式：①经乙状结肠镜插入肛管复位法；②纤维结肠镜复位法，该法复位成功率高，同时观察扭转肠襻病理改变。鉴于非手术复位后有40%～69.7%的患者扭转复发，故复位后1～2周择期切除冗长的乙状结肠。有肠坏死或出现腹膜炎体征，或手法复位失败均应立即手术探查，切除坏死肠段，远端缝合，近断端造瘘（Hartmann氏手术）。一般认为：把未经充分肠道准备，炎症水肿的肠管一期吻合，是欠明智的。

三、肠蛔虫储塞

由于蛔虫团、胆石、粪便或其他异物等肠内容堵塞肠腔，称肠堵塞，是一种单纯性机械性肠梗阻。较多见的是蛔虫结聚成团并引起局部肠管痉挛而致肠腔堵塞。驱虫治疗不当常为诱因，最多见于儿童，农村发病率较高。临床表现为脐周围阵发性腹痛和呕吐，可有便蛔虫或吐蛔虫的病史。一般腹胀不显著，梗阻多为不完全性，也无腹肌紧张，腹部常可扪及可以变形、变位的条索状团块，并且可能随肠管收缩而变硬，肠鸣音可亢进或正常。

体温、白细胞计数多正常。腹部X线平片上偶见小肠充气或有液平面，有时可以看到肠腔内成团的虫体阴影。诊断一般不难，但应注意与肠套叠鉴别。少数患者可因过大蛔虫团引起肠壁坏死穿孔，大量蛔虫进入腹腔引起腹膜炎。

【治疗】

单纯性蛔虫堵塞采用非手术疗法效果较好。除禁食、输液外，可口服生植物油，也可口服枸橼酸哌嗪等驱虫；如腹痛剧烈，可用解痉剂，或配以针刺、腹部轻柔按摩等。症状缓解后行驱虫治疗。如经非手术治疗无效，或并发肠扭转，或出现腹膜刺激征时，应施行手术切开肠壁取虫，但应尽量取尽，以免发生残留的蛔虫从肠壁缝合处钻出，引起肠穿孔和腹膜炎。术后应继续驱虫治疗。

四、肿瘤性肠梗阻

消化道肿瘤，不论原位生长还是腹腔播散，均可引起消化道狭窄而梗阻，这类梗阻可以为部分性，或完全性，一处或多处，起病方式可表现急性或慢性过程，梗阻部位可分为小肠和大肠，而后者因回盲瓣单向开放，只允许小肠内容物进入大肠，故属闭襻性肠梗阻。由消化道肿瘤播散引起的多处梗阻，预后极差。

【诊断】

（1）小肠肿瘤：约1/3病例因合并肠梗阻而就医，常见于小肠脂肪瘤及腺瘤。绝大多数为慢性复发性肠套叠，以不完全性梗阻常见，表现反复上腹绞痛，有时腹部可触及囊性包块。日服钡餐检查对小肠型、回结肠型套叠均有诊断价值。

（2）大肠肿瘤：结肠癌合并梗阻率约占8%～21%，此时病情多数已晚，除梗阻症状外，还表现消瘦，贫血等症状。钡剂灌肠造影可帮助确定梗阻部位。

【治疗】

肿瘤性肠梗阻均应手术治疗。手术前应积极有效地改善患者全身情况，如：纠正水电解质平衡紊乱，低蛋白血症及贫血，给予适当的抗生素。提高手术耐受力及安全性。小肠良性肿瘤引起的梗阻，一期切除肠吻合，有套叠者应先行手法回复；恶性肿瘤，采用根治切除。

结肠梗阻，多为恶性肿瘤，病变位于右半结肠，行一期右半结肠切除术，位于左半结肠手术方式选择仍有争议。主张分二期手术者认为：左半结肠细菌极多，肠道未经适当准备，易发生腹腔污染及吻合口瘘。具体术式有：一期梗阻近端结肠造口，二期根治，或一期根治，结肠近远端造口，也可近端造口，远端闭合，二期结肠对端吻合。近年，随着术前准备完善及术中结肠灌洗的应用，愈来愈多学者赞同左半结肠癌肿一期手术是可行的、安全的。并认为术后五年生存率还高于二期手术。

五、肠套叠

一段肠管套入其相连的肠管腔内称为肠套叠，其发生常与肠管解剖特点（如盲肠活动度过大）、病理因素（如肠息肉、肿瘤）以及肠功能失调、蠕动异常等有关。按照发生的部位可分为回盲部套叠（回肠套入结肠）、小肠套叠（小肠套入小肠）与结肠套叠（结肠套入结肠）等型。

【临床表现】

肠套叠是小儿肠梗阻的常见病因，80%发生于2岁以下的儿童。最多见的为回肠末端套入结肠。肠套叠的三大典型症状是腹痛、血便和腹部肿块，表现为突然发作剧烈的阵发性腹痛，病儿阵发哭闹不安、面色苍白、出汗，伴有呕吐和果酱样血便。腹部检查常可在腹部扪及腊肠形、表面光滑、稍可活动、具有一定压痛的肿块，常位于脐右上方，而右下腹扪诊有空虚感。腹胀等其他一般肠梗阻症状，随着病程的进展而逐步出现。空气或钡剂灌肠X线检查，可见空气或钡剂在结肠受阻，阻端钡影呈“杯口”状，甚至呈“弹簧状”阴影。

除急性肠套叠外，尚有慢性复发性肠套叠，多见于成人，其发生原因常与肠息肉、肿瘤等病变有关。多呈不完全梗阻，故症状较轻，可表现为阵发性腹痛发作，而发生便血的不多见。由于套叠常可自行复位，所以发作过后检查常为阴性。

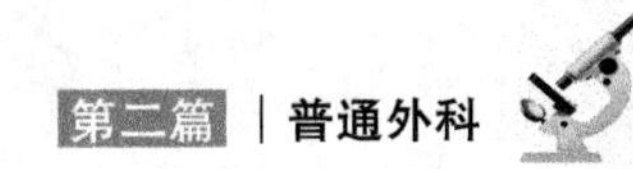

【治疗】

早期可用空气（或氧气、钡剂）灌肠复位，疗效可达90%以上。一般空气压力先用60mmHg，经肛管灌入结肠内，在X线透视再次明确诊断后，继续注气加压至80mmHg左右，直至套叠复位。如果套叠不能复位，或病期已超过48小时，或怀疑有肠坏死，或空气灌肠复位后出现腹膜刺激征及全身情况恶化，都应行手术治疗。手术方法：①手术复位；②肠切除吻合术。对手术复位失败，肠壁损伤严重或已有肠坏死者，可行一期肠切除吻合术。如果病儿全身情况不良，则可先切除坏死肠管，将断端暂置切口外，关闭腹壁，以后再行二期肠吻合术。成人肠套叠多有引起套叠的病理因素，一般主张手术为宜。

第七章　阑尾疾病

第一节　急性阑尾炎

【概述】

急性阑尾炎是外科常见病，是最多见的急腹症。Fitz（1886）首先正确地描述本病的病史、临床表现和病理所见，并提出阑尾切除术是本病的合理治疗。

目前，由于外科技术、麻醉、抗生素的应用及护理等方面的进步，绝大多数患者能够早期就医、早期确诊、早期手术，收到良好的治疗效果。然而，临床医生仍时常在本病的诊断或手术处理中遇到麻烦，因此强调认真对待每一个具体的病例，不可忽视。

【病因】

（1）阑尾管腔阻塞：是急性阑尾炎最常见的病因。阑尾管腔阻塞的最常见原因是淋巴滤泡的明显增生，约占60%，多见于年轻人。粪石也是阻塞的原因之一，约占35%。异物、炎性狭窄、食物残渣、蛔虫、肿瘤等则是较少见的病因。由于阑尾管腔细，开口狭小，系膜短使阑尾蜷曲，这些都是造成阑尾管腔易于阻塞的因素。阑尾管腔阻塞后阑尾黏膜仍继续分泌黏液，腔内压力上升，血运发生障碍，使阑尾炎症加剧。

（2）细菌入侵：由于阑尾管腔阻塞，细菌繁殖，分泌内毒素和外毒素，损伤黏膜上皮并使黏膜形成溃疡，细菌穿过溃疡的黏膜进入阑尾肌层。阑尾壁间质压力升高，妨碍动脉血流，造成阑尾缺血，最终造成梗死和坏疽。致病菌多为肠道内的各种革兰阴性杆菌和厌氧菌。

【临床病理类型】

根据急性阑尾炎的临床过程和病理解剖学变化，可分为四种病理类型。

（1）急性单纯性阑尾炎：属轻型阑尾炎或病变早期。病变多只限于黏膜和黏膜下层。阑尾外观轻度肿胀，浆膜充血并失去正常光泽，表面有少量纤维素性渗出物。镜下，阑尾各层均有水肿和中性粒细胞浸润，黏膜表面有小溃疡和出血点。临床症状和体征均较轻。

（2）急性化脓性阑尾炎：亦称急性蜂窝织炎性阑尾炎，常由单纯性阑尾炎发展而来。阑尾肿胀明显，浆膜高度充血，表面覆以纤维素性（脓性）渗出物。镜下，阑尾黏膜的溃疡面加大并深达肌层和浆膜层，管壁各层有小脓肿形成，腔内亦有积脓。阑尾周围的腹腔内有稀薄脓液，形成局限性腹膜炎。临床症状和体征较重。

（3）坏疽性及穿孔性阑尾炎：是一种重型的阑尾炎。阑尾管壁坏死或部分坏死，呈

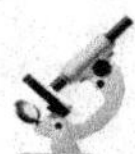

暗紫色或黑色。阑尾腔内积脓，压力升高，阑尾壁血液循环障碍。穿孔部位多在阑尾根部和尖端。穿孔如未被包裹，感染继续扩散，则可引起急性弥漫性腹膜炎。

（4）阑尾周围脓肿：急性阑尾炎化脓坏疽或穿孔，如果此过程进展较慢，大网膜可移至右下腹部，将阑尾包裹并形成粘连，形成炎性肿块或阑尾周围脓肿。

急性阑尾炎的转归有以下几种：①炎症消退：一部分单纯性阑尾炎经及时药物治疗后炎症消退。大部分将转为慢性阑尾炎，易复发；②炎症局限化：化脓、坏疽或穿孔性阑尾炎被大网膜包裹粘连，炎症局限，形成阑尾周围脓肿。需用大量抗生素或中药治疗，治愈缓慢；③炎症扩散：阑尾炎症重，发展快，未予及时手术切除，又未能被大网包裹局限，炎症扩散，发展为弥漫性腹膜炎、化脓性门静脉炎、感染性休克等。

【临床表现】

典型的急性阑尾炎开始有脐周疼痛，数小时后腹痛转移并固定于右下腹。据统计70%～80%的病例有典型的转移性右下腹痛，有些病例可以一开始即表现为右下腹局限性疼痛。恶心、呕吐也是常见症状。一般发热不超过38℃，高热提示阑尾坏疽穿孔。

【诊断】

体检时最重要的是右下腹有一固定的压痛点，压痛程度和范围与炎症的严重程度相平行，阑尾化脓时即可出现腹肌紧张及反跳痛。结肠充气试验（Rousing征）有阳性结果具诊断价值。对症状体征不典型之病例应行直肠指检，直肠右前壁有局限触痛者，应考虑本病的可能。

实验室检查对本病的确诊帮助不大。血常规中的细胞总数及中性白细胞分类增高，提示炎症存在，尿常规检查及腹部X光照片检查主要是为了与其它腹部疾病进行鉴别。

【鉴别诊断】

有许多急腹症的症状和体征与急性阑尾炎很相似，需与其鉴别。尤其当阑尾穿孔发生弥漫性腹膜炎时鉴别诊断则更难。有时需在剖腹探查术中才能鉴别清楚。

需要与急性阑尾炎鉴别的包括其他脏器病变引起的急性腹痛，以及一些非外科急腹症，常见的有：

（1）胃十二指肠溃疡穿孔：穿孔溢出的胃内容物可沿升结肠旁沟流至右下腹部，容易误认为是急性阑尾炎的转移性腹痛。患者多有溃疡病史，表现为突然发作的剧烈腹痛。体征除右下腹压痛外，上腹仍具疼痛和压痛，腹壁板状强直等腹膜刺激症状也较明显。胸腹部X线检查如发现膈下有游离气体，则有助于鉴别诊断。

（2）右侧输尿管结石：多呈突然发生的右下腹阵发性剧烈绞痛，疼痛向会阴部、外生殖器放射。右下腹无明显压痛，或仅有沿右侧输尿管径路的轻度深压痛。尿中查到多量红细胞。B超检查或X线摄片在输尿管走行部位可呈现结石阴影。

（3）妇产科疾病：在育龄妇女中特别要注意。异位妊娠破裂表现为突然下腹痛，常有急性失血症状和腹腔内出血的体征，有停经史及阴道不规则出血史；检查时宫颈举痛、附件肿块、阴道后穹窿穿刺有血等。卵巢滤泡或黄体囊肿破裂的临床表现与异位妊娠相似，但病情较轻，多发病于排卵期或月经中期以后。急性输卵管炎和急性盆腔炎，下腹痛逐渐发生，可伴有腰痛；腹部压痛点较低，直肠指诊盆腔有对称性压痛；伴发热及白细胞计数升高，常有脓性白带，阴道后穹窿穿刺可获脓液，涂片检查细菌阳性。卵巢囊肿蒂扭转有明显而剧烈腹痛，腹部或盆腔检查中可扪及有压痛性的肿块。B 超检查均有助于诊断和鉴别诊断。

（4）急性肠系膜淋巴结炎：多见于儿童。往往先有上呼吸道感染史，腹部压痛部位偏内侧，范围不太固定且较广，并可随体位变更。

（5）其他：急性胃肠炎时，恶心、呕吐和腹泻等消化道症状较重，无右下腹固定压痛和腹膜刺激体征。胆道系统感染性疾病，易与高位阑尾炎相混淆，但有明显绞痛、高热，甚至出现黄疸，常有反复右上腹痛史。右侧肺炎、胸膜炎时可出现反射性右下腹痛，但有呼吸系统的症状和体征。此外，回盲部肿瘤、Crohn 病、美克耳（Meckel）憩室炎或穿孔、小儿肠套叠等，亦需进行临床鉴别。

上述疾病有其各自特点，应仔细鉴别。如患者有持续性右下腹痛，不能用其他诊断解释以排除急性阑尾炎时，应密切观察或根据病情及时手术探查。

【治疗】

1. 手术治疗

绝大多数急性阑尾炎一旦确诊，应早期行阑尾切除术。早期手术系指阑尾炎症还处于管腔阻塞或仅有充血水肿时就手术切除，此时手术操作较简易，术后并发症少。如化脓坏疽或穿孔后再手术，不但操作困难且术后并发症会明显增加。术前即应用抗生素，有助于防止术后感染的发生。

（1）不同临床类型急性阑尾炎的手术方法选择亦不相同

1）急性单纯性阑尾炎：行阑尾切除术，切口一期缝合。有条件的单位，也可采用经腹腔镜阑尾切除术。

2）急性化脓性或坏疽性阑尾炎：行阑尾切除术。腹腔如有脓液，应仔细清除，用湿纱布蘸净脓液后关腹。注意保护切口，一期缝合。

3）穿孔性阑尾炎：宜采用右下腹经腹直肌切口，利于术中探查和确诊，切除阑尾，清除腹腔脓液或冲洗腹腔，根据情况放置腹腔引流。术中注意保护切口，冲洗切口，一期缝合。术后注意观察切口，有感染时及时引流。

4）阑尾周围脓肿：阑尾脓肿尚未破溃穿孔时应按急性化脓性阑尾炎处理。如阑尾穿孔已被包裹形成阑尾周围脓肿，病情较稳定，宜应用抗生素治疗或同时联合中药治疗促进脓肿吸收消退，也可在超声引导下穿刺抽脓或置管引流。如脓肿扩大，无局限趋势，宜先行 B 超检查，确定切口部位后行手术切开引流。切开引流以引流为主。如阑尾显露方便，也应切除阑尾，阑尾根部完整者施单纯结扎。如阑尾根部坏疽穿孔，可行 U 字缝合关闭阑尾开口的盲肠壁。术后加强支持治疗，合理使用抗生素。

（2）阑尾切除术的技术要点

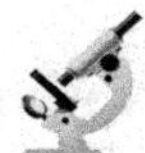

1）麻醉：一般采用硬脊膜外麻醉，也可采用局部麻醉。

2）切口选择：一般情况下宜采用右下腹麦氏切口或横切口。如诊断不明确或腹膜炎较广泛应采用右下腹经腹直肌探查切口，以便术中进一步探查和清除脓液。切口应加以保护，防止被污染。

3）寻找阑尾：部分患者阑尾就在切口下，容易显露。沿结肠带向盲肠顶端追踪，即能找到阑尾。如仍未找到阑尾，应考虑可能为盲肠后位阑尾，用手指探查盲肠后方，或者剪开盲肠外侧腹膜，将盲肠向内翻即可显露盲肠后方的阑尾。

4）处理阑尾系膜：用阑尾钳钳夹阑尾系膜，不要直接钳夹阑尾，将阑尾提起显露系膜。如系膜菲薄，可用血管钳贴阑尾根部戳孔带线一次集束结扎阑尾系膜，包括阑尾血管在内，再剪断系膜；如阑尾系膜肥厚或较宽，一般应分次钳夹、切断结扎或缝扎系膜。阑尾系膜结扎要确实。

5）处理阑尾根部：在距盲肠 0.5cm 处用钳轻轻钳夹阑尾后用丝线或肠线结扎阑尾，再于结扎线远侧 0.5cm 处切断阑尾，残端用碘酒、酒精涂擦处理。于盲肠壁上缝荷包线将阑尾残端埋入。荷包线缝合要点：距阑尾根部结扎线 1cm 左右，勿将阑尾系膜缝入在内，针距约 2～3mm，缝在结肠带上。荷包缝合不宜过大，防止肠壁内翻过多，形成死腔。也可做 8 字缝合，将阑尾残端埋入同时结扎。最后，在无张力下再将系膜绑扎在盲肠端缝线下覆盖加固。近年来也有主张阑尾根部单纯结扎，不作荷包埋入缝合。

（3）特殊情况下阑尾切除术

1）阑尾尖端粘连固定，不能按常规方法切腺阑尾，可先将阑尾于根部结扎切断，残端处理后再分段切断阑尾系膜，最后切除整个阑尾。此为阑尾逆行切除法。

2）盲肠后位阑尾，宜剪开侧腹膜，将盲肠向内翻，显露阑尾，直视下切除。再将侧腹膜缝合。

3）盲肠水肿不宜用荷包埋入缝合时，宜用 8 字或 U 字缝合，缝在结肠带上，将系膜一并结扎在缝线上。

4）局部渗出或脓液不多，用纱布多次蘸净，不要用盐水冲洗，以防炎症扩散。如已穿孔，腹膜炎范围大，术中腹腔渗出多，应彻底清除腹腔脓液或冲洗腹腔并放置引流。

5）如合并移动盲肠，阑尾切除后，应同时将盲肠皱襞折叠紧缩缝合。

2. 非手术治疗

急性阑尾炎的非手术治疗仅适用于单纯性阑尾炎及急性阑尾炎的早期阶段，患者不接受手术治疗或客观条件不允许，或伴存其他严重器质性疾病有手术禁忌证者。主要措施包括选择有效的抗生素和补液治疗。也可经肛门直肠内给予抗生素栓剂。

【并发症及其处理】

1. 急性阑尾炎的并发症

（1）腹腔脓肿：是阑尾炎未经及时治疗的后果，在阑尾周围形成的阑尾周围脓肿最常见，也可在腹腔其他部位形成脓肿，常见部位有盆腔、膈下或肠间隙等处。临床表现有麻痹性肠梗阻的腹胀症状、压痛性包块和全身感染中毒症状等。B 超和 CT 扫描可协助定位一经诊断即应在超声引导下穿刺抽脓冲洗或置管引流，或必要时手术切开引流。由于炎症粘连较重，切开引流时应小心防止副损伤，尤其注意肠管损伤。中药治疗阑尾周围脓肿有较好效果，可选择应用。阑尾脓肿非手术疗法治愈后其复发率很高。因此应在治愈后 3 个月左右择期手术切除阑尾，比急诊手术效果好。

（2）内、外瘘形成：阑尾周围脓肿如未及时引流，少数病例脓肿可向小肠或大肠内穿破，亦可向膀胱、阴道或腹壁穿破，形成各种内瘘或外瘘，此时脓液可经瘘管排出。X 线钡剂检查或者经外瘘置管造影可协助了解瘘管走行，有助于选择相应的治疗方法。

（3）化脓性门静脉炎：急性阑尾炎时阑尾静脉中的感染性血栓，可沿肠系膜上静脉至门静脉，导致化脓性门静脉炎症。临床表现为寒战，高热、肝肿大、剑突下压痛、轻度黄疸等。虽属少见，如病情加重会产生感染性休克和脓毒症，治疗延误可发展为细菌性肝脓肿。行阑尾切除并大剂量抗生素治疗有效。

2. 阑尾切除术后并发症

（1）出血：阑尾系膜的结扎线松脱，引起系膜血管出血。表现为腹痛、腹胀和失血性休克等症状。关键在于预防，阑尾系膜结扎确切，系膜肥厚者应分束结扎，结扎线距切断的系膜缘要有一定距离，系膜结扎线及时剪除不要再次牵拉以免松脱。一旦发生出血表现，应立即输血补液，紧急再次手术止血。

（2）切口感染：是最常见的术后并发症。在化脓或穿孔性急性阑尾炎中多见。近年来，由于外科技术的提高和有效抗生素的应用，此并发症已较少见。术中加强切口保护，切口冲洗，彻底止血，消灭死腔等措施可预防切口感染。切口感染的临床表现包括，术后 2 ~ 3 日体温升高，切口胀痛或跳痛，局部红肿、压痛等。处理原则：可先行试穿抽出脓液，或于波动处拆除缝线，排出脓液，放置引流，定期换药。短期可治愈。

（3）粘连性肠梗阻：也是阑尾切除术后的较常见并发症，与局部炎症重、手术损伤、切口异物、术后卧床等多种原因有关。一旦诊断为急性阑尾炎，应早期手术，术后早期离床活动可适当预防此并发症。粘连性肠梗阻病情重者须手术治疗。

（4）阑尾残株炎：阑尾残端保留过长超过 1cm 时，或者粪石残留，术后残株可炎症复发，仍表现为阑尾炎的症状。也偶见术中未能切除病变阑尾，而将其遗留，术后炎症复发。应行钡剂灌肠透视检查以明确诊断。症状较重时应再次手术切除阑尾残株。

（5）粪瘘：很少见。产生术后粪瘘的原因有多种，阑尾残端单纯结扎，其结扎线脱落；盲肠原为结核、癌症等；盲肠组织水肿脆弱术中缝合时裂伤。粪瘘发生时如已局限化，不至发生弥漫性腹膜炎，类似阑尾周围脓肿的临床表现。如为非结核或肿瘤病变等，一般经非手术治疗粪瘘可闭合自愈。

第二节　特殊类型阑尾炎

一、妊娠期急性阑尾炎

妊娠期急性阑尾炎的特殊性在于其诊断较困难，延误治疗后，合并症严重，对孕妇及胎儿均有威胁。

妊娠期急性阑尾炎的发病率与非妊娠同龄妇女无何差别，发病率为1/1 200 ~ 2 000。妊娠期前6个月发病者多于后3个月。后3个月因盆腔充血，炎症发展较快，阑尾易坏死穿孔。大网膜、小肠被增大的子宫推开，加上子宫的收缩活动，因而穿孔后炎症不易被局限，可继发弥散性腹膜炎，其病死率比妊娠前6个月高数倍，可达2%。继发腹膜炎后约半数将早产，胎儿死亡率可增至36%。

【诊断】

（1）妊娠前6个月其临床表现与非妊娠者无明显不同。

（2）妊娠后3个月，腹部压痛点因阑尾位置改变而偏向上外方，前腹壁压痛可不明显，虽炎症发展已明显，但腹肌紧张程度因腹肌变薄而较一般为弱。

【鉴别诊断】

（1）妊娠初期的恶心、呕吐、腹部不适易使阑尾炎早期症状被忽略。

（2）临产期阑尾炎常伴有子宫收缩，可误认为临产或胎盘早期剥离。

（3）产后阑尾炎可能误为产后感染。

【治疗】

（1）在妊娠期前6个月，于穿孔前进行手术治疗，一般不影响妊娠。轻症者虽可采用非手术治疗，但若在妊娠后期复发，病情可能严重，处理亦困难，故诊断明确后应手术治疗。

（2）急性阑尾炎在妊娠任何阶段发病，都应及时手术切除，手术本身并不增加早产率或病死率。

（3）术中尽可能少刺激子宫，术后给予止痛镇静剂，黄体酮等安胎措施，预防早产。

二、老年人急性阑尾炎

60岁以上老年人急性阑尾炎较少见，近年来稍有增多。与老年人口多、平均预期寿命延长有关。

老年人急性阑尾炎症状常不典型，误诊率可高达50%者，其临床表现常比病变程度轻，早期易被忽略，又因老年人阑尾组织结构变薄弱，血供较差，炎症发展较快，阑尾穿孔与腹膜炎的发生率均较高，约30%手术时已穿孔，病死率比年轻人高几倍。死于阑尾炎的患者中，老年人占50%以上。

【诊断】

（1）老年人机体反应能力差，症状和体征常较轻，虽多数患者有典型的腹痛、食欲下降、恶心、呕吐，但不如年轻人明显，转移性腹痛也不明显或出现较晚。

（2）全身情况较重而腹部体征较少，初起腹部可无阳性体征，以后才查出右下腹压痛。腹壁肌肉萎缩、脂肪增多因而腹肌紧张不明显。但未穿孔前也可出现腹胀，甚至类似小肠机械性梗阻的体征。

（3）少数患者可因右下腹无痛性肿块而住院。也有表现为原因不明的弥散性腹膜炎始来就诊。

（4）体温可不高或低于正常，甚至合并腹膜炎、脓肿形成体温也不高，白细胞计数常无明显改变。

【治疗】

与一般急性阑尾炎相同，年龄本身不能作为采用何种疗法的依据。手术治疗时注意老人全身情况，有无其它系统疾病，注意作好术前准备和术后并发症的预防。

三、小儿急性阑尾炎

年龄较大儿童的急性阑尾炎与成人相似，年龄较小的则与成人急性阑尾炎有许多不同之处。年龄越小，发病率越低，但诊断越困难，穿孔率亦越高且发生较快，而局限感染的能力又差，故多并发弥散性腹膜炎，死亡率亦高。

（1）婴幼儿阑尾炎很少见。因不能主诉，病史不可靠。临床表现不典型，早期诊断很困难。一般情况及胃肠道症状较明显，对腹部检查不能合作，腹壁薄弱，腹膜有炎性刺激，腹壁可仍较软。

婴幼儿阑尾壁薄，穿孔发生快，又因大网膜未充分发育，局限感染能力差，就诊时多已发生腹膜炎，腹胀明显，手术时70% ~80%已穿孔。常以腹腔穿刺作为诊断依据。

（2）6岁以后，多数是单纯性阑尾炎，症状与成人类似，虽首先出现的症状已是腹痛，但胃肠道症状显著，呕吐、腹泻比成人多见，发热、脉快出现早。腹部检查宜多次重复，以得出准确可靠的体征。

（3）诊断明确者治疗原则与成人相同，年龄越小越应早手术切除阑尾，对很可疑而诊断不能肯定的患者，应多考虑剖腹探查。

第八章 大肠疾病

第一节 溃疡性结肠炎

溃疡性结肠炎是结肠及直肠的一种原发性或单纯性溃疡，目前尚无药物可以根治，其发生率在西方约为5/10万，亚洲地区近年发病率有增高趋势，我国本病较为少见，综合1957年至今全国各地的文献报告尚不足1 000例，任何年龄男、女均可发病，20～50岁为高发人群，本病无遗传倾向。

病因至今尚不清楚。有一些证据提示免疫是本病的原因，但长期以来认为传染性致病因子，特别是细菌和病毒是主要病因，有部分学者观察到患者的情绪及性格有改变，认为本病与精神神经因素有关，但尚无直接证据。

【临床表现】

主要临床表现是腹泻及便血，其次是腹痛、消瘦乏力、发热。起病大多缓慢，但可表现为慢性、急性和暴发型等。大约10%的患者出现腹部外症状，如关节痛、皮肤损害、贫血、骨质疏松、肾结石等，这些症状在病变结肠切除后可完全缓解。

溃疡性结肠炎可出现很多并发症，如肠穿孔、中毒性肠扩张，大出血、假性息肉，但本病很少出现结肠狭窄，本病可以恶变，在发病的头10年内恶变大约为2%～5%，以后每年增加1%～2%，如病程超过20年则癌变可高达20%。

中毒性巨结肠是本病最严重的并发症，通常出现于急性暴发型结肠炎，患者极度中毒，并有中毒性肠扩张，特别是外肌层的广泛炎性破坏，其发生率10%左右，近年来由于在病程的早期即行积极内科治疗，此并发症已降至5%。中毒性巨结肠以急性腹痛、腹胀、腹泻、中毒症状为表现，患者很快出现发热、白细胞升高、心动过速、苍白、嗜睡、并出现休克，以上症状可由于皮质激素的应用及营养不良状况所掩盖。

【辅助检查】

（1）腹平片：中毒性巨结肠可见横结肠明显扩张，穿孔时可见膈下游离气体。

（2）钡灌肠：急性期不宜作，以免诱发中毒性巨结肠。主要改变为结肠袋消失，肠壁缘呈锯齿状。后期显示肠管僵直、短缩呈水管状，肠腔均匀变窄。局限性狭窄提示癌变。

（3）内窥镜：乙状结肠镜检查最有诊断价值。可观察到病变黏膜广泛充血水肿，有散在出血点，溃疡、黏膜易出血。后期可见较大浅表溃疡及假性息肉。活检可确诊。纤维结肠镜检查有助于确定病变范围，在病变活动期检查，器械易穿透肠壁，需加注意。

【鉴别诊断】

大便镜检及培养用以除外细菌性或阿米巴痢疾。约10%的克隆病病变仅限于结肠，需加以鉴别：克隆病主要累及肠壁全层，并由近端结肠向远端跳跃式蔓延，直肠受累较少，易发生肠梗阻，黏液血便、里急后重不明显，最后确诊有赖于病理检查。

【治疗】

大多数外科医师对慢性溃疡性结肠炎治疗的看法没有重大变化，对大多数患者来说，一期或二期施行全结肠切除，直肠切除及回肠造瘘一直是可供选择的手术，手术死亡率大约为3%，虽然这类手术切除了病变的部位及可能恶变的部位，但由于永久性的回肠造瘘和全结肠切除术后的并发症，使大多数患者及内科医生难以接受。不过在接受外科治疗的患者中，大约90%能适应永久性回肠造瘘并恢复日常工作。

手术指征：①危及生命的结肠炎；②内科处理无效，病程超过10年者；③为解除局部及全身并发症。

单纯回肠造口术已不主张采用，目前的手术原则是切除病变肠管，即全结肠切除，应否将直肠管一并切除仍有争议，具体术式有：

(1) 全结肠切除Brooke回肠造瘘术：切除全结肠达腹膜反拆处，远端闭合，本术在分离直肠上段时，应靠近直肠壁分离结扎血管，避免损伤骶尾部副交感神经，以免引起膀胱及性功能障碍，取末端回肠于腹壁造瘘，形成人工肛门。

(2) Kock式内囊袋手术：1969年Kock描述了一种可以节制的，不需带人工肛袋的新术式，以提高生活质量，手术切除病变结肠，游离出一段长约45～50cm的末端回肠，将近侧35cm长肠管拆迭，并在系膜对侧行浆肌层侧侧缝合，距缝合线0.5cm纵行切开肠壁，然后行全层缝合使其形成一单腔肠袋，将远端15cm肠管向近端套管，成一人工活瓣，将内囊袋固定于壁层腹膜上，其末端行腹壁造瘘，囊袋每天可用粗软的管道，通过瓣口排空数次，但本术式操作费时，要做大量肠管缝合，增加了缝合缘渗漏及污染的危险性，另外约有50%的患者人工瓣膜（乳头）失效，或出现与囊袋手术有关的并发症，如囊袋炎，腹泻，脂肪及维生素B_{12}吸收障碍，急性腹痛、乏力、发热等，近10年来本术式应用有所减少。

(3) 直肠黏膜剥脱，回－肛肠吻合术：本术式为近15年来采用较多的术式对患者更具吸引力，并发症较少，资料显示，仅有5%的患者需再做腹壁回肠造瘘。但手术时间较长，患者需有一定的手术耐受性，切除病变结肠，保留直肠5～8cm，剥去齿状线以上黏膜，留下肌性管道，将游离血运良好的回肠，无张力自肛门拉出，与直肠肛管交界处黏膜吻合，然后行腹壁回肠造瘘，约3～6个月后，回－肛肠吻合愈合后，再关闭腹壁回肠造瘘口。

第二节　肉芽肿性结肠炎

克隆氏病于1932年，首先由Crohn’s Ginzhurg和Oppenheimev描述，当时他们注意到一种回肠末段的透壁性感染，1951年Marshak注意到一种放射学上的现象，并认为是结肠肉芽肿疾病，与溃疡性结肠炎有所不同，是一种独立疾病，这一观点一直到1959年才被接受，当时Morson和Lochhart－Mummey描述了肉芽肿物结肠炎的病理学特征。

【诊断及评估】

（1）体格检查：与溃疡性结肠炎，甚至并有中毒性巨结肠的患者对比，克隆氏病在体格检查时比较明显易于发现，肛门直肠的疾病有时虽是溃疡性结肠炎，但克隆氏病更为常见，诊断常常可由肛周皮肤检查所提供，如可检查到肛周水肿征象、肛裂、肛周脓肿，特别是肛瘘的形成有一定的特征，并可在肛门指检时发现肛门直肠狭窄，纤维化或增厚，如有肛裂的话会有疼痛，对女性进行盆腔检查可显示有直肠阴道瘘，双合诊可发现盆腔包块，对窦道或脓腔行病理活检，可显示克隆氏病的肉芽肿特征。腹部征象比溃疡性结肠炎更为多见，常可扪及右下腹肿物。

（2）内窥镜检查：直肠乙状结肠镜检查对鉴别溃疡性结肠炎及克隆氏病很有帮助。溃疡性结肠炎发作时常累及直肠，相反克隆氏病约40%患者直肠不受累，而肛门及肛周病变较多，但当克隆氏病存在于直肠时，二者的鉴别是相当困难的，这时进行组织活检是确定诊断的重要方法。

（3）放射学特征：克隆氏病可发生于消化道任何部位，多呈节段性改变，放射学发现包括跳跃式病变，充盈缺损，纵向溃疡，环状皱壁变直、变钝，多数纵轴分布的溃疡看上去像纵行的纹理，呈“鹅卵石”样外观，并可有窦道或瘘管存在，但最常见的是肠管挛缩、僵硬，裂口和表现明显不规则。

（4）实验室检查：本病常引起贫血及低蛋白血症，在男性约80%患者有贫血，女性也有50%以上有贫血。

（5）病理变化：肠壁增硬增厚，有“水龙软管”改变，肠腔明显狭窄，肠系膜及浆肌层可有渗出物，病变常有跳跃状节段改变，两病变节段之间可见正常的肠段，最常累及部位为回肠末段，切开肠管可见黏膜充血水肿，纤维化、溃疡形成，外观呈“鹅卵石”样，许多溃疡沿纵轴排列，是典型之特征之一。

【临床表现】

克隆氏病患者可仅有轻微的症状，主诉较少，也可暴发，个别患者可出现出血、腹痛是本病主要表现，腹部包块较为少见，部分患者可出现里急后重等直肠刺激症状，肛管病变比溃疡性结肠炎常见得多，出现肛门疼痛、水肿。作者报告，克隆氏病并有肛裂约29%，肛瘘28%，肛周脓肿23%，多种肛门病变同时出现者占20%，结肠克隆氏病之肛门病变比小肠克隆氏病常见（前者52%，后者14%），此外，可出现发热、贫血肠梗阻、消瘦等症状。

肠道外表现：一般认为肠道外炎症表现与免疫有关，并可发现于肠道，出现症状之前，如皮肤结节性红斑、脓皮病、炎性口腔溃疡，约20%患者可出现游走性大关节、多关节炎痛，眼部可有巩膜炎。

与癌肿之关系：多年来尚未发现小肠克隆氏患者癌肿患病率增高的证据，这与小肠癌肿少见有关。

【诊断】

本病目前无统一的诊断标准，1976年日本消化器学会Crohn病研究会提出的诊断标准为①肠壁非连续性或区域性病变；②肠黏膜鹅卵石样征或纵行溃疡；③肠壁全层性炎症；④镜下见类肉瘤样非干酪性肉芽肿；⑤瘘管；⑥肛周病变。具上述①②③项可疑诊断，加上④⑤⑥中任一项则可确诊。如具有④及①②③中两项也可确诊。应当注意本病的诊断率偏低，可能与表现多样化有关。"

【治疗】

1. 内科治疗

内科治疗的目的仅在于：①保证完全的休息；②加强营养，给予高蛋白、高糖、少渣、富维生素的食物；③改善贫血；纠正脱水及低血清蛋白等现象；④解除腹痛，控制腹泻，减少肠壁的痉挛与蠕动；⑤控制任何继发感染以减少穿孔和脓肿的形成。营养支持是治疗本病的重要手段，要素饮食能在小肠上段被吸收适用于大部分病例，对于营养情况差，有并发症的病例可采用全胃肠道外营养（TPN），使肠道得以"休息"促进修复。

2. 外科治疗

本病目前尚无治愈者，内科治疗效果很差，手术后复发率高达50%～80%，且手术时应切除多少肠管难以确定，吻合口漏的发生率很高，应以注意。

（1）手术适应证：有脓肿、肠道狭窄、内瘘、穿孔、出血的并发症，长期贫血、低蛋白血症，严重的腹痛均为适应证。

（2）手术方式：

1）对于局限性病变宜做肠切除，肠吻合术，由于肠道病变全节段跳跃式，需切除多少正常肠缘一直有争议，Crohn等主张30～45cm，英国主张10～25cm，按此原则，如需多处切除，则可导致短肠综合征，近年来不少学者主张仅需切除有严重病变的肠管，尽量保留外观正常的肠段，即使留下小的病变，也比过份切除好，肿大的淋巴结一般不需全部清除，因易损伤系膜血管，且不能改变复发率。

2）对于有内瘘造成严重腹泻、营养障碍的患者，原则上是切除瘘口处病变肠段，修补被穿透的脏器，一般主张先行捷径手术或单纯病变前肠管造口术，可使病变静止，然后等待结果；如3～6个月后症状依然不见好转，可再行手术将分离出的病变行部分或广泛切除。

第三节　结肠扭转

结肠扭转是指肠道绕其系膜轴异常扭转，最常见的位置为乙状结肠，因其系膜长，在腹腔内较为游离，结肠内有粪团聚积而过重，在美国结肠扭转是大肠梗阻第三常见原因，仅次及癌肿及憩室病，当然结肠扭转的发生率是低的，仅占肠梗阻的1% ~7%。在西欧，部分非洲地区及亚洲，结肠扭转的发生率较高，结肠扭转65% ~80%发生于乙状结肠，右半结肠占15% ~30%，横结肠扭转少见，脾曲扭转十分罕见。

结肠扭转属闭袢性肠梗阻，由于系膜血管扭转，导致肠段血供障碍易于坏死，故早期诊断及处理是提高生存率，减少死亡率的关键。

（一）急性乙状结肠扭转

导致乙状结肠扭转的因素与其它部位肠扭转相同，即系膜过长且过于活动，炎性粘连使肠袢两端间的系膜根部束缚靠拢，或使肠袢固定于某一点上，肠腔内有大量粪团聚积重量增加，均为扭转的成因，特别是年老的有慢性便秘的人更容易发生，乙状结肠扭转特别常见于精神患者，在圣·乔治医院31例乙状结肠扭转病例中，将近一半的病例有某种程度的精神病，包括老年性痴呆，抑郁症和精神分裂症。本病男性多于女性，是结肠绞窄性肠梗阻最常见的原因。

急性乙状结肠扭转表现为突发恶心、呕吐、腹部绞痛及肛门停止排便，迅速出现全腹膨胀、脱水及发热，体检时可发现腹部局限性隆起，肠鸣音亢进，病情继续进展则肠鸣音可减弱，40%的病例可由腹部平片作出诊断，此时可见扩张的肠袢呈“Ω”型或倒“υ”型，20%的病例需加做钡灌肠才能确诊，此时可见典型的“鸟嘴状”改变。

早期乙状结肠扭转可用保守治疗方法，即在全麻下经Brunsgaard氏乙状结肠镜插入一直径约1.2cm的软橡皮管，尽可能插至直肠高位，一般约距肛门15 ~25cm左右，橡皮管即能到达扭转处，此时便有大量气体及稀便喷出，腹部立即减压，应将橡皮管停留48h，以防复发，大约有85%的病例可用此方法成功复位，如果复位失败，可将橡皮管停留于原位，待手术复位时将管送至乙状结肠袢。

手术指征：①早期保守治疗失败；②乙状结肠镜复位时发现有血性物排出；③减压后发热，白细胞升高；④有肠绞窄征象。

在急诊剖腹探查时，首先应根据肠张力，颜色、血管搏动等判断肠管的生机，如术中发现肠管坏死，应行坏死肠段切除，近侧结肠末端造瘘，以后再关闭造瘘口，经单纯复位的病例，为了防止扭转复发，可在以后行择期切除手术。

（二）急性盲肠扭转

盲肠扭转可有二种情况：①回肠盲肠扭转，约占90%；②单纯盲肠扭转，占10%，盲肠扭转在英美国家少见，然而在东欧国家及苏联印度等地区都是肠梗阻的常见原因，盲肠必须异常活动方可发生扭转，通常为顺时针扭转。

盲肠扭转的临床表现为小肠梗阻，即腹痛、腹胀、恶心、呕吐，体检时可发现右下腹包块，X线征表现为小肠梗阻，右下腹有孤立胀气肠袢，有时可出现“双胃征”。

与乙状结肠扭转不同，非手术减压方法对盲肠扭转无效，几乎所有病例均应剖腹探查，术中如发现肠管活动力不良，应行切除，与左半结肠切除不同，行切除后一期愈合，其并发症及死亡率均较低。如肠管活力良好则可行扭转复位，同时行膨胀肠袢减压，并采取某些措施防止再扭转，因再扭转可高达20%，最简单的方法是行盲肠暂时性造瘘。

（三）横结肠扭转

横结肠扭转在国际文献上的报道少于100篇，患者多为中年人，女性比男性多见，约为2∶1，患者常有腹部手术史，或慢性便秘，高纤维饮食，临床症状与盲肠扭转很相似，术前诊断比较困难，X光平片可见横结肠扩张，降结肠则无气体存在，本病处理，有报告用结肠镜减压者，但往往需要外科剖腹探查，如发现肠坏死应用切除并行暂时性结肠造瘘。

第四节　肠息肉及肠息肉瘤

肠息肉及肠息肉病是一类从黏膜表面突出到肠腔内的隆起状病变的临床诊断。从病理上可分为：①腺瘤性息肉：包括管状、绒毛状及管状绒毛状腺瘤；②炎性息肉：黏膜炎性增生或血吸虫卵性以及良性淋巴样息肉；③错构瘤性：幼年性息肉及色素沉着息肉综合征（Peutz-Jeghers综合征）；④其他：化生性息肉及黏膜肥大赘生物。多发性腺瘤如数目多于100颗称之为腺瘤病。

一、肠息肉

肠息肉可发生在肠道的任何部位。息肉为单个或多个，大小可自直径数毫米到数厘米，有蒂或无蒂。小肠息肉的症状常不明显，可表现为反复发作的腹痛和肠道出血。不少患者往往因并发肠套叠等始引起注意，或在手术中才发现。大肠息肉多见于乙状结肠及直肠，成人大多为腺瘤，腺瘤直径大于2cm者，约半数癌变。乳头状腺瘤癌变的可能性较大。大肠息肉约半数无临床症状，当发生并发症时才被发现，其表现为：①肠道刺激症状，腹泻或排便次数增多，继发感染者可出现黏液脓血便；②便血可因部位及出血量而表现不一，高位者粪便中混有血，直肠下段者粪便外附有血，出血量多者为鲜血或血块；③肠梗阻及肠套叠，以盲肠息肉多见。

炎症性息肉主要表现为原发疾病如溃疡性结肠炎、肠结核、克罗恩（Crohn）病及血吸虫病等的症状，炎性息肉乃原发疾病的表现之一。

儿童息肉大多发生于10岁以下，以错构瘤性幼年性息肉多见，有时可脱出肛门外。

大肠息肉诊断多无困难，发生在直肠中下段的息肉，直肠指检可以触及，发生在乙状结肠镜能达到的范围内者，也易确诊。位于乙状结肠以上的息肉需作钡剂灌肠气钡双重对比造影，或纤维结肠镜检查确认。

大肠息肉的治疗：有蒂者内镜下可摘除或圈套蒂切除，凡直径≥1cm 而完整摘腺困难或广蒂者，先行咬取活检，排除癌变后经手术完整摘除。如有癌变则根据癌变范围，选择局部肠壁或肠切除手术。

二、肠息肉病

在肠道广泛出现数目多于100 颗的息肉，并具有其特殊临床表现，称为息肉病，与一般息肉相区别。常见有：

（1）色素沉着息肉综合征（Peutz – Jeghers 综合征）：以青少年多见，常有家族史，可癌变，属于错构瘤一类。多发性息肉可出现在全部消化道，以小肠为最多见。在口唇及其周围、口腔黏膜、手掌、足趾或手指上有色素沉着，呈黑斑，也可为棕黄色斑。此病由于范围广泛，无法手术根治，当并发肠道大出血或肠套叠时，可作部分肠切除术。

（2）家族性肠息肉病：又称家族性腺瘤性息肉病（FAF）与遗传因素有关，5 号染色体长臂上的 APC 基因突变。其特点是婴幼儿期并无息肉，常开始出现于青年时期，癌变的倾向性很大。直肠及结肠常布满腺瘤，极少累及小肠。乙状结肠镜检查可见肠黏膜遍布不带蒂的小息肉。如直肠病变较轻，可作全结肠切除及末端回肠直肠吻合术；直肠内腺瘤则经直肠镜行电灼切除或灼毁。为防止残留直肠内的腺瘤以后发生癌变，故需终身随诊。如直肠的病变严重，应同时切除直肠，作永久性回肠末端造口术。

（3）肠息肉病合并多发性骨瘤和多发性软组织瘤（Gardner 综合征）：也和遗传因素有关，此病多在 30 ~40 岁出现，癌变倾向明显。治疗原则与家族性肠息肉病相同；对肠道外伴发的肿瘤，其处理原则与有同样肿瘤而无肠息肉病者相同。

幼年性息肉病常见于幼儿直肠。

炎性息肉以治疗原发肠道疾病为主；增生性息肉症状不明显者，无需特殊治疗。

三、直肠息肉

直肠息肉泛指自直肠黏液突向肠腔的隆起性病变。除幼年性息肉多发生于5 ~10 岁小儿外，其他直肠息肉多发生在40 岁以上，年龄越大，发生率越高。直肠是息肉的多发部位，并常常合并有结肠息肉。

病理上常将息肉分为肿瘤性息肉和非肿瘤性息肉。肿瘤性息肉可分为管状腺瘤、绒毛状腺瘤和混合性腺瘤，有恶变倾向。发生在直肠者以单个较多，有蒂。非肿瘤性息肉包括增生性（化生性）息肉、炎性息肉、幼年性息肉等。

【临床表现】

小息肉很少引起症状，息肉增大后最常见的症状为便血，多发生在排便后，为鲜红血液，不与粪便相混。多为间歇性出血，且出血量较少，很少引起贫血。直肠下端的息肉可在排便时脱出肛门外，呈鲜红色，樱桃状，便后自行缩回。直肠息肉并发感染时，可出现黏液脓血便，大便频繁，里急后重，有排便不尽感。

【诊断】

主要靠直肠指检和直肠、乙状结肠镜或纤维结肠镜检查。指检时在直肠内可触到质软、有或无蒂、活动、外表光滑的球形肿物。直肠、乙状结肠镜可直接观察到息肉形态。因息肉经常是多发性的，见到息肉应进一步行纤维结肠镜检查，同时镜下取组织作病理检查，以确定息肉性质，决定治疗方式。

【治疗】

（1）电灼切除：息肉位置较高，无法自肛门切除者，通过直肠镜、乙状结肠镜或纤维结肠镜显露息肉，有蒂息肉用圈套器套住蒂部电灼切除。广基息肉电灼不安全。

（2）经肛门切除：适用于直肠下段息肉。在骶麻下进行，扩张肛门后，用组织钳将息肉拉出，对带蒂的良性息肉，结扎蒂部，切除息肉；对广基息肉，应切除包括息肉四周的部分黏膜，缝合创面；若属绒毛状腺癌，切缘距腺瘤不少于1cm。

（3）肛门镜下显微手术切除：适用于直肠上段的腺瘤和早期直肠癌的局部切除术。麻醉后，经肛插入显微手术用肛门镜，通过电视屏幕，放大手术野，镜下切除息肉。与电灼切除相比较，优点是切除后创面可缝合，避免了术后出血、穿孔等并发症。

（4）开腹手术：适用于内镜下难以彻底切除、位置较高的癌变息肉，或直径大于2cm的广基息肉。开腹作局部切除时，若发现腺瘤已癌变，应按直肠癌手术原则处理。家族性息肉病迟早将发展为癌，必须接受根治性手术，应根据直肠息肉的分布决定是否保留直肠；可行直肠切除或直肠黏膜剥除，经直肠肌鞘行回肠J形贮袋肛管吻合术等。

（5）其他：炎性息肉以治疗原发肠病为主；增生性息肉，症状不明显，不需特殊治疗。

第五节　结肠、直肠癌

一、概述

结肠、直肠癌是大肠最常见的恶性肿瘤，在我国是前5位常见恶性肿瘤之一。在经济发达的国家发病率更高，在美国是第二位常见的恶性肿瘤，每年超过150 000人患病，约有60 000人死于本病。尽管目前各国对本病的地位及专门知识都有提高，但治疗成功率并未因生理学、细菌学、麻醉学和化疗等领域的提高而提高。

本病的发病年龄多为中年以上，中位年龄为45岁，妇女的结肠癌发病率比男性高，直肠癌性别差别不显著。Gleen等报告，在美国结肠直肠癌中的75%发生在乙状结肠或其远端。国内综合统计资料，大肠癌的分布在直肠占60%～70%，盲肠4%～10%，横结肠2%～4%，肝曲及脾曲较少见。

【病因】

结肠、直肠癌的确切原因尚不清楚，近年来对于癌的诱因和原因方面的研究有较大进展。

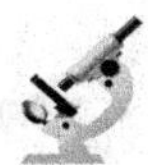

Bardenheuer 首次提出结肠腺瘤恶变的确切组织学证据，Dukes 对结肠和直肠腺癌或乳头状腺瘤随访数年，发现原发良性肿瘤变成了癌，检查癌肿边缘时，仍可发现良性肿瘤的残存部分。而家族性息肉病常发展为癌，第一个恶性病灶几乎总是在腺瘤或乳头状瘤内，故认为，肠道良性和恶性上皮肿瘤之间有密切的关系是很清楚的，事实上结肠腺瘤和乳头状瘤应视为癌前病变已为广大学者所接受。Rider 等指出，肠息肉发生癌的机会是正常人的 5 倍，多发息肉发生癌的机会为单个息肉的 2 倍，先天性息肉最终往往变成癌。

近年来溃疡性结肠炎及结肠克隆氏病已被列为癌前病变，因其 10 年癌变率 10%，25 年以后可达 45%。

流行病学调查发现，结肠、直肠癌与饮食习惯有关，高脂肪、低纤维饮食是发生结肠直肠癌的因素。

有学者认为，结肠直肠癌有家族易感性，家族中超过三代有癌肿病史者，其发病率高于正常 10 倍，如仅有一代病史，也比正常高 3 倍。

在我国血吸虫病流行地区的大肠癌发病率和死亡率均较高，1980 年全国恶性肿瘤调查证明大肠癌的死亡率随血吸虫病流行的严重程度加重而上升，说明两者密切相关。

【普查筛选】

由于结肠、直肠癌在早期缺少症状，待症状出现时大多已属晚期，故对于怀疑有结肠、直肠癌或有家族史及癌前病变的人群，行筛选性及诊断性检查，是非常必要的。

筛选的较切合实际的常规检查方法，是行大便潜血检查，如有异常，即行诊断性检查，包括 X 线及内窥镜检查。大便潜血检查比较粗糙，可有假阳性及假阴性反应，早期结肠、直肠癌阳性率为 2% ~5%，结肠息肉为 20%，用其作为筛选检查，其检出率为 0.03% ~0.2%。

钡剂灌肠检查是诊断的常规方法之一，必须采用钡气双重对比的标准 X 光摄片法，结合肿瘤标记，单克隆抗体放射断层扫描方法，可以提高诊断结肠、直肠癌的准确性，虽然钡气双重对比 X 线检查是一种安全有效的方法，但小于 1cm 的病变，漏诊率可达 50%。

硬管式直肠、乙状结肠镜可以检出 30% 的结、直肠癌肿，纤维结肠镜可检出 50%，并可同时行病理活检，对于高危人群应行内窥镜检查。

虽然对高危人群进行检查筛选可以及早诊断癌肿，但费用相当昂贵，在经济发达国家已在开展，国内尚未见此方面报道。美国癌症协会建议，40 岁以上的人每年应接受直肠指检及大便潜血检查，50 岁以上人群每年应做大便潜血 2 ~3 次，2 ~3 年做一次乙状结肠镜检查，有高危因素者应行全结肠内窥镜检查。

【临床分期】

被公认的传统分期方法，是 1932 年 Dukes 提出的分期，已使用多年，将结肠直肠癌分为 A、B、C 三期，其中 A 期指病变局限于肠壁，B 期指病变已穿透肠壁全层，C 期指病变累及周围组织，并有淋巴转移。1950 年国际抗癌联盟（UICC）提出的 TNM 系统来统一肿瘤分期，美国癌症分期及疗效报告联合委员会（AIC），将 TNM 分期系统结合 Dukes 分期提出国际 TNM 分期方案。

1978 年我国第一次全国大肠科研协作会提出了我国大肠癌临床病理分期试行方案比较合理实用。上述分期对估计预后极有帮助。

表 2－8－1　AJC 大肠癌分期系统

期　别	TNM 标志		病变情况
0 期	$T_{is}N_0$	M_0	组织学证明为原位癌
Ⅰ Ⅰ A	T_1N_0	M_0	癌限于黏膜或黏膜下层，无区域淋巴结转移，无远处转移
期 Ⅰ B	T_2N_0	M_0	癌限于黏膜或黏膜下层，无区域淋巴结转移，无远处转移
	T_2N_X	M_0	
Ⅱ 期	$T_{3-5}N_0$	M_0	癌穿透肠壁浆膜，无区域淋巴结转移，无远处转移
	$T_{3-5}N_X$	M_0	
Ⅲ 期	任何 TN_1	M_0	任何深度的肠壁侵犯，区域淋巴结有转移，无远处转移
Ⅳ 期	任何 T 任何 NM_1		仟何深度的肠壁侵犯，区域淋巴结有或无转移，无远处转移

表 2－8－2　我国大肠癌临床病理分期试行方案

分　期	病灶扩散范围
DukesA $Ⅰ_0$	病灶限于黏膜层（原位癌）
$Ⅰ_1$	病灶侵及黏膜下层
$Ⅰ_2$	病灶侵及肠壁肌层
DukesB Ⅱ	病灶侵及浆膜或侵及周围组织器官，但可一起作整块切除
DukesC $Ⅲ_1$	伴病灶附近淋巴结转移（指肠壁旁和边缘血管旁淋巴结）
$Ⅲ_2$	伴供应动脉和系膜切缘附近淋巴结转移，尚可作根治性切除
DukesD $Ⅳ_1$	伴远处脏器转移（如肝、肺、骨、脑）
$Ⅳ_2$	伴远处淋巴结转移（如锁骨上淋巴结或供应血管根部淋巴结转移，无法全部切除者
$Ⅳ_3$	伴腹痛广泛播散、无法全部切除者
$Ⅳ_4$	病灶已广泛浸润邻近器官而无法全部切除者

T（原发肿瘤）　N（区域淋巴结）

T_{is} 原位癌　N_0 淋巴结无转移

T_0 临床未发现肿瘤　N_1 淋巴结已转移

T_1 癌限于黏膜或黏膜下层

T_2 癌侵犯肌层或浆膜，但未超出肠壁

T_3 癌穿透肠壁，并扩散至邻近组织或器官

T_4 癌穿透肠壁，侵入邻近器官，并已形成瘘管

T_5 癌直接扩散的范围已超出邻近组织或器官

T_X 侵犯深度不肯定

N_X 淋巴结转移情况未加记录

M（远处转移）

M_0 无远处转移

M_1 有远处转移

M_X 未测定有无远处转移

【播散途径】

结肠、直肠可通过直接浸润、血道、淋巴道及种植四种方式播散。

（1）直接浸润　结肠、直肠多环绕肠腔蔓延，沿纵轴扩展者较少，一个直径约 1cm 的肿瘤，浸润肠壁一周，需 1.5～2 年，浆膜有阻碍肿瘤扩展的作用，故通常肿瘤肠外浸润多位于无浆膜区。如直肠癌较易产生肠外浸润。当结肠、直肠癌穿透肠壁后可浸润邻近器官。

（2）血道转移。

（3）淋巴道转移。

（4）种植转移。

二、结肠癌

结肠癌是胃肠道中常见的恶性肿瘤，以 41～65 岁发病率高。在我国近 20 年来尤其在大城市，发病率明显上升，且有结肠癌多于直肠癌的趋势。从病因看半数以上来自腺瘤癌变，从形态学上可见到增生、腺瘤及癌变各阶段以及相应的染色体改变。随分子生物学技术的发展，同时存在的分子事件基因表达亦逐渐被认识，从中明确癌的发生发展是一个多步骤、多阶段及多基因参与的细胞遗传性疾病。

大肠癌时从细胞向癌变演进，从腺瘤－癌序列约经历 10～15 年，在此癌变过程中，遗传突变包括癌基因激活（K－*ras*、*c*－*myc*、*EGFR*）、抑癌基因失活（*APC*、*DCC*、*P*53）、错配修复基因突变（*HMSHI*、*HLH*1、*PMS*1、*PMS*2、*GTBP*）及基因过度表达（*COX*－2、*CD*44*v*）。APC 基因失活致杂合性缺失，*APC*/β－catenin 通路启动促成腺瘤进程；错配修复基因突变致基因不稳定，可出现遗传性非息肉病结肠癌（HNPCC）综合征。

结肠癌病因虽未明确，但其相关的高危因素渐被认识，如过多的动物脂肪及动物蛋白饮食，缺乏新鲜蔬菜及纤维素食品；缺乏适度的体力活动。遗传易感性在结肠癌的发病中也具有重要地位，如遗传性非息肉性结肠癌的错配修复基因突变携带的家族成员，应视为结肠癌的一组高危人群。有些病如家族性肠息肉病，已被公认为癌前期疾病；结肠腺瘤溃疡性结肠炎以及结肠血吸虫病肉芽肿，与结肠癌的发生有较密切的关系。

【病理与分型】

根据肿瘤的大体形态可区分为；

（1）肿块型：肿瘤向肠腔内生长，好发于右侧结肠，特别是盲肠。

（2）浸润型：沿肠壁浸润。容易引起肠腔狭窄和肠梗阻，多发生于左侧结肠。

（3）溃疡型：其特点是向肠壁深层生长并向周围浸润，是结肠癌常见类型。显微镜下组织学分类较常见的为：①腺癌：占结肠癌的大多数；②黏液癌：预后较腺癌差；③未分化癌：易侵人小血管和淋巴管，预后最差。

【临床病理分期】

分期目的在于了解肿瘤发展过程，指导拟定治疗方案及估计预后。国际一般仍沿用改良的 Dukes 分期及 UICC 提出的 TNM 分期法。

根据我国对 Dukes 法的补充，分为：癌仅限于肠壁内为 DukesA 期。穿透肠壁侵入浆膜或/及浆膜外，但无淋巴结转移者为 B 期。有淋巴结转移者为 C 期，其中淋巴结转移仅限于癌肿附近如结肠壁及结肠旁淋巴结者为 C_1 期；转移至系膜和系膜根部淋巴结者为 C_2 期。已有远处转移或腹腔转移，或广泛侵及邻近脏器无法切除者为 D 期。

TNM 分期法：

T 代表原发肿瘤，T_X 为无法估计原发肿瘤。无原发肿瘤证据为 T_0；原位癌为 T_{is}；肿瘤侵及黏膜肌层与黏膜下层为 T_1；侵及固有肌层为 T_2；穿透肌层至浆膜下为 T_3；穿透层腹膜或侵及其他脏器或组织为 T_4。

N 为区域淋巴结，N_x 无法估计淋巴结；无淋巴结转移为 N_0；转移区域淋巴结 1～3 个为 N_1；4 个及 4 个以上区域淋巴结为 N_2。

M 为远处转移，无法估计远处转移为 M_X；无远处转移为 M_0；凡有远处转移为 M_1。

TNM 分期与 Dukes 分期比较见表（2－8－3）。

表 2－8－3　TNM 分期与 Dukes 分期比较

	TNM 分期法	Dukes 分期法
O	T_{is}	
Ⅰ	T_1N_0　M_0	A
	T_2	
Ⅱ	T_3	
	T_4	B
Ⅲ	任何 TN_1	C_1
	N_2	C　C_2
Ⅳ	任何 T　N　M	D

结肠癌主要为经淋巴转移，首先到结肠壁和结肠旁淋巴结，再到肠系膜血管周围和肠系膜血管根部淋巴结。血行转移多见于肝，其次为肺、骨等。结肠癌也可直接浸润到邻近器官。如乙状结肠癌常侵犯膀胱、子宫、输尿管。横结肠癌可侵犯胃壁，甚至形成内瘘。脱落的癌细胞也可在腹膜种植转移。

【临床表现】

早期结肠癌临床多无症状或症状轻微，易于忽视，随着病程的发展与病灶的增大，产生一系列症状，常见有：大便次数增多，黏液血便腹痛，腹泻或便秘，贫血，体重下降，全身乏力，晚期可出现腹部包块，肠梗阻等症状。另外左右半结肠的临床表现尚有各自的特点，左半结肠癌，由于左半结肠肠腔较细，肠内粪便多为干硬成形，肿瘤多呈浸润生长引起环状狭窄，故临床表现主要为肠梗阻，排便困难。右半结肠则肠腔较大，内容物多液状，肿瘤多为突出于腔内的菜花状癌，临床表现主要为贫血、腹部包块、消瘦、肠梗阻较少见。

【诊断】

结肠癌早期症状多不明显，易被忽视。凡40岁以上有以下任一表现者应列为高危人群：①Ⅰ级亲属有结直肠癌史者；②有癌症史或肠道腺瘤或息肉史；③大便隐血试验阳性者；④以下五种表现具二项以上者：黏液血便、慢性腹泻、慢性便秘、慢性阑尾炎史及精神创伤史。对此组高危人群，行纤维结肠镜检查或X线钡剂灌肠或气钡双重对比造影检查，不难明确诊断。B型超声和CT扫描检查对了解腹部肿块和肿大淋巴结，发现肝内有无转移等均有帮助。血清癌胚抗原（CEA）值约60%的结肠癌患者高于正常，但特异性不高。用于术后判断预后和复发，有一定帮助。

【治疗】

结肠癌的最佳治疗方法为早期诊断，手术切除。

1. 根治性手术

切除范围包括癌肿所在肠段及其所属系膜，供应血管旁的区域淋巴结。根据肿瘤在肠道不同位置有下列手术方式：

（1）右半结肠切除：包括盲肠、升结肠、肝曲及横结肠右半、末端回肠与横结肠行端端或端侧吻合。

（2）左半结肠切除：包括左半横结肠、降结肠、脾曲、部分乙状结肠及所属的系膜及淋巴结，横结肠与乙状结肠端端吻合，适用于脾曲、降结肠及乙状结肠上段的癌肿。

（3）横结肠切除：运用于横结肠癌肿，切除范围应包括横结肠所属结肠系膜，大网膜及结肠中动脉根部淋巴结。

（4）乙状结肠切除：根治性切除应根治肿瘤的位置，调整其切除范围，如癌肿位于上段，应切除部分降结肠，如位于下段，应切除直肠上段，包括所属的系膜及淋巴结，重建肠道。

2. 并发症处理

左半结肠癌是引起大肠梗阻的最常见原因，根据Maingot的统计，大肠梗阻90%是由结肠癌引起，左半结肠癌引起梗阻是右半结肠癌的9倍，当回盲瓣功能正常而出现急性梗阻时，即形成闭袢性肠梗阻，是一种外科急症，其严重的并发症是盲肠的“分离性”穿孔，因为盲肠的肠壁最薄，直径也比其它肠段大、容易膨胀，结肠带出现纵裂，易于穿孔，一般在腹部平片盲肠直径大于12cm时，发生穿孔的危险性极大，一旦出现穿孔，手术死亡率成倍增加，有报道可高达71%，气腹并非常见的征象。

对梗阻性结肠癌需根据病情选择适当的术式，右侧结肠癌梗阻比较合适的手术为一期切除吻合，如患者全身情况及局部情况差，可采用切除肿瘤、肠道造瘘，或短路手术。

待病情稳定后，再行二期手术。分期手术适用于左结肠癌所致的完全性肠梗阻，在肠道扩张水肿时，行左结肠一期切除吻合是危险的，近年有提倡术中结肠灌洗一期吻合者，但尚未受到广泛接受。

结肠癌穿孔的发生率为3%～8%，最有效的手术是切除穿孔的结肠行结肠或回肠造瘘，二期再行彻底性手术。

3. 姑息性手术

凡结肠癌有远处转移，或癌肿局部广泛浸润无法切除根治时，即应根据不同情况行适当的姑息性手术，很难证实切除原发肿瘤能改变这些病便的平均生存期率，但只要有可能切除病灶，确能缓解症状，提高生存质量，姑息手术包括局部肿瘤切除，旁路手术或肠造瘘术。

肝脏是最常见的转移部位，Jaffee等研究了肝转移癌的患者，发现双叶多发性转移的平均存活期为70天，一叶多发性转移为95天，孤立性转移为180天，近年主张肝内有转移癌而肿瘤能切除时，应毫不迟疑地行肝叶切除术，有肝内转移的情况行姑息肿瘤切除的患者，常能存活1～2年。

4. 化学治疗

对无法手术根治，术后复发而又无法进一步手术的患者，化疗是一项主要治疗手段，术后辅助化疗有助于控制体内潜在的转移。

常用药物有：5氟脲嘧啶（5-Fu），丝裂霉素，亚硝酸类，FT207等，结肠癌多采用联合化疗，目前尚未有确切的联合化疗方案。

5. 放射治疗

疗效不确切，尚有待探讨，国内不常用。

三、直肠癌

直肠癌是乙状结肠直肠交界处至齿状线之间的癌，是消化道常见的恶性肿瘤。中国人直肠癌与西方人比较，有三个流行病学特点：①直肠癌比结肠癌发生率高，约1.5∶1；最近的资料显示结直肠癌发生率逐渐靠近，有些地区已接近1∶1，主要是结肠癌发生率增高所致；②低位直肠癌所占的比例高，约占直肠癌的60%～75%；绝大多数癌肿可在直肠指诊时触及；③青年人（<30岁）直肠癌比例高，约10%～15%。

直肠癌根治性切除术后总的5年生存率在60%左右，早期直肠癌术后的5年生存率为80%～90%。

【病因与病理】

（1）病因：直肠癌的发病原因尚不清楚，其可能的相关因素如本章上节所述。

（2）大体分型：也可区分为肿块型、浸润型、溃疡型三型。

1）溃疡型：多见，占50%以上。形状为圆形或卵圆形，中心陷凹，边缘凸起，向肠壁深层生长并向周围浸润。早期可有溃疡，易出血，此型分化程度较低，转移较早。

2）肿块型：亦称髓样癌、菜花形癌。向肠腔内突出，肿块增大时表面可产生溃疡，向周围浸润少，预后较好。

3）浸润型癌：亦称硬癌或狭窄型癌。癌肿沿肠壁浸润，使肠腔狭窄，分化程度低，转移早而预后差。

（3）组织学分类：

1）腺癌：结、直肠腺癌细胞主要是柱状细胞、黏液分泌细胞和未分化细胞，进一步分类主要为管状腺癌和乳头状腺癌，占75%～85%，其次为黏液腺癌，占10%～20%。①管状腺癌：癌细胞排列呈腺管或腺泡状排列。根据其分化程度可分为高分化腺癌、中分化腺癌和低分化腺癌；②乳头状腺癌：癌细胞排列组成粗细不等的乳头状结构，乳头中心索为少量血管间质；③黏液腺癌：由分泌黏液的癌细胞构成，癌组织内有大量黏液为其特征，恶性度较高；④印戒细胞癌：肿瘤由弥漫成片的印戒细胞构成，胞核深染，偏于胞浆一侧，似戒指样，恶性程度高，预后差。

2）腺鳞癌：亦称腺棘细胞癌，肿瘤由腺癌细胞和鳞癌细胞构成。其分化多为中分化至低分化。腺鳞癌和鳞癌主要见于直肠下段和肛管。较少见。

3）未分化癌：癌细胞弥漫呈片或呈团状，不形成腺管状结构，细胞排列无规律，癌细胞较小，形态较一致，预后差。

结、直肠癌可以在一个肿瘤中出现两种或两种以上的组织类型，且分化程度并非完全一致，这是结、直肠癌的组织学特征。

（4）临床病理分期：参照结肠癌分期。

（5）扩散与转移

1）直接浸润：癌肿首先直接向肠管周围及向肠壁深层浸润性生长，向肠壁纵轴浸润发生较晚。估计癌肿浸润肠壁一圈约需1.5～2年。直接浸润可穿透浆膜层侵入邻近脏器如子宫、膀胱等，下段直肠癌由于缺乏浆膜层的屏障作用，易向四周浸润，侵入附近脏器如前列腺、精囊腺、阴道、输尿管等。

2）淋巴转移：是主要的扩散途径。上段直肠癌向上沿直肠上动脉、肠系膜下动脉及腹主动脉周围淋巴结转移。发生逆行性转移的现象非常少见。如淋巴液正常流向的淋巴结发生转移且流出受阻时，可逆行向下转移。下段直肠癌（以腹膜返折为界）向上方和侧方转移为主。大宗病例报道（1 500例），发现肿瘤下缘平面以下的淋巴结阳性者98例（6.5%）；平面以下2cm仍有淋巴结阳性者仅30例（2%）。齿状线周围的癌肿可向上、侧、下方转移。向下方转移可表现为腹股沟淋巴结肿大。淋巴转移途径是决定直肠癌手术方式的依据。

3）血行转移：癌肿侵入静脉后沿门静脉转移至肝；也可由髂静脉转移至肺，骨、和脑等。直肠癌手术时有10%～15%的病例已发生肝转移；直肠癌致肠梗阻和手术时挤压，易造成血行转移。

4）种植转移：直肠癌种植转移的机会较小，上段直肠癌偶有种植转移发生。

【临床表现】

早期直肠癌的主要临床表现为便血及大便习惯改变，便血作为早期症状出现于85%病例，值得注意的是此症状往往被忽视，甚至临床医生也未予足够的重视，此时行直肠指检多可发现病变，病变进展时可出现，体重减轻，里急后重，肠梗阻等症状。

【诊断】

直肠癌根据病史、体检、影像学和内镜检查不难作出临床诊断，准确率亦可达95%以上。但多数病例常有不同程度的延误诊断，其中有患者对便血、大便习惯改变等症状不够重视，亦有医生警惕性不高的原因。

直肠癌的筛查应遵循由简到繁的步骤进行。常用的检查方法有以下几项：

（1）大便潜血检查：此为大规模普查或对高危人群作为结、直肠癌的初筛手段。阳性者再作进一步检查。无症状阳性者的癌肿发现率在1%以上。

（2）直肠指诊：是诊断直肠癌最重要的方法，由于中国人直肠癌近75%以上为低位直肠癌，能在直肠指诊时触及。因此凡遇患者有便血、大便习惯改变、大便变形等症状，均应行直肠指诊。指诊可查出癌肿的部位，距肛缘的距离，癌肿的大小、范围、固定程度、与周围脏器的关系等。

（3）内镜检查：包括直肠镜、乙状结肠镜和纤维结肠镜检查。门诊常规检查时可用直肠镜或乙状结肠镜检查，操作方便、不需肠道准备，但在明确直肠癌诊断需手术治疗时应行纤维结肠镜检查，因为结、直肠癌有5%～10%为多发癌。内镜检查不仅可在直视下肉眼作出诊断，而且可取组织进行病理检查。

（4）影像学检查：

1）钡剂灌肠检查：是结肠癌的重要检查方法，对直肠癌的诊断意义不大，用以排除结、直肠多发癌和息肉病。

2）腔内B超检查：用腔内探头可检测癌肿浸润肠壁的深度及有无侵犯邻近脏器，内镜超声逐步在临床开展应用，可在术前对直肠癌的局部浸润程度进行评估。

3）MRI检查：可显示肿瘤在肠壁内的浸润深度，对直肠癌的诊断及术前分期有重要价值。

4）CT检查：可以了解直肠癌盆腔内扩散情况，有无侵犯膀胱、子宫及盆壁，是术前常用的检查方法。腹部CT扫描可检查有无肝转移癌及腹主动脉旁淋巴结肿大。

5）PET－CT检查正电子发射计算机断层显像－CT：针对病程较长、肿瘤固定的患者，为排除远处转移及评价手术价值时，有条件者可进行PET－CT检查。该检查可发现肿瘤以外的高代谢区域，从而帮助制定治疗方案。

6）腹部B超检查：由于结、直肠癌手术时约有10%～15%同时存在肝转移，所以腹部B超或CT检查应列为常规。

（5）肿瘤标记物：目前公认的在大肠癌诊断和术后监测有意义的肿瘤标记物是癌胚抗原（CEA）。但认为 CEA 作为早期结、直肠癌的诊断尚缺乏价值。大量的统计资料表明结、直肠癌患者的血清 CEA 水平与 Dukes 分期呈正相关关系，DuKesA、B、C、D 期患者的血清 CEA 阳性率依次分别为 25%、45%、75% 和 85% 左右。CEA 主要用于预测直肠癌的预后和监测复发。

（6）其他检查：低位直肠癌伴有腹股沟淋巴结肿大时，应行淋巴结活检。癌肿位于直肠前壁的女性患者应作阴道检查及双合诊检查。男性患者有泌尿系症状时应行膀胱镜检查。

【治疗】

直肠癌的治疗以手术为主，辅以化疗及放射治疗，对早期直肠癌尚有局部切除及电凝等治疗方法。

1. 根治性手术

手术方式根据肿瘤在直肠的位置而定，包括腹会阴联合切除及保留肛门括约肌的术式。通常，直肠中上段癌肿可行保留肛门括约肌术式，下段直肠癌肿则不应保留肛门括约肌。

（1）腹会阴联合切除（Miles 手术）：适合肿瘤位于直肠距肛缘不足 >7cm 之病例，本手术是治疗直肠癌的一种经典术式，其操作细节从 Miles1908 年首次报道以来，改变不多，手术目的是切除直肠，同时切除肛门，直肠周围组织及乙状结肠系膜。将原发肿瘤和三个局部淋巴引流区整块切除，近侧沿痔上血管区域，侧方沿直肠侧向附着处和痔中血管的区域，以及沿痔下血管向远侧扩散的区域。此手术将整个肛门、肛管、直肠与周围的肛提肌和脂肪一起切除，腹部行永久性结肠造口（人工肛门），会阴伤口一期缝合或用纱布填塞。本术式切除彻底，治愈率高，据统计，切除率约为 90%，专科手术死亡率低于 2.5%。

（2）直肠癌前切除术（Dixon 手术）：适用于距肛缘 12cm 以上的直肠上段癌，在腹腔内切除乙状结肠和直肠，本术式能保留肛门，且功能良好。

（3）保留肛门括约肌的直肠癌切除术：对予距肛缘 7～11cm 的直肠癌是否能行保留肛门括约肌的手术。应根据病理类型，浸润程度及病变范围决定，应以能根治为宗旨，保留肛门括约肌有经腹、经腹骶切除及经肛切除术。

2. 姑息性手术

如肿瘤局部浸润严重或转移无法根治时，为解除梗阻，减少痛苦，可行姑息性手术，如直肠肿瘤尚可切除，应争取将肿瘤切除，这是目前认为最好的姑息性手术。在直肠肿瘤无法切除时，则可考虑行结肠造口术。

复发性直肠癌再次手术问题，Wangensteen 曾极力提倡，但很难付诸实行，因直肠癌术后复发多为盆腔内复发，常常发现时已不能切除，如强行试图切除，往往会产生难以处理的并发症。

3. 肿瘤局部电凝法

电凝法的运用，并不否定腹会阴切除术对直肠癌的治疗作用，但应强调根据病变所在部位、大小和移动性来选择作何种手术，过去此法多年只用于拒绝腹会阴切除的患者，或作为不能手术的患者的姑息性措施。1960 年开始电凝法才成为治疗可手术的直肠癌的首选方法，任何部位癌肿的预后，与是否出现局部淋巴结转移有关，电凝法治疗直肠癌的主要缺点是对淋巴有否转移缺乏了解。

4. 局部切除，辅助放射治疗

对于病变小，不固定的病例，可以行局部切除，再行盆腔外放射及直肠腔内放射的方法，也可取得满意效果，放射剂量为外放射 4 500CGY，休息 6 周后，肿瘤部置腔内放射 3 000CGY 每周一次，共 2 周，共放射剂量为 10 500CGY。

5. 化学治疗

同结肠癌。

第九章　直肠肛门疾病

第一节　肛裂、肛周脓肿及肛瘘

一、肛裂

肛裂是齿状线下肛管皮肤层裂伤后形成的小溃疡。方向与肛管纵轴平行，长约0.5~1.0cm，呈梭形或椭圆形，常引起肛周剧痛。多见于青中年人，绝大多数肛裂位于肛管的后正中线上，也可在前正中线上，侧方出现肛裂者极少。若侧方出现肛裂应想到肠道炎症性疾病（如结核、溃疡性结肠炎及Crohn病等）或肿瘤的可能。

【病因及病理】

肛裂的病因尚不清楚，可能与多种因素有关。长期便秘、粪便干结引起的排便时机械性创伤是大多数肛裂形成的直接原因。肛门外括约肌浅部在肛管后方形成的肛尾韧带伸缩性差、较坚硬，此区域血供亦差；肛管与直肠成角相延续，排便时，肛管后壁承受压力最大，故后正中线处易受损伤。

急性肛裂可见裂口边缘整齐，底浅，呈红色并有弹性，无瘢痕形成。慢性肛裂因反复发作，底深不整齐，质硬，边缘增厚纤维化、肉芽灰白。裂口上端的肛门瓣和肛乳头水肿，形成肥大乳头；下端皮肤因炎症、水肿及静脉、淋巴回流受阻，形成袋状皮垂向下突出于肛门外，称为前哨痔。因肛裂、前哨痔、乳头肥大常同时存在，称为肛裂“三联征”。

【临床表现】

肛裂的主要症状是肛门疼痛，尤其是排便时和排便后更明显，有时由于肛门括约肌反射痉挛，疼痛可持续数小时，便血是另一常见症状，通常出血量不多，日久发生肛乳头肥大，出现大的哨兵痔，有时哨兵痔感染形成脓肿，最终形成皮下瘘道。

肛裂根据症状及体检诊断并不困难，一般不应行直肠指检及肛镜检查，避免引起剧烈的疼痛，如有必要进行肛检时，应在麻醉下进行。

检查时还要想到其它类型的肛门溃疡，由于肛门淋巴引流至腹股沟区，所以应扪诊该区的淋巴结，如淋巴结肿大，可能提示有其它类型的肛门病变，常见的有梅毒、克隆氏病、肛门缘的癌肿。

【诊断与鉴别诊断】

依据典型的临床病史、肛门检查时发现的肛裂“三联征”，不难作出诊断。应注意与其他疾病引起的肛管溃疡相鉴别，如Crohn病、溃疡性结肠炎、结核、肛周肿瘤、梅毒、软下疳等引起的肛周溃疡相鉴别，可以取活组织作病理检查以明确诊断。肛裂行肛门检查时，常会引起剧烈疼痛，有时需在局麻下进行。

【治疗】

多数肛裂不需手术处理，经调节饮食、通便、抗炎处理后可以愈合，手术处理仅适用于经久治疗不愈、严重急性肛裂、由肛门狭窄引起之肛裂及肛裂并有肛周脓肿或肛瘘。

外科治疗肛裂的两个主要方法是扩肛疗法和肛门内括约肌切开术。Recamier 认为肛裂的起因为括约肌痉挛，扩肛能克服这一病理情况。他采用全麻下用四个手指扩张肛门括约肌，操作简单。Norman John，则采用气囊扩张的方法，取得较好效果。

Eisenhammer 在阐明肛门解剖和证实内括约肌构成肛裂的底部后，首先精确描述了内括约肌切开术的步骤。Dupuytren 为了改善引流促进愈合，切开肛裂的底部并开放伤口，以后演变为肛裂切除，Morgan 和 Thampson 则采用经肛裂底部，从齿状腺至肛裂的最下缘切开内括约肌，并把切口延伸至肛周皮肤上，将皮下的外括约肌浅层切开。

尽管后方同括约肌切开术复发率低，但许多患者有轻度肛门失禁症状，为了避免出现上述并发症，Eisehammer 又提出经肛门侧方的途径切开括约肌。现在，经肛门侧面的内括约肌切开术已成为治疗慢性肛裂的常用方法，这一手术的根据是，不在肛裂处切断内括约肌，肛裂也会愈合，手术可在局麻或全麻下进行。

（1）闭合操作法：患者取左侧卧位或膀胱截石位，扩肛后，可感觉到内括约肌象束紧的带子，辨认出内括约肌瓣，在肛周皮肤偏外侧（3 点或 9 点位置）插入狭长的手术刀，刀片平置夹在内括约肌外侧，直达齿状线处，再把刀刃翻过来，朝向括约肌将其切断。

（2）开放操作法：把肛门窥器放入肛门充分张开，使内括约肌绷紧扪及内括约肌的下缘，在其下方作一切口，从切口可见到括约肌的环形纤维，分离达齿状线后将其切断，切口不必缝合。

二、直肠肛管周围脓肿

直肠肛管周围脓肿是指直肠肛管周围软组织内或其周围间隙发生的急性化脓性感染，并形成脓肿。脓肿破溃或切开引流后常形成肛瘘。脓肿是肛管直肠周围炎症的急性期表现，而肛瘘则为其慢性期表现。

【病因和病理】

绝大部分直肠肛管周围脓肿由肛腺感染引起。肛腺开口于肛窦，多位于内外括约肌之间。因肛窦开口向上，腹泻、便秘时易引发肛窦炎，感染延及肛腺后首先易发生括约肌间感染。直肠肛管周围间隙为疏松的脂肪结缔组织，感染极易蔓延、扩散，向上可达直肠周围形成高位肌问脓肿或骨盆直肠间隙脓肿；向下达肛周皮下，形成肛周脓肿；向外穿过外括约肌，形成坐骨肛管间隙脓肿；向后可形成肛管后间隙脓肿或直肠后间隙脓肿。以肛提肌为界将直肠肛管周围脓肿分为肛提肌下部脓肿和肛提肌上部脓肿；前者包括肛门周围脓肿、坐骨直肠间隙脓肿；后者包括骨盆直肠间隙脓肿、直肠后间隙脓肿、高位肌间脓肿。

直肠肛管周围脓肿也可继发于肛周皮肤感染、损伤、肛裂、内痔、药物注射、骶尾骨骨髓炎等。Crohn 病、溃疡性结肠炎及血液病患者易并发直肠肛管周围脓肿。

【临床表现】

（1）肛门周围脓肿：肛门周围皮下脓肿最常见，多由肛腺感染经外括约肌皮下部向外扩散而成。常位于肛门后方或侧方皮下部，一般不大。主要症状为肛周持续性跳动性疼痛，行动不便，坐卧不安，全身感染性症状不明显。病变处明显红肿，有硬结和压痛，脓肿形成可有波动感，穿刺时抽出脓液。

（2）坐骨肛管间隙脓肿：又称坐骨直肠窝脓肿，也比较常见。多由肛腺感染经外括约肌向外扩散到坐骨直肠间隙而形成，也可由肛管直肠周围脓肿扩散而成。由于坐骨直肠间隙较大，形成的脓肿亦较大而深，容量约为 60 ~ 90ml。发病时患侧出现持续性胀痛，逐渐加重，继而为持续性跳痛，坐立不安，排便或行走时疼痛加剧，可有排尿困难和里急后重；全身感染症状明显，如头痛、乏力、发热、食欲不振、恶心、寒战等。早期局部体征不明显，以后出现肛门患侧红肿，双臀不对称；局部触诊或直肠指检时患侧有深压痛，甚至波动感。如不及时切开，脓肿多向下穿入肛管周围间隙，再由皮肤穿出，形成肛瘘。

（3）骨盆直肠间隙脓肿：又称骨盆直肠窝脓肿，较为少见，但很重要。多由肛腺脓肿或坐骨直肠间隙脓肿向上穿破肛提肌进入骨盆直肠间隙引起，也可由直肠炎、直肠溃疡、直肠外伤所引起。由于此间隙位置较深，空间较大，引起的全身症状较重而局部症状不明显。早期就有全身中毒症状，如发热、寒战、全身疲倦不适。局部表现为直肠坠胀感，便意不尽，排便时尤感不适，常伴排尿困难。会阴部检查多无异常，直肠指诊可在直肠壁上触及肿块隆起，有压痛和波动感。诊断主要靠穿刺抽脓，经直肠以手指定位，从肛门周围皮肤进针。必要时作肛管超声检查或 CT 检查证实。

（4）其他：有肛门括约肌间隙脓肿、直肠后间隙脓肿、高位肌间脓肿，直肠壁内脓肿（黏膜下脓肿）。由于位置较深，局部症状大多不明显，主要表现为会阴、直肠部坠胀感，排便时疼痛加重；患者同时有不同程度的全身感染症状。直肠指诊可触及痛性包块。

【治疗】

1. 非手术治疗

（1）抗生素治疗：选用对革兰阴性杆菌有效的抗生素。

（2）温水坐浴。

（3）局部理疗。

（4）口服缓泻剂或石蜡油以减轻排便时疼痛。

2. 手术治疗

脓肿切开引流是治疗直肠肛管周围脓肿的主要方法，一旦诊断明确，即应切开引流。手术方式因脓肿的部位不同而异。

（1）肛门周围脓肿切开引流术在局麻下就可进行，在波动最明显处作与肛门呈放射状切口，无须填塞以保证引流通畅。

（2）坐骨肛管间隙脓肿要在腰麻或骶管麻醉下进行，在压痛明显处用粗针头先作穿刺，抽出脓液后，在该处作一平行于肛缘的弧形切口，切口要够长，可用手指探查脓腔。切口应距离肛缘3～5cm，以免损伤括约肌。应置管或放置油纱布条引流。

（3）骨盆直肠间隙脓肿切开引流术要在腰麻或全麻下进行，切开部位因脓肿来源不同而不同，脓肿向肠腔突出，手指在直肠内可触及波动，应在肛镜下行相应部位直肠壁切开引流，切缘用肠线缝扎止血；若经坐骨直肠间隙引流，日后易出现肛门括约肌外瘘。源于经括约肌肛瘘感染者，引流方式与坐骨肛管间隙脓肿相同，只是手术切口稍偏肛门后外侧，示指在直肠内作引导，穿刺抽出脓汁后，切开皮肤、皮下组织，改用止血钳分离，当止血钳触及肛提肌时，则遇到阻力，在示指引导下，稍用力即可穿破肛提肌达脓腔。若经直肠壁切开引流，易导致难以治疗的肛管括约肌上瘘。其他部位的脓肿，若位置较低，在肛周皮肤上直接切开引流；若位置较高，则应在肛镜下切开直肠壁引流。

肛周脓肿切开引流后，绝大多数形成肛瘘。故有许多学者采取切开引流＋挂线术，一次性脓肿切开引流并与肛窦的内口至切开引流口挂线，致使脓肿完全敞开，引流更通畅且避免二次的肛瘘手术治疗，以MRI确定脓肿部位及内口位置，一次性挂线引流治疗肛管直肠周围脓肿多能取得较好的临床效果。

三、肛瘘

肛瘘是指肛门周围的肉芽肿性管道，由内口、瘘管、外口三部分组成。内口常位于直肠下部或肛管，多为一个；外口在肛周皮肤上，可为一个或多个，经久不愈或间歇性反复发作，是常见的直肠肛管疾病之一，任何年龄都可发病，多见于青壮年男性。

【病因和病理】

大部分肛瘘由直肠肛管周围脓肿引起，因此内口多在齿状线上肛窦处，脓肿自行破溃或切开引流处形成外口，位于肛周皮肤。由于外口生长较快，脓肿常假性愈合，导致脓肿反复发作破溃或切开，形成多个瘘管和外口。使单纯性肛瘘成为复杂性肛瘘。瘘管由反应性的致密纤维组织包绕，近管腔处为炎性肉芽组织，后期腔内可上皮化。

结核、溃疡性结肠炎、Crohn病等特异性炎症、恶性肿瘤、肛管外伤感染也可引起肛瘘，但较为少见。

【分类】

肛瘘的分类方法很多，简单介绍下面两种。

1. 按瘘管位置高低分类

（1）低位肛瘘：瘘管位于外括约肌深部以下。可分为低位单纯性肛瘘（只有一个瘘管）和低位复杂性肛瘘（有多个瘘口和瘘管）。

（2）高位肛瘘：瘘管位于外括约肌深部以上。可分为高位单纯性肛瘘（只有一个瘘管）和高位复杂性肛瘘（有多个瘘口和瘘管）。此种分类方法，临床较为常用。

2. 按瘘管与括约肌的关系分类

（1）肛管括约肌间型：约占肛瘘的70%，多因肛管周围脓肿引起。瘘管位于内外括约肌之间，内口在齿状线附近，外口大多在肛缘附近，为低位肛瘘。

（2）经肛管括约肌型：约占25%，多因坐骨肛管间隙脓肿引起，可为低位或高位肛瘘。瘘管穿过外括约肌、坐骨直肠间隙，开口于肛周皮肤上。

（3）肛管括约肌上型：为高位肛瘘，较为少见，约占4%，瘘管在括约肌间向上延伸，越过耻骨直肠肌，向下经坐骨直肠间隙穿透肛周皮肤。

（4）肛管括约肌外型：最少见，仅占1%。多为骨盆直肠间隙脓肿合并坐骨肛管间隙脓肿的后果。瘘管自会阴部皮肤向上经坐骨直肠间隙和肛提肌，然后穿入盆腔或直肠。这类肛瘘常因外伤、肠道恶性肿瘤、Crohn病引起，治疗较为困难。

【临床表现】

瘘外口流出少量脓性、血性、黏液性分泌物为主要症状。较大的高位肛瘘，因瘘管位于括约肌外，不受括约肌控制，常有粪便及气体排出。由于分泌物的刺激，使肛门部潮湿、瘙痒，有时形成湿疹。当外口愈合，瘘管中有脓肿形成时，可感到明显疼痛，同时可伴有发热、寒战、乏力等全身感染症状，脓肿穿破或切开引流后，症状缓解。

上述症状的反复发作是瘘管的临床特点。

检查时在肛周皮肤上可见到单个或多个外口，呈红色乳头状隆起，挤压时有脓液或脓血性分泌物排出。外口的数目及与肛门的位置关系对诊断肛瘘很有帮助：外口数目越多，距离肛缘越远，肛瘘越复杂。根据Goodsall规律，在肛门中间划一横线，若外口在线后方，瘘管常是弯型，且内口常在肛管后正中处；若外口在线前方，瘘管常是直型，内口常在附近的肛窦上。外口在肛缘附近，一般为括约肌间瘘；距离肛缘较远，则为经括约肌瘘。若瘘管位置较低，自外口向肛门方向可触及条索样瘘管。确定内口位置对明确肛瘘诊断非常重要。肛门指诊时在内口处有轻度压痛，有时可扪到硬结样内口及索样瘘管。肛镜下有时可发现内口，自外口探查肛瘘时有造成假性通道的可能，宜用软质探针。以上方法不能肯定内口时，还可自外口注入美蓝溶液1～2ml，观察填入肛管及直肠下端的白湿纱布条的染色部位，以判断内口位置；碘油瘘管造影是临床常规检查方法。

MRI扫描多能清晰显示瘘管位置及与括约肌之间的关系，部分患者可显示内口所在位置。有条件的单位和患者不失为一种有价值的诊断方法。

对于复杂、多次手术的、病因不明的肛瘘患者，应作钡灌肠或结肠镜检查，以排除Crohn病、溃疡性结肠炎等疾病的存在。

【治疗】

肛瘘形成后不能自愈，外科治疗是切除瘘管并切除部分会阴部皮肤，使伤口得到通畅的引流，手术时必须确定内口，完全切除，以防止复发，切开瘘管时要注意其与括约肌的关系，以避免损伤肛门括约肌。

1. 瘘管切开、切除术

适用于低位的单纯性肛瘘，这种瘘管属浅部中括约肌间或经括约肌型，切开只损伤部分内、外括约肌及皮下浅层，不致于肛门失禁，术后引流良好，疗效良好。

手术时一般在骶麻下进行，确定内口和瘘管与括约肌的关系后，用一有槽探针从外口向内口穿出，切开探针上部分的瘘管，刮除其中的肉芽组织，切除两侧多余皮肤，敞开创面，术后2～3月开始温水坐浴。

2. 挂线疗法

适用于高位的单纯性肛瘘，瘘管途径括约肌较深部分和括约肌上方，一期切除可切断肛管直肠环，引起肛门失禁，挂线疗法，因在肛管直肠环断裂前已有括约肌周围粘连，因无此缺点。此法简单，可在门诊进行。

局麻下先找到内口，于探针前端缚上一无菌线，从外口穿过内口，丝线的一端留在肛管内，并拉出肛门外，并将两端拉紧结扎。目前多改用胶圈。结扎效果更理想。一般10天左右被结扎的瘘管壁自行断裂暴露创面。

第二节　痔

痔是最常见的肛肠疾病。任何年龄都可发病，但随年龄增长，发病率增高。内痔是肛垫的支持结构、静脉丛及动静脉吻合支发生病理性改变或移位。外痔是齿状线远侧皮下静脉丛的病理性扩张或血栓形成。内痔通过丰富的静脉丛吻合支和相应部位的外痔相互融合为混合痔。

【病因】

病因尚未完全明确，可能与多种因素有关，目前主要有以下学说。

（1）肛垫下移学说：在肛管的黏膜下有一层环状的由静脉（或称静脉窦）、平滑肌、弹性组织和结缔组织组成的肛管血管垫，简称肛垫。起闭合肛管、节制排便作用。正常情况下，肛垫疏松地附着在肛管肌壁上，排便时主要受到向下的压力被推向下，排便后借其自身的收缩作用，缩回到肛管内。弹性回缩作用减弱后，肛垫则充血、下移形成痔。

（2）静脉曲张学说：认为痔的形成与静脉扩张瘀血相关。从解剖学上讲，门静脉系统及其分支直肠静脉都无静脉瓣；直肠上下静脉丛管壁薄、位置浅；末端直肠黏膜下组织松弛，以上因素都容易出现血液淤积和静脉扩张。静脉丛是形成肛垫的主要结构，痔的形成与静脉丛的病理性扩张、血栓形成有必然的联系。直肠肛管位于腹腔最下部，可引起直肠静脉回流受阻的因素很多，如长期的坐立、便秘，妊娠、前列腺肥大、盆腔巨大肿瘤等，导致血液回流障碍，直肠静脉瘀血扩张。

另外，长期饮酒和进食大量刺激性食物可使局部充血；肛周感染可引起静脉周围炎，使静脉失去弹性而扩张；营养不良可使局部组织萎缩无力。以上因素都可诱发痔的发生。

【分类和临床表现】

痔根据其所在部位不同分为三类。

（1）内痔：内痔的主要临床表现是出血和脱出。无痛性间歇性便后出鲜血是内痔的常见症状。未发生血栓、嵌顿、感染时内痔无疼痛，部分患者可伴发排便困难，内痔的好发部位为截石位 3、7、11 点。

内痔的分度：Ⅰ度：便时带血、滴血或喷射状出血，便后出血可自行停止，无痔脱出；Ⅱ度：常有便血，排便时有痔脱出，便后可自行还纳；Ⅲ度：偶有便血，排便或久站、咳嗽、劳累、负重时痔脱出，需用手还纳；Ⅳ度：偶有便血，痔脱出不能还纳或还纳后又脱出。

（2）外痔：主要临床表现是肛门不适、潮湿不洁，有时有瘙痒。如发生血栓形成及皮下血肿有剧痛。血栓性外痔最常见。结缔组织外痔（皮垂）及炎性外痔也较常见。

（3）混合痔：表现为内痔和外痔的症状可同时存在。内痔发展到Ⅲ度以上时多形成混合痔。混合痔逐渐加重，呈环状脱出肛门外，脱出的痔块在肛周呈梅花状，称为环状痔。

脱出痔块若被痉挛的括约肌嵌顿，以至水肿，瘀血甚至坏死，临床上称为嵌顿性痔或绞窄性痔。

【诊断】

主要靠肛门直肠检查。首先做肛门视诊，内痔除Ⅰ度外，其他三度都可在肛门视诊下见到。对有脱垂者，最好在蹲位排便后立即观察，可清晰见到痔块大小、数目及部位。直肠指诊虽对痔的诊断意义不大，但可了解直肠内有无其他病变，如直肠癌、直肠息肉等。最后作肛门镜检查，不仅可见到痔块的情况，还可观察到直肠黏膜有无充血、水肿、溃疡、肿块等。血栓性外痔表现为肛周暗紫色长条圆形肿物，表面皮肤水肿、质硬、压痛明显。

痔的诊断不难，但应与下列疾病鉴别。

（1）直肠癌：临床上常有将直肠癌误诊为痔而延误治疗的病例，主要原因是仅凭症状及大便化验而诊断，未进行肛门指诊和直肠镜检查。直肠癌在直肠指检时可扪到高低不平的硬块；而痔为暗红色圆形柔软的血管团。

（2）直肠息肉：低位带蒂息肉脱出肛门外易误诊为痔脱出。但息肉为圆形、实质性、有蒂、可活动，多见于儿童。

（3）直肠脱垂：易误诊为环状痔，但直肠脱垂黏膜呈环形，表面平滑，括约肌松弛；而后者黏膜呈梅花瓣状，括约肌不松弛。

【治疗】

应遵循三个原则：①无症状的痔无需治疗；②有症状的痔重在减轻或消除症状，而非根治；③以保守治疗为主。

1．一般治疗

在痔的初期和无症状静止期的痔，只需增加纤维性食物，改变不良的大便习惯，保持大便通畅，防治便秘和腹泻。热水坐浴可改善局部血液循环。肛管内注入油剂或栓剂，有润滑和收敛作用，可减轻局部的瘙痒不适症状。血栓性外痔有时经局部热敷，外敷消炎止痛药物后，疼痛可缓解而不需手术；嵌顿痔初期也采用一般治疗，用手轻轻将脱出的痔块推回肛门内，阻止再脱出。

2. 注射疗法

治疗Ⅰ、Ⅱ度出血性内痔的效果较好。注射硬化剂的作用是使痔和痔块周围产生无菌性炎症反应，黏膜下组织纤维化，致使痔块萎缩。用于注射的硬化剂很多，常用的硬化剂有5%石炭酸植物油、5%鱼肝油酸钠、5%盐酸奎宁尿素水溶液、4%明矾水溶液等，忌用腐蚀性药物。

注射方法为肛周局麻下使肛门括约肌松弛，插入肛门镜。观察痔核部位。主要在齿状线上直肠壁左侧、右前和右后，向痔核上方处黏膜下层内注入硬化剂2～3ml，注射后轻轻按摩注射部位。避免将硬化剂注入到黏膜层，会导致黏膜坏死。当硬化剂注入到黏膜层时，黏膜立即变白，应将针进一步插深，但应避免进入肌层，回抽无血后注入硬化剂。如果一次注射效果不够理想，可在1月后重复一次。如果痔块较多，也可分2～3次注射。

3. 红外线凝固疗法

适用于Ⅰ、Ⅱ度内痔。作用与注射疗法相似，通过红外线照射，使痔块发生纤维增生，硬化萎缩。但复发率高，目前临床上应用不多。

4. 胶圈套扎疗法

可用于治疗Ⅰ、Ⅱ、Ⅲ度内痔。原理是将特制的胶圈套入到内痔的根部，利用胶圈的弹性阻断痔的血运，使痔缺血、坏死、脱落而愈合。胶圈套扎器种类很多，可分为牵拉套扎器和吸引套扎器两大类。如无胶圈套扎器，可用两把血管钳替代。先将胶圈套在第一把血管钳上，然后用这把血管钳垂直夹在痔的基底部，再用第二把血管钳牵拉套圈绕过痔核上端，套落在痔的根部。注意痔块脱落时有出血的可能。Ⅱ、Ⅲ度内痔应分2～3次套扎，间隔3周，因一次性套扎可引起剧烈疼痛；Ⅰ度内痔可一次套扎完毕。

5. 多普勒超声引导下痔动脉结扎术

适用于Ⅱ～Ⅳ度的内痔。采用一种特制的带有多普勒超声探头的直肠镜，于齿状线上方2～3cm探测到痔上方的动脉直接进行结扎，通过阻断痔的血液供应以达到缓解症状的目的。

6. 手术疗法

（1）痔单纯切除术：主要用于Ⅱ，Ⅲ度内痔和混合痔的治疗。可取侧卧位、截石位或俯卧位，骶管麻醉或局麻后，先扩肛至4～6指，显露痔块，在痔块基底部两侧皮肤上作v形切口，分离曲张静脉团，直至显露肛管外括约肌。用止血钳于底部钳夹，贯穿缝扎后，切除结扎线远端痔核。齿状线以上黏膜用可吸收线予以缝合；齿状线以下的皮肤切口不予缝合，创面用凡士林油纱布填塞。嵌顿痔也可用同样方法急诊切除。

（2）吻合器痔固定术：也称吻合器痔上黏膜环切术。主要适用于Ⅲ、Ⅳ度内痔、非手术疗法治疗失败的Ⅱ度内痔和环状痔，直肠黏膜脱垂也可采用。主要方法是通过臂状吻合器环行切除距离齿状线2cm以上的直肠黏膜2～4cm，使下移的肛垫上移固定，该术式在临床上通用名称为PPH手术。与传统手术比较具有疼痛轻微、手术时间短、患者恢复快等优点。

（3）血栓外痔剥离术：用于治疗血栓性外痔。在局麻下将痔表面的皮肤梭形切开，摘除血栓，伤口内填入油纱布，不缝合创面。

痔的治疗方法很多，由于注射疗法和胶圈套扎疗法对大部分痔的治疗效果良好，成为痔的主要治疗方法。手术治疗只限于保守治疗失败或不适宜保守治疗患者。

第三节　直肠脱垂

直肠壁部分或全层向下移位，称为直肠脱垂。直肠壁部分下移，即直肠黏膜下移，称黏膜脱垂或不完全脱垂；直肠壁全层下移称完全脱垂。若下移的直肠壁在肛管直肠腔内称内脱垂；下移到肛外称为外脱垂。

【病因与病理】

直肠脱垂的病因尚不完全明了，认为与多种因素有关。

（1）解剖因素：幼儿发育不良、营养不良患者、年老衰弱者，易出现肛提肌和盆底筋膜薄弱无力；小儿骶骨弯曲度小、过直；手术、外伤损伤肛门直肠周围肌或神经等因素都可减弱直肠周围组织对直肠的固定、支持作用，直肠易于脱出。

（2）腹压增加：如便秘、腹泻、前列腺肥大、慢性咳嗽、排尿困难、多次分娩等，经常致使腹压升高，推动直肠向下脱出。

（3）其他：内痔、直肠息肉经常脱出，向下牵拉直肠黏膜，诱发黏膜脱垂。

目前，引起直肠完全脱垂有以下两种学说①滑动疝学说：因腹腔内压力增高及盆底组织松弛，直肠膀胱陷凹或直肠子宫陷凹处直肠前腹膜反折部被推向下移位，将直肠前壁压入直肠壶腹，最后脱出肛门外；②肠套叠学说：套叠始于直肠乙状结肠交界处，在腹压增加、盆底组织松弛等因素影响下，套叠部分不断下移，最终使直肠由肛门外脱出。

直肠黏膜脱垂病理改变为直肠下段黏膜层与肌层之间结缔组织过于松弛，黏膜层下移；完全脱垂则是固定直肠的周围结缔组织过于松弛，以致直肠壁全层下移。脱出的直肠黏膜可发生炎症、糜烂、溃疡、出血，甚至嵌顿坏死。肛门括约肌因持续性地伸展、被动松弛，可发生肛门失禁，失禁后更加重了脱垂。幼儿直肠脱垂多为黏膜脱垂，往往在5岁前自愈；成年型直肠脱垂只要产生脱垂的因素存在，会日益加重。

【临床表现】

主要症状为有肿物自肛门脱出。初发时肿物较小，排便时脱出，便后自行复位。以后肿物脱出渐频，体积增大，便后需用手托回肛门内，伴有排便不尽和下坠感。

最后在咳嗽、用力甚至站立时亦可脱出。随着脱垂加重，引起不同程度的肛门失禁，常有黏液流出，致使肛周皮肤湿疹、瘙痒。因直肠排空困难，常出现便秘，大便次数增多，呈羊粪样。黏膜糜烂、破溃后有血液流出。内脱垂常无明显症状，偶尔在行肠镜检查时发现检查时嘱患者下蹲后用力摒气，使直肠脱出。部分脱垂可见圆形、红色、表面光滑的肿物，黏膜皱襞呈放射状；脱出长度一般不超过3cm；指诊仅触及两层折叠的黏膜；直肠指诊时感到肛门括约肌收缩无力，嘱患者用力收缩时，仅略有收缩感觉。若为完全性直肠脱垂，表面黏膜有同心环皱襞；脱出较长，脱出部分为两层肠壁折叠，触诊较厚；直肠指诊时见肛门口扩大，感到肛门括约肌松弛无力；当肛管并未脱垂时，肛门与脱出肠管之间有环状深沟。乙状结肠镜可见到远端直肠充血、水肿。排便造影检查时可见到近端直肠套入远端直肠内。

【诊断】

完全性直肠脱垂容易诊断，患者排便时或作排便动作时，直肠脱出便可诊断。直肠指检时感肛门括约肌松弛。隐性直肠脱垂诊断比较困难，需通过直肠镜检查才能作出诊断。应用X线电影照相技术作排便造影，可显示脱垂及叠迭情况，对诊断极有帮助。

病理呈慢性进展，早期症状轻微，多有慢性便秘等腹内压增高疾病，可有排便时肛门直肠痛，排便不适及不同程度的肛门失禁。脱垂直肠可自行回缩，病程进展后，脱垂直肠需用手回纳。少数直肠脱垂不能及时回纳，产生水肿、出血、甚至坏死。

【治疗】

完全性直肠脱垂需外科处理，本病的手术方式很多，有人统计自1912年Moschowitz以后共有54种。按其手术路径可有：腹部入路、会阴部入路、腹会阴入路、骶部入路等。

各种术式有其优缺点，需按不同病变选择术式。

1. 经腹部修复术

是应用最广泛的手术方法，因其效果较好。

（1）Ripstein's手术：本术式已受许多学者关注，目前美国、澳大利亚及加拿大人多使用此术式。Ripstein认为，直肠脱垂是当直肠失去对骶骨的附着，实际上成为一个直管时引起的肠套叠。他设计了旨在把直肠保持在骶骨凹内的手术，施行手术时，游离直肠向下达肛提肌，然后提高直肠在腹膜反折水平围绕直肠放置一条约6~7cm宽的聚四氟乙烯（Teflon）网带，将网带的两端缝于骶骨岬下约6cm处的骶前筋膜及骨膜上，把对着直肠前壁的部分网带作成围裙状，并缝合于直肠上，注意不要过紧，应使直肠及骶骨筋膜间能通过两指为宜。手术简单，不需切开肠管。复发率及死亡率均较低，Gorden报道复发率为2.3%。但本术式需将修复材料固定于骶骨凹，技术上有一定难度，且有发生骶前静脉丛出血的危险。

（2）Tralon 海绵植入术：本手术方法，首先由英国 Wells 描述，其原理是将一块聚乙烯醇海绵固定于骶骨，并部分包绕在直肠周围，由于 Ivalon 海绵会引起明显的纤维化增生反应，从而使直肠固定于骶骨凹。此法复发率及死亡率较低，是一种比较安全和简单的手术，较适用于老年患者。但本术式由于异物植入增加了发生盆腔感染的危险，特别是女性，Morgom 一组 150 例手术分析，发生盆腔炎感染 4 例（2.5%）全系女性。如术中不慎损伤肠壁，就不宜植入。

植入物是一块 3mm 厚，22cm 长，11cm 宽的聚乙烯醇海绵，术前经华氏 245 度消毒 4min，消毒后的 Iralon 海绵会变硬，用针在海绵上适当穿一些孔再用生理盐水浸湿，使之柔和可塑。

在 Iralon 海绵中上 1/3 处及中 1/3 处分别穿过一无创伤的丝线，并将其缝于骨盆深处，尽可能低位置，然后将植入物向下推送到盆腔中，并打结固定 Ivalon 海绵的下缘应尽可能放得低些，使其处于内脏骨盆口的平面，向上牵拉直肠，在直肠前面将 Ivalon 海绵缝于肠壁上，但前面应留下 1cm 宽度，避免将直肠全部包绕，修复盆底腹膜将 Ivalon 海绵完全置于腹膜外。

2. 切除脱垂肠管

（1）经腹直肠前切除术：主要是切除脱垂肠段及部分乙状结肠，不必分离过低，避免损伤盆腔神经，下端切至腹膜反折处即可，因此处是脱垂的起点，行乙状结肠直肠吻合。

（2）经会阴脱垂肠管切除术：本法适用于老年人，不能耐受腹部手术者，可在局域麻醉或局部麻醉下，切除脱出及适长之肠管，但此手术，大便失禁和复发率均较高。

3. 肛门圈缩小术

（1）Thiersch 手术：将一根金属线在肛门边缘的皮下做成一金属环，防止直肠脱出。本术式因只有对直肠脱垂起一种阻挡作用，有金属线穿过肛管的危险，金属环的松紧程度不易控制，效果并不理想。只作为对身体极虚弱，不能耐受腹部手术的一种处理方法。

（2）直肠肛管交界处网环绕术：在会阴体及肛门之间作一横切口，沿直肠分离达盆底肌以上水平，再于肛门后作一垂直切口，进入括约肌后间隙，朝尾骨分离并向直肠双侧方分离，与前面切口相通，将 4cm 宽的网带通过后面切口绕直肠双侧达前面切口，将网带两端一道向前拉紧，反复测试网环直径合适后，缝于耻骨直肠肌上，缝合前后切口。

第四节　肛管癌

肛管癌是指齿状或以下至肛门开口处的癌肿，临床上比较少见，仅占肠道下段20cm范围内之肿瘤的1%～4%，其病理类型有：从直肠向下播散的腺癌，源于肛管腺的腺癌，肛管及周围皮肤的鳞状上皮癌，少见有：基底细胞癌、黑色素瘤，其中，直肠癌侵犯肛管最多见。

肛管癌多发于老年人，男性稍多于女性，上段肛管癌的临床表现与直肠癌相似，以便血和疼痛为主，肛管下段癌早期呈小结节状，无症状，形成溃疡后即出现排便困难，里急后重，由于肛管的淋巴引流至腹股沟淋巴结，故晚期可有腹股沟淋巴结肿大，本病以淋巴结转移为主，血道转移较少。肛管癌的TNM分期见表（2－9－1）。

表2－9－1　肛管癌TNM分期

T_{is}	原位癌
T_1	肿瘤直径小于2cm
T_2	肿瘤直径＞2cm，＜4cm
T_3	肿瘤直径＞4cm，活动，未侵犯周围
T_{4a}	侵犯阴道
T_{4b}	侵犯邻近器官
N_0，N_1	区域淋巴转移，无/有
M_0，M_1	远处转移无/有

【诊断】

1. 症状

最常见症状是肛门部痛、便血，常伴有便频、便不净感及里急后重等表现。

2. 体征

早期为肛门硬结或溃疡性结节，易误诊为痔、肛门慢性溃疡等。有时为息肉或蕈状肿块，后期腹股沟淋巴结肿大。

经肛门指检多可作出诊断，组织活检可确立诊断。

【治疗】

多年来，肛管癌的常规手术方式为腹会阴联合切除术，其5年存活率约为50%，尽管有些学者用更积极的扩大根治术式，存活率也未能提高。

1974年Nigro等，对一组病例放射治疗及化学治疗联合术前治疗得得满意效果，术前5－Fu静脉滴注4天，静脉单次应用Mitomycin－C。盆腔外放射3 000CGY，放射完成后6周行腹会阴联合切除术，肿瘤切除率达90%，5年存活率83%，以后经临床多次验证此方法，均取得相似结果。

腹股沟可疑淋巴转移应行细针抽吸细胞学检查，如属阳性应将其归入放射照射区域

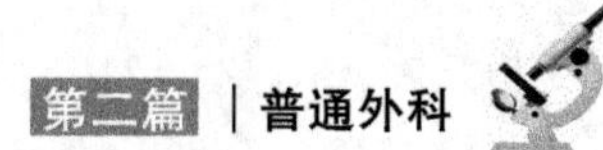

或手术切除受累淋巴结，许多研究表明，腹股沟淋巴结预防切除并无益处。

肛管鳞状上皮癌，如病灶局限，可行局部切除，5 年存活率可达 88%，黑色素瘤病例，腹会阴联合切除可能是唯一方法，预后较差，5 年存活率仅 5% ~10%。

表 2 -9 -2 放射与化疗联合治疗方案

放射治疗：	4 500CGY/5 周，第 1 天开始
化学治疗：	5 - Fu 1 000mg/m^2/2 连续 iv3 天，第 1、28 天用 Mitomycin - C 10mg/m^2 第 1、28 天 iv 一次
全层活检：	阴性不需追加治疗
	阳性追加放疗及化疗
	增加放射剂量 900CGY
	5 - Fu 用法同上
	Cisplatin 100mg/m^{2}iv
再次活检：	阴性不需处理
	阳性行腹会阴联合切除术

第十章　肝脏疾病

第一节　肝脓肿

对肝脓肿的认识始于古希腊的希波克拉提时代。今天，我们对肝脓肿已有了更深入的认识，有了更有效的诊断和治疗方法。应用 B 超 CT 可以精确地对肝脓肿进行诊断、定位，为治疗提供有力的帮助。在 30 年代，我国以阿米巴肝脓肿为高。由于肠道传染病的控制，60 年代以后细菌性肝脓肿的发病已高于阿米巴肝脓肿。在发达国家亦以细菌性肝脓肿为高。虽然肝脓肿的死亡率已有了显著的降低，但其发病率并未因此而下降反有所增加。因阿米巴肝脓肿在内科学已有详尽的描述，本节重点讨论细菌性肝脓肿。

【病因】

病原菌可以经过胆道、门静脉或肝动脉进入肝脏，或在肝外伤时坏死肝组织引致感染。阑尾炎、憩室炎细菌可经门静脉引起肝脓肿。但由于抗生素的应用这种原因引至的肝脓肿已减少。而胆道疾病上行感染而引至的肝脓肿更为常见（占 30% ~40%）。在糖尿病，恶液质以及其它免疫缺陷的患者，不明原因的肝脓肿占 20%，以往细菌性肝脓肿多见于男性青年，而现在则多发生于年长且无性别差别。

多数的细菌性肝脓肿为混合感染。来源于胆道逆行感染的常见为阴性杆菌，来自门静脉的感染多为厌氧菌。肝外伤的患者多由葡萄球菌或链球菌引起肝脓肿。半数的细菌性肝脓肿的患者合并厌氧菌感染。50% 以上细菌性肝脓肿的患者血培养阳性。

【诊断】

细菌性肝脓肿分单发与多发脓肿。约 2/3 肝脓肿发生在右叶。这是由于肝血流分布不同所致。原发于肠道的病灶多由肠系膜上静脉和肠系膜下静脉引流进入门静脉右支。而由于胆道逆行感染引发的肝脓肿 80% ~90% 是多发的或侵犯双侧肝叶。左叶单个脓肿仅占 5%。17% ~27% 的患者病灶隐晦。结合 B 超、CT、阿米巴血清学检查阴性，阳性细菌培养，则可作出肯定的细菌性肝脓肿的诊断。1/4 的患者可以出现黄疸、败血症休克。

B 超可以检出 80% ~90% 的肝脓肿，但多发性的微小病灶仍然可以漏诊。CT 对肝脓肿的诊断较之 B 超更为精确，此外，CT 还可以发现其它腹内的脓液或液体积聚，但偶尔个别患者的肝脓肿与肝囊肿和肿瘤难以鉴别。

【治疗】

肝脓肿不治疗、不引流，其病死率可以是 100%。患者的原发基础病，脓肿的数量均

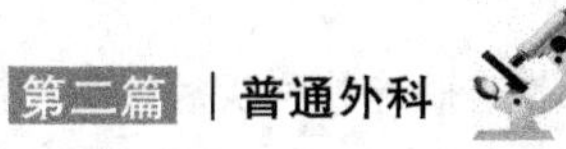

影响死亡率。孤立性肝脓肿的死亡率约在10% ~15%，然而，多发性的肝脓肿，高年患者，合并其它疾病的脓肿患者，其死亡率可达40% ~50%。肝脓肿的合并症包括脓肿破溃引起的腹膜炎，心包炎，脓胸，胆道出血等。

细菌性肝脓肿的治疗近年来有了很大进展，B超、CT引导下的经皮穿刺引流已成为主要的有效的治疗方法。虽然尚不能说可以取代手术引流，但经皮穿刺引流显然是安全和经济的。Cerzof认为直径 <3cm的脓肿即禁忌经皮穿刺置管引流，但国内彭淑牖用自行设计的套管针穿刺置管引流的病例组，其最小的脓肿直径为2.9cm。

肝脓肿的患者应静脉使用广谱抗生素，以杀灭阳性和阴性菌。此外，应分析及判定脓肿的来源，以及感染的范围和严重性。如为胆道感染引起的肝脓肿，应在处理肝脓肿的同时施行总胆管的减压及引流。如憩室炎引起的肝脓肿，则应引流肝脓肿同时手术处理憩室炎。

在排除了胆源性与门静脉源性的肝脓肿之后，通过经皮穿刺引流脓液，持续使用抗生素治疗。在引流过程中，有引起血源性播散引起全身症状的危险。在此阶段，应小心监测患者，如患者的状况无改善，应及时注意到是否有其它病灶存在或是脓肿引流不充分。单用针吸抽排脓往往不充分，应留置管道引流，并可进行药物脓腔冲洗。单独使用抗生素治疗孤立的肝脓肿往往失败。经皮穿刺置管引流有效率达75% ~90%死亡率在5%以下。

经皮穿刺置管引流的禁忌症包括多发性的肝脓肿，脓肿位置在不能安全置管的部位，凝血障碍等。多发性脓肿的禁忌证是相对的。经皮穿刺引流的并发症包括：误伤内脏、出血，导管脱出造成感染。引流失败的患者占10% ~30%包括导管放置不恰当，多病灶内脏组成脓腔壁，或过早拔管脓液重新积聚。如果发生这些情况，应考虑手术治疗。

手术切开脓肿引流的技术包括如下几点：

（1）细致双手触诊整个肝脏，使用术中B超。

（2）用纱垫围绕手术野做好保护，以避免脓液污染腹腔。

（3）先用针穿刺抽出脓液做培养，同时用作脓肿的定位。

（4）穿刺针留在脓腔，用电刀沿针指引的方向切开肝实质，进入脓腔。

（5）充分打开脓腔，以便保证充分的引流。

（6）使用负压引流。

（7）多发的小脓肿需延长静脉使用抗生素的时间。

第二节　肝肿瘤

一、原发性肝癌

原发性肝癌是我国和某些亚非地区常见癌症，全世界每年约发生肝癌25万余例，其中45%发生在中国。据我国普查资料证明，我国肝癌的年死亡率约10/10万人，仅次于胃癌和肺癌居第三位。原发性肝癌多见于中壮年男性，男女之比为3～6:1。它可发生在任何年龄组，以30～60岁最多见，低发区老年发病率高，在高发区患者的年龄较轻。

【病因】

（1）乙型肝炎感染：世界性的乙型肝炎携带率似与肝癌分布一致，临床注意到肝癌患者常有急性肝炎—慢性肝炎—肝硬化—肝癌的病史。肝癌患者有肝炎史者显著高于无肝炎史者，肝癌患者中乙型肝炎表面抗原（HBsAg）阳性率明显高于健康人群。而肝癌患者合并肝硬化者可高达86.7%，其中大结节型肝硬化占40%～50%。而血吸虫性，胆汁性和瘀血性肝硬化极少合并肝癌。由此可见，肝炎与肝癌的关系是很密切的，尤其是乙型肝炎与肝癌有着一定的联系。因此，预防病毒性肝炎可以降低肝癌的发生率。

（2）黄曲霉素污染：调查发现，肝癌相对高发区粮食被黄曲霉菌及其毒素污染的程度高于其它地区。黄曲霉素能诱发动物肝癌已被证实，它可以经消化道吸收后迅速到达肝脏，损害肝细胞，引起肝细胞变性、坏死，继而发生癌变。但迄今为止，尚未看到黄曲霉素直接引起人类肝癌的证据。一种普遍赞同的机制是HBV造成肝细胞损伤，而黄曲霉素或其它因素能作为增强或促进因素而致肝癌。

（3）水土污染：流行病学研究证明，饮用死水、沟塘水者肝癌发病率高于饮用流水（河水、井水），并发现死水生物污染严重。肝癌高发区水土中含硝酸盐和亚硝酸盐较高。环境因素与肝癌发病之间的关系仍需进一步研究。但改变饮用水源应作为预防肝癌的一个重要措施。此外，寄生虫、营养、饮酒与遗传因素等与肝癌发生的看法尚不一致，有待进一步研究。

【病理】

原发性肝癌按组织分型可分为肝细胞癌、胆管细胞癌和混合型三型。其中肝细胞癌最多见。其病理形态可分为巨块型、结节型和弥漫型。巨块型常为单发，癌块直径一般在10cm，此型一般较少伴肝硬化和肝硬变程度轻，手术切除率较高。结节型可分为单个或大小不等多个结节，此型多伴有肝硬变，恶性程度高。弥漫型少见，癌结节很小散布全肝，伴有肝硬化，病情发展快，预后极差。近年来由于AFP及B型超声波用于普查，临床上发现较多小于5cm的小肝癌，多有完整包膜，癌栓发生率小，肝硬化程度轻，患者免疫状态较好。此类患者手术切除率高，预后较好。

【临床表现】

早期肝癌常无特异性表现，症状常有肝区持续性隐痛，夜间及劳累后尤甚，上腹饱胀，食欲减退，乏力消瘦，低热。多数患者在肝硬化基础上发生肝癌，可有鼻衄，牙龈出血等肝硬化的症状。肝癌进行性肿大或上腹扪及肿块，表现光滑或有结节感，多数已不属早期。晚期常有黄疸、腹水、下肢浮肿等，合并肝硬化患者有蜘蛛痣，腹壁静脉曲张、肝掌等。

【诊断】

由于 AFP 及其它肝癌标志物检测，某些酶学检查以及 B 超、CT、肝血管造影、MRI 及放射核素扫描等影像技术的不断建立，临床诊断的正确率已从三十年代 20% 提高到 90% 以上，并能查出临床无症状及体征的早期小肝癌患者。

1. 定性诊断

（1）甲种胎儿蛋白（AFP）检查：是目前诊断原发性肝癌最常用，最重要的方法。AFP 诊断标准为：对流电泳法阳性，或放射免疫法测定等于或大于 400μg/ml，持续四周，并排除妊娠、活动性肝炎及生殖胚胎源性肿瘤，即定性诊断率极高。AFP 高于正常（<20μg/ml）而未达 400μg/ml，必须作进一步检查并密切随访。

（2）酶学检查：各种酶学检查对于原发性肝癌均无特异性，因此只能作为肝癌诊断的一种辅助方法，常用的有：碱性磷酸酶（ALK）正常值 13 金氏单位以下，γ 谷氨酰转肽酶（γ-GT）正常值在 40U 以下，5′-核苷酸磷酸二脂酶同功酶（AAT），正常值为 130～320mg/dl，各种酶学的联合应用对诊断有相当价值，尤其对 AFP 阴性的病例更属重要。

（3）肝功能及乙肝抗体系统检查：肝功能异常及乙肝标志阳性常提示有原发性肝癌的肝病基础，结合其他参数，有利于肝癌的定性诊断。

2. 定位诊断

（1）B 型超声检查：B 超为一非侵入性的检查方法，最低分辨能力为 2～3cm，肿瘤区可有稀疏不一的光团或光点，亦可表现为实质性衰减暗区，可以显示肿瘤大小、形态与部位。

（2）CT 扫描：是一种分辨率较高的非侵入性检查方法，适于肝癌的定位兼定性诊断之用。可检查出 1.0cm 左右的早期肝癌。应用增强扫描有助于鉴别血管瘤。肝动脉插管注入碘油三周后 CT 平扫，能发现更小的肿瘤。

（3）MRI：对肿瘤包膜显示较好。

（4）放射性核素扫描：应用^{198}金、^{99m}锝、^{131}碘玫瑰红、^{113}铟等进行肝扫描，常可见肝肿大，失去正常形态，占位病变处表现为放射性稀疏或缺损区，应用动态显象和放射性核素体层扫描（ECT）等技术，可以提高诊断符合率达 90%～95%。

（5）肝动脉造影：采用经皮穿刺股动脉作选择性腹腔或肝动脉造影，是诊断肝癌的重要手段。但因属侵入性检查手段，故应选择地使用。在定性诊断疑为肝癌而其它非侵入性定位诊断方法未能作出明确定位者，以及肝内占位病变使用非侵入性定位诊断方法未能鉴别诊断者，以及术后复发患者再手术前需了解有无病灶存在，可进行肝动脉造影。

左肝叶占位因动脉造影显示不佳，宜少选用。肝癌的肝动脉造影像主要特征是显示增生的肿瘤血管团、肿瘤染色、阴影缺损、动脉变形、移位、扩张及动静脉瘘等。肝动脉造影阳性率可达90%以上，小肝癌的阳性率也可达80%左右。采用超选择性肝动脉造影或数字减影肝血管造影（DSA），可以提高小肝癌的诊断率。

【治疗】

原发性肝癌的治疗方法与其他恶性肿瘤一样，应采取综合措施，包括手术切除、放射治疗、全身或局部化疗、中医中药和免疫治疗等。可以切除的肝癌以手术治疗为主，辅以其他疗法。不能切除的中晚期肝癌采用介入灌注化疗，栓塞、免疫治疗，中医中药治疗以及其它支持治疗。中晚期肝癌经栓塞、介入灌注化疗等局限缩小，有手术机会者应积极手术切除。

1. 手术治疗

手术切除是目前治疗肝癌最为有效的方法。目前日趋完善的手术条件及手术技巧，已使肝手术的安全性大为提高，手术死亡率仅1.8%，术后五年生存率为28.4%，而5cm以下的小肝癌的手术后五年生存率高达75%。

手术方法：采用上腹屋顶型切口，使用上腹悬吊式拉钩、即能满足肝手术的充分显露。探查肝脏必须注意：①肿瘤的位置、大小、有无病灶；②肝硬化的严重程度；③小肝癌的定位，位于肝表面的小肝癌可采用双合诊检查，即一手在肝膈面，一手在肝脏面，互相配合，依次检查肝脏各个部位，特别是靠近膈顶，肝裸区和尾状叶。可以作术中B超帮助定位；④术式选择。肝切除的范围应根据肿瘤的大小、位置、门静脉主干或分支有无癌栓、肝硬化的轻重程度和肝功能等情况，进行全面分析，既要考虑肿瘤的根治原则，又要考虑肝切除术后肝脏的代偿能力，一般切线距肿块1～2cm即为根治性切除。近年来国内外对肝癌切除范围日趋缩小，称为限量肝切除（Limittedresection），右三叶、右半肝切除的病例已明显减少。这是由于肝癌患者多合并肝硬化，大块切肝后肝失代偿，死亡率高。而诊断水平的提高，小肝癌的发现者较多，无须切除过大范围，再者肝癌复发多不在切缘，大块切除肝组织并不等于扩大根治性。Couinaud的肝功能性解剖分段法已获国际公认。按解剖的肝段切除，较之非规则的肝切除出血少，发生胆瘘的机会也少。癌肿局限于一个肝叶内，可做肝叶切除，已累及一叶或刚及邻近肝叶者，可做半肝切除。如已累及半肝，无肝硬变者，可考虑肝三叶切除。如肝肿瘤位于边缘区或瘤体较小，可选用肝段切除，次肝段切除或局部切除。肝脏组织正常无肝硬变者，可以切除70%～80%，但肝硬变者，肝切除量不能超过50%，特别是右半肝切除更应慎重。术中应用B超，一方面可以帮助肿瘤定位，发现病灶及门静脉癌栓。二是了解肝静脉及门静脉走行，帮助解剖切肝；⑤控制出血，规则的肝叶或肝段切除，先解剖出病侧的肝脏的血管和胆管，予以结扎、切断，然后将病变肝组织切除，或在肝门区将肝十二指肠韧带内的肝血管暂时阻断，每次阻断时间15～20min，间歇3～5min，在阻断肝门血管下，按解剖直接切肝，出血少，操作方便；⑥切断面处理，细致结扎所有断面管道，肝断面可用氩气刀或PW胶喷洒止血，尽量避免大块缝扎断面；⑦不能切除的肝癌或残留癌的处理，可用微波刀烧灼固化或无水酒精瘤体注射。或肝动脉结扎，亦可术中经胃网膜右动脉、胃十二指肠动脉插管至肝固有动脉，然后引出腹腔外固定于皮下，或连接皮下埋藏式药盒，术后进行局部化疗。

2. 非手术治疗

（1）放射治疗：肝癌一向被认为与放射无缘，自从^{60}Co及电子加速器使用于临床，由于射线量提高及有效治疗深度增加，如果肝癌的放疗使用得当，也能使癌块缩小，症状改善，延长生命，对一般情况较好，肝功能尚好，不伴肝硬变、黄疸、腹水、脾功能亢进和食管静脉曲张，肿瘤小而局限又不能以手术切除，或手术后断面仍有残癌或手术切除后复发者，可以采用放射治疗为主的综合治疗措施。

（2）栓塞和肝动脉插管化疗：手术探查的患者可在术中插管，一般多采用放射介入的办法，经股动脉达肝动脉作超选择性肝动脉插管，经导管注入栓塞剂（如Lipodol明胶海绵、微球等）和化疗药物，每1～3日重复一次，使疗效进一步提高，有些中晚期的肿瘤经治疗后肿瘤缩小为二期手术创造条件。

（3）免疫治疗：免疫治疗是目前肝癌研究中十分活跃的课题。常用的有卡介苗、自体或异体瘤苗，转移因子、免疫核糖核酸、左旋咪唑、白细胞介素2（IL－2）和肿瘤坏死因子（TNF）等。此外，以单克隆抗体为载体的导向治疗、LAK、TIK细胞免疫治疗均已开展，但尚未有肯定性结论。现阶段免疫治疗法只能作为综合治疗中的一种辅助措施。其作用仍待临床进一步研究。

局部注射无水酒精，日本Chiba大学肝癌研究组声称采用纯酒精进行瘤内注射的结果比手术切除优越。但此法仅适用于瘤体较小而又不能或不宜手术切除者。瘤内注射无水酒精后即可使癌组织脱水、凝固、继而坏死，纤维化和微血管闭塞，以达到肿瘤坏死和提高疗效的目的。无水酒精瘤体注射可在手术中进行或在B超引导下经皮穿刺瘤体注射。但一些学者认为瘤体注射可抑制肿瘤生长，但不能完全消灭癌细胞，故需反复多次注射或在有条件时予以手术切除。

肝癌破裂出血的治疗。原发性肝癌的常见并发症是癌结节破裂出血。少数患者破裂小，有可能经非手术治疗能自行止血。多数患者需手术止血。术中如病灶局限，病情允许，以行肝切除或肿瘤切除最为理想。如条件不允许，可行病侧肝固有动脉分支结扎。如肿瘤巨大不能除，又不能缝合止血，可用可吸收性止血材料如明胶海绵等以及大网膜填塞创口，然后用纱条局部填塞压迫，纱条尾端由切口或腹壁戳口引出，术后一周开始逐日拔出。有部份患者可经皮股动脉插管至肝动脉栓塞止血。

总之，原发性肝癌是一种进展较快，危害较大的恶性肿瘤。决定肝癌预后的主要因素是肿瘤的生物学特征和宿主的抗病能力，这两方面的因素随病情的发展而有所变化。因此，只有争取做到早期发现，早期诊断和早期治疗，便能进一步改善肝癌的预后。

二、继发性肝癌

继发性肝癌又称转移性肝癌。肝是最常见的血行转移器官，尸检证实在各种转移性肿瘤中，转移性肝癌占41%。其中57%来自消化系统的原发肿瘤，尤以结、直肠易发生。结肠和直肠癌仅有肝转移者，根治性切除术后，有长期存活甚至治愈的可能性。其他较多发生肝转移的原发癌包括肺癌、乳腺癌、胰腺癌、胃癌、胆囊癌、肝外胆管癌、肾癌、宫颈癌、卵巢癌、前列腺癌和头颈部肿瘤等，多同时伴发肝外转移，手术作用有限。

继发性肝癌常以肝外原发肿瘤所引起的症状为主要表现，肝转移癌结节较小时，一般无症状，常在实验室或影像学检查时方才被发现。甚至少数诊断为肝转移癌患者找不到肝外的原发病变。随着转移病灶的增大，可出现上腹或肝区不适或隐痛，病情发展，则出现乏力、发热、体重下降等。体检可扪及肿大的肝或触及坚硬的癌结节。晚期患者可出现贫血、黄疸、腹水等。B超、CT、MRI和PET等影像学检查有重要诊断价值。肿瘤标志物：CEA、CA19－9、CA125等对胃癌、结直肠癌、胆囊癌、胰腺癌、肺癌、卵巢癌等的肝转移具有诊断价值。AFP检测则常为阴性。

继发性肝癌须根据原发性肿瘤的治疗情况，统筹计划行综合治疗。肝病变的治疗方法，与原发性肝癌相似，如转移癌病灶为孤立性，或虽为多发但局限于肝的一叶或一段，而原发肿瘤已被切除，如患者全身情况允许，又无其他部位转移者，应首选肝叶（段）切除术。如原发和肝继发性肿瘤同时发现又均可切除，且符合肝切除条件者，则可根据患者耐受能力，采取与原发肿瘤同期或分期手术治疗。术中B超检查，有助于发现肝内新病灶，从而修正原定的手术方案。对不适应手术切除的肝继发性肿瘤或术中发现不能手术切除者，根据患者全身及原发肿瘤情况，对肝转移癌可根据癌灶部位、数量等选用肝动脉化疗栓塞（TACE），无水酒精注射（PEI）、射频消融、冷冻等局部治疗，上述局部治疗也可与手术切除相互补充，有可能扩大手术范围。也有在术前行区域灌注化疗等使原来难以切除的病变缩小而获得手术切除的。

预后与原发癌的性质、原发和继发癌发现时的严重程度，以及对治疗的反应等多种因素有关。一般肝继发癌切除术后总体来讲疗效不佳。但结直肠癌仅有肝转移，肝外无肿瘤复发或其他部位转移病灶，有可能进行根治性切除术者，有望长期存活甚至有治愈的可能性。其围手术期死亡率<5%，5年生存率25%～46%。手术原则：尽可能切除病变（切缘距肿瘤>1cm），最大限度保留健康肝组织。术前应对患者的可治愈性进行评估：结肠镜检以除外局部复发或出现新病灶；胸部X线检查，腹部、盆腔CT；PET/CT扫描有望发现较为隐蔽的病灶。肝外有肿瘤病变，肝切除不能获得切缘肿瘤阴性，并有认为肝转移灶超过4个，都应视为手术的禁忌。

结直肠癌肝转移切除后复发，约50%仍局限于肝；二次手术切除后的5年生存率仍可达30%～40%，因此，手术后应定期进行CEA检测和B超等影像学检查，尽早发现病变，力争再次手术治疗的机会。

小肠类癌和胃、胰腺的神经内分泌癌肝转移。容易切除，可长时间缓解症状与存活。肝转移性类癌和神经内分泌癌患者，经过严格选择，可进行肝移植术。转移性类癌肝移植也能取得良好疗效，有报道5年生存率可达69%。

三、肝良性肿瘤

肝脏的良性肿瘤可来自肝内的各种细胞，包括肝实质细胞，肝内血管组织以及任何间质组织。大多数的肝脏良性肿瘤往往是偶然间被发现，或在影像学检查时被发现，也可能在因其它问题探查腹腔时被发现。因此，外科医生应充分知道如何去鉴别良恶性肿瘤，并采取合理的手术切除。

【分类】

（1）肝脏局灶性结节性增生：肝脏局灶性结节性增生具有肝硬化的多种特点，表现为对损伤的局部反应，如疤痕组织结节状的增生，血管增生等。但其改变只是局灶性的，而其它部份则是正常的肝组织。大多数的局灶性结节状增生病灶是小的，外观为一边界清楚、坚硬、棕色、常位于包膜下的肿块，直径 2～3cm，大体及显微镜的表现为组织的退化。本病预后良好，未有证据证实其会癌变，一般不需手术。但病变在肝周边时可予以切除。偶然在剖腹术中发现较小的病灶，在作病理取材时可同时切除病灶，个别病例有因结节破裂而致大出血的。

（2）肝腺瘤：对比起来，肝腺瘤几乎无慢性炎症的表现。多数病例其组织学表现及临床表现显示肿瘤生长迅速，伴有坏死或出血。患者通常有疼痛，肿瘤可以相当大。10%～50%的患者肿瘤可以为多发。实验性的肿瘤在去除肿瘤刺激因素后，在显微镜下可以发现肿瘤增生的特点向正常回复。有少数病例可发生恶变。30%的患者有出血的倾向，因而主张肝腺瘤应手术切除，肝腺瘤的患者应停止使用外源性雌激素。

（3）其它肝脏良性肿瘤：根据良性肿瘤的基本细胞结构，参考 Henson 的分类方法，将肝脏良性肿瘤分为以下几类。

1）实质肿瘤：①肝腺瘤；②胆管腺瘤；③混合腺瘤；④局灶性结节性增生。

2）脉管肿瘤：①血管瘤；②淋巴管瘤。

3）间质肿瘤：①纤维瘤；②脂肪瘤；③平滑肌瘤；④畸胎瘤；⑤错构瘤。

对这些患者，如有症状出现或未能经组织学肯定为良性时，应积极手术切除。对多数患者应进行影像学的随访，以免与恶性肿瘤混淆。

【诊断】

对于肝脏良性肿瘤，无特异性的血液方面的试验，AFP 有助于肝癌的诊断，但阴性并不能排除癌肿。非特异性的肝功能检测对一个肝肿块无鉴别诊断的意义。血清学检查有助于球棘虫病的诊断。

现代影像学检查是肝肿瘤诊断和处理的关键。超声波可以鉴别囊性或实性的病变，并同时观察周围包绕的大血管，是最便宜最普遍使用的影像学方法。红细胞标记肝血池扫描对血管瘤的诊断有较大意义。ECT 亦有帮助。

此外，CT 可以对肝肿瘤的部位，形态，是否可切除提供更多的资料，但一般只能提供肝脏占位性病变，无法进行定性诊断。

对肝肿块使用针穿活检仍是有争议的。因为针穿活检可引致出血，球棘虫囊肿外流引起腹膜炎而危及生命。甚至肿块中心取活检，亦难以将肝硬化、肝脏局灶性结节性增生、肝腺瘤与正常肝组织鉴别。因此，如已计划好剖腹术的病例，其它影像学检查已确定诊断，而针吸活检所获得的资料并不影响临床的处理，就不应冒针吸活检的危险。如果针吸活检的结果能使患者免于手术，则有做的必要。

【治疗】

如果已确诊为血管瘤或肝脏局灶性结节性增生，而患者无临床症状，则无手术之必要。如不能排除恶性肿物，应予以剖腹探查。如果患者患结肠癌，应注意排除结肠癌肝转移。对所有患者，外科医生都应首先排除癌肿。

诊断肝肿物的逻辑顺序是，B 型超声波检查判断其是否为囊性，如果肿块是非囊性的，同位素标记的红细胞血池扫描，以判断其是否血管瘤。如果已排除了囊肿或血管瘤，而又不决定手术，则考虑做针穿活检。如针穿活检没有发现恶性细胞，可暂不手术，而应进行影像学随诊。因为针吸活检并不能鉴别不同的良性肝肿瘤，只有在发现恶性细胞时才有诊断意义。针穿活检通常在 B 超或 CT 引导下施行。如果患者有症状，或已计划好剖腹术，便没有必要进行针穿活检。剖腹术中的组织学活检对确诊更有意义。

治疗应遵循以下原则：

（1）大多数良性的肝肿瘤发生在妇女，如果患者没有症状而又能排除恶性肿瘤，便可继续观察。

（2）肝腺瘤应予以切除。对于多发的广泛的病变或没有症状的患者，应密切随访。

（3）在其它腹部手术偶尔发现的肝肿瘤，应在关腹前明确诊断，判定其是否可切除。不要留待术后再做其它检查。

（4）腹部外科医生应对肝脏良性肿瘤有足够的知识，以便正确诊断和决定切除肝肿瘤。

第三节　肝脏移植

自 1963 年 Starzl 进行首例肝脏移植后，30 多年来肝移植工作得到了迅速发展。目前肝移植被认为是治疗急、慢性肝衰竭的手段之一，并在许多国家广泛应用于临床。至 1990 年全球肝移植已超过 5 000 例。虽然异位肝移植（辅助性肝移植）有其特有的优点，但由于供肝与受体肝脏存在着营养竞争，移植肝会逐渐萎缩，疗效不够理想。目前临床上通用的主要是原位肝移植。

【适应证】

肝移植适用于终末期良性肝病及肝恶性肿瘤。前者是先天性胆道闭锁、α－1 抗胰蛋

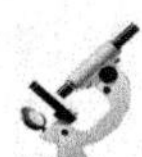

白酶缺乏症、肝豆状核变性、硬化性胆管炎、Buddi－chiari 综合征、晚期肝硬化（包括消化道大出血、门脉血栓形成、门腔分流术后），亚急性及急性肝功能衰竭病者。对于原发性肝脏恶性肿瘤，是否适应肝移植，仍存在着争议。多数人主张对于没有肝外转移的原发性肝细胞癌、纤维板层肝癌、肝门部胆管癌亦为肝移植的适应证，有好的近期效果。反对进行肝移植主要是术后癌肿容易复发或转移，远期疗效不理想。

【供体选择、供肝切取】

肝脏有它的特殊免疫耐受性，不强调作 HLA 配型，但 ABO 力争同型，或按输血规律供给供肝。最理想的是严重头部外伤而致脑死亡的年轻无肝病或肿瘤的供者。供肝热缺血时间在 5min 以内，供肝冷灌注是在开腹后将导管经肠系膜上静脉插至门静脉，用重力方法灌注 0～4℃的林格氏溶液，后用细胞内液型 Collin 氏溶液或其改良配方灌注，并作低温保存，一般可贮存 10～12h。1980 年初广东省人民医院进行 4 例肝移植中，供肝耐受冷缺血时间 2.47～3.24h，移植后供肝功能良好。最近美国 Wisconsin 大学研制的 UW 溶液，可低温保供肝 24h 或更长。有一组病例（30 例）用 UW 溶液冷冻保存供肝 18.05h，术后供肝功能良好。

【病肝切取、供肝植入】

原位肝移植的手术已基本定型。切口常采用双侧肋缘下切口，向上延长并切除剑突。切除病肝，受体应留足够长的血管蒂，以便与供肝相应血管吻合。关于静脉转流问题，由于肝硬化时心输出量高，外周阻力低，病者可耐受心输出量减少 50%，而且门脉侧枝循环增加，当门静脉阻断时，血液可以通过侧枝循环回流。所以静脉转流并非一定必要，但对于阻断后血液动力学影响大，血压不稳定者，应作静脉转流。1983 年静脉转流又重新提出用于成人肝移植中，下腔静脉和门静脉分别插管，连接 Y 型管，通过一个机械泵将血液转流至上腔静脉，不必全身肝素化，流量每分钟 1 000ml 以上，转流时间约 90min 已足够。静脉转流后不会因阻断下腔静脉和门静脉引起回心血量骤减；门体静脉血管床压力急剧升高；避免开放血管后大量酸性产物和钾离子从静脉床中进入血液循环；对肾脏功能和胃肠道的影响也较少；有充分时间仔细进行血管吻合。认为静脉转流是肝移植技术方面的一个创新。病者若有门静脉血栓形成，门静脉闭塞或过去作过门腔分流手术时，仍可争取完成肝移植手术，切除有病变的门静脉，作低位吻合，或以一段髂静脉搭桥，与胰腺下缘的肠系膜上静脉作端侧吻合，可以有足够门静脉血流入供肝。当作供体与受体门静脉或腔静脉端端吻合时，要注意“增宽因素”，用 Prolene 线缝合一周完成吻合时，打结不要紧贴血管壁，约留 0.5cm，血流恢复后，用手轻捏之，可避免吻合口狭窄，少许渗血缝合一针可止血。当吻合肝上下腔静脉及门静脉后，开放血流，使 100～200ml 血液从肝上下腔静脉流出，以免在缺血期间形成的高钾和高酸性代谢物流入心脏，以致心跳骤停。无肝期一般不超过 2h。广东省人民医院的 4 例肝移植无肝期控制在 69～109min。胆道重建多采用供体与受体胆总管端端吻合，并放 T 管作支架引流从受体胆总管段引出。对于术后移植肝有急性或慢性排斥而丧失功能者，可及时地进行再次或三次肝移植。Shaw 报道一组病例（313 例）中有 68 例作再次肝移植，即使手术困难，但亦能明显地改善了肝移植病者的预后。

【免疫抑制治疗】

肝移植术后病者，应在重症监护病房进行严密观察，注意生命体征、出入量及排斥的早期诊断并及时处理。免疫抑制治疗是必不可少的。1980 年前免疫抑制药物主要为硫唑嘌呤、强的松及抗淋巴细胞球蛋白（ALG），其一年存活率为 32%。1980 年后，环孢霉素 A 应用于临床，使肝移植一年存活率提高到 70% ~ 80%，三年存活率达 60%。使肝移植进入了一个崭新阶段。近年来新的免疫抑制药单克隆抗体 OKT_3 及 FK506 用于肝移植，使效果进一步提高。Starzl 一组病例，一年存活率达到 92.7%。

肝移植在不断的发展中，新的手术方式不断出现，1980 年 Bismuth 提出采用“减体积性肝移植”，即原位部分肝移植，作右半肝或左半肝或左外侧叶（Ⅱ ~ Ⅲ段）原位肝移植。在日本与巴西开展了活体肝移植，活体亲属供给肝左外叶移植成功。这些都大大开阔了肝移植的前景。

第十一章 门静脉高压症

门静脉高压症系因不同原因在门静脉的不同部位发生阻塞，以致血流淤滞、门静脉压力升高，继发地引起脾肿大及脾功能亢进，食管、胃底黏膜下静脉曲张及破裂出血，和出现腹水等一系列症状。当门静脉压超过12mmHg时称门脉高压。肝硬化是引起门静脉高压最常见的原因，但也可由肝外门静脉血栓形成或血吸虫的窦前阻塞引起。门静脉高压的主要并发症是静脉曲张出血，腹水、肝硬化患者的肝功能衰竭。

门静脉主干是由肠系膜上、下静脉和脾静脉汇合而成，其中约25%的血液来自脾脏。门静脉系是位于两个毛细血管网之间，一端是胃、肠、脾、胰的毛细血管网，另一端是肝小叶内的肝窦。门静脉血管内无静脉瓣。门静脉压力的高低是由腹腔内脏循环的供血量与肝脏血液流出道的阻力二者的关系决定的。

门静脉高压症如梗阻位于肝窦之前，称为窦前梗阻，包括肝外门静脉和肝内门静脉分支。前者有先天及后天性门静脉血栓形成及外在压迫等；后者以血吸虫病为代表。肝窦以上的梗阻称为窦后梗阻，多为肝炎后肝硬化引起，主要病变是肝小叶内纤维组织的增生和肝细胞的再生，压迫肝窦使其变形，并形成很多假小叶，压迫小叶中心静脉和肝静脉支，肝脏血液流出道受阻，引起门静脉压力增高。

由于门静脉高压症的分类侧重点不同，分类的分法亦各异，但分类的主要根据还是阻塞的部位。

【病理生理】

门静脉无瓣膜，其压力通过流入的血量和流出阻力形成并维持。门静脉血流阻力增加，常是门静脉高压症的始动因素。按阻力增加的部位，可将门静脉高压症分为肝前、肝内和肝后三型。肝内型门静脉高压症又可分为窦前、窦后和窦型。在我国，肝炎后肝硬化是引起肝窦和窦后阻塞性门静脉高压症的常见病因。由于增生的纤维束和再生的肝细胞结节挤压肝小叶内的肝窦，使其变窄或闭塞，导致门静脉血流受阻，门静脉压力也就随之增高。其次是由于位于肝小叶间汇管区的肝动脉小分支和门静脉小分支之间的许多动静脉交通支，平时不开放，而在肝窦受压和阻塞时即大量开放，以致压力高的肝动脉血流直接反注入压力较低的门静脉小分支，使门静脉压力更加增加。常见的肝内窦前阻塞病因是血吸虫病。

肝前型门静脉高压症的常见病因是肝外门静脉血栓形成（脐炎、腹腔内感染如急性阑尾炎和胰腺炎、创伤等）、先天性畸形（闭锁、狭窄或海绵样变等）和外在压迫（转移癌、胰腺炎等）。这种肝外门静脉阻塞的患者，肝功能多正常或轻度损害，预后较肝内型好。

肝后型门静脉高压症的常见病因包括巴德－吉亚利综合征（Budd－Chiari syndrome）、缩窄性心包炎、严重右心衰竭等。

门静脉高压症形成后，可以发生下列病理变化：

（1）脾肿大、脾功能亢进：门静脉血流受阻后，首先出现充血性脾肿大。门静脉高压症时可见脾窦扩张，脾内纤维组织增生，单核－吞噬细胞增生和吞噬红细胞现象。临床上除有脾肿大外。还有外周血细胞减少，最常见的是白细胞和血小板减少，称为脾功能亢进。

（2）交通支扩张：由于正常的肝内门静脉通路受阻，门静脉又无静脉瓣，上述的四个交通支大量开放，并扩张、扭曲形成静脉曲张。在扩张的交通支中最有临床意义的是在食管下段、胃底形成的曲张静脉。它离门静脉主干和腔静脉最近，压力差最大，因而经受门静脉高压的影响也最早、最显著。肝硬化患者常有胃酸反流，腐蚀食管下段黏膜引起反流性食管炎，或因坚硬粗糙食物的机械性损伤，以及咳嗽、呕吐、用力排便，重负等使腹腔内压突然升高，可引起曲张静脉的破裂，导致致命性的大出血。其他交通支也可以发生扩张，如直肠上、下静脉丛扩张可以引起继发性痔；脐旁静脉与腹上、下深静脉交通支扩张，可以引起前腹壁静脉曲张；腹膜后的小静脉也明显扩张、充血。

（3）腹水：门静脉压力升高，使门静脉系统毛细血管床的滤过压增加，同时肝硬化引起的低蛋白血症，血浆胶体渗透压下降及淋巴液生成增加，促使液体从肝表面、肠浆膜面漏入腹腔而形成腹水。门静脉高压症时虽然静脉内血流量增加，但中心血流量却是降低的，继发刺激醛固酮分泌过多，导致钠、水潴留而加剧腹水形成。

约20%的门静脉高压症患者并发门静脉高压性胃病，并且占门静脉高压症上消化道出血的5%～20%。在门静脉高压时，胃壁瘀血、水肿，胃黏膜下层的动－静脉交通支广泛开放，胃黏膜微循环发生障碍，导致胃黏膜防御屏障的破坏，形成门静脉高压性胃病。门静脉高压症时由于自身门体血流短路或手术分流，造成大量门静脉血流绕过肝细胞或因肝实质细胞功能严重受损，致使有毒物质（如氨、硫醇和γ－氨基丁酸）不能代谢与解毒而直接进入体循环，从而对脑产生毒性作用并出现精神神经综合征，称为肝性脑病或门体性脑病。门静脉高压症患者自然发展成为肝性脑病的不到10%，常因胃肠道出血、感染、过量摄入蛋白质、镇静药、利尿剂而诱发。

【临床表现】

主要是脾肿大、脾功能亢进，呕血或黑便、腹水或非特异性全身症状（如疲乏、嗜唾、厌食）。曲张的食管，胃底静脉一旦破裂，立刻发生急性大出血，呕吐鲜红色血液。由于肝功能损害引起凝血功能障碍，又因脾功能亢进引起血小板减少，因此出血不易自止。由于大出血引起肝组织严重缺氧，容易导致肝昏迷。

【诊断】

体检时如能触及脾，就提示可能有门静脉高压。如有黄疸、腹水和前腹壁静脉曲张等体征，表示门静脉高压严重。如果能触到质地较硬、边缘较钝而不规整的肝，肝硬化的诊断即能成立，但有时肝硬化缩小而难以触到。还可有慢性肝病的其他征象如蜘蛛痣、肝掌、男性乳房发育、睾丸萎缩等。

下列辅助检验有助于诊断：

（1）血象：脾功能亢进时，血细胞计数减少，以白细胞计数降至 3×10^9/L 以下和血小板计数减少至（70～80）$\times10^9$/L 以下最为明显。出血、营养不良、溶血或骨髓抑制都可以引起贫血。

（2）肝功能检查：常反映在血浆白蛋白降低而球蛋白增高，白、球蛋白比例倒置。由于许多凝血因子在肝合成，加上慢性肝病患者有原发性纤维蛋白溶解，所以凝血酶原时间可以延长。还应作乙型肝炎病原免疫学和甲胎蛋白检查。肝功能分级见表(2－11－1)。

（3）腹部超声检查：可以显示腹水、肝密度及质地异常、门静脉扩张；多普勒超声可以显示血管开放情况，测定血流量，但对于肠系膜上静脉和脾静脉的诊断精确性稍差。门静脉高压症时门静脉内径≥1.3cm。

表 2－11－1　Child－Pugh 分级

项目	异常程度得分		
	1	2	3
血清胆红素(mmol/L)	<34.2	34.2～51.3	>51.3
血浆清蛋白(g/L)	>35	28～35	<28
凝血酶原延长时间(s)	1～3	4～6	>6
(凝血酶原比率%)	(30)	(30～50)	(<30)
腹水	无	少量,易控制	中等量,难控制
肝性脑病	无	轻度	中度以上

总分 5～6 分者肝功能良好（A 级），7～9 分者中等（B 级），10 分以上肝功能差(C 级)。

（4）食管吞钡 X 线检查：在食管为钡剂充盈时，曲张的静脉使食管的轮廓呈虫蚀状改变；排空时，曲张的静脉表现为蚯蚓样或串珠状负影，但这在内镜检查时更为明显。

（5）腹腔动脉造影的静脉相或直接肝静脉造影，可以使门静脉系统和肝静脉显影，确定静脉受阻部位及侧支回流情况，还可为手术方式提供参考资料。

诊断主要根据肝炎和血吸虫病等肝病病史和脾肿大、脾功能亢进、呕血或黑便、腹水等临床表现，一般诊断并不困难。当急性大出血时，应与其他原因的出血鉴别。

【治疗】

静脉曲张出血是门静脉高压的主要并发症。静脉曲张治疗可分为预防的（第一次出血以前）或治疗的，可以是急性出血的治疗或再出血的预防。治疗方法的选择包括：药理学减低门静脉高压、静脉曲张的硬化剂注射、减压分流，断流术和肝移植。

分流手术：

1. 分流的类型

门静脉高压通过完全性门静脉系统分流能恢复正常，但这种分流可导致肝的门静脉灌注丧失。门静脉高压能通过部分门静脉系统分流而减低，其目的是将门脉压力降至12mmHg以下，控制静脉曲张出血，同时，保留一些门静脉血流向肝脏。选择性分流能减少静脉曲张压力控制出血，同时又保持门静脉压力和肝的门静脉灌注。

（1）完全性门静脉系分流：在血流动力学上完全性门静脉系分流分成两种类型。第一种经典的端对侧门腔分流减少内脏床的压力，但保留高的肝内肝窦压力。第二种广泛多样的侧对侧分流（门腔，肠腔，肠肾，中央的脾肾，肠心房）减少内脏和阻塞肝窦的压力。

端侧门腔分流在技术上易做，辨别门静脉并分离至分枝处，然后，向尾部将其游离并使其足够向下与下腔静脉作端-侧吻合而不扭转，这就不能避免中断门静脉流向肝脏。

另外，可作肝移植的患者，肝门的解剖使随后的肝移植更困难。所有门静脉血流的转移增加了肝性脑病的危险，这类手术后肝性脑病的报导约20%～70%。早期的随机取样试验比较，这种手术和其他静脉曲张的医学处理在生存率上无显著的不同，非分流患者死于再出血，而分流的患者死于肝衰竭。美国有专家在统计1990例患者中认为端-侧门腔分流没有适应症。

侧-侧分流流行多样化，但有共同的血流动力学目的，它们通过将高压力的门静脉、肠系膜上或脾静脉连接到低压力的下腔静脉、在肾静脉或右心房。如果移植物或吻合口大于10mm直径，总门静脉转移能达到目的。门静脉血流被逆转以致门静脉血从阻塞肝窦中流出，这有利于控制腹水。门静脉压被正常化，但肝不接收门静脉血流，这对肝细胞功能是有害的。

侧对侧完全性分流下列情况为适应症。第一，患静脉曲张出血的患者继续或大量出血而硬化剂治疗不能控制，完全性分流能止血。第二，异位静脉曲张的患者，如直肠静脉曲张继续出血，需要完全性分流止血。第三，不顺门静脉血流流动的患者，静脉曲张出血完全性分流也是指征。最后，患急性Budd-chiari综合征的患者和活检证实肝细胞坏死，侧对侧完全性分流将减少阻塞肝窦的压力，停止继续坏死。

如果患者是准备作肝移植的，保留肝门出口是重要的，需要完全性分流的患者应作肠腔分流，如果患者不必行肝移植的，应选择门腔侧对侧（或中间位）分流。肠心房分流的指征是需减压的BCS患者和有肝内静脉腔血栓形成或阻塞。

肠腔分流通过作一右横切口或中线切口，在结肠系膜根部游离肠系膜上静脉至动脉右侧，向头侧解剖至与脾静脉相连附近，结扎结肠中静脉及其分支，应游离2～3cm，直接地在十二指肠第三部后下方辨别下腔静脉，不需牵涉结肠肝曲，必须向头部游离十二指肠，使下腔和肠系膜静脉的距离减至最小，钳一环状长14～16mm的Goretex移植物并缝到下腔静脉侧，用Prolene缝线最容易做，移植物套入下腔，这移植物通常8～10cm长，然后修整，用相同的方式缝合到右外侧肠系膜上静脉壁上，将一块网膜放在移植物和十二指肠两者间。

肠心房分流开始用相同的暴露，放在肠系膜上静脉，用 18 ~ 20mm 加强型 Goretey 移植物，通过结肠系膜的小孔，在胃的前面，肝左叶中段到横膈中央右侧，通过膈和右心房下方作吻合术，有些外科医生宁愿通过右前胸作一小切口暴露右心房。

侧对侧完全性分流应根据患者而选择这种手术，患静脉曲张的所有患者应用后，有较高的肝衰竭和肝性脑病发生率。作为移植的过渡，患大出血的患者，肠腔分流可能救治，有人对患 BCS 综合征的患者作随访的组织学和大量肝功能检查显示，作完全性分流后是稳定的，假体移植物血栓形成的风险已被证实高达 50%，加强型 Goretex 移植物比旧的 Dacron 移植物在安装上有更多优点，完全性分流是外科治疗门静脉高压的一个部分。

（2）部分的门静脉系统分流：1970 年在法国探索性提出足够减低门静脉压力去控制出血而不让肝的门静脉血流丧失的概念，并于近来得到美国的 Sarfeh 支持，门腔分流 H 型移植物直径减至 10mm，将降低门静脉压力到 9mmHg，保留门静脉血流 46%，减至 8mm 将低到 12mmHg，保留门静脉血流的 80%，Sarfeh's 的血流动力学系统研究已为“小孔”分流建立了基础。

小口径（8mm）Goretex 移植物被“逆向”放在门静脉与下腔静脉之间，作右肋缘下长切口暴露，从外侧分离门静脉，游离胃肝韧带后缘 2 ~ 3cm 以上并允许钳放置，直接辨认下腔静脉至背部，移植物每端切成大斜面，在右侧互成角度，并用外翻褥式缝合到血管上。门静脉导管插入分流术早期（5 天），由于会形成血栓，推荐用尿激酶处理。随后血栓形成率已经降低，最后，显著的静脉曲张流出道如冠状静脉应作结扎。小孔分流已得到越来越广泛的应用。

（3）选择性分流：选择性分流的生理目的是减低分流胃底食道静脉曲张的压力，同时，保持肠系膜上静脉和门静脉的压力以保持门静脉血流向硬化的肝脏。远端脾肾分流是最常见能达到这目的的手术。但冠状静脉下腔静脉分流也能做到。

过去十年远端脾肾分流得以流行，可能是现今最常用的静脉曲张出血分流，作这手术的患者，当急性出血发作稳定时应作下列详尽的评价。①选择内窥镜检查时出血的危险；②门静脉压力、静脉曲张流入形式和内脏血管造影静脉开放的情况；③通过临床和实验室参数给肝功能 Child's 定级。通过肝功能定量评价补充，肝功能好的患者应考虑作远端脾肾分流（DSRS）以防止曲张静脉再出血。

远端脾肾分流的主要手术步骤是辨别和游离脾静脉，并吻合到左肾静脉和中断门静脉到脾静脉的侧支通道。在左肋下作长切口入路，通过大网膜囊到达胰腺，从胰腺下缘游离肠系膜上静脉到脾门并在这边翻转，推下结肠脾曲将对手术有帮助，从胰腺背后解剖出脾静脉并结扎其分支，应从肠系膜上静脉末端朝脾进行，开始从下、前平面进行最安全，一旦这些清楚，上、后平面通过轻柔解剖使静脉而从胰腺游离出，在分支方向展开钳，这里很少可能被撕裂，应辨别、游离和结扎，脾静脉应游离清楚至少 6cm 以将它拖下到肾静脉而无扭转。肾静脉在腹膜后寻找。术前肾静脉造影对手术操作有帮助，游离左肾静脉，结扎左肾上腺静脉，但不损伤性腺静脉，用连续缝合作后壁吻合，间断缝合作前壁吻合，门静脉到脾静脉侧支通过胰腺发出，横过胃和结肠系膜，从胰腺解剖出主要脾静脉，这里很少侧支。然而，继续解剖脾静脉必需考虑预防撕裂危险，除非操作容易，应以分流需要为限度。通过结扎左右胃静脉而中断胃的侧支。游离下结肠脾曲以防结肠系膜静脉侧支形成。

由于腹水是主要并发症，手术后需要细致的流质饮食，术中术后期尽量减少钠离子，由于左肾静脉解剖后可能出现乳糜腹水，限制食谱每天脂肪入量为30g，许多患者开始每天用安体舒通25mg三次，有些需要速尿，大约10%的患者因腹水可能需行腹腔穿刺，大部分患者穿刺后发现乳糜腹水。术后一周，行导管穿刺血管造影左肠系膜上动脉注射，测量脾、左肾静脉和下腔静脉压力。吻合口两侧无压力差，但从肾静脉到腔静脉可能有5~10mmHg压力差。这通常从6到8周下降。蛋白饮食不限制，除非外科治疗前已被限量。

远端脾肾分流在大约近90%的患者能控制静脉曲张止血，在许多测试中已证实和完全性分流一样有效，术后超过90%的患者立即血管造影能保持门静脉灌注。非酒精性肝硬化的患者行DSRS后长期随诊，保留门静脉灌注（90%）比酒精性肝硬化（50%）好，行DSRS后，非酒精性患者明显改善生存率。

预期的随机抽样试验，DSRS与各种完全分流比较显示控制出血是一样的。DSRS更有效预防再出血且显著降低肝性脑病。

（4）经颈静脉肝内门体分流术：经颈静脉肝内门体分流（TIPS）是一种较为理想的非手术门体分流方法。TIPS由Rosch等在1969年动物实验中首创。1982年曾被Colapinto首先在临床运用，但因疗效不理想未能被临床所接受。80年代Palmaz和Rosch在动物实验中先后对TIPS关键性设备——分流导管进行改进，才使TIPS的临床运用成为现实。

TIPS的操作方法：从右颈静脉穿刺插管，一般采用Teflon导管（8~10F），在电视荧屏监视下将导管经下腔静脉插至肝静脉，再将改良的Ross针沿导管插至肝静脉，从肝静脉向门静脉穿刺，通过Ross针中的导引钢丝把导管送入门静脉，此时可进行测压、造影及曲张静脉栓塞。用Dotten同心轴套叠的Teflon导管系统或血管成形球囊导管，对肝静脉和门静脉之间的穿刺隧道进行扩张，在扩张后的隧道中放置一种可扩张的金属管状支撑器，或用球囊扩张支撑器使其固定在肝内穿刺隧道中，从而产生肝内门体分流。为了使穿刺位置准确，临床多采用经皮经肝门静脉穿刺置管造影行门静脉定位，也有作者在门静脉中放置Dormia网篮作为标记。穿刺点一般采用肝中或肝左静脉与门静脉左侧主干或门静脉分叉处。

TIPS大致有以下优点：①创伤性小，技术成功率高，疗效确定，并发症少；②能有效降低门静脉压和控制静脉曲张破裂大出血。保存向肝血流，且能根据门脉压力下降情况调整门腔分流道宽度，对于保持肝脏的血流灌注和预防肝性脑病的发生有重要意义；③在进行TIPS的同时可进行胃、食管静脉曲张的栓塞治疗；起到同时分流和断流的效果；④急症暂时控制大出血，为手术分流、肝移植或其它治疗赢得时间。

在 TIPS 的临床运用中，对肝内最佳穿刺道的选择，对肝内门腔分流道的大小，如何能保持分流道长期通畅等问题仍有待进一步研究。

总结预防性分流是不需要的，通常预防静脉曲张出血治疗仅需药物治疗。通常不选择 β 阻滞剂减少首次出血危险。

急性静脉曲张出血应做早期内窥镜诊断，同时应用内窥镜静脉曲张硬化剂治疗，将有 80% 以上的急性出血发作受控制，如出血不能控制，需要三腔管压迫，选择再次硬化剂治疗或进行紧急分流。如果持续大量出血，考虑肠腔分流如果通过紧急硬化剂治疗再发生出血，可能需要紧急 DSRS。

预防静脉曲张再出血应以详细评价原来肝病为基础，应建立硬化剂治疗，同时评价肝脏疾病，肝功能好的患者，静脉曲张再出血危险高时，应采用 DSRS 治疗。肝功能差的患者，适合肝移植的应选择提供肝移植治疗。

2. 门脉高压的非分流手术

食道静脉曲张出血患者的有效处理使引起门静脉高压的原因很少得到关心。虽然外科在治疗这系列患者上仍保持密切的关系，但近十多年来，治疗计划已有了变化。第一个主要变化是硬化剂治疗已更广泛应用。这归于设备技术的进展和更广泛的胃镜检查及医生技术的熟练。第二个主要变化是肝移植应用的增加，并用于门脉高压的患者。

在门脉高压处理上，要保持适当的但又要尽量减少外科治疗的作用是重要的。虽然终末期肝病和肝硬化是引起死亡的常见病因，但大量近期毕业的外科医生经历的门脉减压手术远少于 10 例，说明了非分流手术保持了独特的治疗作用。

静脉曲张出血的外科治疗是使门脉高压减轻或接近正常。治疗目的在于：①降低门静脉系统已升高的静脉压；或②消除曲张静脉本身，或消除流向曲张静脉的通道。

静脉曲张出血的治疗目的是采用最小的侵袭性方法马上止血。血流动力学显著的自发出血，即使成功控制，但仍可有严重的肝功能损害，甚至可致死。因此，迅速控制出血是非常珍贵的，众所周知，特效的措施包括紧急胃镜下硬化剂治疗。通常联合注入作用于血管的药物，以减轻门脉高压，其中最常用的是后叶加压素。球囊填塞自 1950 年由 Sengstaken Blakemore 推广以来已广泛应用。虽然球囊通常有效，但需由专人仔细管理，用的持续时间有限。另一个可能控制的措施是经皮肝穿刺治疗曲张静脉，然而，这需要在放射介入方面有一定专门的知识且伴有较高的并发症和再出血率。

非分流手术总是和高死亡率相联系，几十年前采用了门静脉系统分流，使食道静脉曲张出血患者经历非分流手术的百分率变得更少了，由于完全性和选择性分流两者之间的争论持续，应用非分流手术仅有局限的适应症，这些适应症包括门静脉或主要分支闭塞的患者和以前外科分流不成功的患者、患者进展型肝病、先前有核黄疸、或其他严重医学问题的患者，非分流手术被认为在保护门静脉血流性质上比门静脉系分流更小危险。

因此，不加重进行性肝功衰竭。非分流手术的手术危险和患者的 Child's 分级有关，在 Child's 分级 C 级，非分流手术与门静脉系统分流相比不能减少手术的死亡率。

非分流手术的适应证：

1）肝外或内脏的血栓形成。

2）以前分流失败。

3）技术上不能作分流手术。

4）硬化剂治疗失败需外科救援。

5）作为肝移植的过渡。

6）肝移植的禁忌症。

在门脉高压的终末期肝病与门脉系分流比较，肝移植的出现改善了存活率。然而，肝功能正常的患者，不需肝移植，但有由于肝外门脉血栓形成或弥散性内脏血栓形成而引起的显著门脉高压，这些患者从非分流手术中可得到最好的结果。虽然，持续门静脉高压可最终导致到其它侧支系统的静脉曲张形成，但患者能得到的好处是一个长的不出血间期。

以前已做门静脉分流的患者有相同的情形出现，那就是分流失败或血栓形成。不准备肝移植的门静脉高压某些患者被推荐门静脉系统分流术。这是非移植的最好选择，最常作的门静脉系分流为远端脾肾分流（Warren 分流），然而，手术时远端脾肾分流的解剖结构可能不满意，这可能是强烈的静脉周炎累及脾静脉或静脉大小可能少于 7mm 或静脉在手术过程中有不可挽回的损害。1983 年 Warren 建议，最好的术中替代方法可能是用非分流手术。还有禁止远端脾肾分流手术的其它解剖因素，如以前已做脾切除术或顽固性腹水，非分流手术也可能是患者最好的治疗。

硬化剂治疗通常在早期能有效控制出血，然而，出血复发率显著，如硬化剂治疗失败，非分流手术可能补救。最后，患进展型肝病的患者有下列情况将限制肝移植。几个医学问题共存，如严重的冠心病，进展性肺病或肝移植所需预防免疫治疗的条件缺乏，或共存恶性肿瘤，后天免疫缺陷综合征（AIDS）或持续脓毒血症。在某些情形，替代肝移植时，分流比非分流术更少可取之处，因为肝功能障碍危险更大。

（1）门奇断流术：

1）曲张静脉结扎：在 1949 年 Boerema 首先介绍经胸腔入路，直接缝扎曲张静脉。虽然，出血早期被控制，但长期生存的患者再出血发生更多。且肝硬化患者手术死亡率高，有百分之十发生漏，漏的发生率与患者的 Child’ s 分级有关，现已很少采用。

2）食管横断术：1964 年 Walker、Again 介绍了食道横断术，手术经左胸腔切口，在胃食道连接上约 2cm 处完成。食道横断和直接缝扎两者在概念上和内窥镜硬化剂治疗相同。

3）胃横断术：超过 1/3 的急性静脉曲张出血在胃附近而不是食道。食道横断将不能停止如胃的出血，这些曲张静脉有效注射硬化剂是困难的。1948 年 Tanner 介绍胃横断术。此术式较为彻底地切断食道下端和胃底曲张静脉的反常血流，故对控制出血与预防再出血效果较好。

由于胃底切断吻合后形成较坚实的疤痕环，故能达到持久止血目的。

4）贲门胃底周围的血管离断，胃冠状静脉结扎与脾切除术：Hassab 于 1960 年积极主张扩大胃食管周围血管离断范围。于脾切除后结扎胃冠状静脉主干或切除包括胃左动、静脉在内的小网膜组织，将近半胃血管完全离断，将食管下端游离 6～8cm，结扎周围血管。这一手术能较彻底地切断门静脉与奇静脉间的反常血流，近期死亡率较低。

5）联合断流术：门奇断流术的处理被日本 Sugiura 进一步深化，他设计了经胸、腹的联合断流术。经胸手术包括：①肺下静脉以下的血管离断术；②在贲门上 1.5～2.0cm 处食管横断术。经腹手术包括：①脾切除术；②腹段食管及贲门周围血管离断术；③选择性迷走神经切断术及幽门成形术。手术可以一期或二期完成，对于危重患者往往需要二期手术，第一期经胸手术，3～4 周后再经腹手术。Sugiura 手术设计的四个重要理论根据为：a. 把胃食管区的静脉循环与食管旁的静脉侧支，通过切断两者之间的交通支而分开；b. 通过食管横断、破坏了食管壁内所有的侧支；c. 保留了食管旁的门静脉侧支，以保持自然的门奇分流，这点与患者能否长期生存有关；d. 脾切除，减少了门静脉的血流，从而降低了门静脉压力。由于此手术止血效果可靠，再出血率低，手术死亡率低，术后无肝性脑病，长期生存率高。为当前世界上报告疗效最佳的术式。但以分流术为主的欧美国家，Sugiura 手术并不能重复日本的结果。由于 Sugiura 手术经胸、腹两个切口完成，手术创伤大，时间长，术后并发症相对较多。因此，出现了几种改良 Sugiura 术式。Sugiura 术式的出现，使门脉高压外科治疗原有的格局被打破，并逐渐引起人们的极大兴趣。

（2）门脉高压肝移植术：虽然不可逆的肝衰竭是肝移植的明确指征，但这手术的时间选择常常由门脉高压和它的并发症，即静脉曲张出血、腹水和肝性脑病的出现而支配。曲张静脉出血和腹水通过各种类型的门脉减压手术可获得有效治疗。但部分患者继续失去肝功能储备和由于肝性脑病、顽固性腹水或凝血病而失去治理能力。近十多年来，外科技术迅速发展和免疫抑制治疗的进步，对进行性肝衰，肝移植是唯一的合理选择。

肝移植可用两种方法完成：

1）原位肝移植（OLT）：原肝被切除，新肝被放置在正常位置。

需作五个吻合：肝上腔静脉、肝下腔静脉、门静脉、肝动脉和胆管。

2）异位肝移植（HCT）：放置移植肝在异位，最常放置在右脊柱旁。这位置常允许肝顶朝向患者的右边，肝下腔静脉和肾下腔静脉侧作吻合，关闭肝上腔静脉。然后移植肝的门静脉和肠系膜上静脉作端侧吻合。胆管重建和空肠袢作 Roux－en－y 吻合。OLT 置换硬化肝，门静脉高压完全被矫正。反之，HLT 通过正常移植肝作滤器创造独特的侧一侧门静脉分流类型。

HLT 比 OLT 优越包括：①避免受移植者行肝切除的困难；②保留某些原肝功能程度；③希望恢复暴发性衰竭的原肝。HLT 不利情况是发生感染危险或在原肝病发生恶性肿瘤。

在改善 OLT 结果方面技术改良正起着关键作用。近来主张采用静脉旁路，不需系统肝素化，在切除病者肝脏时，减少因持续钳夹门静脉、下腔静脉而引起的血流动力学的不良后果。另一个是低温保存液的新进展，最近采用了 Wisconsin 州大学溶液，能增加冷藏时间，从传统 Collins 溶液最大限度可获得 12h 增加到 24h 或更长。安全保护期的增加已允许更长距离的器官运输和初期移植肝无功能率从 7.4% 下降至 2%。以前行门腔分流后曾经被认为是 OLT 的禁忌证。但用门静脉跳跃式移植，能建立门静脉血流到移植肝，使这些患者的手术成为可能。这技术成功地避免了解剖血栓的危险，或门静脉骨骼化，并提供了适当的肝静脉血流。这技术在本质上对以前作门腔分流，而分流的门静脉对吻合又不适合的患者有帮助。

关于肝移植后的生存率，据美国学者报道，OLT 后患者接受硫唑嘌呤和类固醇治疗（1963～1979 年）生存率是 1 年 32%，5 年 18%，采用 Cyclosporine 后戏剧性地改善了总体患者的生存率。1819 例接受肝移植后予 Cyclosporine 的 1 年、3 年、5 年生存率各自为接近 75%、70%、65%。最近采用了一新奇的免疫抑制剂 FK－506，随访时间短，但一年生存率已增加到 92%。

（3）食道静脉曲张出血内窥镜硬化剂治疗：1939 年 Craafozd 首先介绍用硬化剂成功地治疗食道静脉曲张出血的患者。由于 1940 年到 1980 年热心于门静脉分流，使硬化剂治疗技术未予重视。1979 年 Ferblache 报道了用硬化剂成功地治疗了一系列患者，使硬化剂治疗开始了现代新纪元，从那以后，有关这种治疗食道静脉曲张的文章不断发表。由于下列原因，硬化剂治疗已形成一种重要的治疗方式。这包括它实际上适用于每一个静脉曲张的患者和相对地低内在的治疗风险；治疗可由外科医生或内窥镜技术熟练的胃肠病医生完成。

食道静脉曲张出血治疗分为直接或间接治疗。直接治疗的形式包括气囊填塞、经胸腔缝扎、食道横断、曲张静脉断流术和注射硬化剂。治疗计划以减低门静脉压力而控制静脉曲张出血是间接治疗。门静脉系分流、后叶加压素的药理学治疗和 β 阻滞剂是这种类型的代表。

早期硬化剂治疗技术是应用一特制食道有槽硬镜，这种仪器现在已成为很有兴趣的历史并被现代纤维光学技术代替。

注射硬化剂前，所有的患者应作诊断性内窥镜检查，以进一步证实曲张静脉的存在，并确定真正的出血源。肝硬化患者出血也可能由食道、胃、十二指肠炎症或腐蚀性损伤引起，在这些病例中硬化剂治疗在临床上将会产生不良影响。患者作硬化剂治疗最适合的时间是首次诊断性内窥镜检查。

内窥镜检查前，必需用恰当的灌注疗法为患者提供稳定的血流动力学，凝血障碍要予以纠正，给予镇静剂及咽喉表面麻醉。在出血严重的患者或那些由于肝性脑病被抑制的患者。误吸是主要危险，在内窥镜检查前，预防性气管内插管可减少这种危险。

从远端食道和贲门清楚止血是决定成功的关键，一旦曲张静脉被看清，用套针轻柔地刺进曲张静脉，然后进行硬化剂注射，常用的几种硬化剂都能产生令人满意的效果，在美国，Sodiummorrhuate 和 Sodiumtetradecal 使用最广泛，在欧洲和加拿大，ethanolamine

更流行，每个曲张静脉注射量是 1～4ml，总注射次数和硬化剂量有非常重要的意义，然而在首次治疗期间，应尽量尝试注射所有看得见的曲张静脉。

为了硬化剂治疗成功，有时需要重复治疗，如果患者仍有大量出血，现在的状况尚好，第二期治疗可以在 7～10 天内进行。如果第二期是成功的，间隔 4 到 6 周患者可接受随后的治疗，通常安排在门诊继续治疗，直到所有看得到的曲张静脉被根除为止。

大约有一半的硬化剂治疗患者报告胸骨下疼痛，大约 20% 有短暂的持续 24～48h 的低度发热。更严重的并发症如吸入，可通过治疗前注意充分抽出胃的血液及血块而使之减到最低，在合适的患者可随意使用插管。当远端食道被血液遮挡时，可发生穿孔。在内窥镜检查和硬化剂治疗前努力清洁远端食道和胃是减少这些并发症危险的决定性因素。硬化剂治疗针过度刺入可产生小食道壁穿孔，并有化学性及细菌性腹膜炎的危险，穿孔的存在可从持续性发热和腹痛推断出来，侥幸的是，大多数这种小穿孔能自发地和服用抗生素后的反应而封闭。

实际上少量的食道溃疡是普通的，但大多数溃疡在治疗期间能自发性愈多，随后的食道镜检查能见到远端食道变形，放射照片检查也可观察到，当溃疡严重和持续时可形成食道狭窄，这种狭窄可能的原因，不仅是持续性的食道炎，也可能是远端食道酸的排清迟缓，也许周期性的反流增加了发病率，大部分这种狭窄的处理是简单的扩张术。

硬化剂和内科治疗比较更能减少再出血危险和改善生存率。硬化剂治疗和各种门静脉分流技术比较，虽然硬化剂治疗在控制再出血比门静脉原分流效果差，但这些缺点通过其本身降低肝性脑病的危险和早期低死亡率而得到平衡。

硬化剂治疗出现治疗失败时，应迅速考虑替代治疗。不是所有患者都经历曲张静脉再出血，食道炎时第二次治病本身也能引起出血，也可能为胃和消化性溃疡病。因此，所有治疗失败的病例都应行诊断性内窥镜检查。当血小板减少症和凝血因子缺乏持续存在，纠正疑血病后也允许继续硬化剂治疗且较多成功。

当硬化剂治疗在控制静脉曲张出血已明确失败时，替代治疗包括门静脉分流，食道断流或选择患者肝移植。那些严重的进行性肝衰，经和患者商量或通常和他们的家属商量后，审慎的放弃治疗，显然这种决定是很难作出，但仍有个别患者接受。

用硬化剂治疗有食道静脉曲张出血的患者，作为一种有效的治疗方法，已经被确立，但在仍没有出血的患者，它的效果还不很清楚。硬化剂治疗能有效地控制出血和减少有曲张静脉出血的患者再出血的风险。硬化剂治疗相对较少危险，治疗费用比门静脉系分流少得多。直到肝移植成为实际解决肝硬化，门静脉高压，食道静脉曲张再出血问题时，硬化剂治疗将仍是治疗这些病的最前线措施。

第十二章　胆道疾病

第一节　胆石病

胆石病包括发生在胆囊和胆管的结石，是常见病和多发病。随着人民生活水平的提高，我国胆石病的发生情况发生了很大的变化。从1992年全国胆石病的调查资料显示，胆石病的收治率约占普通外科住院患者的11.5%，女性与男性比例约为2.57∶1，我国胆囊结石的发病率有上升趋势，与胆管结石的比例从十年前的1.5∶1增至7.36∶1，其中胆固醇结石与胆色素结石的比例也由1.4∶1上升到3.4∶1。

胆石的化学组成常从其剖面结构来判断胆固醇和胆色素的含量，胆固醇在胆固醇结石中含量超过60%～70%，在纯胆固醇结石中超过90%，在胆色素结石中含量应低于40%。如结石钙盐含量较多，X线检查常可显影。胆石常分为三类：

（1）胆固醇结石：80%位于胆囊内。呈白黄、灰黄或黄色，形状和大小不一，小者如砂粒、大者直径达数厘米，呈多面体、圆形或椭圆形。质硬表面多光滑，剖面呈放射性条纹状。X线检查多不显影。

（2）胆色素结石：又分为两种，一种是无胆汁酸、无细菌、质硬的黑色胆色素结石，由不溶性的黑色胆色素多聚体、各种钙盐和黏液糖蛋白组成，几乎均发生在胆囊内，常见于溶血性贫血、肝硬化、心脏瓣膜置换术后患者；另一种为有胆汁酸、有细菌、质软易碎的棕色胆色素结石，主要发生在胆管。形状大小不一，可呈粒状、长条状，甚至呈铸管形，一般为多发。

（3）混合性结石：由胆红素、胆固醇、钙盐等多种成分混合组成。根据所占成分的比例不同可呈现不同的形状、颜色和剖面结构。

胆石可发生在胆管系统的任何部位，胆囊内的结石为胆囊结石，左右肝管汇合部以下的包括肝总管结石和胆总管结石为肝外胆管结石，汇合部以上的为肝内胆管结石。

一、胆囊结石

胆石是由胆汁中某些成分形成的结晶体。通常一种胆石有多种成分。根据其所含的成分及剖面特点，可分为胆固醇结石、胆色素结石、混合结石三种。胆固醇结石多呈圆形或椭圆形切面平滑或呈结节状，淡黄色，其剖面呈放射状胆固醇结晶条纹，X线平片不显影。胆色素结石常呈泥砂样，或不规则形，易碎，黑色或深绿色，棕黄色，X线平片不显影。混合结石为多面体，边钝，表现光滑，切面呈环层状，深绿色或棕黄色，如含较多钙盐，则X线平片能显示，称阳性结石。胆囊结石多是以胆固醇为主的胆石，胆囊内结石的形成，多以胆汁中的脂质代谢异常和存在着有利于结石形成的因素有关。据统计，患胆囊结石的患者，50% 的人无症状，50% 的人有症状。而有症状的患者，多数会在以后症状再发。

【临床表现】

大多数患者可无症状，仅在体格检查、手术和尸体解剖时偶然发现，称为静止性胆囊结石，随着健康检查的普及，无症状胆囊结石的发现明显增多。胆囊结石的典型症状为胆绞痛，只有少数患者出现，其他常表现为急性或慢性胆囊炎。主要临床表现包括：

（1）胆绞痛：典型的发作是在饱餐、进食油腻食物后或睡眠中体位改变时，由于胆囊收缩或结石移位加上迷走神经兴奋，结石嵌顿在胆囊壶腹部或颈部，胆囊排空受阻，胆囊内压力升高，胆囊强力收缩而发生绞痛。疼痛位于右上腹或上腹部，呈阵发性，或者持续疼痛阵发性加剧，可向右肩胛部和背部放射，部分患者因剧痛而不能准确说出疼痛部位，可伴有恶心、呕吐。首次胆绞痛出现后，约 70% 的患者一年内会再发作。

（2）上腹隐痛：多数患者仅在进食过多、吃肥腻食物、工作紧张或休息不好时感到上腹部或右上腹隐痛，或者有饱胀不适、嗳气、呃逆等，常被误诊为“胃病”。

（3）胆囊积液：胆囊结石长期嵌顿或阻塞胆囊管但未合并感染时，胆囊黏膜吸收胆汁中的胆色素，并分秘黏液性物质，导致胆囊积液。积液呈透明无色，称为白胆汁。

（4）其他：①极少引起黄疸，即使黄疸也较轻；②小结石可通过胆囊管进入并停留于胆总管内成为胆总管结石；③进入胆总管的结石通过 Oddi 括约肌可引起损伤或嵌顿于壶腹部导致胰腺炎，称为胆源性胰腺炎；④因结石压迫引起胆囊炎症慢性穿孔、可造成胆囊十二指肠瘘或胆囊结肠瘘，大的结石通过瘘管进入肠道偶尔可引起肠梗阻称为胆石性肠梗阻；⑤结石及炎症的长期刺激可诱发胆囊癌。

（5）Mirizzi 综合征：是特殊类型的胆囊结石，形成的解剖因素是胆囊管与肝总管伴行过长或者胆囊管与肝总管汇合位置过低，持续嵌顿于胆囊颈部的和较大的胆囊管结石压迫肝总管，引起肝总管狭窄；反复的炎症发作更导致胆囊肝总管瘘管，胆囊管消失、结石部分或全部堵塞肝总管。临床特点是反复发作胆囊炎及胆管炎，明显的梗阻性黄疸。胆道影像学检查可见胆囊增大、肝总管扩张、胆总管正常。

【诊断】

临床典型的绞痛病史是诊断的重要依据，影像学检查可确诊。首选 B 超检查，其诊断胆囊结石的准确率接近 100%。B 超检查发现胆囊内有强回声团、随体位改变而移动、其后有声影即可确诊为胆囊结石。仅有 10% ~15% 的胆囊结石含有钙，腹部 X 线能确诊，侧位照片可与右肾结石区别。CT、MRI 也可显示胆囊结石，但不作为常规检查。

【治疗】

胆囊结石的治疗目前仍应以手术为主，除了在很紧急的情况下施行胆囊造瘘术治疗急性胆囊炎外，胆囊结石的外科治疗是切除含结石的病变胆囊，因此，胆囊切除术是当前腹部外科最常做的手术。近年来，腹腔镜技术的快速发展，除开腹手术外，腹腔镜行胆囊切除术也已渐在国内普及。

1. 胆囊切除术

胆囊切除术适应于急性单纯性、坏疽性胆囊炎，发病在72h以内者，胆囊穿孔但患者能耐受胆囊切除术者，对无症状的胆囊结石，患者属无症状的“安静石，如要求手术治疗，亦可考虑胆囊切除术。

行胆囊切除术有以下情况者应行术中胆道造影：①有黄疸或黄疸病史；②胆总管扩张或壁变厚；③胆总管内扪及结石、蛔虫或可疑结石；④胆囊内多发小结石；⑤并发胰腺炎或疑有胰腺病变者；⑥解剖关系不清，疑有胆道变异或胆管损伤者。其方法为，剥离胆囊至胆囊管，用钳绕胆囊管引过二条牵引线，然后切开胆囊管壁，置入一带注射器充满盐水的塑料管，插入1.5～2cm，然后结扎固定塑料管，换上带造影剂的注射器进行注药造影。如造影有疑问，有必要切开胆总管探查。

2. 胆囊造瘘术

当患者处于危险情况，经胆囊切口取出结石后置管减压引流，是一种应急手术。其适应症为：①局部炎症严重，解剖关系不清；②全身情况甚差，不能耐受较长时间的手术；③技术条件所限，术者对胆囊切除经验不足。胆囊造瘘术的手术要点，在胆囊底部周围用纱布妥善保护以免胆汁污染腹腔，先穿刺抽吸脓液减压，并将穿刺液送培养及做药敏试验。切开胆囊底部取出结石，然后放置造瘘管，胆囊造瘘口应与腹膜固定数针，引流管应与皮肤妥善固定，胆囊周应放置引流，术后应保持引流管通畅，术后二周可经造瘘管行胆道造影，如能在炎症消退后拔管，三个月后再施行胆囊切除术。

二、肝外胆管结石

病因病理肝外胆管结石分为继发性和原发性结石。继发性结石主要是胆囊结石排进胆管并停留在胆管内，故多为胆固醇结石或黑色胆色素结石。原发性结石多为棕色胆色素结石或混合性结石，形成的诱因有：胆道感染、胆道梗阻包括胆总管扩张形成的相对梗阻、胆道异物包括蛔虫残体、虫卵、华支睾吸虫、缝线线结等。结石主要导致：①急性和慢性胆管炎：结石引起胆汁淤滞，容易引起感染，感染造成胆管壁黏膜充血、水肿，加重胆管梗阻；反复的胆管炎症使管壁纤维化并增厚、狭窄，近端胆管扩张；②全身感染：胆管梗阻后，胆道内压增加，感染胆汁可逆向经毛细胆管进入血循环，导致脓毒症；③肝损害：梗阻并感染可引起肝细胞损害，甚至可发生肝细胞坏死及形成胆源性肝脓肿；反复感染和肝损害可致胆汁性肝硬化；④胆源性胰腺炎：结石嵌顿于壶腹时可引起胰腺的急性和（或）慢性炎症。

【临床表现】

一般平时无症状或仅有上腹不适，当结石造成胆管梗阻时可出现腹痛或黄疸，如继发胆管炎时，可有较典型的Charcot三联征：腹痛、寒战高热、黄疸的临床表现。

（1）腹痛：发生在剑突下或右上腹，多为绞痛，呈阵发性发作，或为持续性疼痛阵发性加剧，可向右肩或背部放射，常伴恶心、呕吐。这是结石下移嵌顿于胆总管下端或壶腹部，胆总管平滑肌或Oddi括约肌痉挛所致。

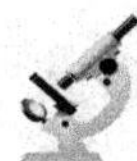

（2）寒战高热：胆管梗阻继发感染导致胆管炎，胆管黏膜炎症水肿，加重梗阻致胆管内压升高，细菌及毒素逆行经毛细胆管入肝窦至肝静脉，再进入体循环引起全身性感染，约2/3的患者可在病程中出现寒战高热，一般表现为弛张热，体温可高达39～40℃。

（3）黄疸：胆管梗阻后可出现黄疸，其轻重程度、发生和持续时间取决于胆管梗阻的程度、部位和有无并发感染。如为部分梗阻，黄疸程度较轻，完全性梗阻时黄疸较深；如结石嵌顿在Oddi括约肌部位，则梗阻完全、黄疸进行性加深；合并胆管炎时，胆管黏膜与结石的间隙由于黏膜水肿而缩小甚至消失，黄疸逐渐明显，随着炎症的发作及控制，黄疸呈现间歇性和波动性。出现黄疸时常伴有尿色变深，粪色变浅，完全梗阻时呈白陶土样大便；随着黄疸加深，不少患者可出现皮肤瘙痒。

【诊断】

（1）体格检查：平日无发作时可无阳性体征，或仅有剑突下和右上腹深压痛。如合并胆管炎时，可有不同程度的腹膜炎征象，主要在右上腹，严重时也可出现弥漫性腹膜刺激征，并有肝区叩击痛。胆囊或可触及，有触痛。

（2）实验室检查：当合并胆管炎时，实验室检查改变明显，如白细胞计数及中性粒细胞升高，血清总胆红素及结合胆红素增高，血清转氨酶和碱性磷酸酶升高，尿中胆红素升高，尿胆原降低或消失，粪中尿胆原减少。

（3）影像学检查：除含钙的结石外，X线平片难以观察到结石，B超检查能发现结石并明确大小和部位，可作为首选的检查方法，如合并梗阻可见肝内、外胆管扩张，胆总管远端结石可因肥胖或肠气干扰而观察不清，但应用内镜超声（EUS）检查可不受影响，对胆总管远端结石的诊断有重要价值。PTC及ERCP为有创性检查，能清楚地显示结石及部位，但可诱发胆管炎及急性胰腺炎和导致出血、胆漏等并发症，有时ERCP需作Oddi括约肌切开，使括约肌功能受损。CT扫描能发现胆管扩张和结石的部位，但由于CT图像中胆道为负影，影响不含钙结石的观察。MRCP是无损伤的检查方法，尽管观察结石不一定满意，但可以发现胆管梗阻的部位，有助于诊断。

【鉴别诊断】

胆绞痛的患者除了胆囊结石以外，需要考虑肝外胆管结石的可能，主要依靠影像学诊断。合并胆管炎者有典型的Charcot三联征则诊断不难。腹痛应与下列疾病鉴别：

（1）右肾绞痛：始发于右腰或胁腹部，可向右股内侧或外生殖器放射，伴肉眼或镜下血尿，无发热，腹软，无腹膜刺激征，右肾区叩击痛或脐旁输尿管行程压痛。腹部平片多可显示肾、输尿管区结石。

（2）肠绞痛：以脐周为主。如为机械性肠梗阻，则伴有恶心、呕吐，腹胀，无肛门排气排便。腹部可见肠型，肠鸣音亢进、可有高调肠鸣音，或可闻气过水声。

可有不同程度和范围的压痛和（或）腹膜刺激征。腹部平片显示有肠胀气和气液平面。

（3）壶腹癌或胰头癌：黄疸者需作鉴别。该病起病缓慢，黄疸呈进行性、且较深；可无腹痛或腹痛较轻、或仅有上腹不适，一般不伴寒战高热，体检时腹软、无腹膜刺激征，肝大、常可触及肿大胆囊；晚期有腹水或恶液质表现。ERCP 或 MRCP 和 CT 检查有助于诊断。EUC 检查对鉴别诊断有较大帮助。

【治疗】

肝外胆管结石仍以手术治疗为主。术中应尽量取尽结石、解除胆道梗阻、术后保持胆汁引流通畅。近年对单纯的肝外胆管结石可采用经十二指肠内镜取石，获得良好的治疗效果，但需要严格掌握治疗的适应证，对取石过程中行 Oddi 括约肌切开（EST）的利弊仍有争议。

1. 非手术治疗

也可作为手术前的准备治疗。治疗措施包括：①应用抗生素，应根据敏感细菌选择用药，经验治疗可选用胆汁浓度高的、主要针对革兰阴性细菌的抗生素；②解痉；③利胆，包括一些中药和中成药；④纠正水、电解质及酸碱平衡紊乱；⑤加强营养支持和补充维生素，禁食患者应使用脑外营养；⑥护肝及纠正凝血功能异常的治疗。争取在胆道感染控制后再行择期手术治疗。

2. 手术治疗

（1）胆总管切开取石、T 管引流术：可采用开腹或腹腔镜手术。适用于单纯胆总管结石，胆管上、下端通畅，无狭窄或其他病变者。若伴有胆囊结石和胆囊炎，可同时行胆囊切除术。为防止和减少结石遗留，术中可采用胆道造影、B 超或纤维胆道镜检查。术中应尽量取尽结石，如条件不允许，也可以在胆总管内留置橡胶 T 管（不提倡应用硅胶管），术后行造影或胆道镜检查、取石。术中应细致缝合胆总管壁和妥善固定 T 管，防止 T 管扭曲、松脱、受压。放置 T 管后应注意：①观察胆汁引流的量和性状，术后 T 管引流胆汁 200～300ml/d，较澄清。如 T 管无胆汁引出，应检查 T 管有无脱出或扭曲；如胆汁过多，应检查胆管下端有无梗阻；如胆汁浑浊，应注意结石遗留或胆管炎症未控制；②术后 10～14 天可行 T 管造影，造影后应继续引流 24 小时以上；③如造影发现有结石遗留，应在术后 6 周待纤维窦道形成后行纤维胆道镜检查和取石；④如胆道通畅无结石和其他病变，应夹闭 T 管 24～48 小时，无腹痛、黄疸、发热等症状可予拔管。

（2）胆肠吻合术：亦称胆汁内引流术。近年已认识到内引流术废弃了 Oddi 括约肌的功能，因此使用逐渐减少。仅适用于：①胆总管远端炎症狭窄造成的梗阻无法解除，胆总管扩张；②胆胰汇合部异常，胰液直接流入胆管；③胆管因病变而部分切除无法再吻合。常用的吻合方式为胆管空肠 Roox－en－Y 吻合，为防止胆道逆行感染，Y 形吻合的引流襻应超过 40cm，并可采用如人工乳头、人工瓣膜等各种抗反流措施，但效果仍不确定。胆管十二指肠吻合虽手术较简单，但食物容易进入胆管、吻合口远端可形成“盲袋综合征”，因此已逐渐少用。胆肠吻合术后，胆囊的功能已消失，故应同时切除胆囊。对于嵌顿在胆总管开口的结石不能取出时可以应用内镜下或手术行 Oddi 括约肌切开，这也是一种低位的胆总管十二指肠吻合术，应严格掌握手术的适应证，禁忌用于有出血倾向或凝血功能障碍、乳头开口于十二指肠憩室、合并肝内胆管结石者。

三、肝内胆管结石

【病因病理】

肝内胆管结石又称肝胆管结石，是我国常见而难治的胆道疾病。肝内胆管结石病因复杂，主要与胆道感染、胆道寄生虫（蛔虫、华支睾吸虫）、胆汁停滞、胆管解剖变异、营养不良等有关。结石绝大多数为含有细菌的棕色胆色素结石，常呈肝段、肝叶分布，但也有多肝段、肝叶结石。多见于肝左外叶及右后叶，与此两肝叶的肝管与肝总管汇合的解剖关系致胆汁引流不畅有关。肝内胆管结石易进入胆总管并发肝外胆管结石。其病理改变有：①肝胆管梗阻：可由结石的阻塞或反复胆管感染引起的炎性狭窄造成，阻塞近段的胆管扩张，充满结石，长时间的梗阻导致梗阻以上的肝段或肝叶纤维化和萎缩，如大面积的胆管梗阻最终引起胆汁性肝硬化及门静脉高压症；②肝内胆管炎：结石导致胆汁引流不畅，容易引起胆管内感染，反复感染加重胆管的炎症狭窄；急性感染可发生化脓性胆管炎、肝脓肿、全身脓毒症、胆道出血；③肝胆管癌：肝胆管长期受结石、炎症及胆汁中致癌物质的刺激，可发生癌变。

【临床表现】

可多年无症状或仅有上腹和胸背部胀痛不适。绝大多数患者以急性胆管炎就诊，主要表现为寒战高热和腹痛，除合并肝外胆管结石或双侧肝胆管结石外、局限于某肝段、肝叶的可无黄疸。严重者出现急性梗阻性化脓性胆管炎、全身脓毒症或感染性休克。反复胆管炎可导致多发的肝脓肿，如形成较大的脓肿可穿破膈肌和肺形成胆管支气管瘘，咳出胆砂或胆汁样痰；长期梗阻甚至导致肝硬化，表现为黄疸、腹水、门静脉高压和上消化道出血、肝功能衰竭。如腹痛为持续性，进行性消瘦，感染难以控制，腹部出现肿物或腹壁瘘管流出黏液样液，应考虑肝胆管癌的可能。体格检查可能仅可触及肿大或不对称的肝，肝区有压痛和叩击痛。有其他并发症则出现相应的体征。

【实验室检查】

急性胆管炎时白细胞升高、分类中性粒细胞增高并左移，肝功能酶学检查异常。糖链抗原（CA19－9）或 CEA 明显升高应高度怀疑癌变。

【诊断】

对反复腹痛、寒战高热者应进行影像学检查。B 超检查可显示肝内胆管结石及部位，根据肝胆管扩张部位可判断狭窄的位置，但需要与肝内钙化灶鉴别，后者常无合并相应的胆管扩张。PTC、ERCP、MRCP 均能直接观察胆管树，可观察到胆管内结石负影、胆管狭窄及近端胆管扩张，或胆管树显示不全、某部分胆管不显影、左右胆管影呈不对称等。CT 或 MR 对肝硬化和癌变者有重要诊断价值。

【治疗】

主要采用手术治疗，原则为尽可能取净结石、解除胆道狭窄及梗阻、去除结石部位和感染病灶、恢复和建立通畅的胆汁引流、防止结石的复发。手术方法包括：

（1）胆管切开取石：是最基本的方法，应争取切开狭窄的部位，沿胆总管向上切开甚至可达2级胆管，直视下或通过术中胆道镜取出结石，直至取净。难以取净的局限结石需行肝切除，高位胆管切开后，常需同时行胆肠吻合手术。

（2）胆肠吻合术：不能作为替代对胆管狭窄、结石病灶的处理方法。当Oddi括约肌仍有功能时，应尽量避免行胆肠吻合手术。治疗肝内胆管结石一般不宜应用胆管十二指肠吻合，而多采用胆管空肠Roux－en－Y吻合。适应证为：①胆管狭窄充分切开后整形、肝内胆管扩张并肝内胆管结石不能取净者；②Oddi括约肌功能丧失，肝内胆管结石伴扩张、无狭窄者；③囊性扩张并结石的胆总管或肝总管切除后；④为建立皮下空肠盲襻，术后再反复治疗胆管结石及其他胆道病变者；⑤胆总管十二指肠吻合后，因肠液或食物反流反复发作胆管炎者。对胆肠吻合后可能出现吻合口狭窄者，应在吻合口置放支架管支撑引流，支架管可采用经肠腔或肝面引出，或采用U管、两端分别经肠腔和肝面引出，为防止拔管后再狭窄，支撑时间应维持1年。

（3）肝切除术：肝内胆管结石反复并发感染，可引起局部肝的萎缩、纤维化和功能丧失。切除病变部分的肝，包括结石和感染的病灶、不能切开的狭窄胆管，去除了结石的再发源地，并可防止病变肝段、肝叶的癌变，是治疗肝内胆管结石的积极方法。其适应证有：①肝区域性的结石合并纤维化、萎缩、脓肿、胆瘘；②难以取净的肝叶、肝段结石并胆管扩张；③不易手术的高位胆管狭窄伴有近端胆管结石；④局限于一侧的肝内胆管囊性扩张；⑤局限性的结石合并胆管出血；⑥结石合并癌变的胆管。

（4）术中的辅助措施：为取净结石，术中可应用胆道造影、B超等检查以确定结石的数量和部位，胆道镜还可行术中取石，也可用碎石器械行术中碎石治疗。

（5）残留结石的处理：肝内胆管结石手术后结石残留较常见，约有20%～40%。因此，后续治疗对减少结石残留有重要的作用。治疗措施包括术后经引流管窦道胆道镜取石；激光、超声、微爆破碎石；经引流管溶石，体外震波碎石，以及中西医结合治疗等。

第二节　胆道感染

一、急性胆囊炎

急性胆囊炎是胆道疾病中最常见的急腹症，90%是由胆囊结石引起，其余是无结石的急性胆囊炎。前者常见于40～60岁。女性多于男性。后者则男性多于女性。

由结石、肿瘤、蛔虫、胆囊扭转和胆囊管狭窄引起的胆囊颈或胆囊管梗阻及细菌感染是急性胆囊炎的主要病因；浓厚的胆盐具有强烈的刺激作用，也是致病因素。常见的致病菌有大肠杆菌和厌氧菌，其次是肺炎杆菌、链球菌和金黄色葡萄球菌。

急性胆囊炎可发展为胆囊积脓、胆囊坏疽、胆囊穿孔和胆囊内瘘，有以上合并症时病情严重而复杂。部分急性胆囊炎经保守治疗后可转变为慢性胆囊炎。

（一）急性结石性胆囊炎

【病因】

目前认为急性结石性胆囊炎初期的炎症是由于胆囊结石直接损伤受压部位的黏膜引起，细菌感染是在胆汁淤滞的情况下出现。主要致病原因有：①胆囊管梗阻：胆囊结石移动至胆囊管附近时，可堵塞胆囊管或嵌顿于胆囊颈，嵌顿的结石直接损伤黏膜，以至胆汁排出受阻，胆汁滞留、浓缩。高浓度的胆汁酸盐具有细胞毒性，引起细胞损害，加重黏膜的炎症、水肿甚至坏死；②细菌感染：致病菌多从胆道逆行进入胆囊、或循血循环或淋巴途径进入胆囊，在胆汁流出不畅时造成感染。致病菌主要是革兰阴性杆菌，以大肠杆菌最常见，其他有克雷伯菌、粪肠球菌、铜绿假单胞菌等。常合并厌氧菌感染。已有报告在胆囊结石患者胆汁中检测出幽门螺杆菌（HP）DNA，说明有细菌经十二指肠逆行进入胆道的可能。

【病理】

病变开始时胆囊管梗阻，黏膜水肿、充血、胆囊内渗出增加，胆囊肿大。如果此阶段采取治疗措施后梗阻解除、炎症消退，大部分组织可恢复原来结构，不遗留瘢痕。此时为急性单纯性胆囊炎。如病情进一步加重，病变波及胆囊壁全层，囊壁增厚，血管扩张，甚至浆膜炎症、有纤维素或脓性渗出，发展至化脓性胆囊炎。此时治愈后也产生纤维组织增生、瘢痕化，容易再发生胆囊炎症。反复的发作、治愈则呈现慢性炎症过程，胆囊可完全瘢痕化而萎缩。如胆囊梗阻未解除，胆囊内压继续升高，胆囊壁血管受压导致血供障碍、继而缺血坏疽，则为坏疽性胆囊炎。坏疽胆囊炎常并发胆囊穿孔，多发生在底部和颈部。全胆囊坏疽后因为黏膜坏死、胆囊功能消失。急性胆囊炎因周围炎症浸润至邻近器官，也可穿破至十二指肠、结肠等形成胆囊胃肠道内瘘，急性炎症可因内瘘减压而迅速消退。

【临床表现】

女性多见，50 岁前为男性的 3 倍、50 岁后为 1.5 倍。急性发作主要是上腹部疼痛，开始时仅有上腹胀痛不适，逐渐发展至呈阵发性绞痛；夜间发作常见，饱餐、进食肥腻食物常诱发发作。疼痛放射到右肩、肩胛和背部。伴恶心、呕吐、厌食、便秘等消化道症状。如病情发展，疼痛可为持续性、阵发加剧。患者常有轻度至中度发热，通常无寒战，可有畏寒，如出现寒战高热，表明病变严重，如胆囊坏疽、穿孔或胆囊积脓，或合并急性胆管炎。10% ~20% 的患者可出现轻度黄疸，可能是胆色素通过受损的胆囊黏膜进入循环，或邻近炎症引起 Oddi 括约肌痉挛所致。约 10% ~15% 的患者可因合并胆总管结石导致黄疸。

体格检查：右上腹胆囊区域可有压痛，程度个体有差异，炎症波及浆膜时可有腹肌紧张及反跳痛，Murphy 征阳性。有些患者可触及肿大胆囊并有触痛。如胆囊被大网膜包裹，则形成边界不清、固定压痛的肿块；如发生坏疽、穿孔则出现弥漫性腹膜炎表现。

辅助检查：85% 的患者白细胞升高，有时抗感染治疗后或老年人可不升高。血清丙氨酸转移酶、碱性磷酸酶常升高，约1/2的患者血清胆红素升高，1/3的患者血清淀粉酶升高。B超检查可见胆囊增大、囊壁增厚（>4mm），明显水肿时见“双边征”，囊内结石显示强回声、其后有声影；对急性胆囊炎的诊断准确率为85%～95%。CT、MR检查均能协助诊断。对症状不典型的患者。^{99m}Tc－EHIDA检查诊断急性胆囊炎的敏感性达97%特异性达87%，由于胆囊管的梗阻。胆囊不显影；如胆囊显影，95%的患者可排除急性胆囊炎。

【诊断和鉴别诊断】

典型的临床表现、结合实验室和影像学检查，诊断一般无困难。需要作出鉴别的疾病包括：消化性溃疡穿孔、急性胰腺炎、高位阑尾炎、肝脓肿、胆囊癌、结肠肝曲癌或小肠憩室穿孔，以及右侧肺炎、胸膜炎和肝炎等疾病。

【治疗】

急性结石性胆囊炎最终需采用手术治疗。应争取择期进行手术。手术方法首选腹腔镜胆囊切除术，其他还有传统的开腹手术、胆囊造瘘术。

1. 非手术治疗

也可作为手术前的准备。方法包括禁食，输液、营养支持、补充维生素、纠正水电解质及酸碱代谢失衡。抗感染可选用对革兰阴性细菌及厌氧菌有效的抗生素和联合用药。需并用解痉止痛、消炎利胆药物。对老年患者，应监测血糖及心、肺、肾等器官功能，治疗并存疾病。治疗期间应密切注意病情变化，随时调整治疗方案，如病情加重，应及时决定手术治疗。大多数患者经非手术治疗能控制病情发展，待日后行择期手术。

2. 手术治疗

急性期手术力求安全、简单、有效，对年老体弱、合并多个重要脏器疾病者，选择手术方法应慎重。

（1）急诊手术的适应证：①发病在48～72小时内者；②经非手术治疗无效或病情恶化者；③有胆囊穿孔、弥漫性腹膜炎、并发急性化脓性胆管炎、急性坏死性胰腺炎等并发症者。

（2）手术方法：①胆囊切除术：首选腹腔镜胆囊切除，也可应用传统的或小切口的胆囊切除；②部分胆囊切除术：如估计分离胆囊床困难或可能出血者，可保留胆囊床部分胆囊壁，用物理或化学方法破坏该处的黏膜，胆囊其余部分切除；③胆囊造口术：对高危患者或局部粘连解剖不清者，可先行造口术减压引流，3个月后再行胆囊切除；④超声或CT导引下经皮经肝胆囊穿刺引流术（PTGD）：可减低胆囊内压，急性期过后再择期手术。适用于病情危重又不宜手术的化脓性胆囊炎患者。

（二）急性非结石性胆囊炎

【病因及病理】

急性非结石性胆囊炎发生率约占急性胆囊炎的5%～10%，胆囊内并无结石存在。病因仍不清楚，通常在严重创伤、烧伤、腹部非胆道手术后如腹主动脉瘤手术、脓毒症等危重患者中发生，约70%的患者伴有动脉粥样硬化；也有认为是长期肠外营养、艾滋病的并发症。本病病理变化与急性结石性胆囊炎相似，但病情发展更迅速。致病因素主要是胆汁淤滞和缺血。导致细菌的繁殖且供血减少，更容易出现胆囊坏疽、穿孔。

【临床表现】

本病多见于男性、老年患者。临床表现与急性胆囊炎相似。腹痛症状常因患者伴有其他严重疾病而被掩盖，易误诊和延误治疗。

对危重的、严重创伤及长期应用肠外营养支持的患者，出现右上腹疼痛并伴有发热时应警惕本病的发生。若右上腹压痛及腹膜刺激征，或触及肿大胆囊、Murphy 征阳性时，应及时作进一步的检查。发病早期 B 超检查不易诊断，CT 检查有帮助，而肝胆系统核素扫描约97%的患者可获得诊断。

【治疗】

因本病易坏疽穿孔，一经诊断，应及早手术治疗。可选用胆囊切除、或胆囊造口术，或 PTGD 治疗。未能确诊或病情较轻者，应在严密观察下行积极的非手术治疗，一旦病情恶化，及时施行手术。

二、慢性胆囊炎与慢性胆囊病

慢性胆囊炎分为慢性结石性胆囊炎和慢性非结石性胆囊炎两种。

慢性结石性胆囊炎可以是急性胆囊炎伴胆囊结石的后遗病变。胆囊壁增厚和纤维组织增生，黏膜有不同程度的萎缩。胆囊萎缩变小，并与周围组织有粘连。如胆囊管被结石嵌顿或疤痕粘连而致完全阻塞，胆汁滞留在胆囊内，其中胆色素成分被吸收，胆囊内充满由黏膜不断分泌的透明黏液，造成胆囊积水，胆囊增大，临床上可扪及。

除了结石性胆囊炎外，尚有一部分患者被诊断为慢性胆囊炎，但胆囊内并不含有结石，称之为慢性非结石性胆囊炎，其病因至今尚不完全清楚。常因有胆囊管的先天性异常，胆囊管纤维疤痕组织的增生和扭曲可造成胆囊管的部分阻塞，影响了胆囊的排空功能。或因细菌或病毒感染，浓缩胆汁的刺激，胰液返流，胆道的霉菌及寄生虫感染、过敏反应等。其临床表现可和慢性结石性胆囊炎相同。

【临床表现与诊断】

多数为胆囊功能紊乱和消化功能障碍的表现。多主诉上腹闷胀不适，少数感右上腹隐痛，多无阳性体征，在胆囊积水时可扪及肿大胆囊。

由于 B 超普遍用于临床及健康普查，慢性结石性胆囊炎的诊断已比较简便。而非结石的慢性胆囊炎，B 超和口服胆囊造影常可显示正常胆囊，或仅有胆囊轻度收缩功能减退。这类患者应同时进行胃肠钡餐或上消化道纤维镜检查，以排除上消化道其它病变。Pickleman 于 1986 年采用胆囊收缩素闪烁造影，常规放射性同位素胆汁排泄性扫描结合服用胆囊收缩素（cck）以刺激胆囊排空，排空低于50%者为异常。上海中山医院应用口服胆囊造影 36h 再摄片法检查，如 36h 摄片时胆囊仍持续显影，则提示胆囊排空障碍。

【治疗】

对于慢性结石性胆囊炎患者有明显症状，或有反复急性发作者，均应手术切除胆囊。如胆囊功能良好，可试用溶石或碎石疗法。非结石的慢性胆囊炎，当临床症状明显时，亦需行胆囊切除。腹腔镜胆囊切除术目前在国内已逐步开展。

三、急性梗阻性化脓性胆管炎

急性梗阻性化脓性胆管炎（Aosc），亦称重症急性胆管炎，（Acst）是外科急腹症中死亡率较高的一种疾病。此症多发生在胆管梗阻，继发细菌感染，致病菌主要为大肠杆菌，克雷白菌，粪链球菌，特别是同时有厌氧菌混合感染时。此病严重凶险，发展迅速，如能及时引流和减压胆管，处理恰当，多数患者便能获得挽救。

【病因】

在我国最常见的原因是肝内胆管结石，其次为胆道寄生虫和胆管狭窄。在国外，恶性肿瘤、胆道良性病变引起狭窄、先天性胆道解剖异常、原发性硬化性胆管炎等较常见。近年随着手术及介入治疗的增加，由胆肠吻合口狭窄、PTC、ERCP、置放内支架等引起者逐渐增多。

【病理】

实验证明，当胆道因梗阻压力 >1.47kPa（15cmH_2O）时，放射性核素标记的细菌即可在外周血中出现；而胆汁及淋巴液培养在胆道压力 <1.96kPa（20cmH_2O）时为阴性，但 >2.45kPa（25cmH_2O）时则迅速变为阳性。在梗阻的情况下，细菌经胆汁进入肝后大部分被肝的单核－吞噬细胞系统所吞噬，约10%的细菌可逆流入血，成菌血症。

从门静脉血及淋巴管内发现胆砂说明，带有细菌的胆汁也可直接反流进入血液，称胆血反流。其途径包括经毛细胆管－肝窦瘘进入肝静脉，胆源性肝脓肿穿破到血管，经胆小管黏膜炎症溃烂至相邻的门静脉分支，经肝内淋巴管等。细菌或感染胆汁进入循环，引起全身化脓性感染，大量的细菌毒素引起全身炎症反应，血流动力学改变和MODS。

胆管局部改变主要是梗阻以上的胆管扩张、管壁增厚，胆管黏膜充血水肿，炎性细胞浸润，黏膜上皮糜烂脱落，形成溃疡。肝充血肿大。光镜下见肝细胞肿胀、变性，汇管区炎性细胞浸润，胆小管内胆汁淤积。肝窦扩张，内皮细胞肿胀。病变晚期肝细胞发生大片坏死，胆小管可破裂。

致病的细菌主要是革兰阴性细菌，其中以大肠杆菌、克雷伯菌最常见。在革兰阳性菌感染中，常见的有肠球菌。约有25～30%合并厌氧菌感染。

【临床表现与诊断】

本病起病急骤，病情发展迅速，其主要表现为发热、寒战、黄疸和全身中毒症状，早期出现休克和神志改变，白细胞计数明显升高和左移，可达2～4万/mm^3，并可出现中毒颗粒，血清胆红素升高，可伴有GPT升高等肝损害的表现，血培养常有细菌生长。

根据临床表现中典型的腹痛、寒战高热和黄疸的夏柯征（Charcot）以及中枢神经系

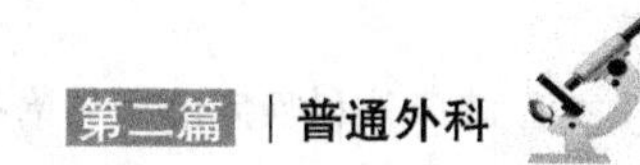

统抑制和低血压症等临床表现，即可诊断急性梗阻性化脓性胆管炎。国内华西医大将急性梗阻性化脓性胆管炎病情分为四级，有利于对病情和预后的估计和判断。

Ⅰ级 单纯 Aosc Ⅱ级 感染性休克

Ⅲ级 肝脓肿 Ⅳ级 多器官衰竭

【治疗】

原则是立即解除胆道梗阻并引流。当胆管内压降低后，患者情况常常能暂时改善，有利于争取时间继续进一步治疗。

1. 非手术治疗

既是治疗手段，又可作为手术前准备。主要包括：①维持有效的输液通道，尽快恢复血容量，除用晶体液扩容外，应加入胶体液；②联合应用足量抗生素，经验治疗证明，应先选用针对革兰阴性杆菌及厌氧菌的抗生素，根据该抗生素的半衰期来确定使用次数和间隔时间；③纠正水、电解质紊乱和酸碱失衡，常见为等渗或低渗性缺水及代谢性酸中毒；④对症治疗如降温、使用维生素和支持治疗；⑤如经短时间治疗后患者仍不好转，应考虑应用血管活性药物以提高血压、肾上腺皮质激素保护细胞膜和对抗细菌毒素，应用抑制炎症反应药物，吸氧纠正低氧状态；⑥以上治疗后病情仍未改善，应在边抗休克的同时行紧急胆道引流治疗。

2. 紧急胆管减压引流

只有使胆道压力降低，才有可能中止胆汁或细菌向血液的反流，阻断病情的恶化。胆道减压主要为抢救患者生命，方法力求简单有效，包括：①胆总管切开减压、T 管引流。紧急减压后，病情有可能立即趋于稳定，但对较高位置的肝内胆管梗阻，胆总管切开往往不能有效减压。如手术中发现有较大的脓肿，可一并处理；如为多发小脓肿，则只能行胆管引流。胆囊造口术常难以达到有效的引流，一般不宜采用；②ENBD。比手术创伤小，当胆道内压增高时，能有效的减压，并能根据需要持续放置 2 周或更长时间。但对高位胆管梗阻引起的胆管炎引流效果不肯定；③PTCD。操作简单，能及时减压，对较高位胆管或非结石性阻塞效果较好，但引流管容易脱落和被结石堵塞，且需注意凝血功能。

3. 后续治疗

急诊胆管减压引流一般不可能完全去除病因，如不作后续治疗，可能会反复发作。如患者一般情况恢复，宜在 1～3 个月后根据病因选择彻底的手术治疗。

第三节　胆道肿瘤

一、胆囊息肉和良性肿瘤

（一）胆囊息肉

胆囊息肉是形态学的名称，泛指向胆囊腔内突出或隆起的病变，可以是球形或半球形，有蒂或无蒂，多为良性。病理上可分为：①肿瘤性息肉，包括腺瘤和腺癌，其他少见的还有血管瘤、脂肪瘤、平滑肌瘤、神经纤维瘤等；②非肿瘤性息肉，如胆固醇息肉、炎性息肉、腺肌增生等，尚有很少见的如腺瘤样增生、黄色肉芽肿、异位胃黏膜或胰腺组织等。由于胆囊息肉术前难以确诊性质，故笼统称为“胆囊息肉样病变”或“胆囊隆起性病变”。胆固醇息肉是胆囊黏膜面的胆固醇结晶沉积；炎性息肉是胆囊黏膜的增生，呈多发，直径常小于1cm，多同时合并胆囊结石和胆囊炎；胆囊腺肌增生是胆囊壁的增生性改变，如为局限型则类似肿瘤，但呈良性经过。

本病大部分是体检时由B超检查发现，无症状。少数患者可有右上腹疼痛，恶心呕吐，食欲减退；极个别病例可引起阻塞性黄疸、无结石性胆囊炎、胆道出血、诱发胰腺炎等，体检可能有右上腹压痛。对此病的诊断主要依靠B超，但难以区分是肿瘤性还是非肿瘤性息肉，是良性还是恶性病变。帮助确诊的方法有：①常规超声加彩色多普勒超声或声学血管造影检查；②内镜超声（EUS）检查；③CT增强扫描；④超声导引下经皮细针穿刺活检。

鉴于少数胆囊息肉可能为早期胆囊癌或可发生癌变，因此对本病以下情况视为恶性病变的危险因素：直径超过1cm；年龄超过50岁；单发病变；息肉逐渐增大；合并胆囊结石等。

有明显症状的患者，在排除精神因素、胃十二指肠和其他胆道疾病后，宜行手术治疗。无症状的患者有以下情况仍考虑手术：直径超过1cm的单个病变，年龄超过50岁，连续B超检查发现增大，腺瘤样息肉或基底宽大，合并胆囊结石或胆囊壁增厚。患者如无以上情况，不宜急于手术，应每6个月B超复查一次。直径小于2cm的胆囊息肉，可行腹腔镜胆囊切除；超过2cm或高度怀疑恶变，应剖腹手术，以便于行根治切除。

（二）胆囊腺瘤

是胆囊常见的良性肿瘤，约占胆囊切除标本的1.1%，多见于中、老年女性。可单发或多发，直径0.5～2.0cm，甚至可充满胆囊。腺瘤表面可溃破出血、坏死、感染。胆囊腺瘤的恶变率约为1.5%，一直被认为是胆囊癌的癌前病变，一旦确诊，宜手术切除。术中应将切除的胆囊连同腺瘤送冰冻切片或快速切片病理检查，术后还应作常规石蜡切片检查。如发现癌变需按胆囊癌原则处理。如胆囊肿物合并出血、坏死、感染，也宜尽早手术治疗。

二、胆囊癌

在因胆囊结石而行胆囊切除的患者中，胆囊癌的检出率约1%。胆囊癌男女发病率之比为1∶2～3，50岁以下少见。75%的胆囊癌患者伴有胆囊结石，瓷化胆囊的15%～20%伴有胆囊癌。

由于胆囊癌局部侵犯广泛的特点，其手术切除率甚低，（10%～45%）。愈后悲观，术后的5年生存率仅2%～5%，不能切除的胆囊癌的中位生存时间仅3～6个月。因此，要改善胆囊癌的预后，应努力做到早期诊断。

【病因】

无明确病因，但是流行病学显示，70%的患者与胆结石存在有关，胆囊结石至发生胆囊癌长达10～15年；胆囊癌合并胆囊结石是无结石的13.7倍，直径3cm的结石发病是1cm的10倍，说明胆囊癌的发生是胆囊结石长期的物理刺激，加上黏膜的慢性炎症、感染细菌的产物中有致癌物质等因素综合作用的结果。此外，可能的致癌因素还有：多年以前的胆囊空肠吻合，完全钙化的“瓷化”胆囊，胆囊腺瘤，胆胰管结合部异常，溃疡性结肠炎等。

【病理】

胆囊癌多发生在胆囊体部和底部。腺癌占82%，包括硬癌、乳头状癌、黏液癌，其次为未分化癌占7%，鳞状细胞癌占3%，混合性癌占1%；其他少见的还有淋巴肉瘤、横纹肌肉瘤、网状组织细胞肉瘤、纤维肉瘤、类癌、癌肉瘤等。胆囊癌可经淋巴、静脉、神经、胆管腔内转移、腹腔内种植和直接侵犯。沿淋巴引流方向转移较多见，途径多由胆囊淋巴结至胆总管周围淋巴结，再向胰上淋巴结、胰头后淋巴结、肠系膜上动脉淋巴结、肝动脉周围淋巴结、腹主动脉旁淋巴结转移，极少逆行向肝门淋巴结转移。肝转移也常见，尤其是靠近胆囊床的体部肿瘤，常由直接侵犯或淋巴管转移。

胆囊癌的预后与分期有关，有多种分期方法。Nevin分期；Ⅰ期：黏膜内原位癌；Ⅱ期：侵犯黏膜和肌层；Ⅲ期：侵犯胆囊壁全层；Ⅳ期：侵犯胆囊壁全层及周围淋巴结；Ⅴ期：侵犯或转移至肝及其他脏器。国际抗癌联盟（UICC）按照TNM分期把胆囊癌分为4期：Ⅰ期：侵犯黏膜和肌层（$T_1N_0M_0$）；Ⅱ期：侵犯囊壁全层（$T_2N_0M_0$）；Ⅲ期：侵犯肝<2cm，区域淋巴结转移（$T_3N_1M_0$）；ⅣA期：侵犯肝>2cm（$T_4N_0M_0$，$T_XN_1M_0$）；ⅣB期：远处淋巴或脏器转移（$T_XN_2M_0$，$T_XN_0M_1$）。Nevin分期较简单，与临床治疗方法选择密切相关；UICC分稍复杂但较规范严格，对治疗和预后的判断均有帮助。两种分期均被广泛应用。

【扩散途径】

胆囊癌是一种局部扩展的肿瘤，常侵犯邻近器官与局部淋巴结，远处转移并不常见。50%的患者有局部淋巴结的转移，以及肝的侵犯。通常直接侵犯胆囊床。远处转移约占10%。

了解胆囊癌的扩散途径是为外科根治手术提供理论基础。胆囊癌的淋巴引流是经胆囊壁内的淋巴网直接引流至胆囊管以及胆总管周淋巴结（第一站淋巴结）。胆囊癌的患者出现黄疸，通常是由于胆总管直接被这些肿大的淋巴结压迫所至。第二站淋巴结包括胰上及胰后淋巴结，腹腔淋巴结，腹主动脉周淋巴结。血行转移多经静脉扩散，偶尔沿胆管内扩散侵入胆总管。除了侵犯肝脏，上腹的脏器如胃，十二指肠，大网膜或结肠等常被侵及。

【分期】

胆囊癌的分期对外科手术及预后有较大意义，Nevin 的分期法较易记忆，现列表如下：

胆囊癌的 Nevin 分期：

Ⅰ 仅侵犯黏膜

Ⅱ 黏膜下层

Ⅲ 全层

Ⅳ 侵犯淋巴结

Ⅴ 侵犯肝，邻近器官，远处转移。

【临床表现】

根据病变的部位和深度可有不同的症状。早期无特异性症状，如原有的慢性胆囊炎或胆囊结石引起的腹痛、恶心呕吐、腹部压痛等，部分患者因胆囊切除标本病理检查意外发现胆囊癌。当肿瘤侵犯至浆膜或胆囊床，则出现定位症状，最常见为右上腹痛，可放射至肩背部，食欲可下降，胆囊管受阻时可触及肿大的胆囊。能触及右上腹肿物时往往已到晚期，常伴有腹胀、体重减轻或消瘦、食欲差、贫血、肝大，甚至出现黄疸、腹水、全身衰竭。少数肿瘤穿透浆膜，发生胆囊急性穿孔、腹膜炎，或慢性穿透至其他脏器形成内瘘；还可引起胆道出血、肝弥漫性转移引起肝衰竭等。

实验室检查：CEA、CA19－9、CA125 等均可以升高，其中以 CA19－9 较为敏感，但无特异性。细针穿刺胆囊胆汁行肿瘤标志物检查更有诊断意义。

影像学检查：B 超、CT 检查对胆囊癌的诊断率为 75%～88%，均可显示胆囊壁增厚不均匀，腔内有位置及形态固定的肿物，或能发现肝转移或淋巴结肿大；B 超检查回声不均匀、不伴声影。增强 CT 或 MRI 能较清楚显示胆囊肿块，且可见较丰富血供。

胆囊癌合并坏死、感染需要与胆囊炎或胆囊坏疽形成的脓肿鉴别，但胆囊癌血供丰富，CA19－9 升高。为避免腹腔镜或剖腹探查作诊断，可考虑作 B 超导引下的细针抽吸活检，有助于获得诊断。

【治疗】

在接受外科手术的胆囊癌患者中，1/3 能手术切除，1/3 属姑息性切除，1/3 属不能切除，仅能组织活检。使用高素质的 B 超识别胆囊内肿块，手术探查胆囊内肿块，早期诊断胆囊癌，可以改善切除率。瓷样胆囊是手术的绝对指征，因其胆囊癌的发生率相当高。

因为在常规切除的胆囊标本中可发现 1% 的胆囊癌，因此手术切下的每一个胆囊标本都应剖开仔细检查，如有可疑的病变，应做冰冻切片检查，并应了解病变的深度。

病期决定预后，胆囊癌的扩散方式决定手术方式。病变局限在黏膜或黏膜下层的Ⅰ～Ⅱ期患者手术预后好，单纯胆囊切除已足够。癌肿侵至浆膜属Ⅲ期。其术后 5 年生存率下降至 0～25%，由于肿瘤侵犯肝脏及淋巴转移的发生率相当高，这期患者应行根治性的胆囊切除术。根治性的胆囊切除包括胆囊床的楔型切除，肝门及肝十二指肠韧带，胰腺上沿的淋巴结。肝的切除范围应至少距肿瘤 2cm，并确证切缘无肿瘤浸润。

Ⅳ期为局部淋巴结被侵犯。但肝的侵犯不严重，同样可以做根治性的胆囊切除，并争取清除腹主动脉旁、腹腔淋巴结。一些日本作者主张为清除胰周淋巴结而行胰十二指肠切除术，但胰十二指肠切除术有较高的死亡率，因而仅限于一些 65 岁以下身体状况良好的患者。

对侵犯周围脏器的 V 期患者的治疗是有争议的。过去认为此期患者手术预后甚差。然而，近期的报道，对于这种局部广泛侵犯的癌肿，扩大根治术对生存率有改善。Nakanura报道一组 13 例属 V 期的患者，扩大根治术后一年生存率54%，2 年生存率23%，5 年生存率 15%，而不手术一年生存率为 0，手术包括肝切除，淋巴结清扫，胰十二指肠切除，切除肝外胆管，及其它受侵犯的器官，包括肾、结肠。对已不能切除肿瘤的患者，可行姑息性的手术以解除肠道梗阻以及引流胆道梗阻。

对于作为良性胆囊疾患而行胆囊切除术，而术后病理诊断为胆囊癌的患者，是否应再次手术仍有争议。但对局限于黏膜或黏膜下的患者，一般认为无必要再次手术。对于穿透黏膜下层的患者，因其预后差，常有淋巴转移及肝侵犯，因此主张再次手术，切除胆囊床的肝组织以及清扫淋巴结。

三、胆管癌

自从 1957 年由 Altmeier 与 1965 年 Klatskin 描述原发性胆管癌以来，对胆管癌的认识及其发病有日渐增多的倾向。胆管癌主要以局部生长侵犯为主，远处转移并不常见。无痛性黄疸通常是胆管癌的表现。以往通常在阻塞性黄疸剖腹探查时才能获得诊断，随着现代影像学的进展，多数患者在术前便能获得正确诊断，并根据其位置及范围计划手术。

【病因】

仍不明，多发于 50～70 岁，男女比例约 1.4∶1。本病可能与下列因素有关：肝胆管结石，约 1/3 的胆管癌合并胆管结石，而胆管结石 5%～10% 发生胆管癌；原发性硬化性胆管炎；先天性胆管囊性扩张症，胆管囊肿空肠吻合术后；肝吸虫感染，慢性伤寒带菌者，溃疡性结肠炎等。近来的研究发现，乙型肝炎、丙型肝炎感染与胆管癌的发生可能有关。

【病理】

（1）乳头状癌：好发于胆管下段，呈息肉样突入腔内，有时为多发且有大量的黏液分泌物。

（2）结节状癌：小而且局限的肿瘤，可表现为硬化型或结节型，硬化型多在上段，结节型多在中段向管腔内突出。

（3）弥漫性癌：胆管壁广泛增厚、管腔狭窄，向肝十二指肠韧带浸润，难与硬化性胆管炎鉴别。组织学类型 95% 以上为腺癌，其他罕见的有鳞状上皮癌、腺鳞癌、类癌等，其中主要是高分化腺癌，低分化、未分化癌较少见且多发生在上段胆管。癌肿生长缓慢，极少发生远处转移。其扩散方式有局部浸润以及淋巴转移、腹腔种植等。浸润主要沿胆管壁向上、向下以及横向侵犯周围组织、肝、血管、神经束膜，淋巴转移途径是沿肝动脉周围淋巴结分别至肝总动脉、腹腔动脉、胰上缘、十二指肠后、腹膜后淋巴结。

【分类】

分乳头状癌，结节型腺癌，弥漫浸润腺癌，黏液腺癌，未分化癌。乳头状腺癌与结节型腺癌分化较好。

按部位分类：Longmire 将胆管癌分为三个平面，便于分别处理。

（1）近端胆管癌，包括肝总管及分叉处。

（2）中段胆管癌，即不侵犯分叉处，亦不侵及胰腺段胆管。

（3）远端胆管癌，侵犯胰腺段胆管。

【部位】

根据肿瘤生长的部位，胆管癌分为上段、中段、下段胆管癌，上段胆管癌又称肝门部胆管癌，位于左右肝管至胆囊管开口以上部位，占50%～75%；中段胆管癌位于胆囊管开口至十二指肠上缘，占10%～25%；下段胆管癌位于十二指肠上缘至十二指肠乳头，占10%～20%。不同部位的胆管癌治疗方法有较大的差异。

【临床表现和诊断】

（1）黄疸：90%～98%患者出现，逐渐加深，大便灰白，可伴有厌食、乏力、贫血。半数患者伴皮肤瘙痒和体重减轻。少数无黄疸者主要有上腹部疼痛，晚期可触及腹部肿块。

（2）胆囊肿大：病变在中、下段的可触及肿大的胆囊，Murphy 征可能阴性，而上段胆管癌胆囊不可触及。

（3）肝大：肋缘下可触及肝脏，黄疸时间较长可出现腹水或双下肢浮肿。肿瘤侵犯或压迫门静脉，可造成门静脉高压致上消化道出血；晚期患者可并发肝肾综合征，出现尿少、无尿。

（4）胆道感染：出现典型的胆管炎表现：右上腹疼痛、寒战高热、黄疸，甚至出现休克；感染细菌最常见为大肠杆菌、粪链球菌及厌氧性细菌。内镜或介入放射性检查可能诱发或加重感染。

（5）实验室检查：血清总胆红素、直接胆红素、ALP 和 γ－GT 均显著升高，而 ALT 和 AST 只轻度异常。胆道梗阻致维生素 K 吸收障碍，肝合成凝血因子受阻，凝血酶原时间延长。血清肿瘤标记物 CA19－9 可能升高，CEA、AFP 可能正常。

（6）影像学检查：①首选 B 超检查，可见肝内胆管扩张或见胆管肿物；彩色多普勒超声检查可了解门静脉及肝动脉有无受侵犯；内镜超声探头频率高且能避免肠气的干扰，检查中、下段和肝门部胆管癌浸润深度的准确性分别达到 82.8% 和 85%。在超声导引下还可行 PTC 检查，穿刺抽取胆汁作 CEA、CAl9－9、胆汁细胞学检查和直接穿刺肿瘤活检；②ERCP 仅对下段胆管癌诊断有帮助，或术前放置内支架引流用；③CT、MRI 能显示胆道梗阻的部位、病变性质等，其中三维螺旋 CT 胆道成像和磁共振胆胰管成像（MRCP）将逐渐代替 PTC 及 ERCP 等侵入性检查；④核素显影扫描、血管造影有助于了解癌肿与血管的关系。

【治疗】

1. 手术切除

手术切除是本病唯一能获得治愈的机会。对所有能承受胆道手术的患者，如无远处转移，术前的影像学检查提示肿瘤可以切除的患者，均应手术治疗。

因为胆管癌有沿黏膜下以及胆管神经扩散的倾向，因此，除切除整个肿瘤外，应同时切除区域淋巴结和神经组织。胆管远端 1/3 的肿瘤，应与壶腹周围癌一样行根治性的胰十二指肠切除。中 1/3 的胆管癌，切除范围应从胰上至肝管分叉处肝十二指肠韧带内除门

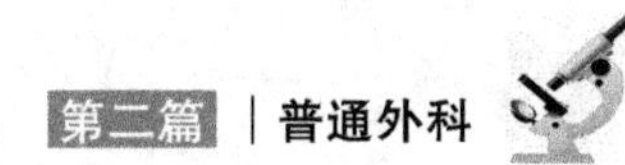

静脉、肝动脉以外的所有结构，包括胆囊切除。对上 1/3 的胆管癌，除按中 1/3 的手术范围切除外，尚应切除肝管分叉处与肝内胆管及肝门部肝组织，至少应超出可见的肿瘤 1cm。

可切除的中近段的胆管癌，切除应从远端开始，从胰腺水平分离出胆总管，门静脉肝动脉以外，胆管及胆管周围的组织及淋巴结一并清除。并切除胆囊，直至切除肿瘤上方 1cm 的正常组织。手术取决于门静脉及肝动脉分枝受侵犯的程度，以及肝脏受肿瘤侵犯的范围。如肿瘤不能切除，便只能做姑息性手术。

位于分叉处的肿瘤，先切除左肝管近端的肿瘤，并在肿瘤下方横断胆管，这样便可将肿瘤向右转，并能辨认肝内的分支。有必要时应行右或左肝叶切除以包绕整个肿瘤。尾叶的胆管通常靠近分叉处汇入大胆管，因此，应包括肿瘤及尾叶一并切除。一些作者提倡作为根治性的近端肿瘤切除，应切除并重建受侵犯的部分门静脉及肝动脉。切除后的空肠胆管重建，有时有多达数个胆管开口，使用空肠侧吻合往往并不困难，同时应放置内支架引流。

2. 姑息手术

当肿瘤因淋巴转移，远处转移，局部结构（肝、血管）被广泛侵犯而不能切除时，或因患者的年纪及一般情况太差不能耐受手术，即应设法引流胆道，以达到缓解症状的目的。

3. U 管引流

通常在手术中放置，带有侧孔的 U 管通过肿瘤的上下胆管，可以达到内引流的目的。而且一旦被堵塞时可以更换。现在还可以经皮肝穿刺或 ERCP 由内镜放置内支架，为中远端胆管不能切除的胆管癌提供了很好的姑息治疗。

第十三章　胰腺疾病

第一节　胰腺炎

一、急性胰腺炎

急性胰腺炎是一种常见的急腹症。按病理分类可分为水肿性和出血坏死性。前者病情轻，预后好；而后者则病情险恶，死亡率高，不仅表现为胰腺的局部炎症，而且常常涉及全身的多个脏器。

【致病危险因素】

急性胰腺炎有多种致病危险因素，国内以胆道疾病为主，占 50% 以上，称胆源性胰腺炎。西方主要与过量饮酒有关，约占 60%。

（1）胆道疾病：胆道结石向下移动可阻塞胆总管末端，此时胆汁可经“共同通道”反流入胰管，其中经细菌作用将结合胆汁酸还原成的游离胆汁酸可损伤胰腺，并能将胰液中的磷脂酶原 A 激活成为磷脂酶 A，从而引起胰腺组织坏死，产生急性胰腺炎。造成胆总管末端阻塞的原因还有胆道蛔虫以及因炎症或手术器械引起的十二指肠乳头水肿或狭窄，Oddi 括约肌痉挛等。

（2）过量饮酒：在美国过量饮酒是其主要致病危险因素。酒精除了能直接损伤胰腺，尚能刺激胰液分泌，并可引起十二指肠乳头水肿和 Oddi 括约肌痉挛，其结果造成胰管内压力增高，细小胰管破裂，胰液进入腺泡周围组织。此时胰蛋白酶原被胶原酶激活成胰蛋白酶，后者又激活磷脂酶 A、弹力蛋白酶、糜蛋白酶和胰舒血管素等对胰腺进行“自我消化”而发生急性胰腺炎。

（3）十二指肠液反流：当十二指肠内压力增高，十二指肠液可向胰管内反流，其中的肠激酶可激活胰液中各种分解蛋白的酶和磷脂酶 A，从而导致急性胰腺炎的发生。十二指肠内压力增高的原因有：穿透性十二指肠溃疡、十二指肠憩室、环状胰腺、十二指肠炎性狭窄、胰腺钩突部肿瘤、胃大部切除术后输入袢梗阻以及其他梗阻因素。

（4）创伤因素：上腹部钝器伤、穿通伤、手术操作，特别是经 Vater 壶腹的操作，如内镜逆行胰胆管造影（ERCP）和内镜经 Vater 壶腹胆管取石术等。

（5）胰腺血循环障碍：低血压、心肺旁路、动脉栓塞、血管炎以及血液粘滞度增高等因素均可造成胰腺血循环障碍而发生急性胰腺炎。

（6）其他因素：胰腺炎的致病危险因素还有很多，如饮食因素、感染因素、药物因素以及与高脂血症、高血钙、妊娠有关的代谢、内分泌和遗传因素等。除上述病因外，少数急性胰腺炎找不到原因，称为特发性胰腺炎。

【发病机制与病理生理】

急性胰腺炎的发病机制比较复杂，至今尚未被完全阐述清楚。

在正常情况下，胰液中的酶原在十二指肠内被激活方有消化功能。在上述致病因素存在时，各种胰酶将通过不同途径相继提前在胰管或腺泡内被激活，将对机体产生局部和全身损害。在局部对胰腺及其周围组织产生“自身消化”，造成组织细胞坏死，特别是磷脂酶A可产生有细胞毒性的溶血卵磷脂，后者可溶解破坏细胞膜和线粒体膜的脂蛋白结构，致细胞死亡。弹力蛋白酶可破坏血管壁和胰腺导管，使胰腺出血和坏死。胰舒血管素可使血管扩张，通透性增加。脂肪酶将脂肪分解成脂肪酸后，与钙离子结合形成脂肪酸钙，可使血钙降低。此外，细胞内胰蛋白酶造成细胞内的自身消化也与胰腺炎发生有关，人胰腺炎标本的电镜观察发现细胞内酶原颗粒增大和较大的自家吞噬体形成。胰液中的各种酶被激活后发挥作用的共同结果是胰腺和胰周组织广泛充血、水肿甚至出血、坏死，并在腹腔和腹膜后渗出大量的液体。患者在早期可出现休克。到了疾病后期所产生的坏死组织又将因为细菌移位而继发感染，在腹膜后、网膜囊或游离腹腔形成脓肿。

大量胰酶及有毒物质被腹膜吸收入血可导致心、脑、肺、肝、肾等器官的损害，引起多器官功能障碍综合征。细菌内毒素入血后还可触发体内的单核巨噬细胞、中性粒细胞和淋巴细胞产生并释放大量内源性介质，这将加重全身损害和多器官功能障碍。

急性胰腺炎时血流动力学发生改变，如血液粘度增高、红细胞聚集增加和红细胞变形能力下降，这些变化将加重胰腺血循环障碍，使病情恶化，可使水肿性胰腺炎向出血坏死性胰腺炎转化。

【病理】

基本病理改变是胰腺呈不同程度的水肿、充血、出血和坏死。

(1) 急性水肿性胰腺炎：病变轻，多局限在体尾部。胰腺肿胀变硬，充血，被膜紧张，其下可有积液。腹腔内的脂肪组织，特别是大网膜可见散在粟粒状或斑块状的黄白色皂化斑（脂肪酸钙）。腹水为淡黄色，镜下见间质充血、水肿并有炎性细胞浸润。有时可发生局限性脂肪坏死。

(2) 急性出血坏死性胰腺炎：病变以胰腺实质出血、坏死为特征。胰腺肿胀，呈暗紫色，分叶结构模糊，坏死灶呈灰黑色，严重者整个胰腺变黑。腹腔内可见皂化斑和脂肪坏死灶，腹膜后可出现广泛组织坏死。腹腔内或腹膜后有咖啡或暗红色血性液体或血性混浊渗液。镜下可见脂肪坏死和腺泡破坏，腺泡小叶结构模糊不清。间质小血管壁也有坏死，呈现片状出血，炎细胞浸润。晚期坏死组织合并感染形成胰腺或胰周脓肿。

【临床表现】

由于病变程度不同，患者的临床表现也有很大差异。

(1) 腹痛：是本病的主要症状。常于饱餐和饮酒后突然发作，腹痛剧烈，多位于左上腹，向左肩及左腰背部放射。胆源性者腹痛始发于右上腹，逐渐向左侧转移。病变累及全胰时，疼痛范围较宽并呈束带状向腰背部放射。

（2）腹胀：与腹痛同时存在。是腹腔神经丛受刺激产生肠麻痹的结果，早期为反射性，继发感染后则由腹膜后的炎症刺激所致。腹膜后炎症越严重，腹胀越明显。腹腔积液时可加重腹胀。患者排便、排气停止。

（3）恶心、呕吐：该症状早期即可出现，常与腹痛伴发。呕吐剧烈而频繁。呕吐物为胃十二指肠内容物，偶可呈咖啡色。呕吐后腹痛不缓解。

（4）腹膜炎体征：急性水肿性胰腺炎时压痛多只限于上腹部，常无明显肌紧张。急性出血坏死性胰腺炎压痛明显，并有肌紧张和反跳痛，范围较广或延及全腹。移动性浊音多为阳性。肠鸣音减弱或消失。

（5）其他：较轻的急性水肿性胰腺炎可不发热或轻度发热。合并胆道感染常伴有寒战、高热。胰腺坏死伴感染时，持续性高热为主要症状之一。若结石嵌顿或胰头肿大压迫胆总管可出现黄疸。坏死性胰腺炎患者可有脉搏细速、血压下降，乃至休克。早期休克主要是由低血容量所致，后期继发感染使休克原因复杂化且难以纠正。伴急性肺功能衰竭时可有呼吸困难和发绀。有胰性脑病者可引起中枢神经系统症状，如感觉迟钝、意识模糊乃至昏迷。腹膜后坏死组织感染可出现腰部皮肤水肿、发红和压痛。少数严重患者可因外溢的胰液经腹膜后途径渗入皮下造成出血。在腰部，季肋部和下腹部皮肤出现大片青紫色瘀斑，称 Grey－Turner 征；若出现在脐周，称 Cullen 征。胃肠出血时可有呕血和便血。血钙降低时，可出现手足抽搐。严重者可有 DIC 表现。

【诊断】

1. 实验室检查

（1）胰酶测定：血清、尿淀粉酶测定是最常用的诊断方法。血清淀粉酶在发病数小时开始升高，24 小时达高峰，4～5 天后逐渐降至正常；尿淀粉酶在 24 小时才开始升高，48 小时到高峰，下降缓慢，1～2 周后恢复正常。血清淀粉酶值超过 500U/dl（正常值 40～180U/dl，Somogyi 法），尿淀粉酶也明显升高（正常值 80～300U/dl，Somogyi 法），有诊断价值。淀粉酶值愈高诊断正确率也越大。但升高的幅度和病变严重程度不成正相关。

血清淀粉酶同工酶的测定提高了本病诊断的准确性。虽然血清淀粉酶升高，但 P－同工酶不高也不能考虑急性胰腺炎的诊断。淀粉酶清除率与肌苷清除率比值的测定可排除因肾功能不全对尿淀粉酶的影响。正常比值为 3.1，当比值大于 5 时有诊断价值。

血清脂肪酶明显升高（正常值 23～300U/L）也是比较客观的诊断指标。

（2）其他项目：包括白细胞增高、高血糖、肝功能异常、低血钙、血气分析及 DIC 指标异常等。诊断性腹腔穿刺若抽出血性渗出液，所含淀粉酶值高对诊断很有帮助。

2. 影像学诊断

（1）腹部 B 超：是首选的影像学诊断方法，可发现胰腺肿大和胰周液体积聚。胰腺水肿时显示为均匀低回声，出现粗大的强回声提示有出血、坏死的可能。还可检查胆道有无结石，胆管有无扩张。但由于上腹部胃肠气体的干扰，可影响诊断的准确性。

（2）胸、腹部X线片：胸片可显示左肺下叶不张，左侧膈肌抬高，左侧胸腔积液等征象；腹部平片可见十二指肠环扩大、充气明显以及出现前哨肠袢和结肠中断征等。

（3）增强CT扫描：不仅能诊断急性胰腺炎，而且对鉴别水肿性和出血坏死性提供很有价值的依据。在胰腺弥漫性肿大的背景上若出现质地不均、液化和蜂窝状低密度区，则可诊断为胰腺坏死。还可在网膜囊内、胰周、肾旁前或肾旁后间隙、结肠后甚至髂窝等处发现胰外侵犯的征象。此外，对其并发病如胰腺脓肿和假性囊肿等也有诊断价值。

（4）MRI：可提供与CT相同的诊断信息。

3. 临床分型

轻型急性胰腺炎：多为水肿性胰腺炎，主要表现为上腹痛、恶心、呕吐；腹膜炎限于上腹，体征轻；血、尿淀粉酶增高；经及时的液体治疗短期内可好转，死亡率很低。重症急性胰腺炎：多为出血坏死性胰腺炎，除上述症状外，腹膜炎范围宽，体征重，腹胀明显，肠鸣音减弱或消失，可有腹部包块，偶见腰胁部或脐周皮下瘀斑征。腹水呈血性或脓性。可伴休克，也可并发脏器功能障碍和严重的代谢障碍。实验室检查：白细胞增多（$\geqslant 16\times10^9/L$），血糖升高（$>11.1mmol/L$），血钙降低（$<1.87mmol/L$），血尿素氮或肌酐增高，酸中毒；PaO_2下降$<8kPa$（$<60mmHg$），应考虑ARDS；甚至出现DIC、急性肾功能衰竭等。死亡率高。早期合并多器官功能障碍的特重型胰腺炎称暴发性胰腺炎，死亡率很高。

针对重症急性胰腺炎国际上有许多评定标准。如Ranson预后判断标准、急性生理学和慢性健康评分标准APACHEⅡ，对病情及预后估计很有帮助，但是较为繁琐。

【治疗】

1. 非手术治疗

急性胰腺炎的患者应住在外科重症监护病房（ICU）进行综合的支持疗法，包括以下的措施。

（1）抗休克疗法：根据患者的具体情况，快速经静脉输入晶体液，血浆，人体白蛋白。右旋糖酐等，恢复有效循环血量和纠正酸碱平衡。正确地使用血管活性药物。可安置中心静脉插管，Swan－Ganz漂浮导管和停留导尿管进行血流动力学监测，以保证血流动力学指标的平稳。

（2）营养支持疗法：可以采用静脉营养，也可以利用空肠造瘘，输入胃肠道要素营养。

（3）禁食与胃肠减压：以减少胃酸和胰液的分泌。

（4）药物的应用：

1）镇痛解痉：杜冷丁50～100mg肌肉注射，或吗啡10mg，肌肉注射。阿托品0.5mg，肌肉注射。

2）抑制胰腺分泌药物：阿托品0.5mg，肌肉注射。口服普鲁苯辛或碳酸氢钠，中和胃酸，间接抑制胰液分泌。

3）抑制胰酶活性药物：如抑肽酶，静脉点滴。每次10～20万U，每日二次。另外还有施他宁（Stilamin）、5－氟尿嘧啶等药物可以参考应用。

4）抗生素治疗：主要是预防继发性感染及防止并发症，从而提高治愈率。宜选用广谱抗生素，联合用药。

（5）并发症的治疗

1）合并呼吸功能衰竭：患者出现呼吸困难，动脉血氧分压，＜70mmHg，应给予吸氧，必要时使用呼吸机辅助呼吸。

2）合并肾功能衰竭：患者出现尿少甚至无尿，并出现尿毒症的症状，血肌酐＞120umol/L，按急性肾功能衰竭抢救，必要时使用血液透析疗法。

3）合并休克与心力衰竭：患者出现低血压，周围循环不良等循环衰竭症状，中心静脉压下降，平均动脉血压＜70mmHg，心率增快。此时应在补充血容量的基础上，正确使用血管活性药物，可安置Swan－Ganz漂浮导管进行血流动力学监测及指导用药。

2. 手术适应证

对坏死性胰腺炎的手术治疗目的是：清除坏死的胰腺组织，引流腹腔和网膜囊中的胰性腹水，阻断炎症和坏死的过程，防止全身性的血管活性物质的释放，术中尽可能地保留仍然存活的胰腺组织，以下几点可作为手术的参考适应症：①坏死的胰腺组织造成继发性细菌感染，以致患者出现败血症；②患者出现休克；③重症监护病房（ICU）治疗三天无效，患者反出现持续加重的局部或全身并发症，如肺功能不全，肾功能衰竭等等表现；④胰腺的广泛性坏死（＞50%）。坏死性胰腺炎的外科手术时机目前尚有争论，所谓延期手术，是指等到胰腺坏死的界限已经明确后才手术。在实践中由于种种原因，能够在起病后第一周内施行手术的病例只占少数，且这些患者往往只是那些严重的坏死性胰腺炎和已确定感染性休克的病例。

3. 手术方法

（1）胰腺切除：该法包括部分性胰腺切除术和胰十二指肠切除术，目的是从根本上切掉病变的腺体。不过这种方法目前还不能作为一种标准的外科疗法，原因是此时外科医生并不能确定坏死性炎症的范围，例如后腹膜或腹腔内的坏死性炎症常常包括肠系膜组织；而且在多数情况下，所谓的胰腺坏死，其实只是胰腺表层组织坏死，围绕着胰管的实质部分却是完整无损伤的；另外，部分性或完全性的胰十二指肠切除术，需要切除健康的十二指肠，胃，胰外胆管，对危重患者来说，是大大地增加了手术的危险性，也有可能增加术后的晚期死亡率。

（2）清腐和腹腔引流：对于感染性胰腺坏死，可以采用手术清除坏死组织，术后进行腹腔引流的处理方法。以达到清除坏死组织，细菌感染组织，以及生物活性物质的目的。清腐要彻底，但是要保留仍然存活的胰腺实质，清腐后创面要缝扎止血。作腹腔引流时，可以先用6～12L的生理盐水冲洗胰腺和胰周。然后分别在网膜囊安置两根大号的双腔硅胶管，作为局部持续引流，以排出坏死组织。可以将胃结肠韧带和十二指肠结肠

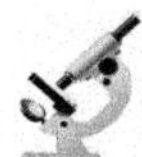

韧带缝合，造成闭式的小腹膜腔，以利术后引流。一般术后第一天的引流液可达 8～24L，其中含有相关的胰腺的酶，还有毒素，血管活性物质，可持续二个星期。如果坏死的组织低于 7 克/24h，可以逐步拔除引流管。经该手术方法处理的患者的住院死亡率为 8%～15%。

（3）清腐和胰包膜切开术：胰腺肿胀明显，估计操作无大困难者，在清除坏死组织的同时，也可施行胰包膜切开术。该法清腐彻底，但手术中切开胰包膜，有造成胰瘘的危险，易产生并发症，术后住 ICU 的时间也相对延长。但文献报导，胰包膜切开术加上广泛的腹腔引流术，手术的死亡率比较低。

（4）经皮穿刺引流术：用经皮穿刺的方法，将大口径的引流管安置在坏死区附近进行引流，从而避免剖腹手术。该方法的缺点是不能保证对坏死区的彻底引流。所以，可以选择经皮穿刺的方法来引流胰周潴留的炎性液体，但对于坏死的组织，仍应该选用剖腹引流的方法。

4. 急性胰腺炎的局部并发症

包括胰腺坏死、胰腺脓肿、急性胰腺假性囊肿及胃肠道瘘。

（1）胰腺及胰周组织坏死：指胰腺实质的弥漫性或局灶性坏死，伴胰周（包括腹膜后间隙）脂肪坏死。根据有无感染又分为感染性和无菌性胰腺坏死。

（2）胰腺及胰周脓肿：指胰腺和（或）胰腺周围的包裹性积脓，由胰腺组织和（或）胰周组织坏死液化继发感染所致，脓液培养有细菌或真菌生长。

（3）急性胰腺假性囊肿：胰腺周围液体积聚，被纤维组织包裹形成假性囊肿。

（4）胃肠道瘘：胰液的消化和感染的腐蚀均可使胃肠道壁坏死、穿孔而发生瘘。常见的部位是结肠、十二指肠，有时也发生在胃和空肠。

（5）出血：由于胰液的消化作用，有时也会造成腹腔或腹膜后的大出血。

5. 急性胰腺炎的预后

患坏死性胰腺炎的患者中，80% 的患者在发病后四个月内，仍显示胰腺的外分泌功能异常，50% 的患者出现亚临床的或者依赖胰岛素的糖尿病。酒精性胰腺炎对胰腺内外分泌功能的影响较大。胰腺的坏死区越广，发生糖尿病的机会越大，也越严重。坏死性胰腺炎后，由于胰腺形态缺失，而且不能恢复到正常水平的腺体数量，故患者会丧失胰腺外分泌和内分泌的功能。

二、慢性胰腺炎

慢性胰腺炎是各种原因所致的胰实质和胰管的不可逆慢性炎症，其特征是反复发作的上腹部疼痛伴不同程度的胰腺内、外分泌功能减退或丧失。

【病因】

主要病因是长期酗酒，在我国则以胆道疾病为主。甲状旁腺功能亢进的高钙血症、血管因素、遗传因素、先天性胰腺分离畸形以及急性胰腺炎造成的胰管狭窄等均与本病的发生有关。

【病理】

病变为不可逆改变。典型的病变是胰腺缩小，呈不规则结节样变硬。胰管狭窄伴节段性扩张，其内可有胰石或囊肿形成。显微镜下见：大量纤维组织增生，腺泡细胞缺失，胞体皱缩，钙化和导管狭窄。电子显微镜下可见致密的胶原和成纤维细胞增生并将胰岛细胞分隔。

【临床表现】

腹痛最常见。疼痛位于上腹部剑突下或偏左，常放射到腰背部，呈束腰带状。疼痛持续的时间较长。可有食欲减退和体重下降。约 1/3 患者有胰岛素依赖性糖尿病，1/4 有脂肪泻。通常将腹痛、体重下降、糖尿病和脂肪泻称之为慢性胰腺炎的四联症。少数患者可因胰头纤维增生压迫胆总管而出现黄疸。

【诊断】

依据典型临床表现，应考虑本病的可能。粪便检查可发现脂肪滴，胰功能检查有功能不足。B 超可见胰腺局限性结节，胰管扩张，囊肿形成，胰肿大或纤维化。腹部 X 线平片可显示胰腺钙化或胰石影。CT 扫描可见胰实质钙化，结节状，密度不均，胰管扩张或囊肿形成等。ERCP 可见胰管扩张或不规则呈串珠状，可见钙化或结石影，也可见囊肿。如胰管显影正常可除外慢性胰腺炎的诊断。

【治疗】

1. 非手术治疗

（1）病因治疗：治疗胆道疾病，戒酒。

（2）镇痛：可用长效抗胆碱能药物，也可用一般止痛药，要防止药物成瘾，必要时行腹腔神经丛封闭。

（3）饮食疗法：少食多餐，高蛋白、高维生素、低脂饮食。按糖尿病的要求控制糖的摄入。

（4）补充胰酶：消化不良，特别对脂肪泻患者，应给予大量外源性胰酶制剂。

（5）控制糖尿病：控制饮食并采用胰岛素替代疗法。

（6）营养支持：长期慢性胰腺炎多伴有营养不良。除饮食疗法外，可有计划地给予肠外和（或）肠内营养支持。

2. 手术治疗

目的主要在于减轻疼痛，延缓疾病的进展，不能根治。

（1）纠正原发疾病：若并存胆石症应行手术取出胆石，去除病因。

（2）胰管引流术：

1）经十二指肠行 Oddi 括约肌切开术以解除括约肌狭窄。使胰管得到引流；也可经 ERCP 行此手术。

2）胰管空肠侧侧吻合术：全程切开胰管，取除结石，与空肠作侧侧吻合。

（3）胰腺切除术：有严重胰腺纤维化而无胰管扩张者可根据病变范围选用下列手术。

1）胰体尾部切除术：适用于胰体尾部病变。

2）胰腺次全切除术：胰远侧切除达胆总管水平，适用于严重的弥漫性胰实质病变。术后有胰岛素依赖性糖尿病的危险，但大部分患者可缓解疼痛。

3）胰头十二指肠切除术（Whipple 手术）：适宜于胰头肿块的患者。可解除胆道和十二指肠梗阻，保留了富有胰岛细胞的胰体尾部。

4）保留幽门的胰头十二指肠切除术（PPPD）。

5）保留十二指肠的胰头切除术：残留胰腺与空肠施 Roux – en – Y 吻合术，与 PPPD 效果相似。

6）全胰切除术：适用于病变范围广的顽固性疼痛患者。半数以上患者可解除疼痛，但术后可发生糖尿病、脂肪泻和体重下降，患者需终生注射胰岛素及口服胰酶片。

此外，对顽固性剧烈疼痛，其他方法无效时，可施行内脏神经切断术或用无水乙醇等药物注射于内脏神经节周围，以控制疼痛。

第二节　胰腺癌

胰腺癌是最常见的胰腺恶性肿瘤，在全身恶性肿瘤中约占 8% ~10%，男性发病率较女性高，约 1.6∶1，80% 以上在 50 岁以上发病。多数发生于导管上皮，占 80% 以上，少数起源于腺泡。可以发生在胰腺的任何部位，70% 左右发生在胰头，其余在体尾部，个别病例癌瘤占据整个腺体，难以确定其原发部位。胰腺由于被膜很薄，淋巴及血运丰富，容易发生胰腺周围的淋巴结转移，胰头癌常转移至幽门下及肠系膜上动脉周围淋巴结。胰腺体尾癌易转移至脾门淋巴结。血行转移以经门脉至肝脏最常见。胰腺癌预后很差，如不进行手术治疗常常在出现症状后 6 ~9 个月死亡。

【临床表现】

因肿瘤在胰腺内的部位不同而各异，症状出现的早晚也与此有关，胰头部肿瘤因阻塞胆总管和胰管而较早出现症状，而体尾部肿瘤多在晚期才出现症状。

（1）黄疸：胰头部癌常首先出现梗阻性黄疸，伴有皮肤瘙痒，黄疸为进行性加重，严重者有白陶土样大便。

（2）腹痛：胰头部癌多有上腹部隐痛不适，进食后更为明显，和胰管梗阻有关。胰体尾部癌可长期无症状，但只要出现腹痛则表明肿瘤已侵及腹膜后，疼痛持续且剧烈，平卧时加重，并牵涉背部痛。

（3）消瘦：患者因食欲不振或消化吸收功能不良而有明显的体重下降，有时为最早期的症状，所以 50 岁以上患者如有原因不明的厌食、消瘦，伴有或不伴有上腹隐痛，应注意除外胰腺癌。

（4）腹部体征：半数以上的胰头癌患者可摸到肿大的胆囊，晚期个别患者在上腹部可触及肿物。

【诊断】

1. 实验室检查

胰头癌患者多有异常发现，胰体尾癌常无变化。

（1）血总胆红素及直接胆红素升高。

（2）ALT 及 AST 正常或轻度升高。

（3）血 ALP 明显升高。

（4）30%患者有空腹血糖升高。

（5）50%患者 CEA 或 CA19-9 升高。

（6）尿胆红素阳性，胆总管完全梗阻时尿胆原阴性。

（7）大便潜血阴性，有助于与壶腹癌鉴别。

2. 影像学检查

（1）X 线钡餐造影：50%胰头癌患者有十二指肠曲增宽，仅 3%~5%的患者在十二指肠降部内侧出现“倒 3 征”。

（2）B 超：为首选的检查方法。首先根据有无肝内外胆管扩张及胆囊有无肿大而鉴别是否是梗阻性黄疸。进而扫查胰腺是否有不规则的肿大及低回声占位或不均匀的肿块，肝脏有无转移。部分患者可发现有扩张的胰管。

（3）CT：确定胰腺有无肿块，其部位、大小和密度，胰管有无扩张，胆囊是否增大。还可检视胰腺周围有无淋巴结肿大，并除外肝脏有无转移。

（4）选择性腹腔动脉造影（SAG）：可根据胰腺动静脉走行及肿瘤周围和肿瘤内的血管变化来判断占位病变，并可根据门脉及肠系膜上静脉的显影情况来估计有无手术切除的机会。

（5）ERCP：如插管造影成功，可显示主胰管局部受压或狭窄，远侧导管有无扩张。肿瘤有坏死并侵及胰管时，有造影剂淤积于导管外的影像。胆总管下端常有梗阻。

（6）PTC：可显示胆总管下端梗阻及其近侧扩张。

3. 胰腺针吸细胞学检查

在 B 超引导下进行，可在不同部位、不同方向和深度穿刺，有助于确诊，确诊率在 85%以上。

【鉴别诊断】

（1）壶腹周围癌：包括胆总管下端癌、壶腹癌、十二指肠癌和胰头癌。临床表现类似，一般都有黄疸，但又有不同之处，如壶腹癌表现的黄疸有暂时减轻的可能，大便潜血常为阳性；十二指肠癌多有出血、梗阻等症状；胆总管下端癌早期出现黄疸，消化道症状较轻。影像学检查对诊断有帮助。由于这几种癌发生的部位极为靠近，特别是已发展到一定程度时更不易鉴别。因在治疗原则上并无区别，所以不影响治疗决策。

（2）胆总管结石：患者在临床上常有反复发作的腹痛、黄疸和发烧。B超可发现结石影像，不难鉴别。但约1%的胰腺癌病例同时合并胆石症，注意勿遗漏胰头癌的诊断。

（3）溃疡病、慢性胃炎等上消化道疾病：无黄疸的患者有上消化道症状者应予以排除。

（4）肝炎、胆囊结石等肝胆系统疾病：目前由于影像学检查的普遍应用，已不难除外。

【治疗】

手术治疗虽然切除率及远期生存率均不高，但仍然是争取患者存活的唯一途径。

1. 手术适应证

患者一般情况尚好，无严重心肺等并存病、无肝转移和腹水者，均应手术治疗。

2. 术前准备

如患者有梗阻性黄疸，血清胆红素在342μmol/L（20mg/dl）以下，在积极保肝治疗并给予维生素 K_1 肌注10mg 3～5d后，直接进行手术探查。如血清胆红素在342μmol/L以上，是否先行PTCD尚有争议，因引流后黄疸消退较慢，延误手术时机，并易发生胆漏等合并症。如开腹探查，患者情况平稳，也可争取一期手术，否则可先行胆囊十二指肠吻合或胆囊造瘘术，2周后再行根治切除手术。

3. 开腹探查

应明确肿瘤是否已侵及周围组织，特别是重要血管，如胰头癌侵犯门静脉、肠系膜上静脉，体尾癌侵犯腹腔动脉，以及肝脏有无转移。如肿瘤可以切除，但不能确定为恶性时，应做切取或粗针穿刺肿瘤组织做冰冻切片检查。

4. 手术方式

（1）胰十二指肠切除术：适用于胰头癌。切除范围为胰腺头部、胃远端、十二指肠全部、空肠上端10cm和胆总管远侧1/2，胆囊一般不予保留。然后行胃肠、胆肠吻合，胰腺残端套入空肠袢的一端做吻合。

（2）全胰十二指肠切除术：适用于胰头及体尾多发癌。切除后可减免胰腺空肠吻合步骤。

（3）胰腺体尾切除术：适用于胰腺体尾部肿瘤。一般连同脾脏一并切除，胰腺残端缝合。

（4）内引流术：适用于无法切除而患者已有严重黄疸者，根据情况可行胆囊十二指肠吻合或胆囊空肠吻合。

5. 术后处理

胰腺手术复杂，合并症多，术后处理十分重要。

（1）加强支持疗法，给予TPN。

（2）围手术期给予抗生素。

（3）给予甲氰咪胍或生长抑素防止应激性溃疡出血或胰瘘。

（4）注意保肝。

（5）加强心、肺、肾监测。

（6）警惕胰瘘和胆瘘的发生，保持引流通畅。

第十四章　血管外科疾病

第一节　下肢慢性静脉功能不全

下肢慢性静脉功能不全（CVI）是一组由静脉逆流引起的病征，除了下肢沉重、疲劳、胀痛等症状外，临床表现有七类：有自觉症状，但无明显体征；毛细静脉扩张或网状静脉扩张；浅静脉曲张；踝部和（或）小腿浮肿；皮肤改变：色素沉着、湿疹、皮下脂质硬化或萎缩；皮肤改变及已愈合的溃疡；皮肤改变及活动期静脉性溃疡，根据病因可分为三类：先天性瓣膜结构及关闭功能异常；原发性浅静脉或深静脉瓣膜功能不全；继发性静脉瓣膜功能不全（深静脉血栓形成后，静脉外来压迫等）。根据病变涉及的范围分为三类：单纯累及浅静脉；同时涉及交通静脉；浅静脉、交通静脉及深静脉均已累及。根据血流动力学改变可以分为：静脉逆流；静脉阻塞引起回流障碍；二者兼有。因此除了有明显下肢浮肿的患者需与淋巴水肿鉴别外，对以浅静脉曲张为主症者，均应通过体检及多种特殊检查，从临床表现、病因分类、解剖定位及病理生理改变四个方面作出判断。本节对原发性下肢静脉曲张和原发性深静脉瓣膜功能不全详述如下：

一、原发性下肢静脉曲张

原发性下肢静脉曲张是一种常见疾病，多见于长期从事持久体力劳动或站立工作的人，女性发病多于男性。青壮年发病率较高，严重者常伴有小腿皮肤炎症、浅静脉炎或经久不愈的顽固溃疡等合并症，直接影响患者生活及工作。

【病因和病理生理】

静脉壁软弱、静脉瓣膜缺陷及浅静脉内压升高，是引起浅静脉曲张的主要原因。静脉壁薄弱和静脉瓣膜缺陷，与遗传因素有关。长期站立、重体力劳动、妊娠、慢性咳嗽、习惯性便秘等后天性因素，使瓣膜承受过度的压力，逐渐松弛，不能紧密关闭。循环血量经常超负荷，亦可造成压力升高，静脉扩张，而形成相对性瓣膜关闭不全。当隐－股或隐－腘静脉连接处的瓣膜遭到破坏而关闭不全后，就可影响远侧和交通静脉的瓣膜。由于离心愈远的静脉承受的静脉压愈高，因此曲张静脉在小腿部远比大腿部明显。而且病情的远期进展比开始阶段迅速。

【诊断】

下肢静脉曲张的诊断不难，重要的是要了解大隐静脉、浅深之间交通支静脉瓣膜的功能及深静脉是否通畅，因此在诊断时必须做以下检查。

1. Trendelenburg 试验

试验的目的是测定大隐静脉及交通静脉内瓣膜功能是否正常。方法是让患者平卧，抬高患肢45°，使浅静脉排空。检查者面对患者以拇指（检查患者右下肢时检查者以左手拇指，左下肢则用右手拇指）或用止血带缚扎大腿根部以压迫卵圆窝，然后让患者站立观察。

（1）正常：当患者站立，放开手指或止血带后，大隐静脉在 1～2min 内自下而上缓慢充盈，则大隐静脉瓣膜功能属正常。

（2）Ⅰ式试验：当患者站立后，放开拇指或止血带，曲张的大隐静脉自上而下迅速充盈，是为 Trendelenburg 试验Ⅰ式阳性，表示大隐静脉瓣膜功能不全。

（3）Ⅱ式试验：患者站立后，拇指或止血带尚未放开，即可见压迫下方的大隐静脉在 30s 内充盈，说明在加压的下方有一交通静脉瓣膜功能不全，是为 Trendelenburg 试验Ⅱ式阳性，如此可在患肢不同平面加压来测定更多位置的交通静脉瓣膜功能。

2. Pratt 试验

目的是进一步确定浅深组间交通静脉瓣膜功能不全的具体部位。方法是以弹力绷带自肢体远端向近端包扎至大腿根部，同时于根部再缚扎止血带，令患者站立。然后，将包扎的止血带由近端逐渐松开。如松开至某段后出现曲张的静脉，则表示该部有瓣膜闭锁不全的交通支存在。

3. 叩击试验

目的是检查大隐静脉诸瓣膜的功能。方法是检查者以一手的食指放于大隐静脉远端，另一手的食指为叩诊指，当叩击大隐静脉近端，如瓣膜闭锁不全，触诊指即可感到有传导冲击感，如无冲击感则瓣膜功能良好。

4. Perthes 试验

目的是测定深静脉回流的通畅情况。方法是在大腿上部缚扎一止血带，用以阻断大隐静脉，令患者小腿作踢伸运动 20～25 次。

如深静脉回流通畅，则患者感觉轻松自如；如患者感到酸胀难忍，甚至无力再继续踢腿时，则表明深层静脉回流不通畅。同时观察浅静脉充盈情况：如随着踢伸运动，曲张的静脉张力变小、变软或空虚时，说明深层静脉回流通畅。

5. 连续超声血流图检查

系无损伤性检查，用以确定大隐静脉瓣膜及深静脉的通畅情况。

6. 下肢静脉造影术

适用于大隐静脉曲张继发于深静脉瓣膜关闭不全和深静脉有阻塞时，可采用上行性静脉造影检查。

【鉴别诊断】

原发性大隐静脉曲张，需与其它伴有浅静脉曲张的疾病鉴别。

（1）下肢深静脉栓塞后综合征：本综合征常常出现继发性下肢静脉曲张，其特点是有典型的急性深静脉栓塞病史，肢体呈弥漫性肿胀，浅层静脉曲张等，可用 Perthes 试验鉴别，有怀疑时可作下肢静脉多普勒超声检查或上行静脉造影检查可明确诊断。

（2）外伤性或先天性动 - 静脉瘘：无论动静脉瘘是先天性或后天性，其特点除肢体浅表静脉怒张外，患肢常增粗、增长、皮肤温度升高，可触及震颤及杂音等，容易鉴别，另外由于静脉动脉化，静脉血氧含量升高或接近动脉血。

（3）弥漫性海绵状血管瘤：如海绵状血管瘤呈曲张团块，可被误诊为下肢静脉曲张。观察其压缩及排空可鉴别。

【治疗】

原发性下肢静脉曲张的治疗可有下列三种方法。

1. 非手术疗法

患肢穿医用弹力袜或用弹力绷带，借助远侧高而近侧低的压力差，使曲张静脉处于萎瘪状态。此外，还应避免久站、久坐，间歇抬高患肢。非手术疗法仅能改善症状，适用于：①症状轻微又不愿手术者；②妊娠期发病，鉴于分娩后症状有可能消失，可暂行非手术疗法；③手术耐受力极差者。

2. 硬化剂注射和压迫疗法

利用硬化剂注入排空的曲张静脉后引起的炎症反应使之闭塞。也可作为手术的辅助疗法，处理残留的曲张静脉。硬化剂注入后，局部用纱布卷压迫，自足踝至注射处近侧穿弹力袜或缠绕弹力绷带，立即开始主动活动。大腿部维持压迫 1 周，小腿部 6 周左右。应避免硬化剂渗漏造成组织炎症、坏死或进入深静脉并发血栓形成。

3. 手术疗法

诊断明确且无禁忌证者都可施行手术治疗：大隐或小隐静脉高位结扎及主干与曲张静脉剥脱术。已确定交通静脉功能不全的，可选择筋膜外、筋膜下或借助内镜作交通静脉结扎术。

【并发症及其处理】

病程进展中可能出现下列并发症：

1. 血栓性浅静脉炎

曲张静脉易引起血栓形成，伴有感染性静脉炎及静脉周围炎，常遗有局部硬结与皮肤粘连，可用抗生素及局部热敷治疗。炎症消退后，应施行手术治疗。

2. 溃疡形成

踝周及足靴区易在皮肤损伤破溃后引起经久不愈的溃疡，愈合后常复发。处理方法：创面湿敷，抬高患肢以利回流，较浅的溃疡一般都能愈合，接着应采取手术治疗。较大或较深的溃疡。经上述处理后溃疡缩小，周围炎症消退，创面清洁后也应作手术治疗，同时作清创植皮，可以缩短创面愈合期。

3. 曲张静脉破裂出血

大多发生于足靴区及踝部。可以表现为皮下瘀血，或皮肤破溃时外出血，因静脉压力高而出血速度快。抬高患肢和局部加压包扎，一般均能止血，必要时可以缝扎止血，以后再作手术治疗。

二、原发性下肢深静脉瓣膜功能不全

是指深静脉瓣膜不能紧密关闭，引起血液逆流，但无先天性或继发性原因，有别于深静脉血栓形成后瓣膜功能不全及原发性下肢静脉曲张。

【病因和病理生理】

病因至今尚未明确，发病因素有：①瓣膜结构薄弱，在持久的逆向血流及血柱重力作用下，瓣膜游离缘松弛，因而不能紧密闭合，造成静脉血经瓣叶间的裂隙向远侧逆流；②由于持久的超负荷回心血量，导致静脉管腔扩大、瓣膜相对短小而关闭不全，故又称“相对性下肢深静脉瓣膜关闭不全”；③深静脉瓣膜发育异常或缺如，失去正常关闭功能；

④小腿肌关节泵软弱，泵血无力。引起静脉血液积聚，导致静脉高压和瓣膜关闭不全。股浅静脉第一对瓣膜直接承受近侧深静脉逆向血流冲击，常最先出现关闭不全，随着病程进展，将顺序影响远侧瓣膜关闭功能。大隐静脉位置较浅而缺乏肌保护，所以当股浅静脉瓣膜破坏时，大隐静脉瓣膜多已失去功能，因而两者往往同时存在。股深静脉开口比较斜向外方，受血柱重力的影响较小，受累及可能较迟。

【临床表现和诊断】

除了浅静脉曲张外，根据临床表现的轻重程度可分为：①轻度：久站后下肢沉重不适，踝部轻度浮肿；②中度：轻度皮肤色素沉着及皮下组织纤维化，单个小溃疡。下肢沉重感明显，踝部中度肿胀；③重度：短时间活动后即出现小腿胀痛或沉重感，浮肿明显并累及小腿，伴有广泛色素沉着、湿疹或多个、复发性溃疡（已愈合或活动期）。

鉴于浅静脉曲张是多种疾病的主要症状，因此需作深静脉瓣膜功能不全检查方能明确诊断。

1. 静脉造影

下肢静脉顺行造影显示下列特点：深静脉全程通畅，明显扩张；瓣膜影模糊或消失，失去正常的竹节状形态而呈直筒状；Valsalva 屏气试验时，可见含有造影剂的静脉血自瓣膜近心端向瓣膜远侧逆流。在下肢静脉逆行造影中，根据造影剂向远侧逆流的范围，分为如下五级：0 级，无造影剂向远侧泄漏；Ⅰ级，造影剂逆流不超过大腿近端；Ⅱ级，造影剂逆流不超过膝关节平面；Ⅲ级，造影剂逆流超过膝关节平面；Ⅳ级，造影剂向远侧逆流至小腿深静脉，甚至达踝部。0 级，示瓣膜关闭功能正常；Ⅰ~Ⅱ级逆流，应结合临床表现加以判断；Ⅲ~Ⅳ级，表示瓣膜关闭功能明显损害。

2. 下肢活动静脉压测定

可间接地了解瓣膜功能，常作为筛选检查。正常时，站立位活动后足背浅静脉压平均为 10~30mmHg，原发性下肢静脉曲张为 25~40mmHg。深静脉瓣膜关闭不全时，高达 55~85mmHg。

3. 超声多普勒检查

可以观察瓣膜关闭活动及有无逆向血流。

原发性深静脉瓣膜关闭不全应与深静脉血栓形成后综合征相鉴别，二者临床表现相似，但处理方法不尽相同。鉴别要点：前者，无深静脉血栓形成病史，浅静脉曲张局限于下肢，Perthes 试验阴性，下肢静脉造影示深静脉通畅、扩张、呈直筒状、瓣膜影模糊；深静脉血栓形成后综合征，有深静脉血栓形成病史，浅静脉曲张范围广泛、可涉及下腹壁，Perthes 试验大部分阳性，下肢静脉造影示深静脉部分或完全再通、形态不规则、侧支开放、瓣膜影消失。

【治疗】

凡诊断明确，瓣膜功能不全Ⅱ级以上者，结合临床表现的严重程度，应考虑施行深静脉瓣膜重建术。主要方法有：①股浅静脉腔内瓣膜成形术：通过缝线，将松弛的瓣膜游离缘予以缩短，使之能合拢关闭；②股浅静脉腔外瓣膜成形术：通过静脉壁的缝线，使两个瓣叶附着线形成的夹角，由钝角回复至正常的锐角，恢复闭合功能；③股静脉壁环形缩窄术：在正常情况下，瓣窦宽径大于非瓣窦部位静脉宽径，因而利用缝线、组织片或人工织物包绕于静脉外，缩小其管径，恢复瓣窦与静脉的管径比例，瓣膜关闭功能随之恢复；④带瓣膜静脉段移植术：在股浅静脉近侧植入一段带有正常瓣膜的静脉，借以阻止血液逆流；⑤半腱肌－股二头肌袢腘静脉瓣膜代替术：手术原理是构建半腱肌－股二头肌U形腱袢，置于腘动静脉之间，利用肌袢间歇收缩与放松，使腘静脉获得瓣膜样功能。由于深静脉瓣膜关闭不全同时伴有浅静脉曲张，因此需要同时作大隐静脉高位结扎、曲张静脉剥脱，已有足靴区色素沉着或溃疡者，尚需作交通静脉结扎术。

第二节　深静脉血栓形成

【概述】

深静脉血栓形成（DVT）是指血液在深静脉腔内不正常凝结，阻塞静脉腔，导致静脉回流障碍，如未予及时治疗，急性期可并发肺栓塞（致死性或非致死性），后期则因血栓形成后综合征，影响生活和工作能力。全身主干静脉均可发病，尤其多见于下肢。

【病因和病理】

1946年，Virchow提出：静脉损伤，血流缓慢和血液高凝状态是造成深静脉血栓形成的三大因素。损伤可造成内皮脱落及内膜下层胶原裸露，或静脉内皮及其功能损害，引起多种具有生物活性物质释放，启动内源性凝血系统，同时静脉壁电荷改变，导致血小板聚集、粘附，形成血栓。造成血流缓慢的外因有：久病卧床，术中、术后以及肢体固定等制动状态及久坐不动等。此时，因静脉血流缓慢，在瓣窦内形成涡流，使瓣膜局部缺氧，引起白细胞粘附分子表达，白细胞粘附及迁移，促成血栓形成。血液高凝状态见于：妊娠、产后或术后、创伤、长期服用避孕药、肿瘤组织裂解产物等，使血小板数增高，凝血因子含量增加而抗凝血因子活性降低，导致血管内异常凝结形成血栓。典型的血栓包括：头部为白血栓，颈部为混合血栓，尾部为红血栓。血栓形成后可向主干静脉的近端和远端滋长蔓延。其后，在纤维蛋白溶解酶的作用下，血栓可溶解消散，血栓脱落或裂解的碎片成为栓子，随血流进入肺动脉引起肺栓塞。但血栓形成后常激发静脉壁和静脉周围组织的炎症反应，使血栓与静脉壁粘连，并逐渐纤维机化，最终形成边缘毛糙管径粗细不一的再通静脉。同时，静脉瓣膜被破坏，以至造成继发性下肢深静脉瓣膜功能不全，即深静脉血栓形成后综合征。

【临床表现和分型】

深静脉是血液回流的主要通路，一旦因血栓形成阻塞管腔，必然引起远端静脉回流障碍的症状。按照血栓形成的发病部位，主要临床表现分述如下。

1. 上肢深静脉血栓形成

局限于腋静脉，前臂和手部肿胀、胀痛。发生在腋－锁骨下静脉，整个上肢肿胀，患侧肩部、锁骨上和前胸壁浅静脉扩张。上肢下垂时，肿胀和胀痛加重；抬高后减轻。

2. 上、下腔静脉血栓形成

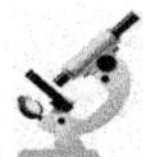

上腔静脉血栓形成大多数起因于纵隔器官或肺的恶性肿瘤。除了有上肢静脉回流障碍的临床表现外，并有面颈部肿胀。球结膜充血水肿，眼睑肿胀。颈部、前胸壁、肩部浅静脉扩张，往往呈广泛性并向对侧延伸，胸壁的扩张静脉血流方向向下。常伴有头痛、头胀及其他神经系统症状和原发疾病的症状。下腔静脉血栓形成，多系下肢深静脉血栓向上蔓延所致。其临床特征为双下肢深静脉回流障碍，躯干的浅静脉扩张，血流方向向头端。当血栓累及下腔静脉肝段，影响肝静脉回流时，则有布 - 加综合征的临床表现。

3. 下肢深静脉血栓形成分型

最为常见，根据发病部位及病程，可作如下分型。

（1）根据急性期血栓形成的解剖部位分型：①中央型，即髂 - 股静脉血栓形成。起病急骤，全下肢明显肿胀，患侧髂窝、股三角区有疼痛和压痛，浅静脉扩张，患肢皮温及体温均升高。左侧发病多于右侧；②周围型，包括股静脉或小腿深静脉血栓形成。局限于股静脉的血栓形成，主要特征为大腿肿痛，由于髂股静脉通畅，故下肢肿胀往往并不严重。局限在小腿部的深静脉血栓形成，临床特点为：突然出现小腿剧痛，患足不能着地踏平，行走时症状加重；小腿肿胀且有深压痛，作踝关节过度背屈试验可致小腿剧痛（Homans 征阳性）；③混合型，即全下肢深静脉血栓形成。主要临床表现为：全下肢明显肿胀、剧痛，股三角区、腘窝、小腿肌层都可有压痛，常伴有体温升高和脉率加速（股白肿）。如病程继续进展，肢体极度肿胀，对下肢动脉造成压迫以及动脉痉挛，导致下肢动脉血供障碍，出现足背动脉和胫后动脉搏动消失，进而小腿和足背往往出现水泡，皮肤温度明显降低并呈青紫色（股青肿），如不及时处理，可发生静脉性坏疽。

（2）根据临床病程演变分型：下肢深静脉血栓形成后，随着病程的延长，从急性期逐渐进入慢性期。根据病程可以分成以下四型：①闭塞型。疾病早期，深静脉腔内阻塞，以下肢明显肿胀和胀痛为特点。伴有广泛的浅静脉扩张，一般无小腿营养障碍性改变；②部分再通型。病程中期，深静脉部分再通。此时，肢体肿胀与胀痛减轻，但浅静脉扩张更明显，或呈曲张，可有小腿远端色素沉着出现；③再通型，病程后期，深静脉大部分或完全再通，下肢肿胀减轻但在活动后加重，明显的浅静脉曲张、小腿出现广泛色素沉着和慢性复发性溃疡；④再发型。在已再通的深静脉腔内，再次急性深静脉血栓形成。

【诊断】

一侧肢体突然发生的肿胀，伴有胀痛、浅静脉扩张，都应疑及下肢深静脉血栓形成。根据不同部位深静脉血栓形成的临床表现，一般不难作出临床诊断。下列检查有助于确诊和了解病变的范围。

1. 超声多普勒检查

采用超声多普勒检测仪，利用压力袖阻断肢体静脉，放开后记录静脉最大流出率，可以判断下肢主干静脉是否有阻塞。双功彩色超声多普勒可显示静脉腔内强回声、静脉不能压缩，或无血流等血栓形成的征象。如重复检查，可观察病程变化及治疗效果。

2. 放射性核素检查

静脉注射^{125}I 纤维蛋白原，能被新鲜血栓摄取，含量超过等量血液摄取量的 5 倍，因而能检出早期的血栓形成，可用于高危患者的筛选检查。

3. 下肢静脉顺行造影

能显示静脉形态作出确定诊断。主要的X线征象为：①闭塞或中断：深静脉主干被血栓完全堵塞而不显影，或出现造影剂在静脉某一平面突然受阻的征象。一般说来，见于血栓形成的急性期；②充盈缺损：主干静脉腔内持久的、长短不一的圆柱状或类圆柱状造影剂密度降低区域，边缘可有线状造影剂显示形成“轨道症”，是静脉血栓的直接征象，为急性深静脉血栓形成的诊断依据；③再通：静脉管腔呈不规则狭窄或细小多枝状，部分可显示扩张，甚至扩张扭曲状。上述征象见于血栓形成的中、后期；④侧支循环形成：邻近阻塞静脉的周围，有排列不规则的侧支静脉显影。大、小隐静脉是重要的侧支，呈明显扩张。

【治疗】

1. 急性期

（1）预防合并症：深静脉血栓形成致命的合并症是肺梗塞，早期患者需绝对卧床休息，至少2~3周，取下肢抬高位，即将床脚垫高约15°，以利肢体回流消肿，保持大小便通畅，任何增加腹压或下肢过多的活动都可导致血栓脱落合并肺栓塞。另外尚需严密观察下肢肿胀发展情况，如越来越肿，血栓向近心端发展较快时，应考虑作下腔静脉结扎术以防肺栓塞。消肿后即可逐渐离床活动，外用弹力绷带保护。

（2）非手术治疗：

1）抗凝疗法：发病5d以内者：①可用肝素治疗，按1~1.5mg/kg体重静脉滴注4~6h，共5~7d；②或东菱克栓霉静脉滴注一疗程；③同时每日静脉滴注低分子右旋醣酐5~7d；④以后改口服肠溶阿斯匹林40mg，每日1次，潘生丁25mg，每日3次。

2）应用血管扩张药：菸酸片50~100mg，每日3次，地巴唑10~20mg，每日3次。

3）水肿期间可加服双氢克脲塞25mg，每日3次，或其它利尿剂。

（3）手术疗法：静脉血栓取除术，适于24h以内者，效果较好。如超过24h，可加用Fogarty导管取栓，但不易除净，且易导致血栓脱落并发肺栓塞。

2. 慢性期

病期超过3个月，患肢深静脉功能不全，活动后肿胀明显，浅静脉曲张者。可行健侧大隐静脉-患侧股静脉交叉转流术。即将健侧大隐静脉充分游离一段后，将其远端切断，通过下腹部皮下隧道，将大隐静脉远端与患侧股浅静脉作端侧吻合术，使患肢静脉回血经移植大隐静脉向心回流。术后注意预防移植段静脉栓塞。疗效在50%以上。

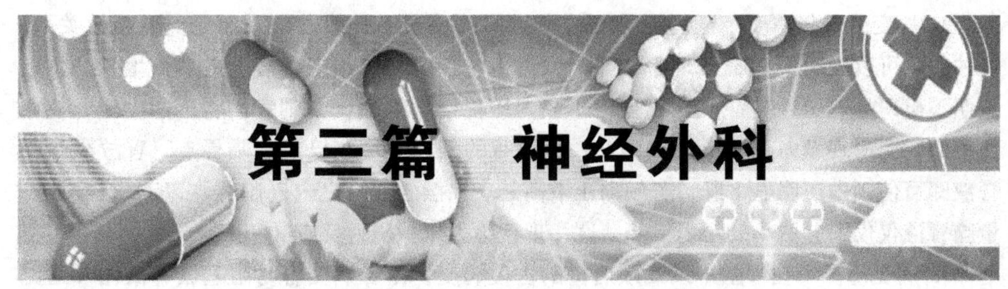

第一章　颅内压增高症

第一节　总　论

一、定义

在病理情况下，颅内容物的增加或颅腔体积的减少的程度超过了颅内容积的代偿能力，当颅内压监护测得的压力或腰椎穿刺测得的脑脊液超过正常的颅内压标准（200 mmH_2O，15 mmHg，2.0 kPa）时，即颅内压增高。颅内压增高是临床上，特别是神经内、外科经常遇到的重要问题，如不能及时诊断和解决引起颅内压增高的病因，或采取措施缓解颅内压力，患者往往由于脑疝而死亡。

二、颅内压的形成与正常值

颅腔容纳着脑组织、脑脊液和血液三种内容物，当儿童颅缝闭合后或成人，颅腔的容积是固定不变的，约为1 400～1 500 ml。颅腔内的上述三种内容物，使颅内保持一定的压力，称为颅内压（ICP）。由于颅内的脑脊液介于颅腔壁和脑组织之间，一般以脑脊液的静水压代表颅内压力，通过侧卧位腰椎穿刺或直接脑室穿刺测量来获得该压力数值，成人的正常颅内压为0.7～2.0 kPa(70～200 mmH_2O)，儿童的正常颅内压为0.5～1.0 kPa（50～100 mmH_2O）。临床上颅内压还可以通过采用颅内压监护装置，进行持续地动态观察。

三、原因

引起颅内压增高的原因可分为三大类：

1. 颅腔内容物的体积增大　如脑组织体积增大（脑水肿）、脑脊液增多（脑积水）、颅内静脉回流受阻或过度灌注，脑血流量增加，使颅内血容量增多。

2. 颅内占位性病变使颅内空间相对变小　如颅内血肿、脑肿瘤、脑脓肿等。

3. 先天性畸形使颅腔的容积变小　如狭颅症、颅底凹陷症等。

四、病理生理

（一）影响颅内压增高的因素

1. 年龄　婴幼儿及小儿的颅缝未闭合或尚未牢固融合，颅内压增高可使颅缝裂开而相应地增加颅腔容积，从而缓和或延长了病情的进展。老年人由于脑萎缩使颅内的代偿空间增多，故病程亦较长。

2. 病变的扩张速度　颅内压力与体积之间的关系不是线性关系而是类似指数关系，这种关系可以说明一些临床现象，如当颅内占位性病变时，随着病变的缓慢增长，可以长期不出现颅内压增高症状，一旦由于颅内压代偿功能失调，则病情将迅速发展，往往在短期内即出现颅内高压危象或脑疝；如原有的颅内压增高已超过临界点，释放少量脑脊液即可使颅内压明显下降，若颅内压增高处于代偿的范围之内（临界点以下），释放少量脑脊液仅仅引起微小的压力下降，这一现象称为体积压力反应（VPR）。

3. 病变部位　在颅脑中线或颅后窝的占位病变，由于病变容易阻塞脑脊液循环通路而发生梗阻性脑积水，故颅内压增高症状可早期出现而且严重。颅内大静脉窦附近的占位性病变，由于早期即可压迫静脉窦，引起颅内静脉血液的回流或脑脊液的吸收障碍，使颅内压增高症状亦可早期出现。

4. 伴发脑水肿的程度　脑寄生虫病、脑脓肿、脑结核瘤、脑肉芽肿等由于炎症性反应均可伴有较明显的脑水肿，故早期即可出现颅内压增高症状。

5. 全身系统性疾病　尿毒症、肝昏迷、毒血症、肺部感染、酸碱平衡失调等都可引起继发性脑水肿而致颅内压增高。高热往往会加重颅内压增高的程度。

（二）颅内压增高的后果

颅内压持续增高，可引起一系列中枢神经系统功能紊乱和病理变化。主要病理改变包括以下六点：

1. 脑血流量的降低，脑缺血甚至脑死亡　正常成人每分钟约有 1 200 ml 血液连入颅内，通过脑血管的自动调节功能进行调节。其公式为：

$$\text{脑血流量（CBF）}=\frac{\text{平均动脉压（MAP）}-\text{颅内压（ICP）}}{\text{脑血管阻力（CVR）}}$$

公式中的分子部分（平均动脉压－颅内压）又称为脑的灌注压（CPP），因此，该公式又可改写为：

$$\text{脑血流量（CBF）}=\frac{\text{脑灌注压（CPP）}}{\text{脑血管阻力（CVR）}}$$

正常的脑灌注压为 9.3 ~ 12 kPa（70 ~ 90 mmHg），脑血管阻力为 0.16 ~ 0.33 kPa（1.2 ~ 2.5 mmHg），此时脑血管的自动调节功能良好。如因颅内压增高而引起的脑灌注压下降，则可通过血管扩张，以降低血管阻力的自动调节反应使上述公式的比值不变，从而保证了脑血流量的稳定。如果颅内压不断增高使脑灌注压低于 5.3 kPa（40 mmHg）时，脑血管自动调节功能失效，这时脑血管不能再作相应的进一步扩张以减少血管阻力。公式的比值就变小，脑血流量随之急剧下降，就会造成脑缺血。当颅内压升至接近平均动脉压水平时，颅内血流几乎完全停止，患者就会处于严重的脑缺血状态，甚至出现脑死亡。

2. 脑移位和脑疝

3. 脑水肿　颅内压增高可直接影响脑的代谢和血流量从而产生脑水肿，使脑的体积增大，进而加重颅内压增高。脑水肿时液体的积聚可在细胞外间隙，也可在细胞膜内。前者称为血管源性脑水肿，后者称为细胞中毒性脑水肿。血管源性脑水肿多见于脑损伤、

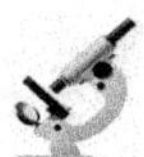

脑肿瘤等病变的初期，主要是由于毛细血管的通透性增加，导致水分在神经细胞和胶质细胞间隙潴留，促使脑体积增加所致。细胞中毒性脑水肿可能是由于某些毒素直接作用于脑细胞而产生代谢功能障碍，使钠离子和水分子潴留在神经细胞和胶质细胞内所致，但没有血管通透性的改变，常见于脑缺血、脑缺氧的初期。在颅内压增高时，由于上述两种因素可同时或先后存在，故出现的脑水肿多数为混合性，或先有血管源性脑水肿以后转化为细胞中毒性脑水肿。

4. 库欣反应　库欣于1900年曾用等渗盐水灌入狗的蛛网膜下隙以造成颅内压增高，当颅内压增高接近动脉舒张压时，血压升高、脉搏减慢、脉压增大，继之出现潮式呼吸，血压下降，脉搏细弱，最终呼吸停止，心脏停搏而导致死亡。这一实验结果与临床上急性颅脑损伤所见情况十分相似，颅内压急剧增高时，患者出现血压升高（全身血管加压反应）、心跳和脉搏缓慢、呼吸节律紊乱及体温升高等各项生命体征发生变化，这种变化即称为库欣反应。这种危象多见于急性颅内压增高病例，慢性者则不明显。

5. 胃肠功能紊乱及消化道出血　部分颅内压增高的患者可首先出现胃肠道功能的紊乱，出现呕吐、胃及十二指肠出血及溃疡和穿孔等。这与颅内压增高引起下丘脑自主神经中枢缺血而致功能紊乱有关。亦有人认为颅内压增高时，消化道黏膜血管收缩造成缺血，因而产生广泛的消化道溃疡。

6. 神经源性肺水肿　在急性颅内压增高病侧中，发生率高达5%～10%。这是由于下丘脑、延髓受压导致α－肾上腺素能神经活性增强，血压反应性增高，左心室负荷过重，左心房及肺静脉压增高，肺毛细血管压力增高，液体外渗，引起肺水肿，患者表现为呼吸急促，痰鸣，并有大量泡沫状血性痰液。

第二节　颅内压增高

【概述】

1. 类型

根据病因不同，颅内压增高可分为两类：

（1）弥漫性颅内压增高　由于颅腔狭小或脑实质的体积增大而引起，其特点是颅腔内各部位及各分腔之间压力均匀升高，不存在明显的压力差，因此脑组织无明显移位。临床所见的弥漫性脑膜脑炎、弥漫性脑水肿、交通性脑积水等所引起的颅内压增高均属于这一类型。

（2）局灶性颅内压增高　因颅内有局限的扩张性病变，病变部位压力首先增高，使附近的脑组织受到挤压而发生移位，并把压力传向远处，造成颅内各腔隙间的压力差，这种压力差导致脑室、脑干及中线结构移位。患者对这种颅内压增高的耐受力较低，压力解除后神经功能的恢复较慢且不完全，这可能与脑移位和脑局部受压引起的脑缺血和脑血管自动调节功能损害有关。由于脑局部受压较久，该部位的血管长期处于张力消失状态，管壁肌层失去了正常的舒缩能力，因此血管管腔被动地随颅内压的降低而扩张，管壁的通透性增加并有渗出，甚至发生脑实质内出血性水肿。

2. 引起颅内压增高的疾病

能引起颅内压增高的常见的中枢神经系统疾病如下：

（1）颅脑损伤　由于颅内血管损伤而发生的颅内血肿，脑挫裂伤伴有的脑水肿是外伤性颅内压增高常见原因。外伤性蛛网膜下隙出血，血块沉积在颅底脑池而引起的脑脊液循环障碍，以及红细胞阻塞蛛网膜颗粒所引起的脑脊液吸收障碍等，也是颅内压增高的常见原因。其他如外伤性蛛网膜炎及静脉窦血栓形成或脂肪栓塞亦可致颅内压增高，但较少见。

（2）颅内肿瘤　颅内肿瘤出现颅内压增高者约占 80% 以上。一般肿瘤体积愈大，颅内压增高愈明显。但肿瘤大小并非是影响颅内压增高的程度的惟一因素，肿瘤的部位、性质和生长速度也有重要影响。

（3）颅内感染　脑脓肿患者多数有明显的颅内压增高。化脓性脑膜炎亦多引起颅内压增高，并随着炎症的好转，颅内压力亦逐渐恢复正常。结核性脑膜炎晚期，因脑底部炎症性物质沉积，使脑脊液循环通路受阻，往往出现严重的脑积水和颅内压增高。

（4）脑血管疾病　由多种原因引起的脑出血都可造成明显的颅内压增高。颅内动脉瘤和脑动静脉畸形发生蛛网膜下隙出血后，由于脑脊液循环和吸收障碍形成脑积水，而发生颅内压增高。颈内动脉血栓形成和脑血栓，脑软化区周围水肿，也可引起颅内压增高。如软化灶内出血，则可引起急剧的颅内压增高，甚至可危及患者生命。

（5）脑寄生虫病脑囊虫病　引起的颅内压增高的原因有：①脑内多发性囊虫结节可引起弥散性脑水肿；②单个或数个囊虫在脑室系统内阻塞导水管或第四脑室，产生梗阻性脑积水；③葡萄状囊虫体分布在颅底脑池时引起粘连性蛛网膜炎，使脑脊液循环受阻。脑包虫病或脑血吸虫性肉芽肿，均在颅内占有一定体积，由于病变较大，因而产生颅内压增高。

（6）颅脑先天性疾病　婴幼儿先天性脑积水多由于导水管的发育畸形，形成梗阻性脑积水；颅底凹陷和先天性小脑扁桃体下疝畸形，脑脊液循环通路可在第四脑室正中孔或枕大孔区受阻；狭颅症，由于颅缝过早闭合，颅腔狭小，限制脑的正常发育，从而引起颅内压增高。

（7）良性颅内压增高　又称假脑瘤综合征，以脑蛛网膜炎比较多见，其中发生于颅后窝者颅内压增高最为显著。颅内静脉窦（上矢状窦或横窦）血栓形成，由于静脉回流障碍引起颅内压增高。其他代谢性疾病、维生素 A 摄入过多、药物过敏和病毒感染所引起的中毒性脑病等均可引起颅内压增高。但多数颅内压增高症状可随原发疾病好转而逐渐恢复正常。

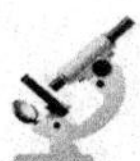

（8）脑缺氧　心跳骤停或昏迷患者呼吸道梗阻，在麻醉过程中出现喉痉挛或呼吸停止等均可发生严重脑缺氧。另外，癫痫持续状态和喘息状态（肺性脑病）亦可导致严重脑缺氧和继发性脑水肿，从而出现颅内压增高。

【临床表现】

颅内压增高的主要症状和体征如下：

1. 头痛　这是颅内压增高最常见的症状之一，程度不同，以早晨或晚间较重，部位多在额部及颞部，可从颈枕部向前方放射至眼眶。头痛程度随颅内压的增高而进行性加重。当用力、咳嗽、弯腰或低头活动时常使头痛加重。头痛性质以胀痛和撕裂痛为多见。

2. 呕吐　当头痛剧烈时，可伴有恶心和呕吐。呕吐呈喷射性，易发生于饭后，有时可导致水电解质紊乱和体重减轻。

3. 视神经乳头水肿　这是颅内压增高的重要客观体征之一。表现为视神经乳头充血，边缘模糊不清，中央凹陷消失，视盘隆起，静脉怒张。若视神经乳头水肿长期存在，则视盘颜色苍白，视力减退，视野向心缩小，称为视神经继发性萎缩。此时如果颅内压增高得以解除，往往视力的恢复也并不理想，甚至继续恶化和失明。

以上三者是颅内压增高的典型表现，称之为颅内压增高“三主征”。颅内压增高的三主征各自出现的时间并不一致，可以其中一项为首发症状。颅内压增高还可引起一侧或双侧展神经麻痹和复视。

4. 意识障碍及生命体征变化　疾病初期意识障碍可出现嗜睡，反应迟钝。严重病例，可出现昏睡、昏迷、伴有瞳孔散大、对光反应消失、发生脑疝，去脑强直。生命体征变化为血压升高、脉搏徐缓、呼吸不规则、体温升高等病危状态甚至呼吸停止，终因呼吸循环衰竭而死亡。

5. 其他症状和体征　头晕、猝倒，头皮静脉怒张。在小儿患者可有头颅增大、颅缝增宽或分裂、前囟饱满隆起。头颅叩诊时呈破罐声及头皮和额眶部浅静脉扩张。

【诊断】

头痛是颅内压增高的常见症状，但是，头痛的原因很多，因此，对有头痛主诉者，应考虑颅内压增高的可能。头痛伴恶心和呕吐者，应高度警惕颅内压增高的存在。当颅内压增高的“三指征”同时存在时，颅内压增高的诊断可以成立。此外，尚要详细询问病史和认真进行神经系统检查，以利于明确诊断和找出病因，通过以上环节，如果怀疑颅内压增高或为明确颅内压增高的原因，应该以选择性地进行下列辅助检查：

1. 头颅X线片　颅内压增高的常见征象为：①颅缝分离，头颅增大，见于儿童；②脑回压迹增多；③蝶鞍骨质吸收；④颅骨板障静脉沟纹和蛛网膜颗粒压迹增多加深。以上征象常见于持续3个月以上的慢性颅内压增高。因此，颅骨X线片无异常，不能排除颅内压增高的存在。

2. 腰椎穿刺　可以直接测量压力，同时获得脑脊液标本做检查。颅内压明显增高的患者进行腰椎穿刺可能诱发和加重颅内压的压力梯度，从而诱发脑疝出现的危险，因此，应尽量避免。另一方面，梗阻性脑积水时，由于颅腔与脊髓腔的脑脊液通路受阻，压力传导障碍，腰椎穿刺测量的压力不等于脑室内压力，可能造成漏诊。

3. 婴儿前囟门测压　传感器测量和触觉法。前者通过仪器测量，正常婴儿压力低于1.27 kPa（130 mmH_2O），新生儿24 h内可高达1.57 kPa（160 mmH_2O），因此，颅内压高于1.47 kPa（150 mmH_2O）可作为诊断婴儿和新生儿的颅内高压标准。触觉法则通过囟门的张力了解颅内压情况，正常压力情况下婴儿在安静及垂直坐位时，轻轻触及前囟门，前囟门较周围颅骨微凹或平坦，有搏动；颅内压增高时，前囟门紧张，或搏动消失，严重者出现膨隆，为判断颅内高压的可靠依据。

4. 颅内压监护　颅内压监护是将导管或微型压力传感器探头置于颅内（脑室、硬膜下、硬膜外、脑实质和脊髓蛛网膜下隙等），导管或传感器的另一端与颅内压监护仪连接，将颅内压力变化转为电信号，显示于示波屏或数字仪上，并用记录器连续描记，以随时了解颅内压的一种方法。颅内压监测方法目前可分为以上所说的前囟门ICP监测法、无创性ICP监测方法和有创性颅内压监测方法。根据颅内压高低和波形，可及时了解颅内压变化，判断病情，指导治疗，估计预后，目前已广泛应用于神经外科ICU病房。

5. CT、MRI和数字式减影法血管造影（DSA）　可发现颅内病变和引起颅内高压的原因，并可以协助诊断颅内压增高，如出现脑积水或颅内结构移位（中线结构，脑室和脑池、脑回受压，正常松果体等结构）等征象。局限性颅内压增高，脑血管造影出现血管移位。

【治疗原则】

1. 一般处理　凡有颅内压增高的患者，应留院观察。密切观察神志、瞳孔、血压、呼吸、脉搏及体温的变化，以掌握病情发展的动态。

2. 病因治疗　颅内占位性病变，首先应考虑作病变切除术。位于大脑非功能区的良性病变，应争取作根治性切除；不能根治的病变可进行大部切除、部分切除或减压术；若有脑积水者，可行脑脊液分流术，将脑室内液体通过特制导管分流入蛛网膜下隙、腹腔或心房。颅内压增高，已引起急性脑疝时，应分秒必争进行紧急抢救或手术处理。

3. 降低颅内压治疗　适用于颅内压增高但暂时尚未查明原因或虽已查明原因但仍需要非手术治疗的病例。高渗利尿剂选择应用的原则是：若意识清楚，颅内压增高程度较轻的病例，先选用口服药物。若有意识障碍或颅内压增高症状较重的病例，则宜选用静脉或肌内注射药物。常用口服的药物有：①氢氯噻嗪25～50 mg，每日3次；②乙酰唑胺250 mg，每日3次；③氨苯蝶啶50 mg，每日3次；④呋塞米（速尿）20～40 mg，每日3次；⑤50%甘油盐水溶液60 ml，每日2～4次。常用的可供注射的制剂有：①20%甘露醇250 ml，快速静脉滴注，每日2～4次；②20%尿素转化糖或尿素山梨醇溶液200 ml，静脉滴注，每日2～4次；③呋塞米20～40 mg，肌肉或静脉注射，每日1～2次。此外，也可采用浓缩2倍的血浆100～200 ml静脉注射；20%人血清清蛋白20～40 ml静脉注射，对减轻脑水肿、降低颅内压有效。

4. 激素应用　地塞米松5～10 mg静脉或肌内注射，每日2～3次；氢化可的松100 mg静脉注射，每日1～2次；泼尼松5～10 mg口服，每日1～3次，可减轻脑水肿，有助于缓解颅内压增高。

5. 冬眠低温疗法或亚低温疗法　有利于降低脑的新陈代谢率，减少脑组织的氧耗量，防止脑水肿的发生与发展，对降低颅内压亦起一定作用。

6. 脑脊液体外引流　有颅内压监护装置的病例，可经脑室缓慢放出脑脊液少许，以缓解颅内压增高。

7. 巴比妥治疗　大剂量异戊巴比妥钠或硫喷妥钠注射可降低脑的代谢，减少氧耗及增加脑对缺氧的耐受力，使颅内压降低。但需在有经验的专家指导下应用。在给药期间，应作血药物浓度监测。

8. 辅助过度换气　目的是使体内 CO_2 排出。当动脉血的 CO_2 分压每下降1 mmHg时，可使脑血流量递减2%，从而使颅内压相应下降。

9. 抗生素治疗　控制颅内感染或预防感染。可根据致病菌药物敏感试验选用适当的抗生素。预防用药应选择广谱抗生素，术中和术后应用为宜。

10. 症状治疗　对患者的主要症状进行治疗，疼痛者可给予镇痛剂，但应忌用吗啡和哌替啶等类药物，以防止对呼吸中枢的抑制作用，而导致患者死亡。有抽搐发作的病例，应给予抗癫痫药物治疗。烦躁患者给予镇静剂。

第三节　急性脑疝

【概述】

当颅内某分腔有占位性病变时，该分腔的压力大于邻近分腔的压力，脑组织从高压力区向低压力区移位，导致脑组织、血管及颅神经等重要结构受压和移位，有时被挤入硬脑膜的间隙或孔道中，从而出现一系列严重临床症状和体征，称为脑疝。

【病因及分类】

颅内任何部位占位性病变发展到严重程度均可导致颅内各分腔压力不均而引起脑疝。常见病因有：①外伤所致各种颅内血肿，如硬膜外血肿、硬膜下血肿及脑内血肿；②颅内脓肿；③颅内肿瘤尤其是颅后窝、中线部位及大脑半球的肿瘤；④颅内寄生虫病及各种肉芽肿性病变；⑤医源性因素，对于颅内压增高患者，进行不适当的操作如腰椎穿刺，放出脑脊液过多过快，使各分腔间的压力差增大，则可促使脑疝形成。根据移位的脑组织及其通过的硬脑膜间隙和孔道，可将脑疝分为以下常见的三类：①小脑幕切迹疝又称颞叶疝。为颞叶的海马回、钩回通过小脑幕切迹被推移至幕下；②枕骨大孔疝又称小脑扁桃体疝，为小脑扁桃体及延髓经枕骨大孔推挤向椎管内；③大脑镰下疝又称扣带回疝，一侧半球的扣带回经镰下孔被挤入对侧分腔。

【病理】

当发生脑疝时，移位的脑组织在小脑幕切迹或枕骨大孔处挤压脑干，脑干受压移位可致其实质内血管受到牵拉，严重时基底动脉进入脑干的中央支可被拉断而致脑干内部出血，出血常为斑片状，有时出血可沿神经纤维走行方向达内囊水平。由于同侧的大脑脚受到挤压而造成病变对侧偏瘫，同侧动眼神经受到挤压可产生动眼神经麻痹症状。移位的钩回、海马回可将大脑后动脉挤压于小脑幕切迹缘上致枕叶皮层缺血坏死。小脑幕切迹裂孔及枕骨大孔被移位的脑组织堵塞，从而使脑脊液循环通路受阻，则进一步加重了颅内压增高，形成恶性循环，使病情迅速恶化。

【临床表现】

不同类型的脑疝各有其临床特点，在此仅简述小脑幕切迹疝及枕骨大孔疝的临床表现：

1. 小脑幕切迹疝　①颅内压增高的症状：表现为剧烈头痛，与进食无关的频繁的喷射性呕吐。头痛程度进行性加重伴烦躁不安。急性脑疝患者视神经乳头水肿可有可无；②瞳孔改变：病初由于患侧动眼神经受刺激导致患侧瞳孔变小，对光反射迟钝，随病情进展患侧动眼神经麻痹，患侧瞳孔逐渐散大，直接和间接对光反射均消失，并有患侧上睑下垂、眼球外斜。如果脑疝进行性恶化，影响脑干血供时，由于脑干内动眼神经核功能丧失可致双侧瞳孔散大，对光反射消失，此时患者多已处于濒死状态；③运动障碍：表现为病变对侧肢体的肌力减弱或麻痹，病理征阳性。脑疝进展时可致双侧肢体自主活动消失，严重时可出现去脑强直发作，这是脑干严重受损的信号；④意识改变：由于脑干内网状上行激动系统受累，患者随脑疝进展可出现嗜睡、浅昏迷至深昏迷；⑤生命体征紊乱：由于脑干受压，脑干内生命中枢功能紊乱或衰竭，可出现生命体征异常。表现为心率减慢或不规则，血压忽高忽低，呼吸不规则、大汗淋漓或汗闭，面色潮红或苍白。体温可高达41℃以上或体温不升。最终因呼吸循环衰竭而致呼吸停止，血压下降，心脏停搏。

2. 枕骨大孔疝　由于脑脊液循环通路被堵塞，颅内压增高，患者剧烈头痛。频繁呕吐，颈项强直，强迫头位。生命体征紊乱出现较早，意识障碍出现较晚。因脑干缺氧，瞳孔可忽大忽小。由于位于延髓的呼吸中枢受损严重，患者早期可突发呼吸骤停而死亡。

【治疗】

脑疝是由于急剧的颅内压增高造成的，在作出脑疝诊断的同时应按颅内压增高的处理原则快速静脉输注高渗降颅内压药物，以缓解病情，争取时间。当确诊后，根据病情迅速完成开颅术前准备，尽快手术去除病因，如清除颅内血肿或切除脑肿瘤等。如难以确诊或虽确诊而病因无法去除时，可选用下列姑息性手术，以降低颅内高压和抢救脑疝。

1. 侧脑室体外引流术　经额、眶、枕部快速钻颅或锥颅，穿刺侧脑室并安置硅胶引

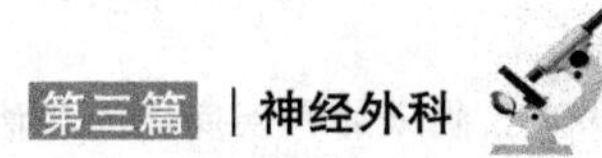

流管行脑脊液体外引流，以迅速降低颅内压，缓解病情。特别适于严重脑积水患者，这是临床上常用的颅脑手术前的辅助性抢救措施之一。

2. 脑脊液分流术　脑积水的病例可施行侧脑室－腹腔分流术。侧脑室－心房分流术现已较少应用。导水管梗阻或狭窄者，可选用侧脑室－枕大池分流术或导水管疏通术。

3. 减压术　小脑幕切迹疝时可采用颞肌下减压术；枕骨大孔疝时可采用枕肌下减压术。重度颅脑损伤致严重脑水肿而颅内压增高时，可采用去骨瓣减压术，但目前已较少应用。以上方法称为外减压术。在开颅手术中可能会遇到脑组织肿胀膨出，此时可将部分非功能区脑叶切除，以达到减压目的，称为内减压术。

第二章　颅脑损伤

第一节　头皮损伤

【概述】

头皮损伤是原发性颅脑损伤中最常见的一种，它的范围可由轻微擦伤到整个头皮的撕脱伤。其意义在于头皮损伤有助于颅脑损伤的部位及轻重的判断。头皮损伤可合并有不同程度的颅骨及脑组织损伤，它可作为颅内感染的入侵门户及引起颅内的继发性病变，所以头皮损伤后的重建已越来越受到重视。

【类型和治疗原则】

1. 头皮擦伤　是头部皮肤表皮层的损伤。

2. 头皮挫伤　损伤延及皮下脂肪层，可有头皮淤血及肿胀。

3. 头皮裂伤　由钝器打击头部造成的，此类损伤往往都有不规则伤口，且创缘都很薄，伴有挫伤。伤口内多有毛发、泥沙等异物嵌入，容易引起感染。这类损伤常合并颅骨骨折或脑损伤，故应做全面的神经系统检查和CT扫描，以明确是否有颅脑损伤。处理的原则为尽早行清创缝合术，常规应用抗生素和破伤风抗毒素（TAT）。清创缝合术原则：将伤口内的异物全部清除，并将坏死的创缘切除，以确保伤口的愈合。缝合时应将帽状腱膜同时缝合，以利止血。对于局部头皮缺损直径 <3 ~4 cm 的，可将帽状腱膜下层游离后缝合，或行“S”形、三叉形延长裂口，以利缝合。头皮缺损过大的可行皮瓣转移或移植术修复。由于头皮抗感染能力强，在合理应用抗生素的前提下，一期缝合时限可适当延长至伤后48 h甚至72 h。

4. 头皮血肿　头皮血肿通常位于皮下组织、帽状腱膜下或骨膜下，不同的部位和范围有助于损伤机制的分析，并可对颅脑损伤做一初步的估计。

（1）皮下血肿：血肿位于头部皮肤下和帽状腱膜层之间，受皮下纤维纵隔的限制，血肿体积小，张力高，压痛明显。

（2）帽状腱膜下血肿：多由于头皮受到斜向暴力作用，头皮产生滑动，造成此层的血管破裂，引起出血。由于无纤维间隔，故血肿弥散，可波及全头颅，张力低，疼痛轻。

（3）骨膜下血肿：多来源于板障出血或骨膜剥离。范围限于骨缝，质地较硬。头皮血肿一般只需加压包扎，待其自行吸收。如血肿过大且长时间不吸收者，可在严格消毒下穿刺，抽取积血后加压包扎，可反复多次，但需严格无菌操作，以免继发感染。一旦感染，应立即切开引流。

5. 头皮撕脱伤　是头皮损伤中最严重的一种，几乎都是长发被卷入转动的机器中而致。大片甚至整个头皮自帽状腱膜下撕脱，有的连同额肌、颞肌或骨膜一并撕脱。创口可有大量出血，引起出血性休克；暴露的颅骨可因缺血引起感染或坏死。处理原则为纠正休克，并根据受伤时间的长短、撕脱头皮的面积和活力、裸露的颅骨上有否骨膜、有无感染的存在等因素采用不同的修复方法，如直接缝合、减张后缝合、转移皮瓣修复、血管重建头皮再植或颅骨外板钻孔，待肉芽组织形成后做二期皮瓣移植等。

第二节　颅骨损伤

【概述】

颅骨骨折指颅骨受暴力作用所致颅骨结构改变。颅骨骨折的伤者，不一定都合并严重的脑损伤；没有颅骨骨折的伤者，可能存在严重的脑损伤。毕竟，颅骨骨折的存在提示伤者受暴力较重，合并脑损伤概率较高。颅骨骨折按骨折部位分为颅盖与颅底骨折；按骨折形态分为线形与凹陷性骨折；按骨折与外界是否相通，分为开放性与闭合性骨折。开放性骨折和累及气窦的颅底骨折有可能合并骨髓炎或颅内感染。

一、线形骨折

颅盖部的线形骨折发生率最高，主要靠颅骨 X 线摄片确诊。单纯线形骨折本身不需特殊处理，但应警惕是否合并脑损伤；骨折线通过脑膜血管沟或静脉窦所在部位时，要警惕硬脑膜外血肿的发生；需严密观察或 CT 检查。骨折线通过气窦者可导致颅内积气，要注意预防颅内感染。

颅底部的线形骨折多为颅盖骨折延伸到颅底，也可由间接暴力所致。根据发生部位可分为：

（一）颅前窝骨折

累及眶顶和筛骨，可有鼻出血、眶周广泛瘀血斑（“熊猫眼”征）以及广泛球结膜下瘀血斑等表现。若脑膜、骨膜均破裂，则合并脑脊液鼻漏，脑脊液经额窦或筛窦由鼻孔流出。若筛板或视神经管骨折，可合并嗅神经或视神经损伤。

（二）颅中窝骨折

若累及蝶骨，可有鼻出血或合并脑脊液鼻漏，脑脊液经蝶窦由鼻孔流出。若累及颞骨岩部，脑膜、骨膜及鼓膜均破裂时，则合并脑脊液耳漏，脑脊液经中耳由外耳道流出；若鼓膜完整，脑脊液则经咽鼓管流往鼻咽部，可误认为鼻漏；常合并第Ⅶ、Ⅷ脑神经损伤。若累及蝶骨和颞骨的内侧部，可能损伤垂体或第Ⅱ、Ⅲ、Ⅳ、Ⅴ、Ⅵ脑神经。若骨折伤及颈动脉海绵窦段，可因动静脉瘘的形成而出现搏动性突眼及颅内杂音；破裂孔或颈内动脉管处的破裂，可发生致命性的鼻出血或耳出血。

（三）颅后窝骨折

累及颞骨岩部后外侧时，多在伤后1～2 d出现乳突部皮下瘀血斑（Battle征）。若累及枕骨基底部，可在伤后数小时出现枕下部肿胀及皮下瘀血斑；枕骨大孔或岩尖后缘附近的骨折，可合并后组脑神经（第Ⅸ～Ⅻ脑神经）损伤。

颅底骨折的诊断及定位，主要依靠上述临床表现来确定。瘀血斑的迟发性、特定部位以及不是暴力的直接作用点等，可区别于单纯软组织挫伤。对脑脊液漏有疑问时，可收集流出液做葡萄糖定量检测来确定。有脑脊液漏存在时，实际属于开放性脑损伤。普通X线片可显示颅内积气，但仅30%～50%能显示骨折线；CT检查不但对眼眶及视神经管骨折的诊断有帮助，还可了解有无脑损伤。

颅底骨折本身无需特别治疗，着重于观察有无脑损伤及处理脑脊液漏、脑神经损伤等合并症。合并脑脊液漏时，须预防颅内感染，不可堵塞或冲洗，不做腰穿，取头高位卧床休息，避免用力咳嗽、打喷嚏和擤涕，给予抗生素。绝大多数漏口会在伤后1～2周内自行愈合。如超过1个月仍未停止漏液，可考虑行手术修补硬脑膜，以封闭瘘口。对伤后视力减退，疑为碎骨片挫伤或血肿压迫视神经者，应争取在12 h内行视神经探查减压术。

二、凹陷性骨折

见于颅盖骨折，好发于额骨及顶骨，多呈全层凹陷，少数仅为内板凹陷。成人凹陷性骨折多为粉碎性骨折，婴幼儿可呈“乒乓球凹陷样骨折”。骨折部位的切线位X线片，可显示骨折陷入颅内的深度。CT扫描则不仅了解骨折情况，还可了解有无合并脑损伤。

手术适应证包括：①合并脑损伤或大面积的骨折片陷入颅腔，导致颅内压增高，CT示中线结构移位，有脑疝可能者，应行急诊开颅去骨瓣减压术；②因骨折片压迫脑重要部位引起神经功能障碍，如偏瘫、癫痫等，应行骨折片复位或取除手术；③在非功能部位的小面积凹陷骨折，无颅内压增高，深度超过1 cm者，为相对适应证，可考虑择期手术；④位于大静脉窦处的凹陷性骨折，如未引起神经体征或颅内压增高，即使陷入较深，也不宜手术；必须手术时，术前和术中都需做好处理大出血的准备；⑤开放性骨折的碎骨片易致感染，须全部取除；硬脑膜如果破裂应予缝合或修补。

第三节　脑损伤

一、原发性脑损伤

【总述】

原发性脑损伤是指脑组织在外界暴力直接作用下引起的一系列病理生理变化造成的损伤。通常原发性脑损伤包括局限性脑损伤和弥漫性脑损伤。局限性脑损伤主要指颅内血肿、脑挫裂伤、脑干损伤。弥漫性脑损伤指脑震荡和弥漫性轴突伤。

（一）脑震荡

【概述】

脑震荡通常定义为“中枢神经系统的暂时性功能障碍”，一般是在头部受到轻度暴力的打击后，产生的短暂意识丧失，随即清醒，可有近事遗忘，神经系统病理解剖无明显变化，无器质性损害，它所表现出的一过性神经功能改变，可能与脑组织受暴力打击后引起的病理生理变化有关，但是它不能解释一些因脑震荡死亡的病例和拳击手反复受到脑部撞击后发生的慢性脑萎缩甚至一些严重的神经系统疾病。近来的研究发现，遭受暴力部位的神经元有线粒体的肿胀、神经轴突的损伤，尤其是有反复、长期脑震荡的病例，其脑组织的轴突变性和代谢紊乱尤为显著，可引起严重的后遗症。所以随着研究的不断深入，脑震荡将赋予新的定义。

【临床表现】

1. 意识障碍　受伤后即刻发生，时间短暂，一般不超过 30 min，这与脑干网状结构受损有关。醒后患者可有头痛、头晕、恶心、呕吐和乏力等症状。

2. 近事遗忘　清醒后不能叙述受伤经过，有明显的近事遗忘，但往事仍能回忆。

3. 脑震荡后遗症　恢复期患者常有头晕、头痛、耳鸣、失眠等症状，一般在受伤后数周或数月逐渐消失。但有一些患者长期存在上述症状，有的还有记忆力下降和注意力不集中，若逾时 3 ~ 6 个月不愈，除考虑有精神因素外，还应做进一步检查以排除其他继发性损伤的可能。

【诊断】

脑震荡的诊断主要以头部损伤后有短暂的意识丧失和近事遗忘，以及神经系统体检和脑脊液检查正常作为依据。临床上与轻度脑挫伤很难鉴别，可依靠脑电图或 CT 检查来鉴别，但由于两者的治疗原则基本一致，亦无严格区分的必要。

【治疗】

脑震荡一般无需特殊治疗。适当卧床休息，给予精神安慰及对症治疗。

头痛者，可给予罗通定、布洛芬等镇痛类药物，应避免使用有中枢抑制作用的吗啡类药物；恶心、呕吐者给予止吐药；焦虑失眠者可给予抗焦虑药。所有患者均应常规留院观察 2 ~ 3 d，以排除颅内其他病变的可能。

（二）脑挫裂伤

【病理】

指主要发生于大脑皮层的损伤，可为单发，亦可多发，好发于额极、颞极及其底面。小者如点状出血，大者可呈紫红色片状。显微镜下，伤灶中央为血块，四周是碎烂或坏死的皮层组织以及星状出血。脑挫伤指脑组织遭受破坏较轻，软脑膜尚完整者；脑裂伤指软脑膜、血管和脑组织同时有破裂，伴有外伤性蛛网膜下隙出血。两者常同时并存，临床上又不易区别，故常合称为脑挫裂伤。脑挫裂伤的继发性改变脑水肿和血肿形成具有更为重要的临床意义。前者通常属于血管源性水肿，可于伤后早期发生，一般 3 ~ 7 d 内发展到高峰，在此期间易发生颅内压增高甚至脑疝。伤情较轻者，脑水肿可逐渐消退，伤灶日后可形成瘢痕、囊肿或与硬脑膜粘连，成为外伤性癫痫的原因之一。如蛛网膜与软脑膜粘连；影响脑脊液吸收，可形成外伤性脑积水。广泛的脑挫裂伤可在数周以后形成外伤性脑萎缩。

【临床表现】

脑挫裂伤的临床表现因受伤部位的范围和性质，以及合并损伤不同而存在很大的差异。轻者无原发性意识障碍，临床上与脑震荡很难区别；重者可致原发昏迷，严重致残，直至死亡。意识障碍的程度是衡量脑挫裂伤轻重的客观指标。脑挫裂伤的患者伤后多立即昏迷，昏迷时间可由半小时至数天，甚至数月，最严重者持续昏迷直至死亡。

1. 局灶性症状　根据损伤部位和程度的不同而表现各异。损伤发生于皮质功能区，则可出现偏瘫、失语、感觉障碍或癫痫发作。临床体检可有病理反射等阳性体征。损伤发生于非重要功能区时，则无明显神经系统阳性表现。

若在观察过程中有新的神经系统体征时，应及时进行检查，以排除有新的损伤出现。清醒后常有剧烈头痛、呕吐频繁，常持续较长时间。脑挫裂伤的患者多有蛛网膜下隙出血，脑脊液血性，并出现脑膜刺激征。

2. 生命体征的改变　损伤当时，可有脉搏细速、血压下降和呼吸缓慢的表现，多数迅速恢复，如血压持续降低，则提示脑干损伤严重或有其他合并损伤。当血压、心率恢复正常后，患者出现血压升高，脉搏慢而有力，呼吸深而缓慢，则表示中枢压力增高及脑缺氧引起的代偿性反应。如脑损害严重，颅内压持续增高，最终导致中枢神经功能衰竭。

【诊断和鉴别诊断】

根据外伤史，伤后有较长时间的昏迷，存在神经系统阳性体征和脑脊液血性，诊断基本成立。但对于一些受伤程度轻或受伤很重，持续昏迷的患者，神经系统的阳性体征很难被确定，故仍需依靠 CT、MRI 等辅助诊断与脑震荡或脑内血肿鉴别。

1. 与脑震荡的鉴别　脑挫裂伤的昏迷时间较长，神经系统具有阳性体征，脑脊液呈血性，而脑震荡昏迷时间短，无神经系统阳性发现。急诊 CT 扫描可以明确。

2. 与颅内血肿的鉴别　脑挫裂伤在发生后即刻昏迷，如不伴有其他损伤，症状和体征在伤后可逐渐好转，趋于稳定，而颅内血肿发生后可有“中间清醒期”，症状体征进行性恶化。CT 或 MRI 可对两者做出明确的判断。但颅内血肿往往在严重脑挫裂伤的基础上出现，症状、体征互相重叠，临床鉴别较为困难。

【治疗】

脑挫裂伤的治疗以非手术治疗为主，减少脑损伤后的病理生理改变，维持机体的生理平衡，防止颅内血肿及各种并发症的发生。具体措施如下：

1. 轻者按脑震荡处理，卧床休息，所有患者均应留院观察，以防发生继发性颅内血肿及其他并发症。

2. 注意生命体征的改变：血压下降者及时抗休克治疗，排除有无其他部位的合并损伤；昏迷者维持呼吸道的通畅，给氧充足。

3. 有颅内压增高者，尽早应用脱水治疗，以控制脑水肿的进一步发展。适当应用止血和抗菌药物。

4. 发热患者应用物理降温，以保护脑组织。重症患者可使用冰帽等降温措施，亦有主张用亚低温治疗者。维持水、电解质及血糖的平衡。

5. 蛛网膜下隙出血较严重者，可行腰椎穿刺，引流脑脊液，以减轻头痛，促进脑脊液循环。

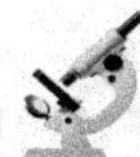

6. 手术治疗主要是解决颅内压顽固性增高，可行去骨瓣减压术、脑脊液外引流术等。如伴有颅内血肿、CT上有明显的占位病变、非手术治疗效果差者，应及时手术。

7. 使用神经生长因子、神经营养因子，促进轴突的修复。正常情况下，脑外伤后神经纤维的再生速度很慢，往往要一年以上，使用神经生长因子和神经营养因子可有一定的促进作用。

（三）原发性脑干损伤

【概述】

脑干损伤是指中脑、脑桥和延髓的损伤，是一种严重的颅脑损伤，常分为两种：原发性脑干损伤，外界暴力直接作用下造成的脑干损伤；继发性脑干损伤，继发于其他严重的脑损伤后，因脑疝或脑水肿引起的脑干损伤。

【临床表现】

脑干不仅含有大部分的脑神经核（除了嗅神经和视神经），全身感觉、运动传导束皆通过脑干，呼吸循环中枢亦位于此，而脑干网状结构则是参与维持意识清醒的重要结构。所以脑干损伤后，除了有局部脑神经受损的表现外，意识障碍、运动感觉障碍的表现往往较重，而且还可有呼吸循环功能的衰竭，危及生命。

1. 意识障碍　伤后即刻出现严重意识障碍，轻者对痛刺激可有反应，重者昏迷程度深，一切反射消失。昏迷持续时间长，恢复慢，甚至终身昏迷不醒。

2. 呼吸循环功能紊乱　严重原发性脑干伤，可产生急性呼吸功能衰竭，伤后自主呼吸立即停止，或呼吸先深而快，后深而慢，且不规则，直至完全停止。同时，循环功能亦出现衰竭表现，但比呼吸衰竭程度轻。当呼吸停止后，心跳多不停止。如抢救及时，可维持数小时或数日。继发性脑干损伤的患者，多有逐渐演变的过程，早期可有中枢代偿，表现为血压升高、脉搏缓而有力、呼吸深快。随着损害进一步加重，表现为血压下降、脉搏细速、呼吸慢而不规则的失代偿表现，直至呼吸心脏停止。

3. 去皮质强直　是中脑损伤的重要表现之一。

因为中脑前庭核水平存在促进伸肌收缩的中枢，而中脑红核及其周围网状结构是抑制伸肌收缩的中枢所在。两者之间切断时，便出现去皮质强直。表现为伸肌张力增高，两上肢过伸并内旋，下肢亦过度伸直，头部后仰呈角弓反张状。损伤较轻者可为阵发性，重者则持续发作。

4. 眼球活动和瞳孔变化　眼球活动和瞳孔调节功能由动眼、滑车及外展等脑神经管理，它们的神经核均位于脑干。脑干损伤时可有相应变化，临床上有定位意义。脑干损伤严重者，眼球固定，双侧瞳孔散大，光反射消失。中脑损伤时，可出现两侧瞳孔大小不等、大小变化不定或双侧瞳孔散大。脑桥损伤时，瞳孔极度缩小，光反射消失，两眼同向偏斜或两眼球分离。

5. 锥体束征　锥体束征包括肢体瘫痪、肌张力增高、腱反射亢进及病理反射阳性。脑干损伤后多立即出现双侧病理反射。但严重损伤处于急性休克期时，全部反射可消失。病情稳定后才可出现。

【诊断】

原发性脑干损伤与其他的颅脑损伤往往同时存在，临床症状重叠，鉴别诊断较为困难。对于伤后立即昏迷并进行性加重、瞳孔大小多变、早期发生呼吸循环功能衰竭、出现去皮质强直及双侧病理征阳性的患者，原发性脑干损伤的诊断基本成立。

原发性脑干损伤与继发性脑干损伤的区别在于症状、体征出现的早晚。继发性脑干损伤的症状、体征皆在伤后逐渐产生。颅内压持续监护亦可鉴别：原发性颅内压不高，而继发性则明显升高。同时，CT 和 MRI 也是鉴别诊断的有效手段。

【治疗】

脑干损伤的病情重，目前的治疗效果尚不满意。对于轻度脑干损伤的患者，可按脑挫裂伤治疗，可使部分患者获得良好疗效，而对于重者，其死亡率很高。所以救治工作应仔细认真，要有长期的打算，且护理工作显得尤为重要。

1. 保护中枢神经系统，酌情采用冬眠疗法，降低脑代谢；积极抗脑水肿；使用激素及神经营养药物。

2. 全身支持疗法，维持营养，预防和纠正水、电解质紊乱。

3. 积极预防和处理并发症，最常见的是肺部感染、尿路感染和褥疮。加强护理，严密观察，早期发现，及时治疗。对于意识障碍严重、呼吸功能紊乱的患者，早期实施气管切开至为必要，但气管切开后应加强护理，减少感染机会。

4. 对于继发性脑干损伤应尽早明确诊断，及时去除病因。若拖延过久，则疗效不佳。

（四）脑弥漫性轴索损伤

【概述】

颅脑外伤后脑组织的病理改变除了脑挫裂伤和脑内血肿外，脑白质的病理改变已被人们所重视。1956 年 Stric h 提出了大脑白质弥漫性变性，其特点是在伤后数小时或数日内出现轴突肿胀断裂，在显微镜下可见轴突回缩球形成。以后的研究发现，大脑白质的变性与病情有关。有轴突伤的患者有不同程度的昏迷，轴突损伤越重则伤情越重，昏迷时间越长，病死率越高。20 世纪 80 年代国际上公认并命名为弥漫性轴突伤（DAI）。

【诊断】

1. 有明确的外力作用，可以是旋转力、直线加速力等。

2. 伤后立即昏迷，无中间清醒期，昏迷程度按 GCS 评分为 4 ~ 10 分，昏迷时间长。伴有脑血肿者，及时血肿清除后，意识也不易恢复。

3. 神经系统检查无明确的定位体征。

4. 头颅 CT 显示大脑半球实质内、胼胝体、脑干及小脑等处有多发性小出血灶或伴有脑组织弥漫性肿胀、脑室缩小、环池消失，但中线无明显移位。

5. 治疗效果较差，部分患者出现严重的神经功能障碍和长期植物生存。

【治疗】

1. 保持呼吸道通畅和充分给氧　必要时做气管切开，有呼吸功能衰竭者使用呼吸机。氧饱和度维持在 100 左右，有肺部感染者应积极应用合适抗生素。

2. 降颅压　由于脑组织与轴突的创伤、肿胀，颅内压可急剧升高，需要给予甘露醇或呋塞米（速尿）、白蛋白降低颅内压力。甘露醇亦具有清除氧自由基作用，可减少伤后的继发性损害。

3. 大剂量的皮质激素的应用　由于并发症多所以有不同意见，目前倾向 24 h 内大剂量应用不良反应较小的激素如甲泼尼龙，同时应用防止并发症药物如西咪替丁、奥美拉唑等，以减轻消化道出血症状。

4. 头部降温　发热患者应用物理降温，以保护脑组织。重症患者可使用冰帽等降温措施，亦有主张用亚低温治疗者。

5. 维持水、电解质及血糖的平衡

6. 手术治疗　主要是解决颅内压顽固性增高，可行去骨瓣减压术、脑脊液外引流术等。

7. 神经功能保护药　有学者建议使用神经生长因子、神经营养因子，促进轴突的修复。正常情况下，脑外伤后神经纤维的再生速度很慢，往往要一年以上，使用神经生长因子和神经营养因子可有一定的促进作用。

（五）下丘脑损伤

常与弥散性脑损伤并存。主要表现为受伤早期的意识或睡眠障碍、高热或低温、尿崩症、水与电解质紊乱、消化道出血或穿孔以及急性肺水肿等。这些表现如出现在伤后晚期，则为继发性脑损伤所致。

二、颅内血肿

【总述】

颅内血肿是原发性脑损伤的一种，它是指颅内出血在某一部位积聚，达到一定的体积，形成局限性的占位病变，引起相应的症状。病程往往进行性发展，若处理不及时，可引起颅内继发性改变，如脑移位、脑水肿、脑缺血、持续的颅内压增高和脑疝，而致严重后果。颅内血肿按血肿所在的解剖部位可分为：①硬膜外血肿，血肿位于硬膜外和颅骨的间隙中；②硬膜内血肿，又可分为硬膜下血肿和脑内血肿。前者位于硬膜下间隙，后者位于脑实质内。硬膜外血肿和硬膜内血肿不仅仅存在部位的不同，在发生机制、病理生理、发展过程、治疗原则上都有不同。两者可同时发生。硬膜内血肿可单发亦可多发。按血肿症状出现的时间分为：①急性血肿，症状在伤后 3 d 内出现；②亚急性血肿，症状在伤后 4 d～3 周内出现；③慢性血肿，症状在伤后 3 周以上出现。按血肿所在的部位分为：幕上血肿和幕下血肿（颅后窝血肿）。

（一）硬脑膜外血肿

【概述】

硬膜外血肿是指外伤后出血积聚于颅骨内板和硬膜之间。常见于青壮年，>60 岁或 <2 岁的人群发生率很低，这与老年人硬膜和颅骨粘连紧密、婴幼儿脑膜血管细、颅骨脑膜血管沟尚未形成有关。血肿以颞部最为常见，多为单发，多发性少见，临床上合并硬膜下血肿或脑内血肿亦有发生。出血多为急性，有的甚至可在伤后 3～24 h 内发生脑疝。

【病因】

多因头部遭受外力直接打击，产生着力点处的颅骨变形或骨折，伤及血管所致。出血积聚于硬膜与颅骨内板分离处，并随着血肿的增大而使硬膜进一步分离。出血主要来源于：①脑膜血管，是造成急性硬膜外血肿的主要原因，尤以脑膜中动、静脉最为常见。脑膜中动、静脉位于颞部的同名骨沟中。颞部骨质较薄，受外力打击后引起骨折，刺破血管引起出血。如损伤位于动脉主干或较大分支，则出血凶猛，血肿迅速增大，短时间内可形成巨大血肿，导致脑疝。如出血由静脉引起，则病情发展稍缓；②静脉窦，上矢状窦、横窦和乙状窦均位于同名骨沟中，如发生骑跨静脉窦的颅骨骨折，即可使其受损。此种出血凶猛，与静脉窦没有平滑肌层，破裂后与无收缩能力有关，而血肿范围的扩大则因出血使硬膜剥离，剥离的硬膜引致再出血；③颅骨板障静脉，颅骨骨折常有板障静脉出血，但出血量有限，不易单独形成巨大血肿，是成为颅后窝硬膜外血肿的主要来源。

【临床表现与诊断】

1. 外伤史　颅盖部，特别是颞部的直接暴力伤，局部有伤痕或头皮血肿，颅骨 X 线摄片发现骨折线跨过脑膜中动脉沟；或后枕部受伤，有软组织肿胀、皮下瘀血，颅骨X线摄片发现骨折线跨过横窦；皆应高度重视有硬脑膜外血肿可能。

2. 意识障碍　血肿本身引起的意识障碍为脑疝所致，通常在伤后数小时至 1 ~ 2 d 内发生。由于还受到原发性脑损伤的影响，因此，意识障碍的类型可有三种：①当原发性脑损伤很轻（脑震荡或轻度脑挫裂伤），最初的昏迷时间很短，而血肿的形成又不是太迅速时，则在最初的昏迷与脑疝的昏迷之间有一段意识清楚时间，大多为数小时或稍长，超过 24 h 者甚少，称为“中间清醒期”；②如果原发性脑损伤较重，或血肿形成较迅速，则见不到中间清醒期，可有“意识好转期”，未及清醒却又加重，也可表现为持续进行性加重的意识障碍；③少数血肿是在无原发性脑损伤或脑挫裂伤甚为局限的情况下发生，早期无意识障碍，只在血肿引起脑疝时才出现意识障碍。大多数伤员在进入脑疝昏迷之前，已先有头痛、呕吐、烦躁不安或淡漠、嗜睡、定向不准、遗尿等表现，此时已足以提示脑疝发生。

3. 瞳孔改变　小脑幕切迹疝早期患侧动眼神经因牵扯受到刺激，患侧瞳孔可先缩小，对光反应迟钝；随着动眼神经和中脑受压，该侧瞳孔旋即表现进行性扩大、对光反应消失、睑下垂以及对侧瞳孔亦随之扩大。应区别于单纯前颅窝骨折所致的原发性动眼神经损伤，其瞳孔散大在受伤当时已出现，无进行性恶化表现。视神经受损的瞳孔散大，有间接对光反应存在。

4. 锥体束征　早期出现的一侧肢体肌力减退，如无进行性加重表现，可能是脑挫裂伤的局灶体征；如果是稍晚出现或早期出现而有进行性加重，则应考虑为血肿引起脑疝或血肿压迫运动区所致。去大脑强直为脑疝晚期表现。

5. 生命体征　常为进行性的血压升高、心率减慢和体温升高。由于颞区的血肿大都先经历小脑幕切迹疝，然后合并枕骨大孔疝，故严重的呼吸循环障碍常在经过一段时间的意识障碍和瞳孔改变后才发生；额区或枕区的血肿则可不经历小脑幕切迹疝而直接发生枕骨大孔疝，可表现为一旦有了意识障碍，瞳孔变化和呼吸骤停几乎是同时发生。

CT 检查：若发现颅骨内板与脑表面之间有双凸镜形或弓形密度增高影，可有助于确诊。CT 检查还可明确定位、计算出血量、了解脑室受压及中线结构移位以及脑挫裂伤、脑水肿、多个或多种血肿并存等情况。

【治疗】

急性硬膜外血肿诊断明确，原则上应立即手术清除血肿，缓解颅高压，避免形成脑疝。术后以适当的非手术治疗。对于无其他严重并发症、原发脑损伤轻者，及时手术，预后多数良好。死亡率5%～43%，其中儿童的死亡率只有5%～10%，但40岁以上患者的死亡率高达35%～50%。合并有硬膜下血肿、脑内血肿、脑挫裂伤患者的死亡率是无并发症的4倍。实际上，硬膜外血肿患者死亡的主要原因并非血肿本身，原发脑损伤的程度和脑疝形成后引起的脑干的继发性损伤才是导致患者预后不佳的主要因素。此外，年龄的增长、血肿巨大、手术时间的延误、术前中线移位显著和术后颅内压的增高也是术后疗效不佳的影响因素。因此，早期诊断，及时处理，才能有效地降低死亡率。

（二）硬膜下血肿

1. 急性硬膜下血肿

【概述】

急性硬膜下血肿在严重脑外伤者的发病率一般为5%～22%。男女比例为3∶1。老年人的发病率尤高，而且急性硬膜下血肿的发病年龄统计明显高于其他血肿发病年龄。它的发生原因往往以从高处坠落为主。急性硬膜下血肿的受伤机制一般都为加速性暴力使脑组织与固定的硬膜形成移位，将皮质与静脉窦之间的桥静脉撕断，引起出血。也可由于脑组织挫伤后的皮质血管出血流入硬膜下腔所致。急性硬膜下血肿往往都伴有广泛的脑挫裂伤，而脑损伤引起的脑水肿和脑移位则是急性硬膜下血肿的预后指标。

【临床表现】

急性硬膜下血肿的临床表现与血肿的范围、形成速度和合并脑挫裂伤的程度有关。受伤后即刻持续昏迷的患者，由于脑挫裂伤严重，病情进展得很快可迅速形成颅内高压，甚至早期出现脑疝。其预后与颅内压的控制和血肿的清除速度密切相关。

脑挫裂伤较轻的患者可有“中间清醒期”，受伤当时短暂昏迷，随即清醒。

随着颅内血肿的扩大，意识障碍又加重。意识障碍的变化、双侧瞳孔的不等大及局灶性体征是急性硬膜外血肿的常见表现。

【诊断】

颅脑损伤后，意识障碍进行性加重，伴有颅高压及局灶性体征，应高度怀疑急性硬膜下血肿。确诊主要依靠头颅 CT 扫描，既可了解硬膜下血肿的范围，又可明确有无脑挫裂伤的存在。急性硬膜下血肿在 CT 上表现为高密度的、新月形影。覆盖于脑表面，可伴有严重的脑挫裂伤或脑内血肿。当患者有低血红蛋白血症或脑脊液通过撕裂的蛛网膜渗入血肿内时，急性硬膜下血肿也可表现为等密度影。血肿的体积可从 CT 上估计，但实际的血肿体积往往大于估计值。颅骨 X 线片或 CT 骨窗位检查可有半数的患者有颅骨骨折。

MRI 检查不仅能直接显示血肿范围，同时对于 CT 表现等密度的血肿有特殊的高信号表现。

【治疗】

急性硬膜下血肿病情发展急重，往往需要手术清除血肿。血肿的大小、颅内压的高低、合并损伤的程度及患者的临床表现均是手术与否的指征。一般来说，CT 表现为血肿厚度超过 5mm，占位病变和中线移位明显的患者需急诊手术清除血肿。临床表现轻、病情发展缓慢的病例，可在颅内压监护和 CT 动态扫描下以保守治疗。

急性硬膜下血肿手术后约有 50% 的患者有颅内压的升高，术后颅内压高于 45 mmHg 的病变预后不良。CT 扫描可以明确术后颅内压升高的原因，并作出治疗的选择。术后颅压升高的原因主要为脑组织受压后的脑水肿和原发性脑挫裂伤；应根据病变具体情况，采用非手术或手术方法控制颅内压。

2. 亚急性和慢性硬膜下血肿

【概述】

亚急性硬膜下血肿是指在伤后 3 d 至 3 周内出现的硬膜下血肿，而在伤后 3 周以上出现的则称之为慢性。亚急性硬膜下血肿的发生率较低，临床上，在 1 周内发生的亚急性血肿与急性血肿相似，而 1 ~3 周内发生者则与慢性血肿的临床表现相同。

慢性硬膜下血肿的发生率每年为 1 ~2/100 000。大多数患者的年龄超过 50 岁。有 1/4 ~1/2的患者无明确的外伤史，而有受伤史的患者发病时间一般为 1 ~3 个月，有的甚至更长。慢性硬膜下血肿的发生原因为硬膜下腔的少量、持续性出血积聚而成。出血主要来源于皮质小血管或桥静脉的损伤。血肿形成后 1 周，硬膜下、血肿周围可形成一纤维囊壁，称为外膜。3 周左右在蛛网膜表面又可形成内膜，将血肿完全包裹。在这一过程中，血肿液化并在 CT 表现上逐渐呈低密度。

【临床表现】

体征多样。以颅内压增高为主，头痛表现突出。老年患者以痴呆、精神异常为多，有的患者以一侧肢体运动障碍、失语为首发，易与颅内肿瘤或脑血管病相混淆。

【诊断】

由于慢性硬膜下血肿患者的头部损伤轻微，出血缓慢，当出现临床症状时，血肿形成已有较长时间。所以慢性硬膜下血肿的早期诊断有一定的困难。对于临床怀疑的病例，CT 扫描是有力的诊断手段。受伤后 1 周，血肿在 CT 表现为新月形高密度影；3 周内可表现为等密度或混合密度影；3 周后表现为双凹形低密度影。对于一些 CT 诊断困难的病例，MRI 检查可明确诊断。

【治疗】

一旦慢性硬膜下血肿诊断明确，及时手术，疗效多满意。手术可酌情采取钻孔引流或开颅血肿清除术。

无论是何种手术，都有术后血肿复发的问题，有的复发率可高达 45%。复发原因为：血肿包膜的新鲜出血、脑萎缩、硬膜下腔闭合困难等。对于术后病情无明显好转或恶化的患者，应及时复查 CT 以排除血肿复发。

6个月以下的婴儿因产伤可引起慢性硬膜下血肿，临床表现为惊厥、呕吐、营养不良、前囟饱满，易误诊为先天性脑积水。前囟穿刺可呈黄或褐色液体，得以确诊。治疗可反复囟门穿刺，如无效，可行手术清除血肿。

（三）脑内血肿

【概述】

脑内血肿是指脑实质出血形成的血肿，可发生于脑内任何部位。以额叶和颞叶最为多见，其次为顶叶和枕叶，其余的分别为脑基底核、脑干及小脑。外伤性脑内的血肿多为对冲性颅脑损伤所致，其形成机制与对冲性脑挫裂伤相似。所以它的发生部位也主要位于额叶及颞叶，占总数的80%～90%。10%～20%的顶叶或枕叶血肿多因暴力直接打击的冲击伤或凹陷性骨折所引起。30%的患者可有多发脑内血肿。所有脑内血肿的患者中有30%～60%伴有脑外血肿。

【临床表现】

脑内血肿的临床表现，以血肿的部位、大小、发展速度及周边脑组织水肿情况的不同而不同。伤后多有（50%以上）严重的意识障碍，意识障碍的程度决定于血肿的范围、增长速度和合并脑外血肿的情况。位于额、颞叶的血肿除有颅内压增高的表现外，一般无局灶症状。如血肿位于功能区，则可出现偏瘫、失语及局灶性癫痫等症状。

【诊断】

急性脑内血肿的诊断主要以外伤史及随即出现的颅压增高症状为依据。急诊CT扫描可明确诊断。一般急性的脑内血肿在CT上表现出高密度团块，周围有低密度水肿带。但对于一些迟发性脑内血肿的患者，CT密度随时间的延长而表现出逐步降低，所以应警惕迟发性血肿的发生，必要时做CT复查。

【治疗】

脑内血肿的患者有意识障碍的加重、局灶性症状，CT表现有中线的移位（≥1 cm），均应急诊手术清除血肿。手术除了清除脑内血肿外，对于合并的脑外血肿、脑挫裂伤均应一并清除。术前已有脑疝者，酌情可予去骨瓣。对于脑挫裂伤不重、脑内血肿体积小（<30 ml）、临床症状轻、病情稳定的患者可行保守治疗。基底核或脑实质深部的血肿一般不主张手术。对于无需急诊手术清除血肿的患者，留观监护很重要。颅内压监护和头颅CT复查是主要的监测手段。

（四）颅后窝血肿

由于颅后窝的解剖特点，颅后窝血肿的发生率很低，一般只占全部颅内血肿的5%左右。任何类型的血肿都可发生，以硬膜外血肿为最多，其次是硬膜下血肿和脑内血肿。

1. 颅后窝硬膜外血肿

【概述】

颅后窝硬膜外血肿一般均伴有枕骨骨折，因损伤静脉窦或脑膜血管而引起出血。骨折部位的板障静脉破裂，也是出血原因之一。也有幕上枕部的血肿向下蔓延形成幕上、下骑跨性血肿。临床上患者症状的出现时间有所不同，40%的患者出现症状在24 h以内；有超过50%的患者症状出现时间在6 d之内，只有极少数症状在1周后出现。

【临床表现与诊断】

颅后窝硬膜外血肿的症状以头痛、颈项强直最为常见，可伴有脑神经损伤。小脑共济失调的症状出现率低于50%，意识障碍进行性恶化、双侧锥体束阳性、生命体征的改变在损伤晚期脑干受压可以出现。

CT可以快速准确的诊断颅后窝硬膜外血肿。对于颅脑外伤的患者，特别是伤后头痛剧烈、呕吐频繁而缺乏局灶定位体征，均应做颅后窝的扫描。

【治疗】

治疗原则为手术清除血肿。预后与患者术前的意识障碍程度密切相关。CT应用前的死亡率可达到37%～69%，及时用CT发现血肿，尽早手术清除血肿是成功治疗的保证。

2. 颅后窝硬膜下血肿　颅后窝硬膜下血肿的发生率占所有的硬膜下血肿的1%以内。出血主要来自于小脑表面的桥静脉的撕裂、静脉窦出血或小脑皮质的挫裂伤引起。意识障碍、剧烈头痛和频繁呕吐是常见症状。脑神经损伤、颈项强直和小脑的症状见于50%的患者。临床症状可在伤后即刻或24 h后出现。其诊断和治疗与颅后窝硬膜外血肿相似。

（五）迟发性外伤性颅内血肿

迟发性外伤性颅内血肿指伤后首次CT检查时无血肿，而在以后的CT检查中发现了血肿，或在原无血肿的部位发现了新的血肿，此种现象可见于各种外伤性颅内血肿。形成机制可能是外伤当时血管受损，但尚未全层破裂，因而CT检查未见出血；伤后由于损伤所致的局部二氧化碳蓄积、酶的副产物释放以及脑血管痉挛等因素，使得原已不健全的血管壁发生破裂而出血，形成迟发性血肿。

临床表现为伤后经历了一段病情稳定期后，出现进行性意识障碍加重等颅内压增高的表现，确诊须依靠多次CT检查的对比。迟发性血肿常见于伤后24 h内，而6 h内的发生率较高，24 h后较少。

三、开放性脑损伤

（一）非火器所致开放性脑损伤

【概述】

开放性颅脑损伤是指由锐器或严重钝器打击或由火器穿透造成头皮、颅骨、硬膜和脑组织直接或间接与外界相通的创伤。按致伤物的不同分为：非火器伤与火器伤。两者均易造成颅内感染和出血。

非火器性颅脑开放伤是指由锐器或钝器严重打击造成的开放性颅脑损伤。常见的锐器为刀、斧、锥、剪、钉或匕首。锐器造成的损伤往往与致伤物与颅脑的接触面有关，具有阔刃的利器所造成的头皮裂伤，其创缘整齐，颅骨骨折多在受力处形成槽状，伴有相应部位的颅内血肿。有尖端的锐器常引起穿刺伤，伤口形态与致伤物的横截面相似。与火器伤不同的是它没有因能量的发散而造成的中心凝固性坏死区域，它也不会产生受

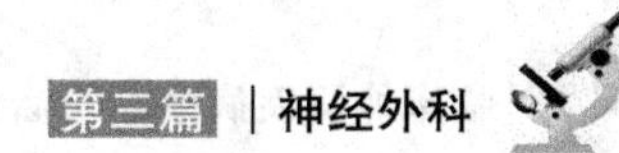

力部位的对冲伤。颅脑损伤往往局限于受力点附近。颅脑损伤的严重程度取决于受伤部位和深度。一般来说，额部的损伤可引起个性的改变，但预后较好。颞部的损伤是由于颞部与脑干和主要血管比较接近，故损害较大。可造成海绵窦、3～6对脑神经或颈内动脉的损伤（前部），以及基底动脉或脑干的损伤（后部）。颅后窝的损伤则会致命。

【临床表现与诊断】

非火器开放伤的诊断比较容易，根据受伤情况，体检可做出判断。但对于颅骨骨折、脑组织损伤、颅内异物的诊断还需依靠X线和CT检查。

【治疗】

尽早、彻底清创，切除糜烂、坏死的脑组织，清除颅内异物或血肿，修复缺损硬膜和头皮创口，变开放性损伤为闭合性。清创应争取在48～72 h内进行，如患者有休克，则先纠正休克。手术前后应用大量抗生素以预防和控制感染。伤后3～6 d者，伤口只做部分缝合或完全开放。伤后7 d以上者或创口已严重感染者，不宜行清创手术，应使创面引流通畅，待感染控制后再做进一步处理。

（二）火器所致开放性脑损伤

除具有非火器所致开放性脑损伤的特点外，尚有弹片或弹头所形成的伤道特点。碎骨片通常位于伤道的近侧端，呈放射状分布，弹片或弹头如未穿出颅外，常在伤道的远端。根据损伤方式、创口位置、局灶症状和体征，以及颅骨X线摄片所见骨折碎片和异物分布情况，可大致推测伤道部位和类型。意识障碍的进行性加重提示脑疝出现，依其出现的早晚结合其他临床表现，可推测是否已有颅内血肿、脑水肿或颅内感染发生。CT检查对诊断和治疗有很大帮助，可了解伤道、脑挫裂伤的部位和范围，颅骨骨折、碎骨片和异物的分布，以及有无颅内血肿和脑脓肿发生等。其他参阅硬脑膜外血肿的CT检查。

第四节　颅脑外伤的诊断和治疗

一、轻度颅脑外伤

【概述】

轻度颅脑外伤占送入院治疗病例的50%～80%，男性多于女性，年龄以11～20岁为主，而复杂性轻度头部外伤者年龄较前者为长。外伤的原因主要为交通事故，其次为坠落伤、工伤事故、运动摔伤及斗殴致伤等，饮酒是促发因素。

【诊断】

轻度颅脑外伤按英国Glasgow神经科学研究所南方医院神经外科Teasdale和Jennett制定的昏迷计分表（GCS）评定是指GCS在13～15分的病例。Rimel等又将轻度头部外伤限指颅伤导致昏迷时间不超过20 min，入院时GCS为13～15分，仅仅需要48 h以内入院观察者。我国按照1965年北京会议和1978年南京会议所定的轻型标准是指单纯脑震荡伴有或无颅骨骨折者；患者昏迷时间不超过30 min，仅有轻度头晕、头痛等自觉症状，神经系统检查和脑脊液检查均正常。

轻度颅脑外伤可通过昏迷时间的长短和（或）伤后遗忘被进一步分型，其中遗忘常与脑震荡联系在一起，但它对诊断脑震荡未必重要。神经外科协会限指脑震荡为由机械作用而引发的即刻、短暂的神经功能障碍，如意识改变、视力障碍、平衡障碍等为特征的临床综合征，它可以伴有轻度感觉异常直至昏迷超过1 min。较严重的脑震荡构成了轻度颅脑外伤的大多数，因为不严重者常不急于就医。

【治疗】

对轻度颅脑外伤的评估是近十余年的事，其处理存在较多争论。最初评估的目的是对容易遭受并发症的少数患者进行早期诊断和积极干预，以使患者有良好的预后。但仍有可能存在某些功能障碍，并且Dacey等的研究显示0.5%的患者最终需要手术治疗。

在临床上，患者受伤的详细病史、饮酒史、药物应用史和最初及以后随访的神经系统检查结果如意识状况等是决定CT扫描等检查的主要因素，而影像学结果又能帮助决定治疗计划。虽然颅骨骨折可提示颅内病变的危险性，但大多数放射科医师认为在CT扫描已较为普及的情况下，头颅X线片已是多余且无必要。

根据一多学科的研究资料，可将颅脑外伤患者分成不同的危险组别并制定相应的治疗方案。据此，单纯头皮裂伤、无昏迷、神经系统检查正常的患者不需要CT检查，可带医嘱在成年人的监护下出院观察。伤后曾昏迷但入院时已清醒者常使医师较费思量，如果CT扫描正常，患者居住地邻近医院且有成年人监护的话，出院观察也是安全的，但GCS评分为15分，患者有定时间、定地点障碍的应留院观察直至记忆清楚为止。神经系统检查有功能缺失，GCS评分<15分的患者，应CT扫描检查并收住医院观察可能发生的病情变化。

二、重度颅脑外伤

【概述】

颅脑损伤后可使颅内及全身发生包括生理、病理生理及病理等的最初反应，而且在不同类别的严重颅脑外伤患者中所产生的反应性变化各有不同。心血管功能的变化早于其他生理变化，最初表现为心跳减慢血压减低，接着平均动脉压轻度增高，然后有呼吸不规则和呼吸短暂停止期，最后丧失对外界刺激的反应能力。较严重的外伤患者意识改变常早于心肺功能的改变，而脑干损伤者表现为昏迷及瞳孔反应的丧失，其中损伤平面较高者有动脉血压的增高，损伤平面较低者表现为低血压。颅内血肿，尤其是硬膜下血肿是颅脑外伤最严重的继发病变，通常导致严重后果。

【诊断】

重度颅脑外伤是指GCS评分在3～8分的病例，其中3～5分为特重型病例。国内制

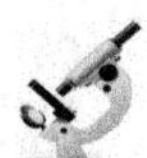

订的标准相当于广泛颅骨骨折、广泛脑挫裂伤、脑干损伤或急性颅内血肿者；患者呈深昏迷或昏迷在12 h以上，或出现再次昏迷；有明显神经系统病理体征；体温、脉搏、呼吸和血压有明显改变。其中特重型者病情发展更快，伤后原发深昏迷、去大脑强直或伴有其他部位的脏器伤、休克等，迅速出现脑疝、双瞳散大，有生命体征严重紊乱甚至呼吸停止。因此，对这些重伤者应注意早期、积极的非手术或手术处理，阻止脑损害的进一步加重，维持理想的生理环境，防治并发症，促进神经系统功能的恢复。

【早期处理】

1. 现场救治与转运　现场急救的目的是：要使重度损伤者继续生存，创造转送至医院治疗的有利条件。其要点如下：

（1）畅通呼吸道：重度颅脑损伤尤其是昏迷患者，常失去自我救助能力，造成呼吸道阻塞。急救时应边查原因，边清除口腔或鼻咽部的分泌物、呕吐物、血液（块）或异物，患者置侧俯卧位，放入通气管或暂时牵出患者舌头，气管内插管或行气管切开术。

（2）维持血循环：颅脑外伤后出现低血压通常是短暂的（<3 min），一般在首次临床评估前已经纠正。若患者出现休克状态，可采用出血处填塞、加压包扎、头皮暂时缝合、骨折固定及其他止血处理，另外经输液维持收缩血压在13.3 kPa（100 mmHg）。

（3）转送：昏迷患者需畅通呼吸道并通气充分后，休克者应作补液纠正低血压后，方能转送。对疑有颈椎损伤者，要注意保持头颈的自然伸直位置，提防脊髓损伤。

2. 急诊室处理　急诊室处理是对重度颅脑外伤患者继续进行已实施的脑复苏，处理威胁生命的全身其他损伤，并尽快做脑及脊髓等的影像学检查。它开始于患者到达，结束于转送至手术室、ICU或病房。目的是阻止由全身异常或原发性中枢神经系统损伤引起的继发损害。

（1）急救：要维持正常通气和供氧。GCS评分低于8分的重伤患者应当气管内插管甚至气管切开，予以机械辅助通气。动脉血气分析对调整通气疗法、维持正常氧供和酸碱平衡有指导作用。在急性颅脑外伤患者，虽然早期因低血压、休克或呼吸抑制可引起代谢性或呼吸性酸中毒，但血pH常反映为过度通气后的呼吸性碱中毒。尽管患者有自发性过度通气，但由于呼吸困难、肺挫伤、肺不张引起肺通气－灌注失平衡，或过度儿茶酚胺释放引起血管收缩造成肺内分流降低氧气向血液中的输送，使30%的重伤患者存在低氧血症。同时，外周血管收缩反应可增加周围阻力并超过左心负荷，造成左心衰竭和肺水肿。未有脑损害的患者可耐受低至70 mmHg的PaO_2，但有脑损伤者对中度缺氧（90 mmHg的PaO_2）已很敏感。因此，及时和加大呼吸支持是惟一有效的方法。

（2）病史采集：在患者呼吸道、氧饱和度、血压等稳定的同时，应重点了解病史，内容包括受伤时间、原因、外力性质及着力部位，伤后意识及瞳孔变化，有无呕吐、癫痫，曾作何种急救处理如手术、药物应用，有何其他重要既往病史如高血压、心脏病、糖尿病、精神病等。

（3）神经系统及全身检查：通过检查可提供一个了解患者神经系统及全身功能状况

的基础，应既快速全面，又重点突出，以确定诊断和处理的主要问题。它包括生命体征、意识状况（GCS 评分）、瞳孔大小及对光反应、眼球活动情况，有无肢体瘫痪、脑神经麻痹、病理反射、脑膜刺激征，有无头皮损伤、颅（底）骨骨折，如眶周及乳突后皮内淤血，脑脊液鼻、耳漏等，以及身体其他部位的合并损伤等。

（4）诊断及处理：根据病史、体征及生命功能反应，将患者按照 GCS 评分进行分类。一般认为患者是否服从指令是评估神经系统功能的关键指标，是区分中度与重度损伤的分水岭。重度损伤患者及中度向重度发展者都应尽快滴注甘露醇后急做头颅 CT 检查，以发现颅内有无出血等情况。中度损伤者亦应尽可能短时间内做 CT 检查。一旦 CT 扫描发现有手术指征的颅内血肿或其他情况，则急做手术处理。若病情严重提示急性颅内血肿并有脑疝者，可在不做 CT 检查的情况下直接手术钻孔探查。对无脑疝的患者，CT 检查应做完整的头颅扫描，以了解有无颅底骨折、面部骨折、气颅等情况。怀疑头颅凹陷性骨折及颈椎、胸肋骨、四肢骨折者应做相应 X 线片。不需急诊开颅手术的中—重度患者应尽快转入 ICU、急诊室或病房，并严密监护意识状况及生命体征等，进行其他的有关检查，必要时复查 CT 扫描。

【手术治疗】

急性重度颅脑外伤的手术治疗主要适用于有颅内血肿的病例；有广泛脑挫裂伤或脑梗死，导致颅内压过高出现脑疝的患者；开放性颅脑损伤以及广泛颅骨骨折的患者。手术治疗的原则是救治患者生命，恢复神经系统重要功能，降低死亡率和伤残率。

术前应对患者的全身情况和重要脏器的功能进行了解，除常规做血常规、出凝血时间、血型交配外，还可根据需要检查血糖、电解质、肝肾功能及心肺功能等。一般采用气管内插管全身麻醉，便于人工控制呼吸。

【ICU 或病房内处理】

所有重度颅脑外伤患者和经手术治疗后的患者都应在转入 ICU 或病室后给予严密和系统的监护治疗。

1. 病情演变的观察　目的是随时了解病情发展的情况，及时发现和处理意外情况及并发症，确定和修改治疗方案。对重症颅脑外伤患者，除原发性脑损伤外，颅内出血和脑水肿这两种继发病变是引起颅内压增高、发生脑疝导致患者死亡的主要原因。颅内压增高和脑疝可通过对患者的意识状况及意识改变、CCS 评分、瞳孔大小及对光反应、生命体征、神经体征，有无呕吐、癫痫发作等指标的观察反映出来。应定时密切观察，记录比较，发现病情变化后早做处理。

2. 呼吸道处理　急性重症颅脑外伤患者常有呼吸道不畅、呼吸困难或肺部挫伤、肺不张、肺部感染，由此引起低氧血症和高碳酸血症，使脑血管扩张、脑血容量增加、颅内压增高而致病情加重。若病情需要，气管插管超过 3 d，常考虑做气管切开，有助于吸除痰液，降低呼吸阻力，提高通气功能，增加氧分压。

3. 血循环处理　急性重度颅脑外伤患者应经皮桡动脉或足背动脉插管，持续监测血

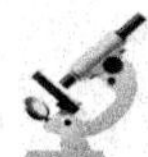

压，并应用小剂量镇静药使血压维持在适当的范围内。当收缩压超过 21.3 ~ 24.0 kPa（160 ~ 180 mmHg）时，需要用药物控制全身动脉压。可根据高血压的原因和原先存在的心、肺、肾等脏器疾病选择不同的药物。在颅内高压时，一般不主张应用有扩张脑血管和潜在增高颅内压作用的药物。

4. 颅内压监护　重度颅脑外伤患者常因颅内压增高导致死亡，故对重伤后昏迷患者进行颅内压监护并及时处理颅内高压对改善预后有重要作用。目前采用的监护方法多为脑室内压监护或硬膜外压监护。前者操作简便，所测数据准确，被称为“金标准”，并可随时放脑脊液缓解脑压；后者术后感染机会少，监护时间长。颅内压超过 15 ~ 20 mmHg 即为异常，若颅内压超过 40 mmHg 为严重颅内高压，常提示有颅内血肿。颅内压增高时可采用以下方法处理：①抬高头位 15 ~ 30°；②应用脱水药；③控制性通气，使 $PaCO_2$ 维持在 30 ~ 35 mmHg；④脑室外引流，当颅内压超过 20 mmHg 并持续 2 min 后，可脑室管开放引流 5 ~ 10 min；⑤CT 扫描，在上述治疗措施不敏感者应及时检查，尤其是脑挫伤患者和凝血指标异常者更应定时（4 ~ 8 h）复查；⑥亚低温治疗或巴比妥类药物治疗。

5. 营养支持疗法　重度颅脑外伤患者机体代谢率升高，并在 1 周内进行性增高达正常人的 1.6 ~ 1.8 倍，故对能量的需要明显增加。重度颅脑外伤患者的鼻饲常开始于外伤后第 4 ~ 5 d，全胃肠外营养可较早给予。成人每天接受总热量在 9 204.8 ~ 11 506 J（2 200 ~ 2 750 cal），可选择平衡氨基酸液，在应激状态下应用高支链氨基酸，以减少蛋白质的分解，以及应用含氨基酸、脂肪乳剂和葡萄糖的混合营养液。应控制血糖，勿使其过高，需要时给予胰岛素。同时可给维生素、微量元素等，并注意水、电解质平衡及酸碱平衡。

6. 亚低温治疗　将体温控制在 30 ~ 35℃ 称为亚低温，对颅脑外伤患者是否有脑保护作用，仍存有争议。一般认为它适应于重型和特重型颅脑损伤患者，广泛脑挫裂伤、原发性和继发性脑干损伤患者以及难以控制的颅内高压患者。

7. 巴比妥类药物治疗　重度颅脑外伤颅内高压患者经降颅内压治疗未能取得疗效，并经 CT 扫描没有发现顷内占位病变的可采用。临床常用药物为巴比妥钠或硫喷妥钠。巴比妥治疗期间应当监测颅内压、血压、心电图、氧分压及体温等指标，颅内压维持在 15 ~ 20 mmHg以下，如有血压下降时，应输血补充血容量。

8. 低血钠与高血钠综合征的处理　颅脑损伤容易直接或间接影响下丘脑功能而发生抗利尿激素分泌异常综合征（SIADH），它是临床引起低血钠综合征的常见原因，可出现于外伤后 2 周内的任何时间，使血钠快速下降。临床上经测定血钠、尿钠和渗透压值可予似早期诊断。临床表现最初为消化道症状，如厌食、厌水、恶心、呕吐等，继以神经症状如易激动、不合作、肌无力、嗜睡，甚至意识模糊、木僵、抽搐死亡。SIADH 治疗的主要方法是通过限制液体入量来排除过多的水分。如低血钠严重（ <120 mmol/L），可应用 3% 高渗盐水 200 ml 来快速纠正，并随时检查电解质，同时给予促肾上腺皮质激素（ACTH）25 mg 肌内注射，每天 3 次，以调整抗利尿激素（ADH）/ACTH 的失平衡。

9. 尿崩症的处理　颅脑外伤后发生的尿崩症并不罕见，其成因多系丘脑下部－垂体区域的损伤所致。每天尿量多在5～8 L，甚至10 L以上，尿比重低，可严重失水并电解质紊乱。应早期诊断，小心给予垂体后叶素治疗，因该药可引起血压升高而致颅内压增高。一般每次5～10 U皮下注射，或10～20 U静脉缓慢点滴，可重复给药。当尿量得到控制后，可用氢氯噻嗪（双氢克尿塞）、卡马西平口服替代，长时尿崩者可用尿崩停治疗。

10. 脱水治疗　脑水肿是颅脑外伤后常见的继发性病变，是引起颅内压增高的主要因素之一，控制脑水肿的发生和发展是重度颅脑外伤患者降低颅内压的重要措施。采用的脱水治疗不仅可以减轻脑水肿、降低颅内压，而且还可改善脑供血，以阻断脑水肿的恶化。凡重度颅脑外伤患者除有休克者外都适应于做脱水治疗，有颅高压者更应早用。有脑疝者应用这一治疗可以争取进行定位检查或术前准备的一段缓解期。但对尿崩者或脱水已明显者则应暂缓脱水。常用的药物有以下几种：高渗性脱水药、利尿性脱水药和碳酸酐酶抑制药。

11. 抗生素的应用　颅脑外伤后或术后由于抗感染能力下降，患者容易发生神经系统或其他系统感染，故伤后或术后应给予抗生素以防止感染。在未明确病原菌之前，作为预防性措施宜采用广谱抗生素，一旦感染已经发生，应做排泄物细菌培养及药敏试验，根据药敏试验结果选用能透过血脑屏障的最敏感抗生素。抗生素的应用剂量宜大，以能提高药物在血中和脑脊液中的浓度，但对老年人和儿童应适当调整用量。

12. 抗癫痫治疗　颅脑外伤患者，尤其是重度脑伤者都应早期预防性应用抗癫痫药物，但预防性抗癫痫治疗无需超过1周，以避免长期应用药物对神经行为的负面影响。早期预防性抗癫痫治疗可应用苯妥英钠或苯巴比妥类。由于某些患者对药物的过度代谢，故需间断性做药物血浓度测定，以确保足够的剂量。若患者有癫痫发生，则需按正规方法予以较长时间的治疗。

第三章　颅脑和脊髓先天畸形

第一节　先天性脑积水

【概述】

先天性脑积水或称婴儿脑积水，指婴幼儿时期由于脑脊液循环受阻、吸收障碍或分泌过多使脑脊液大量积聚于脑室系统或蛛网膜下隙，导致脑室或蛛网膜下隙扩大，形成的头颅扩大、颅内压增高和脑功能障碍。较大儿童和成人的脑积水则无头颅扩大表现。

【病因】

造成婴儿脑积水的常见原因是产伤后颅内出血和新生儿或婴儿期化脓性、结核性或其他种类脑膜炎，它们容易造成脑内某些部位，如第四脑室开口、环池、中脑和小脑幕游离缘之间间隙的继发粘连，致脑脊液流通障碍；也可因大脑表面蛛网膜下隙的粘连，或上矢状窦旁的蛛网膜颗粒发生粘连，而使脑脊液回收障碍。先天畸形所致脑积水只占约 1/4 病例，其中有中脑导水管狭窄、第四脑室中孔和侧孔闭锁（Dandy – Walker 畸形）和小脑扁桃体下疝畸形（Arnold – C hiari 畸形）等，后者可伴有脑积水和脊柱裂。在婴幼儿，由于肿瘤所致的脑积水较为少见，另有约 1/4 的脑积水病因不明。

【临床表现】

1. 活动性脑积水的临床表现

（1）头颅增大比面部生长快。

（2）易激惹，恶心呕吐。

（3）囟门饱满，膨出。

（4）头皮静脉扩张、充血，由于颅内压增高导致静脉窦血液反流所致。

（5）Macewen 征：由于脑室扩大叩击颅骨有破罐音。

（6）展神经麻痹：其颅内行程较长导致颅内压增高时易受影响。

（7）“落日征”（上视障碍）：Parinaud 综合征，由松果体上隐窝处压力增高引起。

（8）腱反射亢进。

（9）呼吸不规则伴有间歇性呼吸暂停。

（10）颅缝扩大（可在颅骨 X 线平片上看到）。

对于颅盖坚硬的儿童或成人，颅内压增高的表现包括：视盘水肿、头痛、恶心呕吐、步态改变、上视或外展障碍。缓慢增大的脑室一开始可能不引起症状。

2. 慢性脑积水的临床表现

慢性脑积水的特点（与急性脑积水的不同点）：

（1）颅骨平片显示铜箔颅骨（又称银箔颅骨）。此征本身不一定与颅内压增高伴发，但如同时存在以下列的第3、4点，则说明颅内压增高，可见于颅缝早闭。

（2）三脑室疝入鞍内（CT或MRI）。

（3）蝶鞍侵蚀（可能由于三脑室疝入鞍内所致），有时可导致空蝶鞍，也可有鞍背侵蚀。

（4）CT上颞角没有急性脑积水。

（5）巨颅：头围大于正常长度98%者。

（6）胼胝体萎缩：矢状位MRI最清楚。

（7）婴儿：颅缝分离；囟门闭合延迟；不发育或发育迟缓。

【辅助检查】

1. X线颅骨摄片　可显示颅腔扩大、颅骨变薄、囟门增大和骨缝分离。中脑导水管阻塞者，因常伴枕大池发育不良，后颅窝显得狭小。寰枕区的骨畸形，提示可能同时存在脑发育异常。颅底部的异常钙化影提示结核性脑膜炎的可能。

2. CT检查　可显示脑室扩大程度和脑皮质厚度，推断梗阻的部位，同时可显示有无肿瘤等病变。CT检查并可用于复查或追踪脑积水的病情发展。

3. MRI检查　能准确地显示脑室和蛛网膜下隙各部位的形态、大小和存在的狭窄，显示有无脑畸形或肿瘤存在，故有助于判断脑积水的病因，区别交通性和非交通性脑积水。

【诊断】

静水压脑积水：存在以下任何一种情况时可诊断静水压脑积水。

1. 双侧颞角宽度≥2 mm（无脑积水时，颞角很少可见），外侧裂，大脑纵裂和脑沟消失。

2. 颞角 >2 mm，同时 FH/ID >0.5（FH为额角最大宽度，ID为同一水平两侧颅骨内板的内径）

与脑积水表现相似但不是由于脑脊液吸收障碍的包括：

1. 脑萎缩。脑脊液循环动力学无改变，但有脑组织减少。

2. 积水性无脑畸形。

3. 脑室扩大的发育畸形。胼胝体发育不全：偶可伴发脑积水，但大多表现为三脑室扩大和侧脑室分离；中隔 - 眼发育不良。

【治疗】

1. 内科治疗　有血性脑脊液的早产儿可以使用（只要无活动性脑积水），同时观察脑脊液吸收功能是否恢复，但这只是一种辅助治疗或缓解治疗。据报道1岁以内的婴儿若生命体征稳定，肾功能正常，无颅高压症状（窒息，嗜睡，呕吐），使用下列方法，约50%的患儿脑积水得到了满意控制。

（1）乙酰唑胺（碳酸酐酶抑制药）：25 mg/（kg·d），分 3 次口服，每天增加 25 mg/（kg·d）直至 100 mg/（kg·d）。

（2）同时开始服用呋塞米（速尿）：1 mg/（kg·d），分 3 次口服。

（3）防治酸中毒。

（4）三柠檬酸：4 ml/（kg·d），分 4 次口服。

（5）监测血电解质，及时调整药量。

（6）如血钾降低改为柠檬酸钾（含钾 4 mmol/L，不含钠），如血钠降低则改为碳酸氢钠。

（7）注意电解质失衡和乙酰唑胺的不良反应：昏睡、呼吸过快、腹泻。

（8）每周 CT 或超声检查：如脑室进行性扩大可行分流，否则内科治疗 6 个月，然后在 2 ~ 4 周内逐渐减少剂量。如脑积水逐渐发展可继续治疗 3 ~ 4 个月。

2. 外科治疗　脑室大小恢复正常不是治疗的最终目的。治疗目的在于神经功能恢复和美容。

（1）脑脊液引流：脑室内出血后的脑积水可能只是一过性的，脑脊液引流（经脑室或腰穿）可缓解症状直至脑脊液吸收恢复正常，但腰穿只能用于交通性脑积水。如脑脊液吸收仍未恢复，而脑脊液蛋白含量 < 1 000 mg/L（100 mg/dl），则自我吸收功能一般不可能恢复（通常需做分流手术）。

（2）脉络丛切除术：1918 年 Dan dy 提出用于治疗交通性脑积水。可减少但不能完全停止脑脊液分泌（只有部分脑脊液由脉络丛分泌，其他来源包括脑室室管膜、脊神经根硬膜鞘）。开颅手术死亡率较高（可能是由于空气进入脑室）。内镜下脉络丛电凝术在 1910 年提出，最近又有较多使用。

（3）去除阻塞：打开狭窄的导水管，与简单的分流术相比，死亡率高而成功率低。仅在存在肿瘤时使用该法。

（4）三脑室造瘘术：近来脑室镜手术使用逐渐增多，三脑室造瘘术又再次受到重视。适应证：三脑室造瘘术可用于治疗梗阻性脑积水，也是处理分流管感染的方法之一（在不增加颅内压的情况下取出所有异物）。三脑室造瘘术也可用于分流术后发生硬膜下血肿时（术前取出分流管）。三脑室造瘘术也可用于裂隙脑室综合征。

（5）分流术：分流手术的方法包括脑室腹腔分流术；脑室 – 心房分流术；脑室 – 胸膜腔分流术等。

【并发症】

1. 堵管　表现为术后脑积水的症状经历一段时间缓解后又加重，或术后 CT 检查脑室已经缩小复查时又扩大；按压分流管的泵装置时感觉阻力增大难以按下，或按下后不易回复。常见的堵管原因有：①脑脊液蛋白含量过高，若脑脊液蛋白超过 5 g/L，堵管的机会明显增加；②脑室内出血，血液或血凝块可堵塞分流管的脑室端，采用脑室心房分流术者，血液逆流可堵塞分流管的心房端；③大网膜粘连包裹或挤入引流管的腹腔端内。

2. 感染　来源有：①皮肤，如覆盖阀门的皮肤溃疡；②分流管，如灭菌不彻底，阀门等处易有细菌藏身；③手术操作污染。术后感染为棘手问题，对脑室心房分流术者后果尤为严重。临床表现可为寒战、高热等急性感染征象，也可呈持续发热、贫血、脾肿大等慢性菌血症表现，血培养阳性而脑脊液培养阴性。预防感染须极力避免在感染尚未完全控制的情况下施行分流术，注重对分流管和手术器械的高度灭菌要求，严格的无菌操作和无损伤操作；一旦感染形成，抗生素常无效，需取出分流管，才能控制感染。

第二节　脊 柱 裂

【概述】

脊柱裂最常见的形式是棘突及椎板缺如，椎管向背侧开放，好发于腰骶部。脊柱裂可分为：①脊膜膨出：脊膜囊样膨出，含脑脊液，不含脊髓神经组织；②脊髓脊膜膨出：膨出物含有脊髓神经组织；③脊髓膨出：脊髓一段呈平板式的暴露于外界。

【临床表现】

可归纳为两个方面：

1. 局部表现　出生后在背部中线有一囊性肿物，随年龄增大而增大，体积小者呈圆形，较大者可不规则，有的基底宽阔，有的为一细颈样蒂。肿块表面的皮肤可为正常，也可有稀疏或浓密的长毛及异常色素沉着，有的合并毛细血管瘤，或有深浅不一的皮肤凹陷，啼哭或按压前囟时，囊肿的张力可能增高；若囊壁较薄，囊腔较大，透光试验可为阳性。本病的皮肤改变需与先天藏毛窦鉴别，后者窦道的管壁由皮肤组织构成，窦道长短不一，短者呈盲管状，长者深达椎管，可引起感染或并发肿瘤。

脊髓膨出则局部表面没有皮肤，椎管及脊膜敞开，又名脊髓外露。

2. 脊髓、神经受损表现　可表现程度不等的下肢弛缓性瘫痪和膀胱、肛门括约肌功能障碍。某些隐性脊柱裂患者在成长过程中，排尿障碍日趋明显，直到学龄期仍有尿失禁，这是终丝在骨裂处形成粘连紧拉脊髓产生的脊髓栓系综合征。MRI 检查可见脊髓圆锥下移，终丝变粗，横径在 2 mm 以上。

【诊断】

根据上述临床表现，脊柱 X 线摄片可见棘突、椎板缺损，穿刺囊腔抽到脑脊液，诊断即可确立。MRI 检查可见到膨出物内的脊髓、神经，并可见到脊髓空洞症等畸形。

【治疗】

1. 病变的评估和治疗

（1）测量病变大小。

（2）确定病变是否破裂。

1）已破裂者：抗生素治疗。

2）未破裂者：无需应用抗生素。

（3）用 Telfa 敷盖，再用吸附乳酸林格液或生理盐水的海绵（如病灶为囊性或突出则围成一个无菌环）以防干燥。

（4）患者俯卧位（防止病变受压）。

（5）在 36 h 内行手术治疗使之闭合，有手术禁忌者除外（如出生时有明显脑积水（HCP）则应同时行分流术。

2. 神经系统的评价和治疗

（1）与脊髓有关

1）观察下肢的自发运动（自发运动良好则预后佳）。

2）通过检查下肢对疼痛刺激的反应来确定神经功能最低平面：尽管某些婴幼儿在正常与异常平面之间有一个明确的边界，但至少有 50% 患者的运动是正常、反射性和自发运动的混杂表现（起源于未受抑制的前角自主运动神经元）。

（2）与 C hiari 畸形 2 型有关

1）测量头围：进展性脑积水头围增大（见上），也可观察头颅增长速度（1 cm/ d）。

2）24 h 内行头部超声检查。

3）检查是否有呼吸喘鸣及呼吸暂停。

3. 辅助检查和治疗

（1）儿科医师检查身体判断是否存在其他异常，尤其对于不能手术治疗者（如肺发育不全）。

（2）膀胱：常规导尿，泌尿科会诊。

（3）前后位和侧位脊髓造影：检查脊柱侧凸（基线）。

（4）严重驼背或脊柱侧凸及髋部或膝部畸形请矫形外科医师会诊外科治疗。

4. 脊髓脊膜膨出闭合治疗的时机　过早闭合脊髓脊膜突出无助于神经功能改善，但有证据表明可减少感染率。无论外膜是否完整均应在 24 h 内行手术闭合（如超过 36 h 外部病变将有细菌生长，增加术后感染的机会）。同时进行脊髓脊膜突出修补和 VP 分流术。

多数外科医师主张对无脑积水的脊髓脊膜突出患者，至少在脊髓脊膜突出修补术后 3 d 再行分流术。出生时即发现明显脑积水者［脑室扩大伴头围增大和（或）有症状］，脊髓脊膜突出修补术和分流术需同时进行且不会增加感染机会，可缩短住院时间；也可以减少施行分流术前脊髓脊膜突出修补破裂的风险。

5. 脊髓脊膜突出修补手术的术后处理

（1）勿让患儿接触手术切口。

（2）导尿。

（3）每天测量头围。

(4) 未行分流术者:

1) 常规头部超声检查(每周1~2次)。

2) 患者平卧位以降低切口部位脑脊液(CSF)压力。

6. 远期并发症

(1) 脑积水:可类似于以下任何一种。脊髓脊膜突出患者病情恶化时应首先除外分流失败的可能。

(2) 脊髓空洞[和(或)延髓空洞]。

(3) 脊髓栓系:几乎所有脊髓脊膜突出修补术后的放射学检查均可发现脊髓栓系,但只有少数出现症状,而对症状性脊髓再栓系尚无较好的检查方法(SSEPs可恶化)。

1) 脊柱侧凸:脊髓栓系早期治疗可缓解脊柱侧凸。

2) 症状性脊髓栓系常表现为迟发的神经功能减退。

(4) 枕大孔区延髓受压。

第三节　颅缝早闭

【概述】

颅缝早闭(CSO)原称狭颅症,新生儿发病率约为0.6/1 000。多为产前畸形,产后颅缝早闭十分少见(多因颅骨相对位置改变引起,非真性颅缝闭合),伴脑积水者罕见。任何大脑半球发育停滞疾病(无脑回畸形,多小脑回,某些积水性无脑回畸形等)均可影响脑发育,并导致颅骨发育不良。可分为矢状缝早闭(最常见的单一颅缝早闭,80%为男性)、冠状缝早闭(占颅缝早闭的18%,女性多见)、额缝早闭、人字缝早闭及多颅缝早闭。

【临床表现】

1. 头颅畸形　有各种类型,因受累颅缝的不同而异。如所有颅缝均过早闭合,形成尖头畸形或塔状头;如为矢状缝过早闭合,形成舟状头或长头畸形;两侧冠状缝过早闭合,形成短头或扁头畸形;一侧冠状缝过早闭合,形成斜头畸形。

2. 脑功能障碍和颅内压增高　患儿智能低下,精神萎靡或易于激动,可出现癫痫、四肢肌力减弱等神经症状,并有头痛、呕吐和视乳头水肿等颅内压增高表现,晚期发生视神经萎缩、视野缺损甚至失明。

3. 眼部症状和其他　由于眼眶变浅,可引起突眼和分离性斜视等。常合并身体其他部位畸形,如并指(趾)、腭裂、唇裂及脊柱裂等。

【诊断】

很多“颅缝闭合”者因平卧体位所致（如“人字形卧位”）。如怀疑是这种原因，应嘱其父母避免患儿平坦头位，并于6～8周后复查。如为体位所致者则病情改善，否则即为颅缝早闭。辅助诊断方法包括：

1. 颅缝早闭处可触及骨性隆起（人字缝早闭例外）。

2. 拇指轻压骨缝不能使颅缝两侧颅骨活动。

3. X线平片显示骨缝中心缺乏正常透光性。某些因局部形成骨刺，X线检查正常。

4. CT扫描有助于显示颅骨轮廓、颅缝早闭处颅骨增厚，和（或）形成骨嵴；还可显示脑积水及额部蛛网膜下隙扩大；三维CT可更好地显示颅骨异常。

5. 上述方法仍不能诊断者，可行锝骨扫描：生后第1周任何颅缝均不能摄取同位素；过早闭合的颅缝比其他（正常）颅缝摄取能力增高；完全闭合颅缝不能摄取同位素。

6. MRI：通常仅用于诊断伴随颅内其他病变的患者。效果不如CT。

7. 测量值可无异常，如眶－额周长在颅骨变形情况下仍可正常颅内压增高。

【治疗】

1. 矢状缝早闭　可采取纵向或横向皮肤切口。自冠状缝至人字缝之间的矢状缝行线形切开，在生后3～6个月内手术效果较好。切开宽度至少3 cm，无证据表明使用人工材料（如硅胶包裹顶骨骨缘）可延长复发时间。必须注意避免硬膜撕裂损伤矢状窦。对患儿应随访，如年龄在6个月之前的颅骨融合应再次手术。大于1岁者常需更为广泛的颅骨塑形。

2. 冠状缝早闭　单纯对受累骨缝行切开常可取得良好的整容效果。但有异议者认为仅采用这种治疗是不够的。因而目前推崇行额部颅骨切除（单侧或双侧），同时通过切除眼眶骨来抬高眼外眦。

3. 人字缝早闭　手术方法的选择包括由单纯一侧颅缝颅骨切除到复杂的颅面外科重建。对年龄在12周内无严重颜面变形者行矢状缝至星点的线形颅骨切除已足够。必须注意避免星点附近硬膜撕裂，因为此处有横窦经过，切除的骨缝可见内嵴。手术年龄越早效果越好，6个月以上的患儿可能需更为彻底的手术治疗。

第四节　颅底陷入症

【概述】

颅底陷入症的主要特点是枕骨大孔周围的颅底结构向颅内陷入，枢椎齿突高出正常水平，甚至突入枕骨大孔；枕骨大孔的前后径缩短和颅后窝狭小，因而使延髓受压和局部神经受牵拉。以先天性发育畸形为常见，可与扁平颅底、寰枢椎畸形、小脑扁桃体下疝等合并存在。

【临床表现】

婴幼儿颅底和颈椎骨化尚未完成，组织结构松而富于弹性，故此期多不出现临床症状，成年以后，由于枕骨大孔区域的筋膜、韧带、硬脑膜和蛛网膜的增厚、瘢痕、粘连以及损伤等因素，导致局部神经组织和血管受损，出现颈神经根、后组脑神经受损症状和延髓、小脑功能障碍。严重者尚可出现颅内压增高，并可因小脑扁桃体疝而致死。症状多为缓慢进行性加重，其间可有自行缓解期。除上述症状外，尚可有颈项粗短、枕后发际较低、头颅歪斜、面颊和耳郭不对称等特殊外观。

【诊断】

在 X 线颅骨侧位片上，自硬腭后缘至枕骨大孔的后上缘作一连线，如枢椎齿状突超出此连线 3 mm 以上，即可确诊。本病还须与单纯的扁平颅底相鉴别，后者不引起压迫症状。MRI 能清楚地显示延髓、颈髓的受压部位和有无小脑扁桃体疝，便于估计病情和制订手术方案。

【治疗】

对有 X 线检查证据者，若无明显临床症状，可暂不手术；但应嘱患者注意避免外伤。若已出现明显临床症状，需及时进行手术治疗。手术包括广泛枕下减压术和酌情切除第 1 ~3颈椎椎板，术中须广泛切开硬脑膜和增厚的蛛网膜，分离粘连，以求松解和减压充分。在安置手术体位时，应注意勿使患者头部过伸，以免使潜在的小脑扁桃体疝加重延髓损害导致呼吸停止或死亡。

第四章　颅内和椎管内肿瘤

第一节　颅内肿瘤

一、概述

【概述】

颅内肿瘤可划分为原发性和继发性肿瘤两大类。原发性颅内肿瘤发生于脑组织、脑膜、脑神经、垂体、血管及残余胚胎组织等。而继发性肿瘤则是指身体其他部位恶性肿瘤转移或侵入颅内的肿瘤。据调查，原发性颅内肿瘤的年发病率为7.8～12.5/10万人。颅内肿瘤可发生于任何年龄，以20～50岁年龄组多见。儿童及少年患者以后颅窝及中线部位的肿瘤为多，如髓母细胞瘤、颅咽管瘤及松果体区肿瘤等。成年患者多为胶质细胞瘤（如星形细胞瘤，胶质母细胞瘤等），其次为脑膜瘤、垂体瘤及听神经瘤等。颅内肿瘤在40岁左右成年人为发病高峰期，此后随年龄增长发病率下降。老年患者胶质细胞瘤及脑转移瘤多见。颅内原发性肿瘤的发生率在性别上无明显差异，男性患者可能略多于女性。其发生部位在小脑幕上与幕下比例约为2∶1。

【病因】

颅内肿瘤的发病原因和身体其他部位的肿瘤一样，目前尚不完全清楚。大量研究表明，细胞染色体上存在着癌基因加上各种后天诱因可使其发生。诱发脑肿瘤的可能因素有：遗传因素、物理和化学因素以及生物因素等。

【分类】

颅内肿瘤的分类曾提出多种多样的方法，各家意见不一，在此参照1992年WHO分类和1998年北京神经外科研究所分类介绍如下：

1. 神经上皮组织肿瘤　包括星形细胞瘤、少突胶质细胞瘤、室管膜肿瘤、脉络丛肿瘤、松果体肿瘤、神经节细胞肿瘤、胶质母细胞瘤、髓母细胞瘤。

2. 脑膜的肿瘤　包括各类脑膜瘤、脑膜肉瘤。

3. 神经鞘细胞肿瘤　包括神经鞘瘤、恶性神经鞘瘤、神经纤维瘤、恶性神经纤维瘤。

4. 垂体前叶肿瘤　包括嫌色性腺瘤、嗜酸性腺瘤、嗜碱性腺瘤、混合性腺瘤。近年来根据有无内分泌功能分为功能性和非功能性肿瘤。

5. 先天性肿瘤　包括颅咽管瘤、上皮样囊肿、三脑室黏液囊肿、畸胎瘤、肠源性囊肿、神经错构瘤等。

6. 血管性肿瘤　包括血管网状细胞瘤（又称血管母细胞瘤）。

7. 转移性肿瘤

8. 邻近组织侵入到颅内的肿瘤　包括颈静脉球瘤、圆柱细胞瘤、软骨及软骨肉瘤、鼻咽癌、中耳癌等侵入颅内的肿瘤。

9. 未分类的肿瘤

【发病部位】

大脑半球发生脑肿瘤机会最多，其次为蝶鞍，鞍区周围，桥脑小脑角，小脑，脑室及脑干。某些肿瘤在颅内可生成2个以上的多发性肿瘤。不同性质的肿瘤各有其好发部位：星形细胞瘤、少突胶质细胞瘤、多形性胶质母细胞瘤好发于大脑半球的皮层下白质内；室管膜瘤好发于脑室壁；髓母细胞瘤好发于小脑蚓部；脑膜瘤好发于蛛网膜颗粒的主要分布部位如大静脉窦的壁及静脉分支处：颅底的嗅沟、鞍区、斜坡上部，以及从第Ⅲ至第Ⅻ对脑神经穿出颅腔的骨孔附近；神经鞘瘤好发于桥脑小脑角；血管母细胞瘤好发于小脑半球；颅咽管瘤好发于鞍上区；脊索瘤好发于颅底、鞍背及斜坡。颅内转移瘤可发生于颅内各个部分，但以两侧大脑半球居多。因此，临床上有时可依据肿瘤部位来推测肿瘤的性质。

【临床表现】

颅内肿瘤的临床表现主要包括颅内压增高及局灶性症状和体征两大部分。

1. 颅内压增高的症状和体征

主要为头痛、呕吐和视神经乳头水肿，称之为颅内压增高的三主症。

（1）头痛　颅后窝肿瘤可致枕颈部疼痛并向眼眶放射。头痛程度随病情进展逐渐加剧。幼儿因颅缝未闭或颅缝分离可无明显头痛。老年人因脑萎缩、反应迟钝等原因头痛症状出现较晚。

（2）视神经乳头　水肿是颅内压增高重要的客观体征，中线部位及幕下的肿瘤视神经乳头水肿出现早，幕上良性肿瘤出现较晚，部分患者可无视神经乳头水肿。

（3）呕吐　呕吐呈喷射性，多伴有恶心。幕下肿瘤由于呕吐中枢、前庭、迷走神经受到刺激，故呕吐出现较早而且严重。

除上述三主症外，还可出现视力减退、黑矇、复视、头晕、猝倒、淡漠、意识障碍、大小便失禁、脉搏徐缓及血压增高等征象。症状常呈进行性加重。当脑肿瘤囊性变或瘤内卒中时，可出现急性颅内压增高症状。

2. 局灶性症状和体征

局灶症状是指脑瘤引起的局部神经功能紊乱。有两种类型：一是刺激性症状，如癫痫、疼痛、肌肉抽搐等。另一类型是正常神经组织受到挤压和破坏而导致的功能丧失，即麻痹性症状，如偏瘫、失语、感觉障碍等。最早出现的局灶性症状具有定位意义，因为首发症状或体征表明了脑组织首先受到肿瘤损害的部位。不同部位的脑肿瘤具有许多局灶性的特异性症状和体征。

二、常见颅内肿瘤

（一）神经胶质瘤

【总述】

来源于神经上皮的肿瘤，是颅内最常见的恶性肿瘤，占全部颅内肿瘤的40%～50%。根据瘤细胞的分化情况又可分为：星形细胞瘤、少突胶质瘤、室管膜瘤、髓母细胞瘤、多形性胶质母细胞瘤等。

1. 星形细胞瘤

【概述】

星形细胞瘤为胶质瘤中最常见的一种，占40%左右。恶性程度较低，生长缓慢。其一为实质性，多见于大脑半球，与周围脑组织分界不清楚，中青年多见。另一种为囊性肿瘤，具有分界较清楚的囊壁和结节，多见于10岁左右儿童的小脑半球内。边界不清的实质性星形细胞瘤不能彻底切除，术后往往复发，需辅以放射治疗及化学治疗，5年生存率大约30%左右。分界清楚的囊性星形细胞瘤，如能将瘤壁结节完全切除可望获得根治。

【诊断】

星形细胞瘤生长缓慢，病程常长达数年，平均3.5年，多数患者呈缓慢进行性发展。癫痫常为首发症状，50%患者以癫痫起病。75%患者有头痛，50%有精神运动性肌无力，出现呕吐与明显意识障碍分别为33%与20%。神经系统检查多数患者有视盘水肿与脑神经障碍，均占60%。近半数患者出现肢体肌无力，而出现言语困难、感觉障碍、视野改变者也分别为20%。

星形细胞瘤在CT上最常见的表现为一低密度的脑内病灶，较均匀一致，占位效应不明显，瘤内无出血灶或坏死灶，瘤周无明显水肿影。部分肿瘤CT上等密度，使肿瘤在CT上难以发现，此时MRI可明确显示肿瘤影。星形细胞瘤在MRI上T_1W呈低信号，T_2W呈高信号。MRI可清楚显示肿瘤浸润脑组织的程度。增强后星形细胞瘤一般不强化，少数肿瘤有周边斑点状轻度强化影。另有少数星形细胞瘤可表现为囊性或内出血。

【治疗】

星形细胞瘤的治疗方案目前尚存在争论。由于肿瘤生长缓慢，在患者出现症状前后的影像学上可长期无明显改变。因此有学者认为对星形细胞瘤治疗的目的是以改善患者神经系统症状为主，对长期无症状的患者可对其进行间隔期为3个月的影像学检查随访。更有学者认为放疗或是手术可加重症状，并且有时非但不能减缓肿瘤恶变的发生，甚至有促使肿瘤恶变的可能。

当患者出现明显的神经系统症状或影像学检查发现肿瘤明显增大，应积极治疗。治疗以手术为主，争取做到肿瘤全切除。当深部肿瘤生长于丘脑、基底核、脑干等重要结构处，全切肿瘤可导致严重的神经功能损害，仅可予大部切除肿瘤。星形细胞瘤的术后放疗仍有争论。对于星形细胞瘤当前不建议行化疗。

2. 多形性胶质母细胞瘤

【概述】

多形性胶质母细胞瘤约占胶质瘤的20%，为胶质瘤中恶性程度最高的肿瘤。多生长于成人的大脑半球，以额、顶、颞叶为多。肿瘤呈浸润性生长，增长迅速，导致血供不足，肿瘤中心多处坏死出血，给瘤造成多形性的外观。瘤细胞丰富而不规则，大小亦相差悬殊。多核巨细胞散在可见，核分裂相多。患者的主要表现为颅内压增高和神经功能障碍。病程发展快。治疗较困难。

【诊断】

GBM生长速度快、病程短，半数患者病程在3～6个月，病程超过1年者仅10%。主要表现为颅高压症状与局灶性神经症状，有头痛、精神改变、肢体无力、呕吐、意识障碍与言语障碍。神经系统检查可发现偏瘫、脑神经损害、视盘水肿、偏身感觉障碍与偏盲。

头颅CT与MRI均可显示明确肿瘤影与受压的脑组织。在CT上，GBM表现为低、等混合密度影，可有高密度的出血区，周围脑组织呈大片低密度水肿，肿瘤与脑组织无明显边界。增强后95%的肿瘤呈不均匀强化，常表现为中央低密度的坏死或囊变区，周边增生血管区不规则的环形、岛形或螺旋形强化影。MRI上，GBM在T_1W像上呈低信号，T_2W像为高信号的边界不清的肿瘤影。但在肿瘤细胞增殖旺盛处，T_1W为高信号，T_2W为低信号。增强后强化表现同CT。放射性核素显像可示肿瘤细胞增殖处有放射性核素浓集。脑血管造影可显示肿瘤染色与肿瘤供血动脉，并有正常脑血管的移位。

【治疗】

GBM以手术、放疗、化疗及其他综合治疗为主。手术应做到在不加重神经功能障碍的前提下尽可能多地切除肿瘤，扩大肿瘤切除范围既可以有效地内减压，又能减轻术后脑水肿，减低神经系统并发症的发生率，据目前统计，GBM的手术死亡率不到1%，术后神经系统并发症的发生率在10%以内。每个患者均应行术后常规放疗。瘤区放射剂量至少在60 Gy以上。化疗及其他辅助治疗手段效果均有限。肿瘤复发后再次手术，再次手术的死亡率及术后并发症均无增加。

3. 间变性星形细胞瘤

【概述】

间变性星形细胞瘤指肿瘤细胞间变程度在星形细胞瘤与多形性胶母细胞瘤之间。好发于中年，35～60岁多见，以男性稍多见，男女比为1.22∶1。病灶多发生于大脑半球。少数肿瘤可见于间脑、视神经、脑干、小脑及脊髓。

【诊断】

间变性星形细胞瘤的病程较星形细胞瘤短，平均6～24个月。大脑半球病灶主要临床症状为头痛、精神症状、肢体无力、呕吐、言语困难、视力改变及嗜睡。癫痫发作少见。神经系统检查可发现偏瘫、视盘水肿、脑神经损害表现、偏盲偏身感觉缺失。发病呈进行性加重，部分可出现突然恶化。间脑肿瘤早期即可有颅内压增高表现，有偏瘫、神经性无力、记忆力减退、意识混乱及癫痫与内分泌紊乱症状。前视路肿瘤病情发展迅速，自单侧视力下降到双侧失明多不超过2个月。常伴有头痛、发热与尿崩。晚期可见眼底视盘肿胀及动静脉阻塞表现。

间变性星形细胞瘤 CT 上呈低密度或不均一低密度与高密度混杂病灶。90% 肿瘤占位效应明显，伴有瘤周水肿，20% 有囊变，10% 可见钙化。在 MRI 上，肿瘤 T_1W 为低信号，T_2W 为高信号，较多形性胶母细胞瘤影像稍均匀，无坏死或出血灶。增强后，80% ~90% 肿瘤强化表现不一，可为环形、结节形、不规则形等，另有部分肿瘤强化均匀一致。

【治疗】

手术切除肿瘤是不可缺少的治疗手段，应尽可能多的切除肿瘤，甚至全切除。有时肿瘤累及重要结构而被迫使肿瘤残留。间脑肿瘤除"蕈样"生长、边界清楚者，一般全切困难。对所有患者均应术后行放疗与化疗。大脑半球肿瘤放疗剂量应达到 60 Gy。化疗药物中效果显著的药物为亚硝脲类。

4. 毛细胞型星形细胞瘤

【概述】

毛细胞型星形细胞瘤由平行排列伸长的双极细胞构成，瘤细胞内含成束的胶质纤维。肿瘤好发于儿童，WHO 分类把其归在 I 级内，过去认为此型肿瘤组织学属良性，近来发现少数肿瘤可恶性变（称间变性毛细胞型星形细胞瘤）。主要可见于脑室周围、下丘脑、视交叉与视神经、小脑和脑干。

【诊断】

毛细胞型星形细胞瘤一般病程较长。前视路型肿瘤位于眶内者主要表现为视力受损伴有无痛性突眼，可有不同类型的偏盲、斜视及视神经萎缩。肿瘤位于视交叉者则多以双侧视力受影响，有视盘水肿、斜视、视神经萎缩及头痛。

下丘脑型肿瘤多有内分泌紊乱、间脑综合征、Frporic h 综合征与早熟。直径 2 cm 以上的肿瘤可引起脑积水。脑干型肿瘤以肿瘤平面交叉性瘫痪为主要表现。大脑型肿瘤可出现癫痫、颅内压增高症状及局灶症状，而小脑型肿瘤为步态不稳等共济失调表现。

头颅 CT 与 MRI 均可清晰显示肿瘤影。肿瘤在 CT 上呈等密度，部分肿瘤增强不明显，但部分可显著强化。前视路型、下丘脑型与脑干型肿瘤边界欠清楚。在 CT 骨窗位上可见视交叉肿瘤对蝶鞍前壁的破坏，形成"J"形蝶鞍。MRI 可清楚显示增粗的视神经与增大的视交叉。下丘脑型由于肿瘤信号均匀，可增强明显，常不易与实质性颅咽管瘤及鞍上生殖细胞瘤等鉴别。大脑型与小脑型肿瘤常边界清楚，多呈囊性，肿瘤壁结节有时强化。

【治疗】

毛细胞型星形细胞瘤生长速度极慢，部分学者认为肿瘤可长期静止，有的甚至可自然退缩。治疗以手术为主。肿瘤全切后可不行放疗。

5. 室管膜下巨细胞型星形细胞瘤

【概述】

室管膜下巨细胞型星形细胞瘤为位于脑室内起源于室管膜下层的良性肿瘤。肿瘤生长缓慢，可单独存在，或伴发结节性硬化症。在结节性硬化患者中，室管膜下巨细胞型星形胶质瘤表现为侧脑室壁上室管膜下"烛滴样"结节。本病可能有家族遗传性。

【诊断】

室管膜下巨细胞型星形细胞瘤可急性起病，表现为由梗阻性脑积水引起的颅高压症状。在结节性硬化患者中，患者有智能发育落后及较为频繁的癫痫发作。

肿瘤在CT上呈等高密度影，内有不规则钙化影，从终沟处突向脑室。室管膜下巨细胞型星形细胞瘤自脑室底长出，首先将脑室内脑脊液移位，而室管膜瘤常占据整个脑室，借此可对两者进行鉴别。在MRI上，肿瘤表现为一斑状的占位影，T_1W呈等、低或高信号，T_2W均为高信号，肿瘤内有低信号的钙化影。增强后肿瘤影强化明显。血管造影可发现在动脉晚期有肿瘤染色。

【治疗】

手术是治疗的关键措施，手术目的为尽可能全切肿瘤，解除脑积水。对未能全切肿瘤、脑积水持续存在者应行脑脊液分流术。放疗不敏感，但对复发肿瘤不能再次手术者，或肿瘤有恶性变者，可行放疗，瘤区放射剂量为54 Gy。

6. 室管膜瘤

【概述】

室管膜瘤好发于儿童及青年，约占胶质瘤的12%，由脑室壁上的室管膜细胞发生，突出于脑室系统内，多见于侧脑室、第四脑室底部及第三脑室，偶见于脊髓的中央管。可穿过脑室壁侵入脑实质，可经第四脑室的正中孔或侧孔长入小脑延髓池及桥池内。肿瘤与周围脑组织分界尚清楚，有时有假囊形成。本瘤亦有种植性转移倾向。手术切除后仍会复发，术后需放射治疗及化学治疗。

【诊断】

幕下室管膜瘤患者病程较长，平均10～14个月。幕下室管膜瘤主要表现为发作性恶心、呕吐与头痛，以后可出现步态不稳、眩晕与言语障碍。体征主要为小脑性共济失调、视盘水肿、脑神经障碍与腱反射异常。第四脑室管膜瘤最常见的症状为步态异常。幕上室管膜瘤以头痛、呕吐、嗜睡、厌食及复视等颅高压症状为主，并可有癫痫发作。位于小脑脑桥角的室管膜瘤可有耳鸣、耳聋及后组脑神经症状。2岁以下的儿童症状特殊，主要为激惹、嗜睡、胃纳差、头围增大、前囟饱满、颈项硬、发育迟缓及体重不增。

头颅CT与MRI对室管膜瘤有诊断价值。肿瘤在CT平扫上呈边界清楚的稍高密度影，其中夹杂有低密度。瘤内常有高密度钙化表现，幕上肿瘤钙化与囊变较幕下肿瘤多见。部分幕上肿瘤位于脑实质内，周围脑组织呈轻至中度水肿带。在MRI上，T_1加权为低、等信号影，质子加权为T_2加权为高信号，注射增强剂后肿瘤呈中度至明显的强化影，部分为不规则强化。

【治疗】

手术全切肿瘤是室管膜瘤的首选治疗方案，脑室内室管膜瘤术前可先置脑室外引流以降颅内压。对于未能行肿瘤全切除的患者，术后应行放射治疗。对复发或幼儿不宜行放疗的患者，化疗仍不失为重要的辅助治疗手段。

7. 髓母细胞瘤

【概述】

髓母细胞瘤为高度恶性肿瘤，好发于2~10岁儿童。大多生长于小脑蚓部并向第四脑室、两侧小脑半球及延髓部侵犯。肿瘤生长迅速，若阻塞第四脑室及导水管下端可导致脑积水。患儿的主要表现为恶心呕吐，行走困难，头围增大、颅缝裂开。在小儿中很像脑积水而被误诊。肿瘤细胞易从瘤体脱落而进入脑脊液中，造成蛛网膜下隙的种植性转移和脊髓下端及马尾部的种植性转移。术后放疗需包括椎管。

【诊断】

病程多较短，近一半患者病程在1个月内，少数可达数年，平均约8个月。由于髓母细胞瘤生长隐蔽，早期症状缺乏特征，常被患者、亲属和医师所忽略。首发症状为头痛、呕吐、步态不稳。以后可出现复视、共济失调、视力减退。查多有视盘水肿、眼球震颤、闭目难立、外展麻痹等。儿童与成人患者症状、体征基本一致，惟呕吐、病理征及腱反射改变多见于儿童患者，而视物模糊与四肢无力多见于成人。

头颅X线可见有颅缝增宽等颅内高压征。在头颅CT上87%呈现为均匀一致的高密度影，10%为等密度病灶，另为混杂密度，少数有钙化，偶可呈低密度囊性变。病灶边界均较清晰，多位于小脑蚓部，成人患者可多见于小脑半球。在MRI T_1W 图像上，肿瘤均为低信号，T_2W 图像中67%肿瘤呈高信号，另33%呈等信号。97%瘤周有明显水肿。增强后肿瘤均有均匀强化。在MRI矢状位图像上74%可见肿瘤与第四脑室底间有二极细长的低信号分隔带。与室管膜瘤不同，髓母细胞瘤很少向第四脑室侧隐窝及桥小脑角伸展。少数患者MRI可见肿瘤沿蛛网膜下隙转移，显示小脑叶的边界模糊，注射增强剂钆喷酸葡胺（Gd-DTPA）后呈结节状的脑外增强。97.5%伴有中至重度脑积水。

【治疗】

手术切除是治疗的主要方法。术后常规放疗，初发的髓母细胞瘤对放疗敏感。放疗部位应包括全脑、后颅窝和脊髓。放疗剂量根据患者年龄而定，剂量要足，4岁以上全脑放射剂量在35~40 Gy，后颅剂量50~55 Gy。2~4岁适当减量，2岁以内暂不放疗，放疗一般应于术后4周内进行，髓母细胞瘤放疗的关键是后颅窝高剂量50 Gy，脊髓30 Gy。化疗有效，但疗效不长久。髓母细胞瘤预后欠佳。但近年来随着手术技巧的提高，肿瘤全切或次全切除的比例增高，由于术后常规脑脊髓放疗的实施，患者的生存率有明显提高。

8. 少枝胶质瘤

【概述】

少枝胶质肿瘤为肿瘤细胞形态以少枝胶质细胞为主的浸润性胶质瘤。分为少枝胶质瘤与间变性少枝胶质瘤两类。约占颅内胶质瘤的4%，成人多见，80%以上的少枝胶质瘤位于大脑半球白质内，以额叶最多见。

【诊断】

少枝胶质瘤患者病程较长，平均4年。癫痫为首发症状，见于50%患者，85%的患者有癫痫发作，以癫痫起病的患者一般病程均较长。除癫痫外，患者尚有头痛、精神障碍、肢体无力等表现。主要的神经系统体征为偏瘫与视神经盘水肿。病程多为渐进性发展，可有突然加重。

少枝胶质瘤最显著的特点是钙化。50%患者的头颅X线平片可见不规则斑块状钙化影。在CT上，叫非钙化部分，表现为等、低密度影，增强后有时有强化。头颅MRI可示肿瘤区 T_1W 为低信号。T_2W 为高信号，钙化区有信号缺失现象，瘤周脑组织水肿不明显。

【治疗】

手术行肿瘤全切是治疗的首选方案。对于生长迅速或复发的少枝胶质瘤患者，建议行术后放疗与化疗。近年研究认为少枝胶质瘤为化疗敏感性肿瘤，对丙卡巴肼（甲基苄肼）、洛莫司汀与长春新碱系列治疗（简称PVC）反映良好。

9. 脉络丛乳头状瘤

【概述】

脉络丛肿瘤是一种较少见的生长于脑室内脉络丛上的中枢神经系统肿瘤，分为良性的脉络丛乳头状瘤与恶性的脉络丛癌。仅占脑肿瘤的0.5%～1%，无明显性别差异。

【诊断】

脉络丛乳头状瘤主要表现为脑积水而产生的颅高压症状。这主要由于肿瘤过多地分泌脑脊液，阻塞脑脊液循环，或是由于肿瘤出血引起蛛网膜下隙粘连所致。2岁以内患儿病程约2个月，2岁以上可达6个月。除头痛、恶心、呕吐等症状外，患者早期可有癫痫发作，以后可表现为易激惹、精神不适及视物模糊等，但局灶症状常不明显。25%的患者可有淡漠，甚至意识改变，出现急性颅内压增高表现。

儿童患者中常有头围增大，半数以上患者有视盘水肿。2/3患者脑脊液中蛋白含量增高，呈黄色，偶有血性。

头颅X线平片示颅缝增宽、颅面比例失常、颅盖呈“银线”征等颅压增高征象。儿童患者中约21%有钙化征象。气脑造影可见病灶为蕈状。头颅CT示脑室明显增大，内有稍高密度影，增强后病灶均匀强化，肿瘤将正常脉络丛吞噬，呈叶状外观，内有点状钙化，有时可见蛛网膜下隙出血。MRI上 T_1WI 肿瘤呈等或低信号，T_2WI 为等、低或高信号内可见局灶出血、钙化与血管流空影。脑血管造影示较深的肿瘤染色，并可显示来自正常脉络丛的增粗的肿瘤供血动脉，位于三角区内的侧脑室肿瘤常为外侧脉络膜后动脉，第四脑室内肿瘤常为小脑后下动脉的分支，而第三脑室脉络丛乳头状瘤为内侧脉络膜后动脉。

【治疗】

全切肿瘤是治愈脉络丛乳头状瘤的惟一疗法。开颅前可行脑脊液外引流，以降低颅内压和减少对脑组织的牵拉损伤。放疗对术后残余肿瘤无效。

（二）脑膜瘤

【概述】

脑膜瘤是颅内仅次于胶质瘤的第二大常见肿瘤，约占颅内肿瘤的15.3%，好发于成年人，女性稍多于男性，在人群中的发生率为2/10万。肿瘤大部分起源于蛛网膜内皮细胞，也可能来自硬膜成纤维细胞和软脑膜细胞。其好发部位依次为：矢状窦旁、大脑凸面、大脑镰旁、蝶骨嵴、鞍结节、嗅沟、小脑桥脑角、小脑幕、脑室内等，偶见于颅骨板障及鼻部，脑膜瘤多为良性肿瘤，1%～2%恶变。

【诊断】

局部压迫症状（局部神经功能缺损的症状和刺激症状），颅内压增高症状（头痛、呕吐、视盘水肿或继发性萎缩等），详见各部位脑膜瘤。

依临床表现。结合颅骨平片、CT、MRI或脑血管造影等。

辅助检查

1. 颅骨平片　间接征象为蝶鞍扩大或骨质受侵蚀，松果体钙化斑移位，颅缝分离等；直接征象为局部颅骨增生或破坏，肿瘤钙化，局部骨质变薄等。

2. CT　大多数CT平扫表现为颅内孤立的等密度或高密度占位病变，大约15%肿瘤伴有不典型的坏死、囊变或瘤内出血，10%～20%的肿瘤内可见钙化，肿瘤起始部的骨质常增生，增强扫描均表现为肿瘤明显强化，密度均匀增加是脑膜瘤的特点，肿瘤边缘清楚，表面光滑，除脑室内脑膜瘤外，肿瘤与颅骨关系密切。

3. MRI　脑膜瘤在T_1加权像呈稍低信号或等信号，在T_2加权像呈稍高信号或等信号，肿瘤内的囊变、坏死部分产生长T_1长T_2信号，纤维化、钙化部分引起低信号，富血管部分呈典型的流空现象，脑膜瘤引起的病灶周围水肿呈长T_1长T_2信号，有30%～40%的脑膜瘤被低信号环所包绕，它介于肿瘤与病灶周围水肿之间，是由于肿瘤周围的小血管、薄层脑脊液、神经胶质增生带以及受压而萎缩的脑皮质形成，肿瘤包膜是脑外肿瘤的特征性表现，脑膜瘤具有十分明显的异常对比增强的特点，钆喷酸葡胺（Gd－DTPA）增强后呈明显的强化现象，MRI在显示大脑凸面、小脑脑幕以及颅底脑膜瘤与邻近脑膜的关系方面较CT有明显的优越性，头顶部或颅底的骨改变MRI具有多方向切层之优点，优越于CT。

4. 脑血管造影　根据是否有肿瘤染色和正常血管走向的改变做出诊断，并可以了解肿瘤的供血来源，血运程度，临近血管的分布情况，必要时做供瘤血管的栓塞处理，有利于手术中及早阻断肿瘤血供和减少出血，同时保护好周围正常的血管。

【治疗】

手术治疗为主，争取全切除肿瘤及受侵犯的硬脑膜和骨质，恶性者可辅以放疗。

（三）垂体腺瘤

【概述】

垂体腺瘤是较常见的中枢神经系统肿瘤，在颅内肿瘤中仅低于胶质细胞瘤和脑膜瘤，占颅内肿瘤的10%～15%。随着影像学的进展，神经外科技术的进步，更多的患者可以获得早期发现和治疗，使垂体功能得到保存或改善。

【诊断】

1. 肿瘤占位性症状

（1）头痛：早期往往是由于肿瘤向上生长时牵拉鞍隔引起，肿瘤穿破鞍隔后，头痛可以减轻或消失，晚期头痛可能因为肿瘤压迫颅底硬膜、大血管或脑神经引起，肿瘤向上生长阻塞室间孔引起颅内压增高也可导致头痛。

（2）视神经受压症状：肿瘤压迫视神经或视交叉可至视野改变，典型的改变是双颞侧偏盲，如果肿瘤位于视交叉后面，早期可仅出现中心视野暗点。视力减退与视野缺损并不对称出现，常在晚期才出现，是视神经萎缩的结果。

（3）邻近症状：向外侧发展可压迫或者侵入海绵窦，动眼神经最常受累，引起眼睑下垂，眼球运动障碍；向前发展可压迫额叶，引起精神症状；向上生长可以引起下丘脑症状或脑积水；向下可破坏鞍底，肿瘤进入蝶窦甚至鼻腔，引起脑脊液漏者罕见。

2. 内分泌功能紊乱

（1）泌乳素腺瘤：女性患者典型症状是闭经－泌乳－不孕三联征，男性患者可出现性欲减退、阳萎、不育、毛发稀少等。一般认为血泌乳素 >200 μg/L 有诊断泌乳素腺瘤的意义。

（2）生长激素腺瘤：儿童患者可出现巨人症，成人出现肢端肥大症状。该类患者还往往伴有其他内分泌障碍，如性功能障碍、甲状腺功能障碍、肾上腺皮质功能障碍、代谢紊乱等。

（3）促肾上腺皮质激素腺瘤：往往是微腺瘤，甚至影像学检查也不能发现。

主要表现向心性肥胖，皮肤紫纹，伤口不易愈合，容易感染，高血压等。必须进行相应的内分泌检查和试验来确诊。

（4）促性腺激素腺瘤和促甲状腺激素腺瘤：少见，有怀疑时应做相应的内分泌检查。

3. 检查

（1）影像学检查：了解蝶窦发育情况、肿瘤大小、生长方向、肿瘤与周边结构的关系、肿瘤有无囊变和出血等。MRI 是显示病变范围及其与周围结构关系的首选方法，可清楚地显示肿瘤对海绵窦、蝶窦和斜坡的侵犯程度。CT 可发现病变钙化和颅底骨质破坏，鞍区 CT 薄层扫描和三维立体重建技术能对垂体腺瘤立体定位。侵犯海绵窦的大型肿瘤，脑血管造影可显示有关血管的移位。

（2）眼科检查：包括视力、视野、眼底和眼运动神经功能检查。

（3）内分泌检查：鞍区病变应常规行内分泌激素测定，包括生长激素、催乳素、促肾上腺皮质激素、甲状腺刺激素、卵泡刺激素、黄体生成素、血皮质醇等。

【治疗】

传统上，经蝶窦入路仅用于切除局限于垂体窝内的垂体腺瘤。随着手术经验的积累，其适应证已在扩展，对大及巨大垂体腺瘤、蝶窦气化不良或甲介形蝶窦、哑铃型肿瘤和肿瘤向侧方、向额叶底或向鞍背后方发展的垂体腺瘤均可经蝶手术治疗。

（四）听神经瘤

【概述】

听神经瘤是雪旺细胞来源的良性肿瘤，大部分肿瘤起源于内听道内前庭神经的中枢胶质与周围髓鞘的过渡区，仅有少部分肿瘤发生于耳蜗神经，所以听神经瘤又名前庭神经鞘瘤。

【诊断】

1. 临床表现 典型的听神经瘤病程进展缓慢，并且症状发展有一定的规律。肿瘤开始发生的时候，首先导致前庭和耳蜗功能的障碍，出现头晕、眩晕、耳鸣和耳聋等症状。当肿瘤逐渐由内听道内突入脑桥小脑角区，压迫邻近的脑神经，导致患侧面部感觉减退、面肌抽搐、周围性面瘫、吞咽困难、进食呛咳等症状；压迫小脑导致小脑性共济失调；压迫四脑室导致梗阻性脑积水引起头痛、呕吐、视盘水肿；压迫脑干导致对侧肢体轻偏瘫、偏身感觉障碍和椎体束征阳性。这种典型的临床过程仅仅适用于70%左右的听神经瘤。患者的症状还与肿瘤生长方向和速度，肿瘤的大小、血供、是否囊性变、出血等因素有关。

由于听神经瘤的临床表现以及预后和肿瘤的大小关系密切，所以临床上将听神经瘤按大小进行分期。其中 Amsterdam 听神经瘤分级系统将听神经瘤分为四期，第一期：内听道管内型或脑桥小脑角区（CPA）肿瘤 <1 cm；第二期：1 cm $\leqslant$ CPA 肿瘤 <2.5 cm；第三期：2.5 cm $\leqslant$ CPA 肿瘤 <4 cm；第四期：CPA 肿瘤 $\geqslant 4$ cm（其中听神经瘤 CPA 部位横截面上的肿瘤最大径为听神经瘤的大小）。

2. 特殊检查

（1）听力试验：听神经瘤是蜗后性病变，所以其典型的听力学表现为单侧感觉神经性听力丧失。最简单的听力试验是音叉试验。纯音听力检查主要表现为高频纯音听力丧失。听神经瘤的听力改变伴有语言辨别率的下降，但是两者损害的程度不一定相称。临床上听神经瘤的新汉诺威听力分级主要应用纯音试验和语言辨别率这两个指标。

（2）前庭试验：眼球震颤电描记图可以显示耳蜗后病变患者的前庭功能。冷热水试验可以显示水平半规管和上前庭神经的功能。下前庭神经起源的听神经瘤患者冷热试验结果正常，上前庭神经起源的听神经瘤患者冷热反应的减低。

（3）脑干听觉诱发电位：脑干听觉诱发电位能够有效筛选耳蜗后病变，敏感性达90%～100%。早期听神经瘤脑干听觉诱发电位表现为患侧1～5波潜伏期大于6 ms，双侧潜伏期相差大于0.4 ms。如果波1存在但是波5消失，则可以诊断为听神经瘤。

（4）影像学检查：CT平扫中，典型听神经瘤表现为小脑脑桥角区低密度或中等密度类圆形的占位病变，增强后明显强化，瘤内可存在钙化和出血，或伴随低密度的脂肪变和囊变区；病灶与岩骨成锐角征，内听道漏斗形或锥形扩大，并可以见到岩骨骨质破坏；肿瘤较大时可见脑干小脑受压、四脑室变形、梗阻性脑积水等占位效应。MRI能够通过各种序列和信号的对比，清楚地显示听神经瘤及其周围不同的组织结构。

【治疗】

由于小脑脑桥角局部脑神经、血管、肿瘤三者的关系密切并且解剖变异较大，所以听神经瘤手术一直是神经外科的难题之一。随着现代听神经瘤显微解剖、影像学、微创手术器械和显微手术技巧的不断发展，以及术中电生理监测技术的进步，听神经瘤外科在肿瘤全切除的同时，有可能保留最佳面神经功能，甚至保留有效听力。近年来出现的立体定向放射治疗，由于对肿瘤的作用缓慢并且不能够根治，所以不适宜大中型听神经瘤的治疗。对于小型听神经瘤，也存在周围正常结构的放射副损伤。因此，仅仅适用于高龄、体弱伴有严重系统疾病有手术禁忌证患者的姑息治疗，或者手术切除困难残留肿瘤的治疗。

（五）颅咽管瘤

【概述】

颅咽管瘤以往也称为拉克囊肿瘤、垂体管肿瘤、颅咽管囊肿瘤等，是一种常见的颅内先天性良性肿瘤，一般认为肿瘤起源于胚胎时期颅咽管残留的鳞状上皮细胞，可发生于从蝶鞍、垂体柄到三脑室底部的轴上。可发生于任何年龄，但多见于儿童，性别差异不明显。肿瘤大部分呈囊性或囊实性，少部分呈实性，囊壁或囊内实质性部分常有钙化，组织学上一般分为釉质表皮型和乳头状表皮型，在小儿几乎都是釉质表皮型，而成人中两种类型约各占半数。

【诊断】

1. 临床表现

（1）视觉通路受压表现：肿瘤压迫视神经和视交叉，可引起视力减退、视野改变，典型的表现为双颞侧偏盲；肿瘤向一侧生长时可产生 Foster - Kennedy 综合征；儿童对早期视力损害多不引起注意，直至视力严重障碍时才被发觉。

（2）颅内压增高表现：肿瘤长入三脑室或发生于三脑室内的肿瘤可引起室间孔阻塞或压迫导水管开口，出现梗阻性脑积水，出现头痛、恶心、呕吐、视盘水肿等颅内压增高的症状和体征，儿童患者还可出现骨缝分离、头围增大、头皮静脉怒张等。

（3）前叶功能损害：最常见于鞍内型、鞍内 - 鞍上型肿瘤，是颅咽管瘤较常见的临床表现，可引起各种激素功能低下的表现，其中儿童患者最常见的是生长激素缺乏，表现为身材矮小、青春期发育迟缓等。成人则多表现为性功能减退或月经周期紊乱。

（4）脑损害表现：肿瘤侵犯或压迫下丘脑所致，一般只有下双侧丘脑受损害才会出现临床症状，临床表现主要包括：①体温改变：下丘脑前部损害出现高体温，下丘脑后部损害出现体温不稳定和低体温；②意识改变：下丘脑后部损害可出现嗜睡和昏迷，极少数可出现失眠；③水平衡失常：水平衡调节主要通过视上核和室旁核渗透压感受器调节，广泛损害可出现中枢性尿崩，部分性损害可出现抗利尿激素分泌不当综合征（SIAH），视上 - 垂体束损害可出现暂时性尿崩；④肥胖症：鞍上型颅咽管瘤可引起下丘脑腹内侧部饱中枢损害，导致胖素的反馈调节功能失调，出现食欲亢进和肥胖，严重时可出现肥胖性生殖无能综合征；⑤闭经－泌乳综合征：抑制垂体分泌泌乳素的下丘脑多巴胺能通路破坏引起泌乳素过高所致；⑥记忆损害：乳头体、下丘脑腹内侧受损或双侧乳头－丘脑束受损可出现记忆损害；⑦促垂体激素分泌丧失：GHRH、TRH、CRH 等分泌丧失，临床表现为影响生长及甲状腺、肾上腺皮质功能障碍。

2. 检查

（1）头颅 X 线平片：70% ~80% 可发现鞍内或鞍上的钙化呈斑块状或蛋壳状，儿童较成人多见，肿瘤位于鞍上者可见后床突及鞍背低下，蝶鞍前后径增大，鞍内型者可见蝶鞍呈球形扩大前床突吸收，鞍底吸收或破坏。

（2）CT 扫描：平扫下肿瘤囊性部分呈低密度区，实质性部分呈均一密度增高区，钙化灶呈高密度影，增强扫描可见囊性部分环形囊壁强化，实质部分均匀强化。

（3）MRI 检查：MRI 在显示肿瘤的形态、肿瘤与脑室系统和颅内主要动脉的关系有很高的价值，矢状位 MRI 还能清楚显示肿瘤与视神经和视交叉的关系，有时还能显示垂体和垂体柄的位置。

（4）内分泌检查：颅咽管瘤血清生长激素（GH）、黄体生成素（LH）、卵泡刺激素（FSH）、促肾上腺皮质激素（ACTH）、甲状腺刺激素（TSH）等均可低下，有时催乳素（PRL）可以升高。

【治疗】

颅咽管瘤的治疗仍以手术治疗为主，手术不能全切除者可考虑加用放射治疗，此外还有极少数采用化学药物治疗。

1. 手术治疗　手术适应证：伴有视力视野障碍的颅咽管瘤；伴有颅内压增高的颅咽管瘤；对于合并有严重脑积水或肿瘤囊性部分巨大时可先行脑室或囊性部分持续外引流一段时间后再手术切除肿瘤；临床上垂体－下丘脑功能障碍明显时手术应慎重。

2. 放射治疗　许多学者报道放射治疗对颅咽管瘤有效，能明显减少次全切除患者的肿瘤复发率，提高 5 年和 10 年生存率，是手术未能全切除颅咽管瘤治疗的重要组成部分。近年有应用放射外科（X 刀、γ 刀）用于治疗颅咽管瘤并取得一定疗效的报道。

（六）血管母细胞瘤

【概述】

血管母细胞瘤，又名血管网织细胞瘤。肿瘤为良性，大部分肿瘤边界清楚，约占 25% 的实质性肿瘤的边界不明显。部分肿瘤可经脑脊液播散，70% 小脑病变为囊性合并瘤结节，结节富于血管呈红色，可小至 2 mm，因此，大约相当于 6% 的患者在影像学诊断和手术中找不到明显的结节。囊液黄色透明，蛋白含量高。囊壁为小脑组织，而不是肿瘤组织。

【诊断】

血管母细胞瘤主要表现为发生于该部位的占位症状和体征。由于肿瘤常见于后颅窝，因此，可以出现颅内压增高和小脑损害的症状和体征（头痛、恶心、呕吐和共济失调等)；很少以出血性卒中发病。可出现红细胞增多症表现。病程平均为11个月。

CT特征性表现为低密度囊性或实性占位病变，实质性部分病变通常表现为等密度，注药后肿瘤实质部分显著增强。MRI特征性表现为T_1WI呈低信号，T_2WI为高信号，注射钆喷酸（维影钆铵）后肿瘤实质部分明显强化；实质部分病灶边缘的蛇形流空影，也可以显示肿瘤出血后引起的肿瘤周围脑组织含铁血黄素沉积。肿瘤好发于后颅窝，因此，MRI的效果优于CT。

脑血管造影可表现为四种形式：①血管壁结节位于无血管的囊壁上；②血管性病变位于无血管囊周围；③实质性血管性肿瘤；④多发分散的血管性瘤结节。

实验室检查常可以发现红细胞增多症。

【治疗】

外科治疗主要切除肿瘤的实质部分，囊性部分不必切除；实质性部分边界不清或主要位于功能区病变不能全切除时，术后肿瘤可能继续生长。放射治疗的疗效仍存在争议，但文献报道放射治疗（普通放射治疗和立体定向放射外科）有利于控制肿瘤的生长，对于术后残留或外科手术无法切除的肿瘤可以考虑放射治疗。

肿瘤外科手术全切除，预后较好。肿瘤的总体再发率为16%，术后复发常在10年以上。

第二节　椎管内肿瘤

【概述】

椎管内肿瘤是指发生于脊髓本身及椎管内与脊髓邻近的组织（脊神经根、硬脊膜、脂肪组织、血管、先天性残留组织等）的原发性肿瘤或转移性肿瘤的总称，有时又称为脊髓肿瘤。

椎管内肿瘤发病率大约是脑肿瘤发病率的1/10，肿瘤可发生于自颈髓至马尾的任何节段。发生于胸段者最多，约占半数，颈段约占1/4，其余分布于腰骶段及马尾。椎管内肿瘤可发生于任何年龄，发病高峰年龄为20～50岁之间。除脊膜瘤外，椎管内肿瘤男性较女性发病率略高。

【分类】

根据肿瘤与硬脊膜及脊髓的关系，椎管内肿瘤一般可分为硬脊膜外，髓外硬脊膜下和髓内三大类。与颅内肿瘤不同的是椎管内肿瘤以髓外良性肿瘤多见。硬脊膜外肿瘤约占椎管内肿瘤总数的25%，病理类型有：神经鞘瘤、脊膜瘤、血管瘤、皮样及上皮样囊肿、脂肪瘤及转移瘤等。髓外硬脊膜下肿瘤约占椎管内肿瘤的65%～70%，主要病理类型是神经鞘瘤及脊膜瘤。髓内肿瘤约占椎管内肿瘤的5% ~10%，主要病理类型是：室管膜瘤，星形细胞瘤及胶质母细胞瘤。

【临床表现】

由于肿瘤进行性压迫而损害脊髓和神经根，其临床表现可分为三期：①刺激期，此期肿瘤较小，主要表现为相应结构的刺激症状，此期最常见症状是神经根痛，沿根性分布区扩展，在肢体呈线状分布，在躯干呈带状分布，随着牵张或压迫的加重，疼痛可逐渐加剧。当咳嗽、用力、屏气、大便时加重。疼痛的区域固定，部分患者可出现“夜间疼痛”或“平卧痛”，此为椎管内肿瘤特征性表现之一；②脊髓部分受压期，随着肿瘤生长，体积增大，脊髓受到挤压而逐渐出现脊髓传导束受压的症状。典型体征为脊髓半切综合征表现为病变节段以下，同侧上运动神经元性瘫痪及触觉深感觉的减退，对侧病变平面2 ~3 个节段以下的痛温觉丧失。腰髓以下一侧病变不引起这一综合征；③脊髓瘫痪期，脊髓半切综合征或不完全性瘫痪逐渐加重，最终至完全性瘫痪。在肿瘤平面以下深浅感觉丧失，肢体完全瘫痪，自主神经功能障碍如括约肌功能障碍，并可出现皮肤营养不良征象。

【诊断】

1. 节段性定位

（1）颈髓：表现为颈枕部放射性疼痛，强迫头位，颈项强直，四肢痉挛性瘫痪，$C_{1\sim4}$以下躯体感觉障碍，膈神经受到刺激而引起呃逆、呕吐，膈神经受损则出现呼吸困难，呼吸肌麻痹。颈膨大病变（$C_5\sim T_1$）可出现颈肩痛、手肌萎缩、脊髓半切征等。

（2）胸髓：根性症状表现为肋间神经痛，腹背部疼痛，有时伴有带状疱疹，部分患者表现似急腹症。感觉障碍平面位于 T_2 以下，腹股沟以上，双下肢呈痉挛性瘫痪，腱反射亢进，腹壁反射减退或消失。T_{10}节段病变者可出现脐孔上移征（Beever 征）。

（3）腰骶髓：腰上段（$L_1\sim L_2$）：髋关节屈曲及股内收动作不能，膝、踝、足趾为痉挛性瘫痪。根痛分布范围为腹股沟、臀外部、会阴或大腿内侧。下肢锥体束征阳性，膝反射亢进，提睾反射消失。

腰下段（$L_3\sim L_5$ $S_1\sim S_2$）：根性疼痛分布于大腿前外侧或小腿外侧，感觉障碍限于下肢。膝踝关节运动障碍。股二头肌反射和提睾反射正常。膝反射及踝反射消失。大小便失禁或潴留。

（4）圆锥部（$S_3\sim S_5$）：会阴部及肛门区皮肤呈马鞍状感觉减退或消失，称鞍区感觉障碍。常有膀胱直肠功能障碍，性功能减退或消失。若肿瘤压迫邻近的马尾神经，可出现根性疼痛和下肢某部位的下运动神经元性瘫痪及感觉障碍。

（5）马尾：常有马尾综合征表现，疼痛为最常见的早期症状。表现为腰骶部疼痛或坐骨神经痛，膝、踝反射消失，鞍区感觉减退，早期为单侧性，随后表现为双侧。肛门反射消失。可有下肢的下运动神经元性瘫痪，括约肌功能障碍出现较晚，足底可有营养性溃疡。

2. 髓内外病变鉴别诊断（表3－4－1）

表3－4－1　髓内外病变的鉴别诊断

临床表现	髓内病变	髓外病变
根痛	少见，晚期出现，定位意义不明确	出现较早，比较顽固，有定位意义
感觉障碍	自上而下发展，有感觉分离现象	自下而上发展，感觉分离现象少见
脊髓半切征	少见，且不典型	多见且典型，多从一侧开始
下运动神经元性瘫痪	广泛而明显，有肌萎缩	只限于病变所在节段，不明显
锥体束征	出现较晚，且不显著	早而显著
括约肌障碍	早期出现	出现较晚
椎管内梗阻	不明显	明显，造影呈杯口状
脑脊液蛋白含量	不明显增多	明显增高
腰穿放脑脊液后的反应	影响较少，症状改变不明显	常使症状加重
营养性改变	大多显著	不明显
脊柱骨质改变	一般无改变	较多见

3. 腰椎穿刺　取脑脊液标本做生化检查及动力学检查。脊髓肿瘤由于产生蛛网膜下隙阻塞脑脊液中蛋白量增加，但细胞数正常，称蛋白细胞分离现象，是诊断椎管内肿瘤的重要依据之一。脑脊液呈黄色，蛋白含量在500 mg%以上时，可在体外自凝称为Froin征。脑脊液动力学检查，椎管内有梗阻时，阻塞平面以下的脑脊液压力较正常低，压颈试验不能使脑脊液压力上升，称奎根斯德试验阳性即椎管梗阻。

4. X线脊柱平片　可见椎管管腔直径增加，椎弓根变窄；根间距增大；椎间孔扩张；椎体后缘受压吸收。

5. 脊髓造影　以往常采用碘苯酯为对比剂，由于其比重大于脑脊液，可借腰穿后体位变化行上行性或下行性造影，对肿瘤的定位准确率可达80%～100%；但由于碘苯酯为油性，不能与脑脊液混合，对神经根或某些椎间隙不能显影，且吸收缓慢易造成蛛网膜下隙粘连现常用水溶性造影剂，可避免此类并发症。

6. CT扫描检查　CT平扫的诊断意义不大，静脉注射增强对比剂可清楚显示肿瘤影像（如神经纤维瘤，血管网状细胞瘤等）。椎管造影CT扫描：髓内肿瘤表现为脊髓增粗、蛛网膜下隙变窄；髓外硬脊膜下肿瘤显示脊髓移位、变形，蛛网膜下隙在肿瘤侧明显扩大，在肿瘤对侧变窄；硬脊膜外肿瘤显示脊吾蹇移位、变形及双侧蛛网膜下隙变小。CT扫描图像不甚清晰，且不能从矢状位、冠状位观察病变。

7. 脊髓磁共振（MRI）检查　这是目前最有诊断价值的辅助检查方法。不仅能从矢状位、冠状位、轴位三个方向立体观察病变，对病变进行精确定位，还能观察到病变与脊髓、神经、椎骨的关系。经过注射顺磁性造影剂Gd－DTPA后，根据某些肿瘤自身的影像学特点就能作出定性诊断，这样术前就能确定肿瘤的位置、大小、数目及其与脊髓的关系，甚至可确定部分肿瘤的性质，对手术方法的选择及综合治疗帮助很大。由于MRI的广泛应用，使椎管内肿瘤的诊断和治疗水平达到了一个新高度。

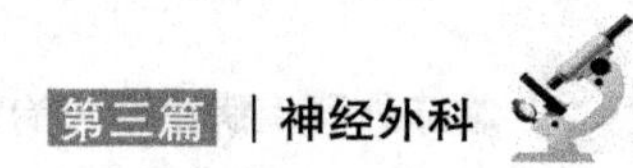

【治疗】

椎管内肿瘤目前惟一有效的治疗手段是手术切除。鉴于椎管内肿瘤的3/4为良性，一般全部切除肿瘤后，预后良好。恶性肿瘤可经手术行肿瘤大部切除并作外减压，术后辅以放射治疗，能使病情得到一定程度的缓解。椎管内肿瘤除非转移癌、原发病灶不能切除或已有广泛转移或患者处于衰竭状态不能承受手术者，一般均应尽早行手术治疗。

第五章 颅内和椎管内血管性疾病

第一节 脑血管疾病

一、高血压脑出血

【概述】

长期高血压是自发性脑出血最常见的原因，血压升高程度及时间与出血的危险性呈正相关。主要病变血管为直径 100～400 μm 的脑穿支动脉，因为这类动脉无侧支循环，且同供血动脉呈直角，血压升高时血管壁受压易破裂出血；另外高血压患者的血管壁多存在变性、硬化，顺应性减弱，对血压增高敏感，从而出现自发性脑出血。

【诊断】

1. 临床表现　多发生于50岁以上，常有高血压病史，发生在各种原因引起的血压骤然升高的情况下，如情绪激动、精神紧张、剧烈运动、咳嗽、排便等，也可在安静的情况下发病。发病前的数小时或数天内部分患者可有前驱症状，表现为头痛、头晕、呕吐、疲劳、视力模糊、精神障碍、性格改变、嗜睡、一过性的运动或感觉障碍症状等，通常急性发病，表现为突然剧烈头痛、头晕、呕吐；脑干和小脑出血者，眩晕是主要症状。可出现各种局灶性神经症状，如语言含糊不清，一侧肢体无力，半身麻木感，优势半球出血者出现失语，有的患者出现癫痫发作。出血程度严重者，迅速出现意识障碍、偏瘫、失语以及大小便失禁，甚至发生脑疝而死亡，有的患者病情稳定 1～2 d 后因出血引起的继发性脑损害又导致症状恶化。

2. 检查　头部 CT 是脑出血的首选检查方法，可直观地明确出血的部位、范围、周围脑组织受累的程度、脑室和脑池的形态变化、脑水肿的程度以及血肿扩展的范围和出血量的预测，同时无侵袭性，便于反复检查，动态观察出血后的颅内情况。脑出血后 MRI 主要显示血肿和血肿周围脑组织水肿演变过程中形态的图像，其受到血红蛋白化学变化过程的影响，不适于检查脑出血急性期的患者。对高血压脑出血的诊断价值远不如头部 CT，很少用于高血压脑出血的诊断，但对一些年龄较轻、临床上怀疑动静脉畸形（AVM）或动脉瘤破裂出血时，脑血管造影对明确病因仍有重要价值。

【治疗】

高血压脑出血外科手术治疗的目的，主要是降低颅内压，改善脑血循环；清除血肿，解除对周围脑组织的压迫，消除引起脑水肿和脑缺血的原因，减少后遗症；解除急性梗阻性脑积水；解除或防止脑疝，挽救患者的生命。

【手术治疗适应证】

关于高血压脑出血的手术适应证争论较多，比较公认的标准是血肿位于皮质下、壳核或小脑半球；大脑半球血肿量大于30 ml、小脑出血量大于10 ml；意识状态处于中、浅昏迷或由清醒逐渐转入昏迷者应考虑手术治疗。

二、自发性蛛网膜下隙出血

【概述】

蛛网膜下隙出血（SAH）是各种原因引起的脑血管突然破裂，血液流至蛛网膜下隙的统称。它并非一种疾病，而是某些疾病的临床表现，其中70% ~80% 属于外科范畴。临床将蛛网膜下隙出血分为自发性和外伤性两类。本节仅述自发性蛛网膜下隙出血，占急性脑血管意外的15%左右。

【病因】

自发性蛛网膜下隙出血常见的病因为颅内动脉瘤和脑（脊髓）血管畸形，约占自发性蛛网膜下隙出血的70%，前者较后者多见。其他原因有动脉硬化、脑底异常血管网症（烟雾病）、颅内肿瘤卒中、血液病、动脉炎、脑炎、脑膜炎及抗凝治疗的并发症，但均属少见。

【临床表现】

1. 出血症状　发病前多数患者有情绪激动、用力、排便、咳嗽等诱因。发病突然，有剧烈头痛、恶心呕吐、面色苍白、全身冷汗。半数患者可出现精神症状，如烦躁不安、意识模糊、定向力障碍等。以一过性意识障碍多见，严重者呈昏迷状态，甚至出现脑疝而死亡。20%出血后有抽搐发作。有的还可出现眩晕、项背痛或下肢疼痛。脑膜刺激征明显，常在蛛网膜下隙出血后1 ~2 d 内出现。多数患者出血后经对症治疗，病情逐渐稳定，意识情况和生命体征好转，脑膜刺激症状减轻。

颅内动脉瘤在首次破裂出血后，如未及时适当治疗，部分患者可能会再次或三次出血。死于再出血者约占本病的1/3。

2. 脑神经损害　以一侧动眼神经麻痹常见，占6% ~20%，提示存在同侧颈内动脉－后交通动脉动脉瘤或大脑后动脉动脉瘤。

3. 偏瘫　在出血前后出现偏瘫和轻偏瘫者约占20%。由于病变或出血累及运动区皮质和其传导束所致。

4. 视力视野障碍　蛛网膜下隙出血可沿视神经鞘延伸，眼底检查可见玻璃体膜下片块状出血，发病后1小时内即可出现，这是诊断蛛网膜下隙出血的有力证据。出血量过大时，血液可浸入玻璃体内，引起视力障碍。10% ~20% 可见视乳头水肿。当视交叉、视束或视放射受累时产生双颞偏盲或同向偏盲。

5. 约1%的颅内动静脉畸形和颅内动脉瘤可出现颅内杂音。部分蛛网膜下隙出血发病后数日可有低热。

【诊断】

1. 辅助检查

（1）头部 CT：这是目前诊断 SAH 的首选方法，出血后 24 h 内诊断阳性率可达 90% 以上，显示脑沟和脑池密度增高，可提示出血的部位，了解伴发的脑（室）内血肿、脑积水和脑梗死，结合增强 CT 还可能判断出血病因。

（2）头部 MRI：出血后 1 周内在 MRI 很难发现 SAH，但 1 周后其诊断 SAH 的敏感性优于 CT，对了解出血的病因有一定价值。此外磁共振血管造影（MRA）是诊断 SAH 的一种无创伤性筛选手段。

（3）脑血管造影：是确定 SAH 病因最有价值的诊断方法，应作为 SAH 患者的常规检查，同时尽可能行数字式减影血管描记法（DSA）检查。

（4）脑脊液检查：对于 CT 已确诊的 SAH 患者，不需要再做腰椎穿刺脑脊液检查。对于 SAH 患者未进行病因治疗前，腰穿可能诱发动脉瘤再次破裂出血和脑疝，应慎重进行。

2. 鉴别诊断

临床常见的自发性蛛网膜下隙出血鉴别诊断见表（3－5－1）。

表 3－5－1　自发性蛛网膜下隙出血的鉴别诊断

	动脉瘤	动静脉畸形	动脉硬化	烟雾病	脑瘤卒中
发病年龄	40～60 岁	35 岁以下	50 岁以上	青少年多见	30～60 岁
出血前症状	无症状，少数动眼神经麻痹	常见癫痫发作	高血压史	可见偏瘫	颅压高和病灶症状
血压	正常或增高	正常	增高	正常	正常
复发出血	常见且有规律	年出血率 2%	可见	可见	少见
意识障碍	多较严重	较重	较重	有轻有重	较重
脑神经麻痹	Ⅱ～Ⅵ脑神经	无	少见	少见	颅底肿瘤常见
偏瘫	少见	较常见	多见	常见	常见
眼症状	可见玻璃体出血	可有同向偏盲	眼底动脉硬化	少见	视乳头水肿
CT 检查	蛛网膜下隙高密度	增强可见 AVM's 影	脑萎缩或梗死灶	脑室出血铸型或梗死灶	增强后可见脑瘤影
脑血管造影	动脉瘤和血管痉挛	动静脉畸形	脑动脉粗细不均	脑底动脉异常血管团	有时可见肿瘤染色

【治疗】

1. 一般治疗

SAH 患者最好在重症监护病房进行生命体征监测，直至诊断明确、手术治疗和术后病情稳定。出血急性期，应绝对卧床休息，可应用止血药、止痛和镇静药，保持大便通畅，控制血压，防治抽搐、消化道出血和维持水电解质平衡。

2. 病因治疗

应尽早明确病因，根据不同病变进行治疗，外科治疗手段包括显微手术和血管内介入治疗。

三、颅内动脉瘤

【概述】

颅内动脉瘤系颅内动脉壁的囊性膨出，是造成蛛网膜下隙出血的首位病因。在脑血管意外中，仅次于脑血栓和高血压脑出血，位居第三。本病好发于40~60岁中老年人，青少年少见。

【病因】

动脉瘤发病原因尚不十分清楚。动脉壁先天缺陷学说认为，颅内Willis环的动脉分叉处的动脉壁先天性平滑肌层缺乏。动脉壁后天性退变学说则认为，颅内动脉粥样硬化和高血压，使动脉内弹力板发生破坏，渐渐膨出形成囊性动脉瘤。

此外，身体的感染病灶如细菌性心内膜炎、肺部感染等，感染性栓子脱落，侵蚀脑动脉壁而形成感染性动脉瘤；头部外伤也可导致动脉瘤形成。但临床均少见。

【病理和分类】

组织学检查发现动脉瘤壁仅存一层内膜，缺乏中层平滑肌组织，弹性纤维断裂或消失。瘤壁内有炎性细胞浸润。电镜下可见瘤壁弹力板消失。巨大动脉瘤内常有血栓形成，甚至钙化，血栓分层呈“洋葱”状。动脉瘤为囊性，呈球形或浆果状，外观紫红色，瘤壁极薄，术中可见瘤内的血流旋涡。瘤顶部更为薄弱，98%的动脉瘤出血位于瘤顶。破裂的动脉瘤周围，被血肿包裹，瘤顶破口处与周围组织粘连。

依动脉瘤位置将其分为：①颈内动脉系统动脉瘤，约占颅内动脉瘤的90%，包括颈内动脉-后交通动脉瘤，前动脉-前交通动脉瘤，中动脉动脉瘤；②椎基底动脉系统动脉瘤，约占颅内动脉瘤的10%，包括椎动脉瘤、基底动脉瘤和大脑后动脉瘤。

动脉瘤直径小于0.5 cm属于小型，直径在0.6~1.5 cm为一般型，直径在1.6~2.5 cm属大型，直径大于2.5 cm为巨大型。直径小的动脉瘤出血概率较多。颅内多发性动脉瘤约占20%，以两个者多见，亦有三个以上的动脉瘤。

【分级】

动脉瘤出血后，病情轻重不一。为便于判断病情，选择造影和手术时机，评价疗效，国际常采用Hunt五级分类法：

一级　无症状，或有轻微头痛和颈强直

二级　头痛较重，颈强直，除动眼神经等脑神经麻痹外，无其他神经症状

三级　轻度意识障碍，躁动不安和轻度脑症状

四级　半昏迷、偏瘫，早期去脑强直和自主神经障碍

五级　深昏迷、去脑强直，濒危状态

【临床表现及诊断】

1. 动脉瘤破裂出血症状　中、小型动脉瘤未破裂出血，临床可无任何症状。动脉瘤一旦破裂出血，临床表现为严重的蛛网膜下隙出血，发病急剧，患者剧烈头痛，形容如“头要炸开”。频繁呕吐，大汗淋漓，体温可升高。颈强直，克氏征阳性。也可能出现意识障碍，甚至昏迷。部分患者出血前有劳累，情绪激动等诱因，也有的无明显诱因或在睡眠中发病。约1/3的患者，动脉瘤破裂后因未及时诊治而死亡。

多数动脉瘤破口会被凝血封闭而出血停止，病情逐渐稳定。随着动脉瘤破口周围血块溶解，动脉瘤可能再次破溃出血。二次出血多发生在第一次出血后2周内。部分患者出血可经视神经鞘侵入玻璃体引起视力障碍。

蛛网膜下隙出血后，红细胞破坏产生5－羟色胺、儿茶酚胺等多种血管活性物质作用于脑血管，发生血管痉挛，发生率为21%～62%，多发生在出血后的3～15 d。局部血管痉挛只发生在动脉瘤附近，患者症状不明显，只在脑血管造影上显示。广泛脑血管痉挛，会导致脑梗死发生，患者意识障碍、偏瘫，甚至死亡。

2. 局灶症状　取决于动脉瘤的部位、毗邻解剖结构及动脉瘤大小。动眼神经麻痹常见于颈内动脉－后交通动脉瘤和大脑后动脉的动脉瘤，表现为单侧眼睑下垂、瞳孔散大，内收、上、下视不能，直、间接光反应消失。有时局灶症状出现在蛛网膜下隙出血之前，被视为动脉瘤出血的前兆症状，如轻微偏头痛、眼眶痛，继之出现动眼神经麻痹，此时应警惕随之而来的蛛网膜下隙出血。大脑中动脉的动脉瘤出血如形成血肿；或其他部位动脉瘤出血后，脑血管痉挛脑梗死，患者可出现偏瘫，运动性或感觉性失语。巨大动脉瘤影响到视路，患者可有视力视野障碍。

3. 前兆症状　约有半数的患者在动脉瘤发生大量出血之前出现前兆症状，包括头痛、眼眶痛、动眼神经麻痹、恶心呕吐、头晕、平衡失调和幻视等，多提示动脉瘤扩大、微量出血或渗漏和局部脑缺血。

4. 辅助检查

（1）脑血管造影：是确诊颅内动脉瘤必需的检查方法，应做DSA全脑血管造影，对判断动脉瘤的位置、形态、大小、数目、是否存在血管痉挛和选择治疗方案至关重要。对SAH患者应避免在出血后6 h内进行血管造影，首次造影阴性，高度怀疑动脉瘤者，应在3个月后重复造影。

（2）头部MRI和MRA：动脉瘤破裂出血1周后，MRI诊断SAH的价值优于CT，此外可发现巨大动脉瘤内的血栓形成或流空现象。MRA可作为颅内动脉瘤一种无创伤性筛选手段，但其分辨度和清晰度有待于提高。

（3）CT血管造影：是一种无创伤性脑血管显影方法，可充分显示动脉瘤颈与载瘤动脉和周围血管分支的局部解剖关系，为显微手术夹闭动脉瘤提供更多的资料，也可用于未破裂动脉瘤的随访。

（4）头部CT：出血1周之内，CT确诊SAH的阳性率极高，直径大于1.0 cm的动脉瘤，增强CT扫描有时可以检出。

（5）腰椎穿刺：腰穿可能诱发动脉瘤再次破裂出血，故在动脉瘤未行外科治疗之前，应避免做腰穿。

【治疗】

颅内动脉瘤应积极外科手术治疗，包括显微手术和血管内介入治疗，目前手术死亡率已下降至2%以下。

四、颅内动静脉畸形

【概述】

颅内动静脉畸形（AVM）是一种先天性疾病，是由于胚胎期血管发育异常导致动脉血液不经过毛细血管或小静脉网而直接流入静脉的脑血管病变。畸形血管内弹力层和内膜往往缺失，病灶内的血管处于高灌注压、高血流量的状态下扩张、纡曲，易引起破裂出血，损伤周围脑组织。同时，畸形血管团的盗流可引起周围脑组织缺血，形成毛细血管扩张。

【临床表现及诊断】

1. 出血　畸形血管破裂可导致脑内、脑室内或蛛网膜下隙出血，出现意识障碍，头痛呕吐等症状，但小的出血临床症状不明显。出血多发生在脑内，有1/3引起蛛网膜下隙出血，占蛛网膜下隙出血的9%，次于颅内动脉瘤。

30%～65%的AVM首发症状是出血。出血的好发年龄为20～40岁。一般认为单支供应动脉供血、体积小、部位深在，以及后颅窝AVM容易急性破裂出血。妇女妊娠期，AVM破裂的危险性增大。近年研究发现，在各年龄组未破裂的AVM，每年出血率为2%左右。年轻患者AVM出血的危险高于老年患者。

AVM再出血率和出血后死亡率都低于颅内动脉瘤。这是由于出血源多为病理循环的静脉，压力低于脑动脉压。另外，出血较少发生在基底池，出血后的脑血管痉挛也少见。

2. 抽搐　成人21%～67%以抽搐为首发症状，一半以上发生在30岁前，多见于额、颞部AVM。额部AVM多发生抽搐大发作，顶部以限局性发作为主。AVM发生抽搐与脑缺血、病变周围进行性胶质增生，以及出血后的含铁血黄素刺激大脑皮质有关。14%～22%出过血的AVM会发生抽搐。

早期抽搐可服药控制发作，但最终药物治疗无效，抽搐很难控制。由于长期顽固性癫痫发作，脑组织缺氧不断加重，可致患者智力减退。

3. 头痛　一半AVM患者曾有头痛史。头痛可呈单侧局部，也可全头痛，间断性或迁移性。头痛可能与供血动脉、引流静脉以及窦的扩张有关，有时与AVM小量出血、脑积水和颅内压增高有关。

4. 神经功能缺损　未破裂出血的AVM中，有4%～12%有急性或进行性神经功能缺损。脑内出血可致急性神经功能缺损。由于AVM盗血作用或合并脑积水，患者神经功能缺损呈进行性，表现为运动、感觉、视野以及语言功能障碍。个别患者可有头颅杂音或三叉神经痛。

5. 辅助检查

（1）头部 CT　经加强扫描 AVM 表现为混杂密度区，大脑半球中线结构无移位。在急性出血期，CT 可以确定出血的部位及程度。

（2）头部 MRI　因病变内高速血流表现为流空现象。另外，MRI 能显示良好的病变与脑解剖关系，为切除 AVM 选择手术入路提供依据。

（3）脑血管造影　是确诊本病的必须手段。全脑血管造影并连续拍片，可了解畸形血管团大小、范围、供血动脉、引流静脉以及血流速度。有时还可见由对侧颈内动脉或椎基底动脉系统的盗血现象。

（4）脑电图检查　患侧大脑半球病变区及其周围可出现慢波或棘波。对有抽搐的患者术中脑电图监测，切除癫痫病灶，可减少术后抽搐发作。

【治疗】

脑 AVM 治疗的主要目的是防止出血，清除血肿，改善盗血和控制癫痫。治疗方法主要包括显微手术、血管内介入和立体定向放射治疗。Spetzle Ⅲ级或以上的患者，应采用三种方法联合治疗。

1. 显微手术　手术切除畸形血管团是治疗脑 AVM 首选的根治方法。以癫痫起病的患者，应行术中脑电图监测，完全切除癫痫灶；对以出血起病形成血肿的急诊患者，应在术前行脑血管造影，以明确畸形血管团的情况。若患者已出现脑疝，病情不允许行脑血管造影，可立即开颅手术，先清除血肿降低颅内压，挽救生命，待择期再手术切除畸形血管团。

2. 血管内栓塞　介入治疗在脑 AVM 的综合治疗中占有重要地位，Spetzler - Martin Ⅰ～Ⅱ级可单纯采用栓塞治疗，Spetzler - Martin Ⅲ级以上的患者在分期栓塞后，可缩小畸形血管团的体积，减少血流量，为显微手术和（或）立体定向放射治疗创造条件。

3. 立体定向放射治疗　对位于脑深部重要功能区如脑干、基底节区等部位的 AVM，以及手术切除和（或）栓塞后残余的畸形团，直径小于 2 cm，可考虑 γ 刀或 X 刀治疗。

无论采用何种方法治疗后都应定期复查脑血管造影，了解畸形血管团是否消失，对残存的畸形血管团还需继续治疗，避免再出血。

五、颈动脉海绵窦瘘（CCF）

【概述】

多因头部外伤引起，常合并颅底骨折，称为外伤性 CCF；部分患者无外伤史，可继发于硬脑膜动静脉畸形或海绵窦段动脉瘤破裂；另少数自发性 CCF 见于老年女性，病因不明。

【临床表现】

1. 搏动性突眼　患侧眼球明显突出，可见到与脉搏同步的搏动，可引起眼球结膜充血水肿，甚至眼睑外翻、溃疡，严重时可引起双侧突眼。

2. 颅内杂音　是患者最难以忍受的症状，为连续性吹风样、隆隆样等杂音，与动脉搏动一致，压迫患侧颈总动脉，杂音可消失或减轻，压迫健侧颈总动脉，杂音可增强，在患侧的眼眶、额部、颞部和耳后可检查到强度不等的杂音。

3. 眼球运动障碍　有不同程度的眼球运动障碍，也可引起复视。

4. 视力减退　可引起视力减退，以至于视力严重障碍，甚至失明。

5. 神经功能障碍　部分患者可出现精神症状、抽搐、偏瘫或失语，也可发生硬脑膜下出血或SAH。

6. 致命性鼻出血　当CCF同时伴有假性动脉瘤侵蚀并破入蝶窦或筛窦时，患者可发生严重鼻出血，甚至可发生休克、窒息和死亡。

7. 辅助检查

（1）听诊：眼眶部听诊可闻及血管杂音，压迫患侧颈总动脉后可使杂音减轻或消失。

（2）脑血管造影：是确诊CCF的最重要检查，可以了解瘘口的部位和大小、静脉引流的方向、脑循环代偿情况，盗血和颈外动脉是否供血等情况。

【诊断要点及鉴别诊断】

应与眶内、鞍旁肿瘤及海绵窦动脉瘤相鉴别。经股动脉插管全脑血管造影，可见颈内动脉与海绵窦产生短路，压迫健侧颈内动脉，可发现漏口。颈内动脉床突上段、大脑中动脉和大脑前动脉不易充盈，而海绵窦、蝶顶窦和眼静脉等则在动脉期显影并扩张。

【治疗】

治疗目的在于保护视力，消除颅内杂音，使突眼回缩，防止脑缺血和颅内或鼻出血。血管内介入治疗是CCF的首选治疗方法，一般多经动脉途径用球囊或微弹簧圈可靠地封闭瘘口，同时保持颈内动脉通畅，少数情况下可经静脉途径（股静脉或眼静脉）栓塞治疗。

六、硬脑膜动静脉瘘（DAVF）

【概述】

硬脑膜动静脉瘘又称硬脑膜动静脉畸形，是以硬脑膜动脉为主要供血动脉，硬膜静脉窦为引流静脉的动静脉短路，可发生在硬脑膜的任何部位，以横窦、乙状窦和海绵窦多见。其病因与发病机制目前尚未明确，成人发病较多见，多数学者认为同颅脑损伤、静脉窦炎或栓塞等后天因素关系密切。

【诊断】

1. 临床表现

（1）搏动性耳鸣和颅内杂音：搏动性耳鸣最常见，与脉搏同步，夜间尤甚，严重者引起失眠，杂音以瘘口部位最响。压迫同侧颈动脉、枕动脉和憋气或增加静脉窦内压时，可减弱杂音。

（2）头痛：多为钝痛和偏头痛，也可表现为眼眶部疼痛。

（3）颅内压增高：引起视盘水肿、继发性视神经萎缩和脑积水。

（4）颅内出血：可出现SAH、脑内血肿、硬脑膜下血肿和脑室出血，出血后表现占位效应，严重时昏迷，甚至死亡。

（5）神经功能障碍：取决于受累脑组织的部位，可出现语言、运动、感觉、精神或视野障碍，以及癫痫、共济失调和眩晕等。

2. 检查

（1）脑血管造影：是确定诊断本病的最佳方法，应行包括双侧颈外动脉的全脑血管造影和供血动脉选择性造影。可了解瘘口部位、供血动脉、引流静脉、静脉窦和有无危险吻合等。

（2）CT 扫描：CT 改变多为静脉压升高后的继发性改变，仅能提供血管病的存在，但不能定性。

（3）MRI：可显示脑水肿、脑缺血、颅内出血、脑积水等改变，在显示扩张的软脑膜静脉引流和静脉窦方面优于 CT，也可发现静脉窦血栓形成、闭塞及血流量增加等。

【治疗】

治疗原则是永久、完全地闭塞动静脉瘘口。目前尚无一种理想的方法处理所有的病变，治疗方法包括保守治疗、血管内介入治疗、手术治疗、放射治疗及联合治疗。

第二节　脊髓血管畸形

【概述】

脊髓血管畸形是先天性血管发育异常所致，临床上较为少见。根据病灶部位及其与硬脊膜的关系可分为四种类形，分别是髓内动静脉畸形、硬脊膜下髓周动静脉瘘、硬脊膜动静脉瘘以及椎旁动静脉畸形。

【诊断】

脊髓血管病的诊断主要依据临床症状、体征、脑脊液检查和影像学检查，各型的诊断要点如下：

1. 髓内动静脉畸形　供血动脉可为脊髓前或后动脉，静脉引流至脊髓周围静脉丛，病灶呈高灌注状态。主要临床表现为脊髓蛛网膜下隙出血和进行性运动、感觉障碍，半数有根性疼痛，畸形血管团常伴发动脉或静脉性血管瘤。脊髓血管造影可确切了解动静脉畸形的部位、体积、流速、形态、供血动脉来源、引流静脉方向以及有无伴发血管瘤样扩张等。

2. 硬脊膜下髓周动静脉瘘　多由脊髓前动脉供血，少数为脊髓后动脉供血。可无明显蛛网膜下隙出血史，病程呈进行性加重，通常在 30～60 岁时出现进行性神经功能障碍。腰椎穿刺 CSF 检查可正常。脊髓血管造影可清楚显示动静脉瘘瘘口的部位、大小、供血动脉、引流静脉、循环速度等。根据造影特征可分为三型：

Ⅰ型：纤细的供血动脉和引流静脉之间仅有一小瘘口，血流速度缓慢，引流静脉无明显增粗。

Ⅱ型：有多根供血动脉，瘘口处血流速度较快，静脉端有静脉球样扩张，引流静脉纡曲、扩张。

Ⅲ型：瘘口往往很大，可明确瘘口具体位置，血流速度极快，有多支供血动脉，引流静脉明显扩大、扭曲，呈瘤样扩张。

3. 硬脊膜动静脉瘘　指单一或罕见的多支供血动脉与硬膜内髓外静脉吻合，供血动脉多为根血管，扩张的静脉同时引流脊髓正常血运。慢性静脉高压引起的髓内缺血性改变、脊髓受压和血管盗血可引起临床表现。该病多见于男性，40 岁以上发病，起病缓慢，进行性加重；病变多位于胸腰段，表现为胸腰段水平以下的进行性自下而上的感觉障碍和性功能或括约肌功能障碍，常于 2 ~ 4 年内发生截瘫。患者就诊时最多见的为圆锥综合征，其次为马尾综合征，第三为痉挛性截瘫。腰穿可见 CSF 蛋白显著增高，可达 600 ~ 1 500 mg/L，细胞数正常。脊髓造影可见脊髓后方扩张、纡曲的静脉血管影，脊髓血管造影可明确显示 AVF 瘘口，且多位于椎间孔硬膜的外侧面，并可见纡曲而扩张的引流静脉。

4. 椎旁动静脉畸形　女性多见，常位于胸腰段，临床表现多样，可以表现为进行性脊髓功能障碍为主，也可出现心功能不全或椎旁皮下肿块。脊柱 X 线平片可见多个节段椎体、椎弓及其附件的骨溶解或破坏，CT、MRI 检查可显示病变延伸的范围，脊髓血管造影可清楚显示 AVM 的构筑情况，有无直接的 AVF、静脉引流的形式、是否伴有脊髓 AVM 等。

【治疗】

1. 髓内动静脉畸形

（1）手术治疗

1）适应证：①畸形血管团边界清楚，呈团块状；②病变范围在两个椎体内；③病变位置靠后，与脊髓前动脉距离远，手术便于处理而不损伤动脉上干；④引流静脉不阻挡手术入路；手术可接近扩张的瘤样血管，便于处理，解除压迫。

2）显微手术方式及要点：髓内 AVM 切除术的方法大致与髓内肿瘤相似，但要求更精细，操作更轻柔，彻底止血以保证术野干净。切开硬脊膜时蛛网膜应保持完整，根据血管造影结果找到明确的供血动脉，用双极电凝处理后切断，紧贴畸形血管团分离，用微量输出的双极电凝灼断畸形灶的小供血动脉，小心谨慎地分离、拨脱畸形血管团，注意要保留至少一根引流静脉直至切除病灶。

（2）栓塞治疗，为首选治疗方法

1）适应证：①AVM 主要由脊髓后动脉供血；②脊髓前动脉的供应常扩张，较少纡曲；③供血动脉直接进入畸形血管；④在畸形血管的上下有正常脊髓前动脉的侧支循环。

2）栓塞要点：应用超选择微导管技术，将微导管送至畸形血管的边缘，避开主要功能血管，循序渐进地阻断脊髓动静脉间的异常血流。栓塞材料以固体栓子为宜，可根据供血动脉的直径、血流速度选择不同的微粒，但微粒直径不应小于 100 μm；用 IBCA 或

NBCA 时栓塞时应极慎重，导管必须进入畸形血管团，确认导管前方无脊髓动脉，并根据血流速度调制好比例，防止流到引流静脉内。

2. 硬脊膜下髓周动静脉瘘　手术适用于可辨认清楚又能达 到的Ⅰ型及部分Ⅱ型病变。手术未能夹闭、瘘口较小的病变可用固体栓子小心地栓塞，必须注意保留脊髓动脉的通畅。供血动脉及瘘口均粗大的病例，如Ⅲ型和部分Ⅱ型，可用球囊或微弹簧圈栓塞。

3. 硬脊膜动静脉瘘　首选栓塞治疗，栓塞物质应使用 IBCA 或 NBCA；栓塞要求恰好闭塞在瘘口处和静脉起始端，注意保护受累的脊髓静脉，防止误栓脊髓静脉而影响正常脊髓的血运；一旦瘘口消失，病情很快恢复，但仍需复查，防止供血动脉近端阻断后的再通。当脊髓前动脉与该病变不在同一水平或栓塞失败，可行手术夹闭。

4. 椎旁动静脉畸形

（1）如无神经或心功能障碍，而仅有局部体征者，如肿块局限，可在进行栓塞治疗后手术切除病灶；对于病变广泛者，亦可暂不处理，定期随访。

（2）如伴有神经或心功能障碍则必须进行治疗。首先用不可吸收性物质（如可脱性球囊、NBCA、弹簧圈等）进行栓塞，根据病灶大小往往需要分次栓塞。待心功能好转、身体条件允许时再行手术切除病灶。

第六章 颅内及椎管内感染

第一节 化脓性脑脓肿

【概述】

化脓性脑脓肿是细菌侵入脑内所形成的脓腔，是一种严重的颅内感染性疾病，如未及时治疗，病死率和致残率较高，本病好发于儿童和老年人，发病率1%～8%，男女比例约为3∶1。

【诊断】

1. 临床表现

(1) 全身感染症状：可出现发热、乏力、嗜睡、倦怠、食欲缺乏、轻度头痛等，外周血象中性粒细胞可升高，神经系统缺乏明确的定位体征。

(2) 颅内压增高症状：少数在脑膜炎期就可出现，但多数患者在在脓肿形成后才出现颅内压增高的表现，可出现头痛、呕吐、视盘水肿等，严重时可出现昏迷。

(3) 脑定位征：不同位置脓肿可出现各种不同的定位体征，如偏瘫、失语、癫痫发作、脑神经瘫痪、颈项强直。

(4) 并发症：脑脓肿破裂进入蛛网膜下隙或脑室内时可出现脑膜炎和室管膜炎的表现，脑疝时可出现脑疝的各种表现，少数发生皮质静脉血栓性静脉炎或缺血性脑梗死时可出现类似脑卒中的表现，这些并发症常是脑脓肿患者死亡的原因。

2. 检查

(1) 腰椎穿刺和脑脊液检查：在脑膜炎期颅内压多为正常或增高，脑脊液白细胞可达数千以上，蛋白量增高，糖降低；脓肿形成后，颅内压显著增高，脑脊液白细胞略增高或正常，糖正常或略降低。临床上颅内压增高明显时，腰椎穿刺应慎重。

(2) 头部CT及MRI：可了解脑脓肿的位置、大小、数目及周围脑组织水肿程度及占位效应情况。

(3) 放射性核素扫描：根据同位素标记的白细胞能聚集于炎症区的原理来诊断脑脓肿，敏感度比CT扫描还高，可用于临床难于确诊的脑脓肿的诊断。

【治疗】

1. 内科治疗

(1) 一般治疗：绝大多数患者需应用甘露醇以减轻脑水肿，降低颅内压；应用抗癫痫药物以预防或治疗癫痫发作，除围手术期应用外，术后还需继续用药，用药时间视神经功能评价而定；激素的应用仍存在争论，一般仅应用于脑炎期脑水肿严重引起明显颅内压增高，而脱水药疗效差的患者；身体虚弱患者需加强全身支持治疗。

(2) 抗生素应用：以往脑脓肿的致病菌常是葡萄球菌，在过去的几十年中，越来越多脑脓肿是由革兰阴性菌和厌氧菌感染。使用抗生素前应尽可能穿刺抽出脓液进行细菌培养，以提高培养的阳性率。未明确致病菌之前，可根据经验和脓肿的可能发生机制选择抗生素，许多不明原因的脑脓肿可联合应用甲硝唑和新一代头孢类抗生素，如头孢他啶、头孢呋辛等，耳源性脓肿可加用氨苄西林，心源性血行性脑脓肿可联合应用万古霉素和庆大霉素，颅脑手术或开放性脑损伤所致的可联合应用头孢他啶加万古霉素。一旦致病菌明确，应根据药物敏感试验调整用药。

(3) 用药时间：目前推荐在院静脉应用抗生素 1 ~ 2 周，出院后继续口服敏感和能通过血脑屏障抗菌药至 12 周，如阿莫西林、甲硝唑、环丙沙星等。

2. 外科治疗

(1) 手术适应证：原则上脑脓肿应外科治疗，对于包膜尚未形成的脓肿、多发性脓肿（直径≤2.5 cm）、不能耐受手术者，应严密观察和定期复查影像，并进行内科治疗，包括抗生素、脱水药的应用及其他支持对症处理。

(2) 治疗方法：外科治疗脑脓肿包括穿刺抽脓术和脓肿切除术，对于少部分反复复发的脓肿，应重视慢性中耳炎、鼻窦炎症原发灶的治疗，有助于防止复发。

第二节　脊髓硬脊膜外脓肿

【概述】

脊髓硬脊膜外脓肿在椎管内各种脓肿中最为常见，发病率 0.02‰ ~ 0.28‰，多见于 60 ~ 70 岁的老年人，可起病于其他感染灶的直接蔓延或通过血行播散引起，部分患者脓肿附近皮肤或软组织可合并感染，脊椎脊髓手术、腰椎穿刺术后、脊柱开放性损伤、褥疮引起的溃疡、腰大肌脓肿、泌尿生殖系统和呼吸道感染都可能引起硬脊膜外脓肿，部分还与糖尿病、肾功能不全、免疫抑制治疗、静脉内药物滥用等有关。多数硬脊膜外脓肿由金黄色葡萄球菌感染所致，也可以为其他需氧或厌氧菌、真菌感染引起，偶尔也可为分枝杆菌。由于抗生素的应用，部分患者细菌检查可呈阴性。

【诊断】

1. 临床表现　可于 4 ~ 5 d 内急性起病，也可 6 ~ 7 周内呈慢性起病，如手术后出现的硬脊膜外脓肿常呈慢性起病；大多数患者有发热、腰背部剧烈刺痛，与脓肿部位相对应的神经根痛或麻痹，括约肌功能失调，并可很快出现肢体瘫痪。

2. 实验室检查　包括外周血白细胞计数、红细胞沉降率（ESR）、血细菌培养、腰椎穿刺脑脊液检查等。不管急性还是慢性起病，均可引起外周血白细胞计数、红细胞沉降率升高，约有60%的患者血细菌培养阳性，脑脊液检查一般无脑膜炎改变，表现为淋巴细胞计数、蛋白含量升高，糖含量正常。

3. 影像学检查　X线平片不能直接发现脓肿，但可间接了解有无脊柱变性、畸形、骨髓炎等改变。MRI检查在脊髓硬脊膜外脓肿的诊断和了解脓肿对脊髓压迫的程度方面有很高的价值，也能避免行腰椎穿刺术，MRI扫描下还可同时了解骨髓炎和关节盘炎症等改变，由于部分患者可出现多发脓肿，有时还需多部位扫描。

【治疗】

非手术保守治疗仅用于以下少数情况下：脓肿累及的椎管很长，手术风险大；脓肿没有引起明显的神经功能受损害；完全瘫痪时间超过3 d。保守治疗主要方法是应用抗生素。

除上述极少数情况下，脊髓硬脊膜外脓肿的标准治疗方法急诊外科手术治疗。位于脊髓后方的脓肿，可切除脓肿累及的椎板，使脊髓和神经根充分减压，同时清除脓液、肉芽组织，取脓液和肉芽组织做细菌真菌抗酸杆菌等培养和药物敏感试验，并用抗生素溶液彻底冲洗，由于部分病例可合并硬膜下脓肿，有时还需行硬膜下穿刺或切开探查。对于位于脊髓前和侧方的脓肿，可采用前入路手术，清创彻底时，可同时行植骨和固定，若怀疑有骨髓炎等残留，则需卧床，应用抗生素治疗，待炎症控制后再行融合和固定术。外科手术后需静脉应用抗生素治疗4～6周，再口服2～3个月。

第三节　脑囊虫病

【概述】

脑囊虫病是由猪带绦虫幼虫囊尾蚴寄生于中枢神经系统引起的疾病，是我国神经系统寄生虫病中最常见的一种。

【诊断】

1. 临床表现　脑囊虫病临床表现多变，严重时可危及生命。如果囊尾蚴数目很少或仅单个，且位于非重要功能区，患者可以没有任何临床症状和体征；如果有多个包囊存在或者包囊存在于重要功能区，则可出现癫痫，可为局限性发作、Jacksonian癫痫或全身大发作，占位效应明显时可出现局灶性神经功能损害，还可出现交通性或非交通性脑积水，引起颅内压增高，出现头晕、头痛、呕吐、视盘水肿、视力损害、昏迷、共济失调等表现，部分还可出现脑膜炎的表现。绝大多数脑袋虫病患者可有脑外的表现，主要是皮下和肌肉囊虫病，皮下结节可数个至数千个，多发于头部和躯干，不痛、不痒；少数患者还可伴发眼囊虫病，可引起色素膜炎、视网膜炎或化脓性全眼炎。

2. 检查　头颅X线平片可发现已钙化的囊虫结节，阳性率约10%。脑脊液常规检查可有淋巴细胞、蛋白含量升高，糖含量降低，部分可出现嗜酸细胞增多，免疫试验检测脑脊液特异性抗体有助于诊断。CT检查对绝大多数脑囊虫病有诊断价值。不同病期在CT的表现差异很大，在脑炎期，可表现为高密度结节影；在包囊期表现为不同大小的低密度圆形病灶，周围有环形强化；病变后期可见包囊钙化；有时病变只有在增强扫描下才被发现，蛛网膜下隙和脑室内病灶在CT扫描下也不易发现。MRI检查对绝大多数脑囊虫病有很高的诊断价值。

【治疗】

1. 药物治疗　目前治疗脑囊虫病的主要药物有吡喹酮和阿苯达唑，通过干扰寄生虫的代谢而发挥作用。治疗过程由于囊尾蚴死亡会出现较剧烈的炎症反应，出现剧烈头疼、癫痫发作、颅内压升高，甚至出现脑疝危及生命，所以治疗过程可住院观察，使用皮质激素、甘露醇脱水治疗，病灶位于功能区可加用抗癫痫药预防或治疗癫痫。

2. 手术治疗的适应证及方法　病变引起局灶症状，如反复癫痫发作时，可行囊尾蚴摘除术；位于主要脑沟或大脑半球实质内巨大（>2 cm）或葡萄状包囊可手术切除；多囊病变中引起神经功能损害的大包囊也可考虑手术切除；脑室内包囊由于易引起梗阻性脑积水，只要能手术均建议手术摘除；包囊摘除后由于室管膜炎造成脑积水时，应行分流手术；压迫视交叉、视神经引起视力、视野损害的包囊可手术切除减压。

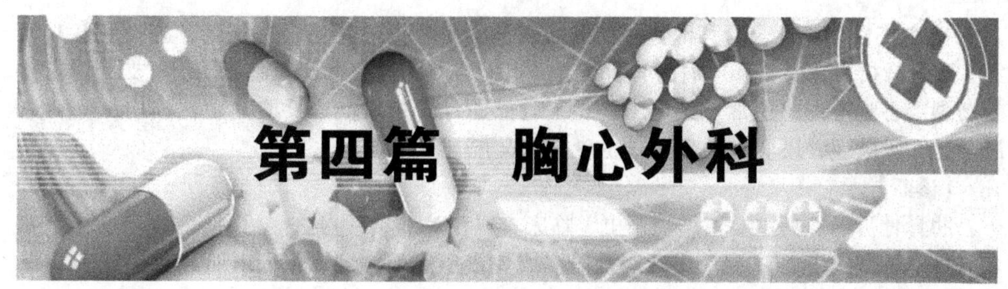

第四篇 胸心外科

第一章 胸部损伤

第一节 肋骨骨折

【概述】

暴力直接作用于肋骨，可使肋骨向内弯曲折断，前后挤压暴力使肋骨腋段向外弯曲折断。第 1～3 肋骨粗短，且有锁骨、肩胛骨保护，不易发生骨折。一旦骨折说明致伤暴力巨大，常合并锁骨、肩胛骨骨折和颈部、腋部血管神经损伤。第 4～7 肋骨长而薄，最易折断。第 8～10 肋前端肋软骨形成肋弓与胸骨相连。第 11～12 肋前端游离，弹性都较大，均不易骨折。若发生骨折，应警惕腹内脏器和膈肌损伤。多根多处肋骨骨折将使局部胸壁失去完整肋骨支撑而软化，出现反常呼吸运动，即吸气时软化区胸壁内陷，呼气时外突，又称为连枷胸。老年人肋骨骨质疏松，脆性较大，容易发生骨折。已有恶性肿瘤转移灶的肋骨，也容易发生病理性骨折。

【临床表现】

1. 局部疼痛　随咳嗽、深呼吸或身体转动等运动而加重。

2. 骨摩擦感　有时患者可自觉肋骨骨折处有“咯噔咯噔”的。合并肺部损伤时可出现皮下气肿，触之有捻雪感。

3. 呼吸功能障碍　胸部外伤，肋骨骨折均有不同程度的呼吸功能异常。

主要原因包括以下几个方面：

（1）疼痛至呼吸动度受限、呼吸浅快和肺泡通气减少，患者不敢咳嗽，痰潴留，可引起下呼吸道分泌物梗阻、肺湿变或肺不张。

（2）连枷胸反常呼吸即当吸气时，胸腔负压增加，软化部分胸壁向内凹陷；呼气时，胸腔压力增高，损伤的胸壁浮动凸出，这与其他胸壁的运动相反。并出现“纵隔摆动”。

（3）肺挫伤可使肺泡和间质出血、水肿、肺泡破裂和不张，继发性血/气胸等均加重呼吸功能障碍。

4. 创伤性休克及全身其他合并伤的表现 肋骨骨折最常见合并气胸、血胸；第 1 或第 2 肋骨骨折常合并锁骨或肩胛骨骨折，并可能合并胸内脏器及大血管损伤、支气管或气管断裂、心脏挫伤，还常合并颅脑伤；下胸部肋骨骨折可能合并腹内脏器损伤，特别是肝、脾和肾破裂，还应注意合并脊柱和骨盆骨折。

【诊断】

肋骨骨折的诊断主要依据受伤史、临床表现和 X 线胸片检查。

1. 体查胸廓挤压试验。出现间接压痛或直接压痛阳性；或可同时听到骨擦感和肋骨异常动度，很有诊断价值。

2. 胸部 X 线检查。大都能够显示肋骨骨折，但是，对于肋软骨骨折、“柳枝骨折”、骨折无错位、或肋骨中段骨折在胸片上因两侧的肋骨相互重叠处，均不易发现，有时需特殊体位的摄片，结合临床表现来判断以免漏诊。

3. 诊断中尤应注意除了合并胸膜和肺损伤及其所引起的血胸和（或）气胸之外，还常合并其他胸部损伤或胸部以外部位的损伤。

【治疗】

1. 单纯性肋骨骨折的治疗 原则是止痛、固定和预防肺部感染。

（1）口服或必要时肌内注射止痛药：肋间神经阻滞或痛点封闭有较好的止痛效果，且能改善呼吸和有效咳嗽功能。

（2）半环式胶布固定术：具有稳定骨折和缓解疼痛的功效，应用多头胸带或弹力束胸带，效果更好。

（3）预防肺部并发症：鼓励患者咳嗽、经常坐起和辅助排痰，必要时行气管内吸痰术。

（4）适量给予抗生素和祛痰药。

2. 连枷胸的处理 除了上述原则以外，尤其注意尽快消除反常呼吸运动、保持呼吸道通畅和充分供氧、纠正呼吸与循环功能紊乱和防治休克。

（1）局部夹垫加压包扎法：主要用于胸壁软化范围小或位于背部时，反常呼吸运动不严重的情况。

（2）肋骨牵引固定术：胸壁浮动幅度达 3 cm 以上时可引起严重的呼吸与循环功能紊乱，当超过 5 cm 或为双侧连枷胸（软胸综合征）时，可迅速导致死亡，必须进行紧急处理。首先暂时予以夹垫加压包扎，然后施行此术。

（3）钢丝捆扎和缝扎固定或用克氏针做骨髓内固定术：在需行开胸手术的患者，可同时对肋骨骨折进行处理的方法。

（4）呼吸机内固定术：大范围的胸壁软化或伴有严重肺挫伤，并发急性呼吸衰竭的患者，及时进行气管内插管或气管切开后应用呼吸器治疗。同时可起到固定肋骨骨折。

第二节　气　胸

【概述】

胸膜腔内积气称为气胸。创伤性气胸的发生率在钝性伤中占15% ~50%，在穿透性伤中占30% ~87.6%，仅次于肋骨骨折。气胸中空气在绝大多数病例来源于肺被肋骨骨折断端刺破，亦可由于暴力作用引起的支气管或肺组织挫裂伤，或因气道内压力急剧升高而引起的支气管或肺破裂。锐器伤或火器伤穿通胸壁，伤及肺、支气管和气管或食管，亦可引起气胸，且多为血气胸或脓气胸。偶尔在闭合性或穿透性膈肌破裂时伴有胃破裂而引起脓气胸。根据空气通道的状态以及胸膜腔压力的改变，气胸分为闭合性、张力性和开放性三类。

【病理生理】

根据空气通道的状态以及胸膜腔压力的改变，气胸分为闭合性、张力性和开放性气胸三类。

1. 闭合性气胸　气胸多来源于钝性伤所致肺破裂，也可由于细小胸腔穿透伤引起的肺破裂或空气经胸壁小创口进入后随即创口闭合，胸膜腔仍与外界隔绝，胸膜腔内压力仍低于大气压，即仍为负压。

2. 张力性气胸

（1）胸壁、肺、支气管或食管上的创口呈单向活瓣，与胸膜腔相交通，吸气时活瓣开放，空气进入胸膜腔，呼气时活瓣关闭，空气不能从胸膜腔排出，因此随着呼吸，伤侧胸膜腔内压力不断增高，以致超过大气压，形成张力性气胸。

（2）伤侧肺组织高度受压缩，并将纵隔推向健侧，使健侧肺亦受压缩，从而使通气面积减少和产生肺内分流，引起严重呼吸功能不全和低氧血症。

（3）纵隔移位使心脏大血管扭曲，再加上胸腔压力增高以及常伴有的纵隔气肿压迫心脏及大静脉和肺血管（心包外心脏压塞），造成回心静脉血流受阻，心排出量减少，引起严重的循环功能障碍甚至休克。

3. 开放性气胸

（1）由火器伤或锐器伤造成胸壁缺损创口，胸膜腔与外界大气直接相交通，空气可随呼吸自由进出胸膜腔，形成开放性气胸。

（2）伤侧胸腔压力等于大气压，肺受压萎陷，健侧胸膜腔仍为负压，低于伤侧，使纵隔向健侧移位，健侧肺亦有一定程度的萎陷。

（3）由于健侧胸腔压力仍可随呼吸周期而增减，从而引起纵隔摆动（或扑动）和残气对流（或摆动气），导致严重的通气、换气功能障碍。纵隔摆动尚引起心脏大血管来回扭曲以及胸腔负压受损，使静脉血回流受阻，心排出量减少。

一、闭合性气胸

【临床表现】

闭合性气胸的胸内压仍低于大气压。胸膜腔积气量决定伤侧肺萎陷的程度。随着胸腔内积气与肺萎陷程度增加，肺表面裂口缩小，直至吸气时也不开放，气胸则可趋于稳定。伤侧肺萎陷使肺呼吸面积减少，将影响肺通气和换气功能，通气血流比率也失衡。伤侧胸内压增加可引起纵隔向健侧移位。根据胸膜腔内积气的量与速度，轻者患者可无症状表现，重者有明显呼吸困难。体检可能发现伤侧胸廓饱满，呼吸活动度降低，气管向健侧移位，伤侧胸部叩诊呈鼓音，呼吸音降低。胸部 X 线检查可显示不同程度的肺萎陷和胸膜腔积气，有时尚伴有少量胸腔积液。

【治疗】

小量闭合性气胸可于 1 ~ 2 周自行吸收，不须特别处理，但应注意观察其发展变化。中、大量气胸可先行胸腔穿刺。若一直抽不尽、抽气不久又达抽气前的积气量、另一侧亦有气胸、合并血胸、须行全身麻醉或需用机械通气等，均应放置胸腔闭式引流。治疗中警惕发展为张力性气胸。小量闭合性气胸并不危及生命。适当应用抗生素预防感染。

二、开放性气胸

【临床表现】

形成开放性气胸时，外界空气经胸壁伤口或软组织缺损处，随呼吸自由进出胸膜腔。空气出入量与胸壁伤口大小有密切关系，伤口大于气管口径时，空气出入量多，胸内压几乎等于大气压，伤侧肺将完全萎陷，丧失呼吸功能。伤侧胸内压显著高于健侧，纵隔向健侧移位，进一步使健侧肺扩张受限。呼、吸气时，两侧胸膜腔压力不均衡出现周期性变化，使纵隔在吸气时移向健侧，呼气时移向伤侧，称为纵隔扑动。纵隔扑动和移位影响静脉回心血流，引起循环障碍。

伤员出现明显呼吸困难、鼻翼扇动、口唇发绀、颈静脉怒张。伤侧胸壁可见伴有气体进出胸腔发出吸吮样声音的伤口，称为胸部吸吮伤口。气管向健侧移位，伤侧胸部叩诊鼓音，呼吸音消失，严重者伴有休克。胸部 X 线检查可见伤侧胸腔大量积气，肺萎陷，纵隔移向健侧。

【治疗】

开放性气胸急救处理要点为：将开放性气胸立即变为闭合性气胸，赢得挽救生命的时间，并迅速转送至医院。使用无菌敷料如凡士林纱布、纱布、棉垫或清洁器材如塑料袋、衣物、碗杯等制作不透气敷料和压迫物，在伤员用力呼气末封盖吸吮伤口，并加压包扎。转运途中如伤员呼吸困难加重或有张力性气胸表现，应在伤员呼气时开放密闭敷料，排出高压气体。送达医院进一步处理为：给氧，补充血容量，纠正休克；清创、缝合胸壁伤口，并做闭式胸腔引流；给予抗生素，鼓励患者咳嗽排痰，预防感染；如疑有胸腔内脏器损伤或进行性出血，则需行开胸探查手术。

闭式胸腔引流术的适应证：①中、大量气胸、开放性气胸、张力性气胸；②胸腔穿刺术治疗下气胸增加者；③需使用机械通气或人工通气的气胸或血气胸者；④拔除胸腔引流管后气胸或血胸复发者。方法：根据临床诊断确定插管的部位，气胸引流一般在前胸壁锁中线第2肋间隙，血胸则在腋中线与腋后线间第6或第7肋间隙。消毒后在局部胸壁全层作局部浸润麻醉，切开皮肤，钝性分离肌层，经肋骨上缘置入带侧孔的胸腔引流管。引流管的侧孔应深入胸腔内2～3 cm。引流管外接闭式引流装置，保证胸腔内气、液体克服0.3～0.4 kPa（3～4 cmH_2O）的压力能通畅引流出胸腔，而外界空气、液体不会吸入胸腔。术后经常挤压引流管以保持管腔通畅，记录每小时或24 h引流液量。引流后肺膨胀良好，已无气体和液体排出，可在患者深吸气屏气时拔除引流管，并用凡士林纱布与胶布封闭伤口。

三、张力性气胸

【临床表现】

张力性气胸患者表现为严重或极度呼吸困难、烦躁、意识障碍、大汗淋漓、发绀。气管明显移向健侧，颈静脉怒张，多有皮下气肿。伤侧胸部饱满，叩诊呈鼓音，呼吸音消失。胸部X线检查显示胸腔严重积气，肺完全萎陷、纵隔移位，并可能有纵隔和皮下气肿。胸腔穿刺有高压气体外推针筒芯。不少患者有脉细快，血压降低等循环障碍表现。

【治疗】

（1）紧急处理：迅速行胸腔排气解压。可用大号针头在锁骨中线第2或第3肋间刺入胸膜腔，即刻排气减压。将针头用止血钳固定后，在其尾端接上乳胶管，连于水封瓶。若张力性气胸系胸壁上较小的穿透性伤口引起，应立即予以封闭、包扎及固定。

（2）胸腔闭式引流术：患者经急救处理后，送入医院进行检查和治疗。若气胸仍未能消除，应在局麻下做闭式引流，然后行X线检查。若肺已充分复张，可于漏气停止后24～48 h拔除胸引管。若肺不能充分复张，应追查原因。

（3）开胸探查手术：用于疑有严重的肺裂伤或支气管断裂，或诊断出食管破裂(口服美兰观察胸引或口服碘油造影)。

（4）极少数严重的纵隔气肿，可在胸骨上窝做2～3 cm长的横切口，逐层切开皮肤、颈浅筋膜和颈阔肌，钝性分离颈部肌肉，直至气管前筋膜，切口内以纱布条做引流，气体即可从切口排出。

第三节　血　胸

【概述】

胸膜腔内积血谓之血胸。创伤性血胸的发生率在钝性伤中占25%～75%，在穿透性伤中占60%～80%。血胸可与气胸同时存在。出血的来源较常为肋骨骨折断端出血经壁层胸膜上的刺破口流入胸膜腔，以及肺破裂或裂伤出血。来自肋间动脉和胸廓内动脉的出血，常呈持续性大出血，不易自然停止，往往需要开胸手术止血。心脏或大血管及其分支的出血，量多而猛，多在短时间引起患者死亡，仅少数得以送达医院。有时出血来自膈肌破裂及其伴发的腹腔内脏器破裂。

【病理生理】

胸膜腔积血，首先同侧肺受压而萎陷，大量血胸将纵隔推向健侧，对侧肺也受萎陷。大量失血和纵隔、肺受压迫，可产生呼吸困难和循环功能紊乱，严重者呈现休克症状；由于肺、膈肌和心脏不停断的运动起去除纤维蛋白的作用，一般能延迟血液凝固的时间，但有时出血快、量大时可以出血后不久血液即凝固。肺和胸壁组织创伤范围广泛，以及伴有肝、脾和膈肌破裂的血胸，更常早期出现血凝固。血液凝固后可在胸壁形成纤维组织限制胸壁活动幅度，压迫肺组织，损害气体交换功能，胸膜纤维组织板的厚度可达数毫米，称为纤维胸。血胸未经及时处理，从胸壁或胸内器官创口进入的细菌，易引致胸膜腔感染形成脓胸。

【临床表现】

血胸的临床表现与出血量、速度和个人体质有关。一般而言，成人血胸量≤0.5L 为少量血胸，0.5～1.0L 为中量，＞1.0L 为大量血胸。伤员会出现不同程度的面色苍白、脉搏细速、血压下降和末梢血管充盈不良等低血容量休克表现；并有呼吸急促、肋间隙饱满、气管向健侧移位、伤侧叩诊浊音和呼吸音减低等胸腔积液的临床和胸部 X 线表现。胸膜腔穿刺抽出血液可明确诊断。具备以下征象则提示存在进行性血胸：①持续脉搏加快、血压降低，或虽经补充血容量血压仍不稳定；②闭式胸腔引流量每小时超过 200 ml，持续 3 h；③血红蛋白量、红细胞计数和红细胞压积进行性降低，引流胸腔积血的血红蛋白量和红细胞计数与周围血相接近，且迅速凝固。具备以下情况应考虑感染性血胸：①有畏寒、高热等感染的全身表现；②抽出胸腔积血 1 ml，加入 5 ml 蒸馏水，无感染呈淡红透明状，出现混浊或絮状物提示感染；③胸腔积血无感染时红细胞白细胞计数比例应与周围血相似，即 500∶1，感染时白细胞计数明显增加，比例达 100∶1 可确定为感染性血胸；④积血涂片和细菌培养发现致病菌有助于诊断，并可依此选择有效的抗生素。当闭式胸腔引流量减少，而体格检查和放射学检查发现血胸持续存在的证据，应考虑凝固性血胸。

【治疗】

非进行性血胸可根据积血量多少，采用胸腔穿刺或闭式胸腔引流术治疗，及时排出积血，促使肺膨胀，改善呼吸功能，并使用抗生素预防感染。闭式胸腔引流术的指征应放宽，血胸持续存在会增加发生凝固性或感染性血胸的可能性。进行性血胸应及时开胸探查手术。凝固性血胸应待伤员情况稳声后尽早手术，清除血块，并剥除胸膜表面血凝块机化而形成的包膜。开胸术可提早到伤后 2～3 d，更为积极地开胸引流则无益，但明显推迟手术时间可能使清除肺表面纤维蛋白膜变得困难，从而使简单手术复杂化。感染性血胸应及时改善胸腔引流，排尽感染性积血积脓。若效果不佳或肺复张不良，应尽早手术清除感染性积血，剥离脓性纤维膜。近年电视胸腔镜已用于凝固性血胸、感染性血胸的处理，具有创伤小、疗效好、住院时间短，费用低等优点。

第四节 肺损伤

一、肺挫伤

【概述】

肺挫伤为常见的肺实质损伤，多为迅猛钝性伤所致，例如车祸、撞击、挤压和坠落等。发生率占胸部钝性伤的30%～75%，但常由于对其认识不足、检查技术不敏感或被其他胸部伤所掩盖而被忽视或漏诊。肺挫伤的发病机制仍不完全清楚，多数认为与肺爆震伤类似，系由于强烈的高压波作用所致。当强大的暴力作用于胸壁，使胸腔容积缩小，增高的胸内压力压迫肺脏，引起肺实质出血及水肿；当外力消除，变形的胸廓弹回，在产生胸内负压的一瞬间又可导致原损伤区的附加损伤。主要病理改变为肺泡和毛细血管损伤并有间质及肺泡内血液渗出及间质性肺水肿，使肺实质含气减少而血管外含水量增加，通气和换气功能障碍，肺动脉压和肺循环阻力增高。病理变化在伤后12～24 h呈进行性发展。肺挫伤往往合并其他损伤，如胸壁骨折、连枷胸、血胸、气胸及心脏和心包损伤。

【临床表现】

由于肺挫伤的严重程度和范围大小不同，临床表现有很大的差异。

1. 轻者仅有胸痛、胸闷、气促、咳嗽和血痰等，听诊有散在啰音。X线胸片上有斑片状阴影（常报告为创伤性湿肺）、1～2 d即可完全吸收。动脉血气分析可正常。有人称之为肺震荡。

2. 严重者则有明显呼吸困难、发绀、血性泡沫痰、心动过速和血压下降等。听诊有广泛啰音、呼吸音减弱至消失或管型呼吸音。动脉血气分析有低氧血症在胸片尚未能显示之前具有参考价值。X线胸片是诊断肺挫伤的重要手段。其改变约70%病例在伤后1 h内出现，30%病例可延迟到伤后4～6 h，范围可由小的局限区域到一侧或双侧，程度可由斑点状浸润，弥漫性或局部斑点融合浸润，以致弥漫性单肺或双肺大片浸润或实变阴影。经治疗后一般在伤后2～3 d开始吸收，完全吸收需2～3周以上。

【治疗】

轻型肺挫伤无须特殊治疗。重型肺挫伤是引起胸部伤后急性呼吸衰竭的最常见因素，治疗在于维护呼吸和循环功能以及适当处理合并伤。连枷胸常有不同程度的肺挫伤，病理生理改变在很大程度上取决于肺挫伤，当出现急性呼吸衰竭的先兆时即应及时给予机械通气治疗。目前已不像以往那样强调皮质激素的应用，对伴有低血容量休克者，仍要及时补充血容量，合理搭配晶体与胶体液比例，保持正常的胶体渗透压和总渗透压，以后则保持液体负平衡，每日量1 600～1 800 ml。

二、肺爆震伤

【概述】

爆炸产生巨大能量，借助于气体或液体等周围介质，形成高速高压的气浪或水波浪，冲击胸壁并使肺撞击胸壁，所致肺损伤称为肺爆震伤。常见的损伤为肺组织和血管挫伤，挫伤后炎症反应促使炎性细胞沉积和炎性介质释放，肺毛细血管通透性增加，血管内液体渗出和聚集到肺泡和肺间质，肺水肿引起通气血流失衡和低氧血症。严重者因肺裂伤引起血胸和气胸，气体进入肺循环导致脑动脉或冠状动脉气栓栓塞，可立即造成死亡。

【临床表现】

冲击伤的临床特点：①多处损伤，常为多发伤或复合伤，伤情复杂；②外轻内重，体表可完好无损，但有明显的症状和严重内脏损伤；③迅速发展，多在伤后 6 h 内也可在伤后 1 ~2 d 内发展到高峰，一旦机体代偿功能失调，伤情可急转直下，难以救治。

肺爆震伤的临床表现因伤情轻重不同而有所差异。轻者仅有短暂的胸痛、胸闷或憋气感。稍重者伤后 1 ~3 d 内出现咳嗽、咯血或血丝痰，少数有呼吸困难，听诊可闻及变化不定的散在性湿啰音或捻发音。严重者可出现明显的呼吸困难、发绀、血性泡沫痰等，常伴休克。查体除肺内啰音外可有肺实变体征和血气胸体征。此外，常伴有其他脏器损伤的表现。X 线检查肺内可见肺纹理增粗、斑片状阴影、透光度减低、以至大片状密影，亦可有肺不张和血气胸的表现。血气检查可出现轻重不等的异常结果。

【治疗】

肺爆震伤的救治在于维护呼吸和循环功能，包括保持呼吸道通畅、给氧，必要时行气管切开和人工呼吸器辅助呼吸以及输血补液抗休克。有血气胸者尽早做胸腔闭式引流，给予止血药物，应用足量的抗生素预防感染，对合并其他器官损伤进行相应的处理。

第五节　心脏损伤

一、心脏挫伤

【概述】

心脏挫伤的程度和范围，轻者为心外膜或心内膜下心肌出血，少量心肌纤维断裂，重者为心肌广泛挫伤、大面积心肌出血，甚至坏死。心脏挫伤修复后可能遗留瘢痕，严重者可能日后发生室壁瘤。严重心脏挫伤的致死原因多为严重心律失常或心力衰竭。

【临床表现】

轻度心脏挫伤可能无明显症状，中重度挫伤可能出现胸痛、心悸、气促，甚至心绞痛等症状。患者可能存在胸前壁软组织损伤和胸骨骨折。心脏挫伤的诊断主要依赖临床医师的警惕性与辅助检查。传统的辅助检查为：①心电图：可存在ST段抬高，T波低平或倒置，心动过速或房性、室性早搏等心律失常；②超声心动图：可显示心脏结构和功能改变；③磷酸肌酸激酶及其同工酶（CK，CK－MB）和乳酸脱氢酶及其同工酶（LDH，LDH_1，LDH_2）的活性测定值明显增高。心电图与超声心动图的敏感性较差，实验室检测上述酶活性的特异性较差，骨骼肌损伤也能使测定值升高。20世纪90年代开始采用单克隆抗体微粒子化学发光或电化学法检查磷酸肌酸激酶同工酶的质量和心肌肌钙蛋白I或T。前者的准确性优于活性测定；后者仅存在于心房和心室肌内，不会因骨骼肌损伤影响检测值，特异性高。采用食管超声心动图可减少胸部损伤时经胸探头检查的痛苦，还能提高心脏挫伤的检出率。

【治疗】

心脏挫伤的处理，主要为休息、严密监护、吸氧、镇痛等。临床特殊治疗主要针对可能致死的并发症，如心律失常和心力衰竭。这些严重并发症一般在伤后早期出现，但也有迟发者。心脏挫伤后是否会发生严重并发症常难以预测，一般主张以急诊室患者的血流动力学是否稳定和心电图描记是否异常作为进入监护病室的标准。

二、心脏破裂

【概述】

大多数由穿透性暴力伤及心脏所致，少数可由钝性暴力导致心脏破裂。钝性心脏破裂伤员绝大多数死于事故现场，极少数伤员可能通过有效的现场急救而存活送达医院。心脏破裂好发的部位依次为右心室、左心室、右心房和左心房。

【临床表现】

心脏破裂的病理生理及临床表现取决于心包、心脏损伤程度和心包引流情况。致伤物和致伤动能较小时，心包与心脏裂口较小，心包裂口易被血凝块阻塞而引流不畅，出血滞留于心包腔导致心脏压塞。临床表现为静脉压升高，心音遥远、心搏微弱，脉压小、动脉压降低的Beck三联征。迅速解除心脏压塞并控制心脏出血能成功地挽救患者生命。致伤物和致伤动能较大时，心包和心脏裂口较大，心包裂口不易被血凝块阻塞，大部分出血流入胸腔，临床表现主要为失血性休克。即使解除心脏压塞，控制出血，也难于迅速纠正失血性休克，抢救成功率相对较低。少数穿透性心脏伤患者伤后就诊时间早或心包积血速度较缓慢，可在伤后早期缺乏症状与体征，仅有胸部损伤史与胸部较小的伤口，延误诊断和处理将失去宝贵的抢救时机。

穿透性心脏破裂的诊断要点为：①胸部伤口位于心脏体表投影区域或其附近；②伤后时间短；③Beck三联征、失血性休克和大量血胸的体征。穿透性心脏伤的病情进展迅速，企图依靠胸部X线、心电图、超声波、超声心动图，甚至心包穿刺术明确诊断都是耗时、准确性不高的方法。抢救成功的关键是尽早开胸手术，手术前不应采用其他任何治疗措施而延误手术时间。

【治疗】

已有心脏压塞或失血性休克者应立即施行急诊室开胸手术。在气管插管全身麻醉下，经前外侧开胸切口入胸，切开心包缓解压塞，控制出血，迅速补充血容量。大量失血者需回收胸腔内积血，经大口径输液通道回输。情况稳定后采用无损伤带针缝线修补心脏裂口，必要时加垫缝合。就诊时生命体征平稳、伤后时间短、不能排除心脏损伤者，应送至具备全身麻醉手术条件的手术室，局麻下扩探伤道。若伤道进入心包，需改为全身麻醉开胸探查。心脏介入诊治过程中发生的医源性心脏损伤多为导管尖端所致，口径较小，且同时使用了低剂量肝素。中和肝素抗凝作用并作心包穿刺抽吸，多能避免开胸手术。

心脏破裂抢救存活后常遗留残余病变，如异物存留心脏、创伤性室间隔缺损、瓣膜损伤、创伤性室壁瘤、心律失常、假性动脉瘤或反复发作的心包炎。临床医生应重视伤员出院后随访，明确残余病变的诊断，并作相应的处理。

第二章　胸壁疾病

第一节　漏斗胸

【概述】

漏斗胸是最常见的先天性胸壁畸形，表现为自胸骨角以下的胸骨及与其相近的肋软骨向下凹陷，状似漏斗。发病率约占存活新生儿的0.3%左右，约有86%的患儿生后1岁以内即被发现，仅有约5%患者至青春期才被发现。

部分婴儿吸气时，胸壁下陷伴反常呼吸，若3岁后该体征自行消失者，则为假性漏斗胸，可不需治疗。

【临床表现】

与胸骨下陷程度及对心肺影响程度有关。

1. 轻症者可无任何症状。

2. 畸形较重者可出现反常呼吸、活动后心悸、气促、心前区疼痛等呼吸循环系统症状，发育较差、易患呼吸道感染，甚至继发支气管扩张。一部分患者因胸壁畸形而造成精神负担。

3. 体格检查　胸骨中下部向后向内凹陷，邻近剑突部最深，可呈弥漫性或局限性；也可对称或不对称，不对称者应注意有无合并脊柱侧弯。胸骨左缘有时可闻及收缩期杂音，心尖搏动左移。

【诊断】

根据典型的胸骨形态即可确诊。结合以下检查进一步明确胸腔脏器受压情况及对漏斗胸分类。

1. X线检查　后前位胸片可见肺野狭长、透亮度增加，下胸部肋骨后肋平直而前肋向下倾斜，心影向左移位，胸骨横径：前后径>2.56。侧位片可见胸骨下段后陷，靠近脊柱或与之重叠。胸部CT检查可了解胸骨凹陷程度、心脏移位情况。

2. 肺功能检查　多在正常范围或有限制性通气功能减退。

3. 心电图　多数有P波双向或倒置、右束支传导阻滞。心脏顺钟向转位。

4. 超声心动图　40%~65%的患者合并二尖瓣脱垂，可能与机械压迫有关。

5. 注水试验　向胸骨凹陷部注入温水，测量容水量，初步判断漏斗胸严重程度。容水量<20 ml为轻度，20~30 ml为中度，30~50 ml为重度，50 ml以上为极重度。

6. 漏斗胸指数（F_2I）　用于判断漏斗胸严重程度

$$F_2I = \frac{a \times b \times c}{A \times B \times C}$$

注：a. 漏斗胸凹陷部的纵径；b. 凹陷部的横径；c. 凹陷部的深度；

A. 胸骨的长度；B. 胸廓的横径；C. 胸骨角至椎体的最短距离；

$F_2I > 0.3$ 为高度畸形；F_2I 0.2 ~0.3 为中度；$F_2I < 0.2$ 为轻度。

【治疗】

以手术为主，轻症者可行观察。

1. 手术适应证

（1）心肺功能障碍，畸形严重，影响美观、有精神负担。

（2）$F_2I > 0.2$ 者可考虑手术，手术年龄以学龄前为佳。

（3）脊柱侧弯明显者应为手术禁忌，因手术有可能加重脊柱侧弯，引起心肺功能恶化。

2. 手术方法

（1）胸骨抬举法：全麻气管插管，正中开胸，暴露畸形的胸骨及肋软骨，切断第3 ~7肋骨软骨连接处，切除过长部分之肋骨，在胸骨角前面楔形截骨，将胸骨下部连同相应的肋软骨向前提至正常位置，以钢丝及钢板固定。如无感染，2 年后拔除。

（2）胸骨翻转术：全麻气管插管，正中开胸，暴露畸形的胸骨及肋软骨，游离切除胸骨及与之相连的肋软骨，将此整片翻转 180°后重新与肋软骨固定，或为防止胸骨坏死用腹直肌带蒂进行翻转。术中注意损伤胸廓内动脉，胸膜被损可修补或置胸管引流。

3. 并发症及处理　术后并发症少见并且较轻。约有 2% 患者出现局限性气胸，可行胸穿抽气或严密观察。出现切口感染者，行抗感染及引流，无效者须取出钢丝、钢板等异物，二期可重新行矫形术。

第二节　胸壁结核

【概述】

胸壁结核是继发于肺或胸膜结核感染的肋骨、胸骨、胸壁软组织结核病变。多表现为结核性寒性脓肿或慢性胸壁窦道。

【病理】

胸内结核经淋巴系统、血行播散或直接累及胸壁淋巴结及胸壁各层组织，包括骨骼系统和软组织部分；胸壁结核脓肿以起源于胸壁深处的淋巴结较多，经穿透肋间肌蔓延至胸壁浅部皮下层，往往在肋间肌层里外各有一个脓腔，中间有孔道相通，形成葫芦状。有的脓肿穿通肋间肌之后，因重力坠积作用，逐渐向外向下沉降至胸壁侧面或上腹壁。

【临床表现】

1. 一般表现　有低热、乏力、盗汗、消瘦等结核中毒症状。

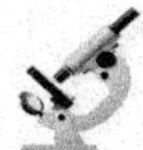

2. 胸壁肿物　患者多因发现胸壁肿物就诊，胸壁结核脓肿好发于侧胸壁第3～7肋骨处，为不红、不热、无痛的“寒性脓肿”，往往于肋间肌内外各形成一个脓腔，形成所谓的“哑铃状”脓肿。

3. 体格检查　扪诊可及一质地较硬、活动度差的无痛性肿块，有波动感，通常表面皮肤颜色无异常。合并有混合感染时，有急性或慢性化脓性感染的表现，局部皮肤呈暗红色。脓肿可自行破溃，排出浑浊的水样脓液，可有干酪样组织排出，或因切开引流形成经久不愈的慢性窦道。

【诊断】

1. 诊断要点

依据结核病史、胸壁扪及有波动感的无痛性肿块，穿刺液涂片见抗酸杆菌，即可确诊。若已形成慢性窦道或溃疡，可行活检明确诊断。

胸部X线平片有时仅可见胸壁软组织影，或见肺、肋骨或胸膜的结核病变；胸部CT可显示胸壁脓肿。若对疑为胸壁结核脓肿的肿物进行穿刺，穿刺点应选择在脓肿较高位，避免因穿刺后脓液流出形成慢性窦道。穿刺可抽出无臭、稀薄的黄白色脓液或干酪样物，涂片可见抗酸杆菌，若无合并感染，培养多无细菌生长。

胸壁结核应注意与胸壁肿瘤、胸椎结核、放线菌病及肋骨、胸骨化脓性骨髓炎相鉴别。

2. 鉴别诊断

在胸壁疾病中，最常见的是胸壁结核，因此，对没有急性炎症之胸壁包块或已有慢性窦道形成者，就考虑胸壁结核之诊断。如患者肺部或其他器官亦有结核病，诊断为胸壁结核可能性就更大。最可靠的诊断方法是从穿刺脓液中找到结核杆菌；或取窦道处肉芽组织病理活检确定诊断。应注意与以下疾病的鉴别：

（1）化脓性胸壁脓肿　局部有急性炎症表现，并常有全身感染症状，病程较短且于脓液中多可查到化脓菌。

（2）脊柱结核及脊柱旁脓肿　脊柱X线检查即可确诊。

（3）外穿性结核性脓胸　包块经穿刺后，可见明显缩小，然不久又可迅速隆起。胸部X线检查即可确定诊断。

（4）乳房结核　一般位于女性胸大肌浅部，前胸壁乳房处。临床上较少见。

（5）胸壁肿瘤　常见的胸壁肿瘤有软骨瘤、软骨肉瘤、纤维肉瘤、神经纤维瘤及海绵状血管瘤。然有些软组织肿瘤，可类似胸壁寒性脓肿，因而诊断时应加以区别。

（6）肋软骨病　多见于青年女性，病变常累及一侧或双侧的第2～4肋软骨，受累的肋软骨明显隆起，压痛较轻，可行局部注射泼尼松（考地松）50 mg，如保守治疗无效，可考虑行手术切除。

【治疗】

1. 全身治疗　加强休息、营养，改善全身状况。

2. 规律的抗痨治疗　每日清晨空腹顿服异烟肼0.3 g，利福平0.3 g，吡嗪酰胺1.5 g；每日肌内注射链霉素0.75 g。

3. 穿刺抽脓　在脓肿较高部位穿刺抽脓后脓腔中注入抗结核药物。

4. 切开引流　在脓肿较低位切开脓腔，刮除坏死组织，置入抗结核药物（如利福平）纱条。适用于全身情况不能耐受手术，或不能接收胸壁病灶清除术后胸壁畸形的患者。

5. 胸壁结核病灶清除术

（1）手术适应证：①结核脓肿较大者；②结核脓肿经抗痨治疗及穿刺抽脓无效者；③移动性脓肿；④哑铃型脓肿；⑤来源于肋骨结核性骨髓炎者；⑥胸壁结核混合感染，先切开引流，待感染控制后行病灶清除术。

（2）术后处理：①不可过早拔除引流条，于第3 d起，每日拔除1 cm左右，至第7 d完全拔除；②在拆线后还应连续加压包扎4周；③术后全身严格抗痨治疗至少6个月。

第三节　胸壁肿瘤

【概述】

胸壁肿瘤是指除皮肤、皮下组织及乳腺以外，发生在胸壁骨骼及软组织的肿瘤。

【分类】

胸壁肿瘤分为原发性和继发性两类，约各占一半。

1. 原发性胸壁肿瘤　可分为良性和恶性两类。

（1）恶性肿瘤：①来源于软组织，纤维肉瘤、神经纤维肉瘤、血管肉瘤及横纹肌肉瘤等；②来源于骨及软骨，骨肉瘤、软骨肉瘤、Ewing肉瘤、骨软骨肉瘤、骨髓瘤等。

（2）良性肿瘤：①来源于软组织，脂肪瘤、纤维瘤、神经纤维瘤及神经鞘瘤等；②来源于骨及软骨，骨纤维瘤、软骨瘤、骨软骨瘤、骨囊肿及骨纤维结构不良等。

2. 继发性胸壁肿瘤　多为转移性骨骼及软组织肿瘤，以及邻近的乳腺、膈及纵隔的原发肿瘤直接侵犯胸壁。

【临床表现】

1. 一般表现

（1）早期无明显症状，多于体检或偶然发现。

（2）后期症状为局部疼痛和胸壁肿块。

（3）若肿瘤向胸腔生长，可出现咳嗽、呼吸困难。

（4）若肿瘤侵犯神经，除神经痛外，还可出现肢体麻木或霍纳综合征。

（5）恶性肿瘤晚期可出现胸腔积液、远处转移、体重下降及贫血等恶病质表现。

2. 特殊的临床表现

（1）骨髓瘤患者尿液中本周蛋白可呈阳性。

（2）有广泛骨质破坏的恶性肿瘤患者血清碱性磷酸酶增高。

【诊断】

主要依据病史、症状、体征、实验室检查及影像学检查做出诊断。

1. 临床表现　良性骨或软骨肿瘤大多生长缓慢，质地坚硬，边界清楚；而恶性肿瘤大多生长迅速，质地中等，边界不清，压痛明显。有恶性肿瘤病史者出现胸壁肿块，应高度怀疑恶性转移性肿瘤。

2. 影像学检查　可显示胸壁软组织影。

（1）肿块位于胸骨或软组织块影伴骨质破坏者，多为恶性肿瘤。

（2）良性肿瘤随访中出现生长速度增快，往往是恶性变的表现。

（3）CT 检查可以判断瘤体的部位、大小、范围及转移情况。

（4）MRI 可明确瘤体与神经、血管的关系，并可从不同层面观察肿瘤，但在评价肺实质内转移性病灶方面精确度不如 CT。

（5）某些胸壁肿瘤有特定的 X 线特征：①骨肉瘤表现为骨质广泛破坏、放射状新骨形成；②软骨肉瘤表现为肋骨破坏，伴有点状或片状钙化灶；③Ewing 肉瘤表现为骨质破坏，皮质增厚，骨膜骨质增生，形成层状结构，出现所谓“洋葱皮”样影像；④骨或软骨瘤表现为高密度影其间有点片状骨质形成，但无骨质破坏；⑤肋骨巨细胞瘤表现为肋骨局部膨大，变窄，内有骨梁，呈皂泡样透亮区，骨皮质薄如蛋壳；⑥骨纤维结构不良表现为肋骨局限性膨大、疏松，膨大的骨质内为密度较均匀的纤维组织。

3. 组织活检　虽然胸壁肿瘤的临床及 X 线特征对诊断具有重要意义，但定性诊断仍依赖于组织活检，值得注意的是，有些肿瘤如软骨肉瘤，部分瘤体组织学可表现为良性，而另一部分则为恶性，故完整切除肿瘤组织活检，即施行组织活检的同时完成对肿瘤的治疗，优于切开活检或穿刺活检。

【治疗】

除 Ewing 肉瘤及来源于淋巴组织的肿瘤可行放疗化疗等综合治疗外，不论良性或恶性的原发胸壁肿瘤，一经诊断均应及时手术治疗，既能明确诊断又能切除病灶。

继发性肿瘤多属肿瘤晚期，不适合外科治疗，但在原发灶得到有效控制，出现胸壁单发孤立转移灶时，也可考虑手术切除。

1. 手术方式　手术应包括病灶切除及胸壁重建。

2. 术后处理　①手术部位适当加压包扎，防止积液及感染；②合理应用抗生素；③加强呼吸道护理，鼓励患者有效地排痰；④必要时行气管切开和辅助呼吸。

第三章　脓　胸

第一节　急性脓胸

【概述】

急性脓胸是指急性的胸膜腔内化脓性细菌感染，病程一般小于6周。

【病因】

1. 继发于全身或局部性化脓性感染。

2. 胸部开放伤至化脓性细菌的直接侵入。

3. 自发性食管破裂等。

4. 医源性发病如胸穿、医源性食管和（或）气管等损伤继发瘘，开放性胸部手术后等。

【临床表现】

1. 一般表现

（1）胸痛、高热、脉搏加快，呼吸急促。

（2）全身乏力及食欲缺乏等全身中毒症状，症状轻重与致病菌的数量和毒力有关。

（3）某些老年、体弱患者或免疫力低下者可无高热等表现。

2. 不同病因引起的脓胸症状各不相同

（1）肺炎所致的脓胸：常有咳嗽咳痰等症状；可能在肺炎症状好转过程中出现再次高热、胸痛、大汗。

（2）膈下脓肿所致的脓胸：可有腹部不适和相应体征。

（3）食管穿孔或肺脓肿破溃所致的脓胸：常伴胸痛、高热、呼吸困难。

（4）若为厌氧菌所致的腐败性脓胸，则患者咳大量脓臭痰，或伴支气管胸膜瘘形成。

3. 体格检查　患侧呼吸音减弱或消失，叩诊浊音，触觉语颤减弱。病情严重者纵隔移位明显，可伴有发绀、休克。

4. 实验室检查　大部分急性脓胸患者白细胞计数升高伴核左移。

【诊断】

根据病史、急性感染的症状及体征、X线胸片提示胸腔积液，应行胸膜腔穿刺检查，若穿刺抽出脓液可确诊。

1. 胸穿抽液　根据脓液性状可初步判断致病菌。

（1）葡萄球菌、肺炎球菌脓胸的脓液黏稠，易引起粘连。

（2）链球菌脓胸的脓液稀薄。

（3）大肠杆菌脓胸的脓液有粪臭味。

（4）厌氧菌脓胸的脓液恶臭。

（5）阿米巴脓胸的脓液为深棕色，有腥臭味。

2. X线检查　胸部模糊阴影。直立时可见下胸部一从外上斜向内下的弧形阴影，积液量多时，可见患侧大片致密阴影，纵隔向健侧移位，若伴有气胸，可见液气平面，若无胸穿病史，多为气管或食管瘘引起。

3. 超声检查　可确定有无积液、积液的范围及定位、胸膜增厚程度等，对诊断有一定帮助，必要时可在超声定位或引导下行胸膜腔穿刺抽液。

4. 药敏试验　可明确至病菌及选用有效抗菌药；细菌培养的阴性率为25%～60%；做厌氧菌培养时，要特别注意操作技术对检出率的影响；除做常规细菌学检查外，还应做病毒、结核及真菌培养，以免漏诊。

【治疗】

治疗原则为控制感染，引流脓液，促使肺复张，消除残腔。主要治疗措施包括以下几点：

1. 支持治疗　包括呼吸道护理、营养支持。鼓励患者咳嗽，清洁呼吸道，促进肺复张，对急性脓胸治疗有非常重要的意义。

2. 合理使用抗生素

（1）全身应用：根据致病菌种类及药敏结果选择合适的抗生素，联合、足量，足疗程不应<6周。

（2）局部应用：如穿刺抽液后注入敏感抗生素；闭式引流后经引流管反复注入。

3. 脓液引流　充分引流是脓胸治疗最重要的一点。主要有以下几种方法：

（1）胸膜腔穿刺排脓术：取腋后线第4～6肋间穿刺抽液；包裹性积液在X线或超声定位下穿刺。若脓液稀薄、经3～4次抽吸后脓量减少者，多能治愈。

若穿刺1～2次后症状无好转，脓量不减少者，应立即改用经肋间或肋床插管闭式引流。

（2）经肋间胸腔闭式引流术：一般从腋后线第5肋间或脓腔最低位试穿刺抽得脓液后，做闭式引流术，行持续性负压（$-15 \sim -10\ cmH_2O$）吸引。

（3）经肋床胸腔闭式引流术：又称开胸纤维素清除术，适用于纤维素性脓胸。

4. 胸膜剥除术　胸外伤并发脓胸，经胸腔引流后仍残留液气平面、胸腔感染或已有败血症的患者，病情恶化、胸膜肥厚致肺膨胀不全，以及胸腔引流术后2周、外伤所致感染仍不能控制者，应早期行该措施。

5. 彻底治疗原发病灶　如肺脓肿、膈下脓肿、食管穿孔、支气管胸膜瘘、肋骨骨髓炎等。

6. 特殊药物胸腔内注入　近年来，有学者使用链激酶或尿激酶治疗纤维化脓性脓胸取得良好效果。这些酶可能引起严重的变态反应，在治疗中要特别注意。

第二节　慢性脓胸

【概述】

慢性脓胸由急性脓胸发展而来，为脓胸的机化晚期。脓液中的纤维素逐渐沉积于胸膜，形成纤维板，限制肺扩张，脓腔不再缩小。

【病因】

①急性脓胸就诊过迟，未及时治疗，逐渐进入慢性期；②急性脓胸处理不当，如引流太迟，引流管拔除过早，引流管过细，引流位置不恰当或插入太深，致排脓不畅；③脓腔内有异物存留，如弹片、死骨、棉球、引流管残段等，使胸膜腔内感染难以控制；④合并支气管或食管瘘而未及时处理；或胸膜腔毗邻的慢性感染病灶，如膈下脓肿、肝脓肿、肋骨骨髓炎等反复传入感染，致脓腔不能闭合；⑤有特殊病原菌存在，如结核菌、放线菌等慢性炎症所致的纤维层增厚，肺膨胀不全，使脓腔长期不愈。

慢性脓胸的特征是脏、壁胸膜纤维性增厚。由于脓腔壁坚厚，肺不能膨胀，脓腔不能缩小，感染也不能控制。壁胸膜增厚的纤维板使肋骨聚拢，肋间隙变窄，胸廓塌陷。脓腔壁收缩使纵隔向患侧移位。这些都严重影响呼吸功能。部分患者有杵状指（趾）。

【临床表现】

1. 一般表现　慢性脓胸常有长期持续或逐渐加重的发热、咳嗽、咳脓痰、胸闷、胸痛、呼吸困难等症状，并有消瘦、乏力、纳差、贫血、低蛋白血症等全身慢性中毒症状。合并支气管胸膜瘘者，健侧卧位可咳出脓性痰。

2. 体格检查　可见患侧胸廓下陷，肋间隙变窄，呼吸受限，纵隔向患侧移位，脊柱侧弯。叩诊患侧呈浊音或实音。听诊患侧呼吸音明显减弱或消失。可较早出现杵状指（趾）。

3. X 线检查　患侧胸部密度增高，可见残留脓腔，肋间隙变窄，纵隔向患侧移位，膈肌升高。

4. 胸部 CT　可见患侧肺被压缩，胸膜增厚并有片状钙化，胸膜腔分隔，以及有无肺脓肿。

【诊断】

根据急性脓胸病史、体检及影像学检查，诊断不难。未做胸穿或引流者，应做胸腔穿刺，获取脓液标本送检，明确细菌种类及药物敏感谱。经胸壁引流窦道造影，可以确定脓腔的大小及部位。

【治疗】

治疗原则为消除脓腔，控制感染，纠正营养不良、贫血、低蛋白血症。

1. 一般处理　慢性脓胸患者全身状况一般较差，术前应于进食高热量和高蛋白饮食，贫血者少量多次输血；鼓励患者活动，增进心、肺功能；提高患者免疫功能；加强脓腔引流，同时应经常测定药敏，合理使用敏感抗生素；合并结核或怀疑结核者应在术前联合用药抗痨 2 ~4 周，控制或缓解全身中毒症状后手术治疗。

2. 手术治疗　脓胸发展至这一阶段，一些简单的穿刺、引流治疗已不能完全消灭脓腔。只有全身状况较差或残腔较小，且脏、壁层胸膜已形成足够的粘连者，才适用部分肋骨切除经肋床闭式引流术。其手术方式主要有以下几种：

（1）胸膜纤维板剥脱术：是较理想的根治性手术，可使包裹受限的肺复张，消灭残腔并控制感染。适用于开放引流术后，仍有较大残腔者或引流不畅，呈多房性积脓者。

（2）胸廓成形术：手术的目的是切除患侧部分肋骨和增厚的纤维层，使胸壁塌陷消灭脓腔。近年常用的改良 Sc hede 术，即梯形手术，分以下两种：

1）胸膜外胸廓成形术：即保留增厚的壁层胸膜纤维层的胸廓成形术。自胸膜外进行，不进入脓腔。适于范围小的和病程短的脓胸。

2）胸膜内胸廓成形术：切除增厚的壁层胸膜纤维层的胸廓成形术。即进入脓腔，切除或松解增厚的脏层胸膜纤维层。适于较大的脓胸或结核性脓胸，肺内有活动性结核及有支气管胸膜瘘者。

（3）胸膜肺切除术：适于合并广泛肺内病变，需同时行肺叶和全肺切除者。该术危险性大，应严格掌握指征。

（4）胸壁带蒂肌瓣或大网膜胸腔移植术：适于各种慢性脓胸，目的是消灭遗留残腔或封闭支气管胸膜瘘，利用大网膜的良好功能促进术后恢复。

第四章　肺部疾病

第一节　肺大疱

【概述】

肺大疱系指局限性大疱性肺气肿，肺泡内压力升高、高度膨胀，肺泡壁破裂相互融合形成巨大囊泡状改变。

【临床表现】

患者的症状主要与大疱的数目、大小以及是否伴有慢性弥漫性阻塞性肺部疾病密切相关。较小的、数目小的单纯肺大疱可无任何症状，有时只是在X线检查时或因其他疾病作剖胸术时偶被发现。体积大或多发性肺大疱可有胸闷、气短等症状。当肺大疱患者突然发生气急、咳嗽、呼吸困难、或有与心绞痛相似的胸痛；体格检查有发绀，气管向健侧移位，患侧叩诊呈鼓音，听诊呼吸音消失时，应疑有大疱破裂并形成自发性气胸。肺大疱继发感染少见，亦很少并发咯血，主要并发症是自发性气胸或血气胸。

【诊断】

1. 部分患者常无明显症状。

2. 巨大肺大疱、多发肺大疱、或合并肺气肿时，逐渐出现胸闷、气促以及不同程度呼吸困难。合并慢性支气管炎、支气管哮喘或继发感染时有咳嗽、咳痰、寒战、发热，严重时出现发绀。

3. 体征肺大疱区或患侧叩诊鼓音，呼吸音明显减弱，可有合并肺部疾病表现。

4. 胸部X线检查肺野中有薄壁透亮空腔，占据一个肺段、肺叶甚至整侧胸腔内无肺纹理，偶可见间隔。巨大肺大疱周围可有压迫性肺不张，肺纹理聚拢，透亮度减低。合并肺气肿时肺组织透光度普遍增大，膈肌明显下移。

5. 胸部CT可发现普通胸片不易显示的直径在1 cm以下的肺大疱。

6. 自发性气胸用力、剧烈咳嗽或体育运动时突然出现胸痛、呼吸困难，提示肺大疱破裂产生自发性气胸。X线胸片可发现肺受压萎陷形成气胸征象。

7. 张力性气胸明显呼吸困难、气促、发绀，严重者出现窒息、脉搏加快、血压下降甚至休克，体检患侧胸廓隆起，气管明显向健侧移位，可有皮下气肿。

8. 自发性血胸大疱或周围肺组织与壁层胸膜粘连撕裂可产生胸腔出血。临床表现因出血快慢而不同，出血缓慢时表现为胸闷、呼吸困难逐渐加重，X线胸片见膈角变钝，或胸腔积液的抛物线影像。出血迅速时短时间内可出现休克。部分患者既有胸腔出血又有气胸，称为自发性血气胸。

【治疗】

1. 局限的无症状的肺大疱暂不需外科治疗，合并慢性支气管炎或肺气肿时以保守治疗为主，控制感染。儿童患者在肺炎治愈、小支气管阻塞消除后肺大疱也可消失。

2. 手术适应证肺大疱长期存在，或体积较大明显影响呼吸功能，或反复并发自发性气胸或继发感染者，应行外科手术治疗。外科治疗原则是既解除大疱压力，又尽可能保存健康肺组织，避免不必要的肺功能损失。

3. 常用手术方法包括①肺大疱切除缝合术：小的大疱可于基底部用丝线结扎。较大大疱切除大疱壁，基底部丝线缝合结扎；②局部肺组织楔形切除术；③肺叶切除：大疱所在肺叶已明显萎缩或有炎性病变，宜行肺叶切除。

4. 肺大疱破裂引起自发性气胸，可行胸腔闭式引流，反复多次自发性气胸应采取外科手术治疗，结扎或缝扎肺大疱。肺大疱破裂引起自发性血气胸，在胸腔闭式引流同时应密切观察病情变化，给予补充血容量、输血、抗感染治疗，如症状无明显改善，有较大活动出血时应果断进行开胸探查。

第二节　支气管扩张

【概述】

支气管扩张是一种慢性肺、支气管化脓性疾病。是由于长期反复呼吸道感染和支气管阻塞，使黏液脓性分泌物滞留，引起支气管壁感染，管壁肌层和弹力纤维组织破坏，代以纤维结缔组织，致支气管壁僵化和管腔扩张，这种病理改变不可恢复。故切除肺组织是治疗支气管扩张的有效疗法。支气管扩张左侧多于右侧，下叶多于上叶，右肺中叶单独出现支气管扩张较多见。右肺下叶并中叶，右肺下叶合并舌叶多见。

【诊断】

1. 症状　咳嗽，伴多量脓痰或咯血，症状反复发作。每日排痰量较多，痰呈黄绿色，黏液脓性。咯血可反复多次发作，为痰中带血丝、血痰甚至大咯血。病程多较长。少数患者平时很少咳嗽、咳痰，仅有反复咯血称“干性支气管扩张”。

2. 体征　病变轻而局限者无明显体征。肺部感染较重者肺部听诊可闻及固定的哮鸣音或湿啰音。有时可见杵状指（趾）。

3. X线胸片　多见于两下肺叶基底段、右中叶和左舌叶。肺纹理模糊，向内侧聚拢，有时见多个小囊状影呈蜂窝状，囊内有液平面具特异性，邻近肺组织代偿性肺气肿。

4. 支气管造影　病变支气管常聚拢，呈柱状增粗、粗细不均和球囊状改变。可从不同角度显示病变程度、部位和范围。

5. 胸部CT　柱状支气管扩张表现为支气管管壁增厚，管腔扩张。囊形扩张呈多发直径1～2 cm含气空腔，排列呈葡萄状，壁光滑，厚度大于肺大疱，其内可有气液平面。可较好显示病变支气管的细微改变并有特异性。

6. 纤维支气管镜　用于咯血症状患者确定出血部位，决定手术治疗方案。

【治疗】

支气管扩张是一种不可逆性的病理改变，内科药物抗感染治疗支气管和肺部炎症症状虽可缓解、但不能根治。因此一旦确诊，就应手术治疗。

本病患者如一般情况较好，无心、肺、肾器质性病变者，可按下列情况选择手术治疗：

1. 单侧一段、一叶或多段支气管扩张，可行肺段或肺叶切除术。

2. 单侧支气管扩张，病变范围超过一个肺叶甚至全肺，对侧肺功能良好者，可做多肺叶甚至全肺切除术。

3. 双侧支气管扩张，一侧肺的肺段或肺叶病变显著，对侧病变轻微，估计脓痰或咯血主要来自病变严重一侧时，可做单侧肺段或肺叶切除术。

4. 双侧支气管扩张，病变范围总肺容量不超过50%，切除后不会严重影响呼吸功能时，可根据患者情况做双侧肺叶同期切除和分期肺叶切除术。常先进行病变严重一侧。分期间隔时间宜超过半年。

5. 支气管扩张伴大咯血，积极药物治疗无效时，紧急做支气管镜检查，若能明确出血部位可施行急诊肺叶切除术。

第三节　肺包虫病

【概述】

肺包虫病是肺部较常见的寄生虫病，又称为肺包虫囊肿、肺棘球蚴病、肺棘球蚴囊肿，是细粒棘球绦虫的幼虫（棘球蚴）在肺内寄生所致。本病主要分布于畜牧地区，如澳大利亚、新西兰、南美洲等，我国主要分布在甘肃、新疆、宁夏、青海等地。

【诊断】

1. 本病占人体包虫病的10%～15%，男多于女，40岁以下占多数。

2. 肺包虫囊肿生长缓慢，如无并发症可多年无症状，在体检或因其他疾病胸透时发现囊肿增大引起压迫或并发炎症时出现咳嗽、咳痰、胸痛、咯血等症状。巨大囊肿或位于肺门附近可有呼吸困难、吞咽困难。囊肿破入支气管时，先有阵发性咳嗽，然后咳出大量透明黏液，囊液量大者有窒息危险。部分患者常伴有变态反应，皮肤潮红、荨麻疹、喘息，严重者可有休克。囊肿合并感染时可有发热、咳脓痰、咯血等。囊肿破入胸腔时有发热、胸痛、气促及变态反应。

3. 多数无明显阳性体征病变区叩诊浊音，呼吸音减低。有胸膜炎或脓胸者有相应体征。囊肿较大者可致纵隔移位。

4. X 线胸片为本病主要诊断方法。较小囊肿仅见边缘模糊炎性阴影，较大囊肿表现为轮廓清晰、边缘锐利的类圆形阴影，密度均匀稍淡。可有“包虫呼吸征”（立位透视吸气时膈肌下降，囊肿上下径稍增加，呼气时膈肌上升，横径稍长上下径稍短）。超声检查提示肺内有囊性病变。

5. 实验室检查。

（1）包虫囊液皮肤试验（Casoni 试验）：抗原取自人体或羊体内无感染包虫囊液，经细菌过滤器过滤后生理盐水稀释 100～1 000 倍，取 0.1 ml 皮内注射。5 min 后如注射部位皮肤丘疹直径超过 1 cm 即为阳性。

（2）血清补体结合试验阳性。

（3）血常规检查，嗜酸性粒细胞比例增高，有时可达 20%～30%。

综上所述，本病的诊断主要依靠：曾在流行地区居住，或有牧羊犬接触史；典型的肺包虫囊肿 X 线表现；超声检查提示肺内有囊性病变；实验室检查嗜酸性粒细胞比例增高，血清补体结合试验阳性，Casoni 试验阳性。本病有时需与肺部圆形病灶如肺部良性肿瘤、结核瘤、肺癌、支气管囊肿等加以鉴别。

【治疗】

手术方法有以下几种：

1. 内囊摘除术　适用于无并发症的表浅囊肿。开胸后先探查囊肿部位，用纱布垫遮护囊肿周围组织，用空针抽出囊内液体，以使其内囊收缩，然后将外囊切开，利用预先放上的牵引缝线，将外囊切口边缘提起，由助手用吸引器吸除囊内的液体，术者以环形钳将已收缩的内囊完整取出。注意避免囊液沾染任何组织。残留的外囊腔如有小支气管孔，均应以细丝线缝合，以后用生理盐水冲洗，后用细丝线将外囊壁对拢缝合。

2. 囊肿摘除术　适用于较浅位的单纯囊肿。开胸后，显露囊肿并用纱布垫保护周围组织。在囊肿外囊之外，进行剥离解剖，遇有小血管及小支气管随时予以结扎缝合，直至囊肿全部剥除，然后进行止血及缝补小支气管孔。此种方法，手术当时较麻烦，但术后肺部复张较好，无残囊存在。术中注意避免切破囊腔或损伤较大血管。

3. 肺叶或肺段切除术　如系单个囊肿，且邻近肺部有感染或因囊肿压迫而有继发病时，以行肺叶或肺段切除较为理想，治疗效果良好，并发症亦少见。

第四节　肺部肿瘤

一、肺癌

【概述】

肺癌大多数起源于支气管黏膜上皮，因此也称支气管肺癌。近50年来，全世界肺癌的发发病率明显增高，据统计，在欧美某国家和我国大城市中，肺癌的发病率已居男性各种肿瘤的首位。肺癌患者多数是男性，男女之比约5:1，但近年来，女性肺癌的发病率也明显增加。发病年龄大多在40岁以上。

【病因】

肺癌的病因至今不完全明确。大量资料表明，长期大量吸烟是肺癌的一个重要致病因素。纸烟燃烧时释放致癌物质。多年每日吸烟40支以上者，肺鳞癌和小细胞癌的发病率比不吸烟者高4～10倍。

某些工业部门和矿区职工，肺癌的发病率较高，这可能与长期接触石棉、铬、镍、铜、锡、砷、放射性物质含量较高有关。因此，应该提倡不吸烟，并加强工矿和城市环境的三废处理工作。

人体内在因素如免疫状态、代谢活动、遗传因素、肺部慢性感染等，也可能对肺癌的发病有影响。

近来，在肺癌分子生物学方面的研究表明，P53基因、nm23 - H_1 基因等表达的变化与基因突变与肺癌的发病有密切的关系。

【病理】

1. 大体病理学　肺癌的分布情况，右肺（60%）多于左肺（40%），上叶多于下叶，中叶最少（5%）。根据病变部位，可分为：①发生于主支气管、肺叶或段支气管开口以上者，称为中心型肺癌，约占60%；②起源于肺段支气管以下的称为周围型肺癌，约占40%；③痰中查到瘤细胞，X线片上却看不到肿块阴影者称为隐性肺癌。

2. 组织学类型　肺癌的组织学分类较为繁多，临床上通常分为①鳞状细胞癌：在肺癌中最为常见，约占50%，60%为中心型。鳞癌生长速度较缓慢，病程较长，经淋巴管局部转移多见，血行或远处转移发生较晚，对放疗及化疗均较敏感；②腺癌：约占20%。多为周围型，往往早期即发生血行转移，淋巴转移较晚发生；③肺小细胞癌：发病率比鳞癌低，占20%～35%。一般起源于大支气管，大多为中心型。根据细胞特征可分为燕麦细胞型、中间型和混合型。该型肿瘤分化极差、生长快，恶性程度较高，较早出现淋巴和血行转移。一般发现3～6个月死亡，五年生存率仅1%～3%，因此虽然对放射和化学疗法较敏感，但在各型肺癌中预后最差；④肺大细胞癌：此型甚为少见，仅1%。约半数起源于大支气管。分化程度低，恶性程度高，预后差。此外，少数病例同时存在不同类型的癌肿组织，如腺癌内有鳞癌组织，鳞癌内有腺癌组织或鳞癌与小细胞癌并存，这一类癌称为混合型肺癌。

3. 肺癌的转移与扩散　主要有以下三种方式

①直接扩散：中心型肺癌癌肿多沿支气管壁向管腔内或腔外生长，造成支气管腔部分或全部阻塞，周围型肺癌则以膨压性及浸润性生长进行扩散；②血行转移：血行转移是肺癌的晚期表现。小细胞癌和腺癌的血行转移较鳞癌更常见。通常癌细胞直接侵入肺静脉，然后经左心随大循环血流而转移到全身各处器官；③淋巴转移：是肺癌转移的常见途径。癌细胞经支气管和肺血管周围淋巴管，侵入邻近肺段或肺叶支气管周围淋巴结，然后到达肺门或气管隆凸下淋巴结，再侵入纵隔和气管旁淋巴结，最后累及锁骨上前斜角肌淋巴结。右肺癌常先转移同侧肺门淋巴结，然后再侵入右气管旁淋巴结，仅3%转移至对侧淋巴结，左肺癌则常在同侧淋巴结转移后即转移至对侧淋巴结。锁骨上淋巴结转移一般发生在同侧，也可以在对侧（交叉转移）。晚期也可向腋下或上腹部主动脉旁淋巴结转移。

4. 肺癌的病理分期　通常采用国际抗癌联盟对肺癌的TNM分期。

【临床表现】

肺癌的临床表现与癌肿的部位、大小、是否压迫、侵犯邻近器官以及有无转移等情况有着密切关系。早期肺癌特别是周围型肺癌往往没有任何症状，大多在胸部X线检查时发现：癌肿在较大的支气管内长大后，常出现刺激性咳嗽，极易误认为伤风感冒。当癌肿继续长大影响引流，继发肺部感染时，可以有脓性痰液，痰量也较前增多。另一个常见症状是血痰，通常为痰中带血点、血丝或断续地少量咯血；大量咯血则很少见。有的肺癌患者，由于肿瘤造成较大的支气管不同程度的阻塞，可以在临床上出现胸闷、哮鸣、气促、发热和胸痛等症状。

晚期肺癌压迫侵犯邻近器官：组织或发生远处转移时，可以产生下列征象：①压迫或侵犯膈神经，引起同侧隔肌麻痹；②压迫或侵犯喉返神经，引起声带麻痹，声音嘶哑；③压迫上腔静脉，引起面部、颈部、上肢和上胸部静脉怒张，皮下组织水肿，上肢静脉压升高；④侵犯胸膜，可引起胸膜腔积液，往往为血性；大量积液，可以引起气促；有时癌肿侵犯胸膜及胸壁，可以引起持续性剧烈胸痛；⑤癌肿侵入纵隔，压迫食管，可引起吞咽困难；⑥上叶顶部肺癌，亦称Pancoast肿瘤，可以侵入纵隔和压迫位于胸廓上口的器官或组织，如第1肋骨、锁骨下动脉和静脉、臂丛神经、颈交感神经等，产生剧烈胸肩痛、上肢静脉怒张、水肿、臂痛和上肢运动障碍，同侧上眼睑下垂、瞳孔缩小、眼球内陷、面部无汗等颈交感神经综合征。肺癌血行转移后，按侵入的器官而产生不同症状。

少数肺癌病例，由于癌肿产生内分泌物质，临床上呈现非转移性的全身症状：如骨关节病综合征（杵状指、骨关节痛、骨膜增生等）、Cus hing综合征、重症肌无力、男性乳腺增大、多发性肌肉神经痛等。这些症状在切除肺癌后可能消失。

【诊断】

1. 痰脱落细胞学检查　阳性检出率不过50%，且存在1% ~2%的假阳性，但操作方便，适合在高危人群中进行初选，而且找到癌细胞即可明确诊断。

2. 胸腔积液找癌细胞检查　胸腔积液细胞学检查与痰液一样，阴性结果并不重要，但肯定的阳性发现却非常重要。

3. X线诊断学　包括透视、正侧位X线平片，肺门体层摄片。与肺门距离的判断肺门体层摄片有一定帮助。

（1）肺癌早期X线表现：周围型肺癌常呈肺野周围孤立性球形或椭圆形阴影；肺野不规则小片浸润阴影；段或叶支气管不全堵塞引起的节段不张或者含气不全；透视下深吸气时单侧性通气差，纵隔轻度偏移，或者出现局限性肺气肿。

（2）中、晚期表现：肺野或肺门巨大肿物影或结节影，呈分叶状，边缘有毛刺；中央型肺癌肿物堵塞叶或总支气管可出现肺叶或全肺不张；纵隔淋巴结压迫膈神经时，可见膈肌抬高，透视可见膈肌矛盾运动；气管隆凸下肿大的转移淋巴结可使气管分叉角增大；胸膜受累时可见大量胸液，胸壁受侵及可见肋骨破坏。

4. 支气管纤维镜检查　阳性检出率达60%～80%。检查时注意声带活动度，有无单侧声带麻痹，注意隆凸外形及移动度、各级支气管开口有无肿物、狭窄、溃疡等，同时可进行涂刷细胞学检查、咬取活检和局部灌洗等。

5. 胸部CT检查　对于了解病变部位、与周围脏器关系、节段性肺不张、纵隔淋巴结肿大、胸膜种植灶和肺微小转移灶等优于正侧位X线平片，并可发现一般X线检查隐蔽区（如肺尖、膈上、脊柱旁、心后、纵隔等处）的早期肺癌；对于外周型病变且由于种种原因不适于开胸，用其他方法又未能确立组织学诊断的患者，可在CT引导下经皮肺穿刺活检。

6. 磁共振成像（MRI）　能更清晰地显示中心型肿瘤与周围脏器血管的关系，良好显示肺门大血管解剖及淋巴结，且多面成像，能更好确定肿瘤范围及血管受累情况。

7. 纵隔镜检查　当CT见气管前、旁及隆突下等（2、4、7）组淋巴结肿大时应行纵隔镜检查，利于肿瘤的术前分期。

8. PET　可以发现胸外转移灶，能够使术前定期更为精确。

【治疗】

外科治疗已被公认为治疗肺癌的首选方法，根治性切除到目前为止是惟一有可能使肺癌患者获得治愈从而恢复正常生活的治疗手段。肺癌手术切除原则彻底切除原发灶和胸腔内可能转移的淋巴结，且尽可能保留正常肺组织，全肺切除术宜慎重。

1. 肺癌手术适应证

（1）临床分期为Ⅰ、Ⅱ、$Ⅲ_A$期的非小细胞肺癌，肿瘤仅侵及膈肌、胸壁、胸膜、心包、接近隆突伴有全肺不张时，淋巴结转移限于N_2，M为0。

（2）小细胞肺癌限于Ⅰ、Ⅱ期，术后辅助化疗，术中发现N_2病变但尚能根治性切除时仍应手术。

（3）无细胞病理佐证的肺内阴影，病史、体检、影像学表现提示肺癌可能性较大。

（4）晚期患者，T达到4级，或N达到3级时，肺内并发炎症无法控制，或肺不张已影响换气功能，可行姑息性手术。

2. 肺癌手术切除的命名

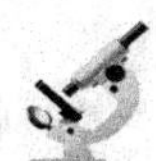

（1）姑息性切除术：手术切除时胸腔内仍有病理组织学证实的残存癌或手术认为切除彻底、支气管残端肉眼观察正常，但显微镜下有残存癌细胞者，称为姑息性切除术。

（2）根治性切除术：是指将原发癌及其转移淋巴结完全切除干净，不仅肉眼下达到根治，还要完全清除淋巴结。支气管残端在显微镜下也无癌细胞残留。该类手术按清除淋巴结的范围分为四个等级：

①根1（R1）原发癌和1站淋巴结切除者；②根2（R2）原发癌和1、2站淋巴结切除者；③根3（R3）原发癌和1、2、3站淋巴结切除者；④根4（R4）原发癌和1、2、3、4站淋巴结切除者。

3. 肺癌手术切除术式的选择　肺癌手术切除术中肺叶切除占70%，全肺切除占20%，袖式肺叶切除占4%，部分肺切除占5%，隆突成型切除占0.6%。一般认为对0、Ⅰ、Ⅱ和Ⅲ期的肺癌病例，凡无手术禁忌证者，皆可采用以下手术治疗：

（1）局部切除术：对体积很小的原发癌，或年老体弱肺功能差者，可考虑做楔形切除或肺段切除。

（2）肺叶切除术：最常用的手术方式，对孤立性肺癌局限于一个肺叶内者均可行肺叶切除，同时完全清除淋巴结，若肿瘤累及两叶或中间支气管，可行上、中叶或下、中叶两叶肺切除。

（3）袖状肺叶切除：多应用于右肺上、中叶肺癌，如肿瘤位于叶支气管且累及叶支气管开口，可行袖状肺叶切除，如未累及叶支气管开口则可行楔形袖状肺叶切除。

（4）全肺切除：凡病变广泛，或肿瘤位于左或右主支气管者可考虑行全肺切除，但一般尽量不做右全肺切除。

（5）隆突切除重建术：对于邻近隆突的T_3肿瘤，如超过主支气管累及隆突或气管侧壁，但病变离隆突未超过2 cm时，可做隆突切除重建术或袖式全肺切除。隆突成形肺切除之注意点是气管支气管吻合部无张力，因此切除长度之安全范围从气管下端到对侧支气管不超过4 cm。

二、肺部良性肿瘤

【概述】

肺部良性肿瘤比较少见，临床常见包括肺错构瘤、软骨瘤、纤维瘤、平滑肌瘤、血管瘤、脂肪瘤等，其中肺错构瘤发病率在肺部良性肿瘤中占第一位。

【诊断】

发病年龄多在成年，男性多于女性。临床上一般没有明显症状，查体也无阳性体征，多在X线胸部体检时偶然发现。瘤体发展到一定大小，足以刺激支气管或压迫支气管造成支气管狭窄或阻塞时，出现咳嗽、胸痛、气促、血痰等症状，肺局部可闻及哮鸣音或管性呼吸音。胸部X线检查：瘤体呈圆形或椭圆形均匀致密阴影，边界清楚，也可以为不均匀阴影或有钙化，钙化影多呈现爆米花状图案，周边部密度相对较低（爆米花征）。

肺错构瘤的诊断主要依靠病史、临床表现和胸部X线检查。有时需与周围型肺癌、其他肺部良性肿瘤、结核瘤、肺转移瘤等作鉴别。

【治疗】

当临床和胸部X线检查不能排除肺部恶性肿瘤时应尽早手术。早期手术可避免因瘤体增大引起肺炎、肺不张等合并症。治疗方法是施行肺楔形切除术，瘤体位于肺表面且较小者也可做摘除术，切开肺组织将瘤体完整剔出。

三、肺转移性肿瘤

【概述】

原发于身体其他部位的恶性肿瘤，转移到肺的相当多见。据统计在死亡于恶性肿瘤的病例中，20% ~30%有肺转移。常见的原发恶性肿瘤有胃肠道、泌尿生殖系统、肝、甲状腺、乳腺、骨、软组织、皮肤癌肿和肉瘤等。恶性肿瘤发生肺转移的时间早晚不一，大多数病例在原发癌肿出现后3年内转移。有的病例可以在原发肿瘤治疗后5年、10年以上才发生肺转移。少数病例，则在查出原发癌肿之前，先发现肺转移病变。多数病例为多发性、大小不一、密度均匀、轮廓清楚的圆形转移病灶。少数病例，肺内只有单个转移病灶，X线表现与周围型原发肺癌相似。

【临床表现】

除原发肿瘤症状外大多数没有明显的特殊临床症状，一般在随访原发肿瘤的患者中，进行胸部X线检查时始被发现。少数病例可以有咳嗽、血痰、发热和呼吸困难等症状。

【诊断】

根据肺部X线表现，结合原发癌症的诊断或病史，一般可诊断肺转移性肿瘤。

痰细胞学检查，阳性率很低。支气管镜检查，对诊断没有帮助。有时单个肺转移性肿瘤很难与原发性周围型肺癌相区别。

【治疗】

肺部转移性肿瘤一般是恶性肿瘤的晚期表现。两侧肺出现广泛散在转移瘤的患者，没有外科手术的适应证。但对符合以下条件的患者，可以进行手术治疗，以延长患者的生存期：①原发肿瘤已得到比较彻底的治疗或控制，局部无复发；身体其他部位没有转移；②肺部只有单个转移瘤；或虽有几个转移病变，但均局限于一个肺叶或一侧肺内；或肺转移瘤虽为两侧和多个，但估计可作局限性肺切除术，患者肺功能还能耐受者；③病人的全身情况、心肺功能良好。

手术方法应根据情况选择肺楔形切除术、肺段切除术、肺叶切除术或非典型的局限性肺切除术；甚至经胸骨正中或分二期行双侧肺转移瘤切除术；或用超声刀协助作局限性肺切除术；或冷冻切除术。由于肺转移瘤手术达到根治目的较为困难，因而一般不作全肺切除术，对需作全肺切除术的患者应特别慎重。

肺部单发性转移瘤病例手术切除后可有约30%生存达5年以上；多发性转移瘤手术后也有20% 5年生存率的报告。原发肿瘤若恶性度较低，发生肺转移的时间较晚的患者，手术治疗效果较好。

第五章 食管疾病

第一节 食管癌

【概述】

食管癌是常见的一种消化道癌肿。其发病率和死亡率各国差异很大，我国是世界上食管癌高发地区之一，男多于女；发病年龄多在40岁以上。全世界每年约有30万人死于食管癌。我国食管癌发病率占各部位癌肿死亡的第二位，仅次于胃癌。食管癌的发病率有明显的地理特点，我国发病率以河南省为最高。引起食管癌的病因至今尚未明确，有多方面因素。食管癌以胸中段食管癌较多见，下段次之，上段较少。食管癌发生于食管黏膜上皮的基底细胞，绝大多数是鳞状上皮癌（95%），腺癌起源于食管者甚为少见，多位于食管末端。贲门癌多为腺癌，贲门部腺癌可向上延伸累及食管下段。主要通过淋巴转移，血行转移发生较晚。

【病因】

①亚硝胺：这类化合物及其前体分布很广，可在体内、外形成，致癌性强。在高发区的膳食、饮水、酸菜、甚至患者的唾液中，测亚硝酸盐含量均远较低发区为高；②生物性病因：真菌。在某些高发区的粮食中、食管癌患者的上消化道中或切除的食管癌标本上，均能分离出多种真菌，其中某些真菌有致癌作用。有些真菌能促使亚硝胺及其前体的形成，更促进癌肿的发生；③缺乏某些微量元素：钼、铁、锌、氟、硒等在粮食、蔬菜、饮水中含量偏低；④缺乏维生素：缺乏维生素A、B_2、C以及动物蛋白、新鲜蔬菜、水果摄入不足，是食管癌高发区的一个共同特点；⑤烟、酒、热食热饮、口腔不洁等因素：长期饮烈性酒、嗜好吸烟、食物硬、过热、进食过、引起慢性刺激、炎症、创伤或口腔不洁、龋齿等均可能与食管癌的发生有关；⑥食管癌遗传易感因素。总之：引起食管癌的因素是复杂的、多方面的。有些可能是主导因素，有些可能是促进因素，也有或许只是一些相关现象。

【病理】

早期食管癌病变多数限于黏膜表面（原位癌），未见明显肿块。肉眼所见表现为充血、糜烂、斑块或乳头状。至中、晚期癌肿长大，逐渐累及食管全周，肿块突入腔内，还可穿透食管壁全层，侵入纵隔和心包。

按病理形态，临床上食管癌可分为四型：①髓质型：管壁明显增厚并向腔内外扩展，使癌瘤的上下端边缘呈坡状隆起。多数累及食管周径的全部或绝大部分。切面呈灰白色，为均匀致密的实体肿块；②蕈伞型；瘤体呈卵圆形扁平肿块状，向腔内呈蘑菇样突起，故名蕈伞。隆起的边缘与其周围的黏膜境界清楚，瘤体表面多有浅表溃疡，其底部凹凸不平；③溃疡型：瘤体的黏膜面呈深陷而边缘清楚的溃疡。溃疡的大小和外形不一，深入肌层，阻塞程度较轻；④缩窄型（即硬化型）：瘤体形成明显的环行狭窄，累及食管全部周径，较早出现阻塞。

扩散及转移：癌肿最先向黏膜下层散：继而向上、下及全层浸润，很易穿过疏松的外膜侵入邻近器官。癌转移主要经淋巴途径：首先进入黏膜下淋巴管，通过肌层到达与肿瘤部位相应的区域淋巴结。颈段癌可转移至喉后、颈深和锁骨上淋巴结；胸段癌转移至食管旁淋巴结后，可向上转移至胸顶纵隔淋巴结，向下累及贲门周围的膈下及胃周淋巴结，或沿着气管、支气管至气管分叉及肺门。但中、下段癌亦可向远处转移至锁骨上淋巴结、腹主动脉旁和腹腔从淋巴结，这均属晚期。血行转移发生较晚。

表 4－5－1　1976 年全国拟定的食管癌临床病理分期（以后未再修订）

分	期	病变长度	病变范围	转移情况
早期	0	不定	限于黏膜层	无
	Ⅰ	<3 cm	只侵及及黏膜下层	无
中期	Ⅱ	3～5 cm	只侵及部分肌层	无
	Ⅲ	>5 cm	侵及肌层全层或有外侵	有局部淋巴结转移
晚期	Ⅳ	>5 cm	有明显外侵	有远处淋巴结转移或有其他器官转移

注：有时病变长度不完全与病变范围相对应

【临床表现】

1. 症状

（1）早期：常无明显症状，仅在吞咽粗硬食物时有不同程度的不适感觉，包括：①咽下食物哽噎感，常因进食固体食物引起，第一次出现哽噎感后，不经治疗而自行消失，隔数日或数月再次出现；②胸骨后疼痛，常在咽下食物后发生，进食粗糙热食或刺激性食物时加重；③食物通过缓慢并有滞留感；④剑突下烧灼样刺痛，轻重不等，多在咽下食物时出现，食后减轻或消失；⑤咽部干燥与紧缩感，食物吞下不畅，并有轻微疼痛；⑥胸骨后闷胀不适。症状时轻时重，进展缓慢。

（2）中晚期

1）吞咽困难：进行性吞咽困难是食管癌的主要症状。初起时进食固体食物有哽噎感，以后逐渐呈进行性加重，甚至流质饮食亦不能咽下。吞咽困难的严重程度除与病期有关外，与肿瘤的类型亦有关系。缩窄型出现梗阻症状早而严重，溃疡型及腔内型出现梗阻症状较晚。

2）疼痛和呕吐：见于严重吞咽困难病例，多将刚进食之食物伴同唾液呕出呈黏液状。疼痛亦为常见症状，多位于胸骨后、肩胛间区，早期多呈间歇性，出现持续而严重的胸痛或背痛，须用止痛药止痛者，为晚期肿瘤外侵的征象。

3）贲门癌患者可出现便血、贫血。

4）体重下降及恶病质：因长期吞咽困难，引起营养障碍，体重明显下降，消瘦明显。出现恶病质是肿瘤晚期的表现。

5）邻近器官受累的症状：肿瘤侵及邻近器官可引起相应的症状。

癌肿侵犯喉返神经，可发生声音嘶哑；侵入主动脉，溃烂破裂，可引起大量呕血；侵入气管，可形成食管气管瘘；高度阻塞可致食物反流，引起进食时呛咳及肺部感染；持续胸痛或背痛为晚期症状，表示癌肿已侵犯食管外组织。

2. 体征　早期患者无明显体征。中晚期病例可有锁骨上淋巴结肿大，肝转移者可触及肝肿块，恶病质者有腹水症。晚期贲门癌患者多有上腹部压痛或包块。

【诊断】

1. 辅助检查

（1）食管吞钡 X 线双重对比造影　可见：①食管黏膜皱襞紊乱、粗糙或有中断现象；②充盈缺损；③局限性管壁僵硬，蠕动中断；④龛影；⑤食管有明显的不规则狭窄，狭窄以上食管有不同程度的扩张。

（2）脱落细胞学检查　我国自用带网气囊食管细胞采集器做食管拉网检查脱落细胞，早期病变阳性率可达 90%～95%。是一种简便易行的普查筛选诊断方法。

（3）纤维食管镜检查　对临床已有症状或怀疑而又未能明确诊断者，应早做纤维食管镜检查。可直视肿块部位、大小及钳取活组织做病理组织学检查。

（4）其他　CT、超声内镜检查（EUS）等可用于判断食管癌的浸润层次、向外扩展程度以及有无纵隔、淋巴结或腹腔内脏器转移等。

2. 鉴别诊断

早期无咽下困难时，应与食管炎、食管憩室和食管静脉曲张相鉴别。已有咽下困难时，应与食管良性肿瘤、贲门失弛症和食管良性狭窄相鉴别。诊断方法主要依靠吞钡 X 线食管摄片和纤维食管镜检查。

【治疗】

恶性肿瘤是可以治愈的；恶性肿瘤是全身性疾病，应综合治疗。故食管癌以手术治疗为主，辅以放射、化学药物等综合治疗。

1. 手术治疗

（1）适应证

①患者全身情况良好，心、脑、肺、肝、肾各主要脏器功能基本正常，估计能耐受手术者；②无远处转移；③局部病变可以切除者。一般以颈段癌长度 <3 cm、胸上段癌长度 <4 cm、胸下段癌长度 <5 cm 者切除的机会较大。然而也有瘤体不太大但已与主要器官，如主动脉、气管等紧密粘连而不能切除者。

（2）禁忌证

①全身情况差，已呈恶病质。或有严重心、肺或肝、肾功能不全者；②病变侵犯范围大，已有明显外侵及穿孔征象，例如已出现声音嘶哑或已有食管气管瘘者；③已有远处接移者。

2. 放射治疗　放射治疗损伤小，适应证广，是治疗食管癌的重要手段之一。通常分根治性和姑息性放疗两大类。凡全身状况中等、食管未完全梗阻、胸段食管癌无远处转移、无气管侵犯、无穿孔出血者和病灶≤7 cm 者，均可进行根治性放射治疗。目前应用姑息性放射治疗的主要意义在于缓解食管梗阻、减轻疼痛、改善生活质量，延长生命。

3. 化学治疗　近年来国内外研究表明辅助性的化疗能明显增加中晚期患者的癌肿

切除率和延长生存期。因此目前化疗不仅用于治疗晚期食管癌，还广泛地用于手术和放疗患者，成为食管癌综合治疗不可缺少的一部分。多主张联合化疗，提高疗效。

4. 综合治疗　以手术为主的多种方式综合应用已成为治疗食管癌的方向，其目的是将放疗、化疗和手术治疗的优点结合起来，提高切除率、减少残留和复发，从而提高生存率。最近提出的新辅助化疗，即先辅以化疗，随后进行手术和放射治疗的方法。

5. 内镜治疗　随内镜介入治疗学的广泛开展，内镜治疗已成为晚期食管癌姑息性治疗的主要手段之一。目前临床运用的方法主要有以下几种：激光治疗、高频电治疗、微波治疗、冷冻治疗、局部注射治疗和支架置入术。

第二节　食管贲门失迟缓症

【概述】

食管贲门失迟缓症是一种原发性食管神经肌肉病变所致的食管运动功能障碍性疾病。以吞咽时食管下括约肌不能正常松弛或完全不松弛为特点，并伴有食管体部的扩张和食管失蠕动。

【病因病理】

病因至今未明。一般认为本病系食管肌层内神经节的变性、减少或缺如；食管失去正常的推动力。食管下括约肌和贲门不能松弛，致食物滞留于食管内。久之食管扩张、肥厚、伸长、屈曲、失去肌张力。食物淤滞，慢性刺激食管黏膜，致充血、发炎、甚至发生溃疡。时间久后，少数患者可发生癌变。

【临床表现】

1. 吞咽困难　是本病最早出现的症状，可不十分明显或间断发生。情绪紧张、进食过快或冷热饮可诱发吞咽困难；也可持续多年不被患者引起足够重视。

2. 反胃、夜间反流和肺吸入　较吞咽困难出现的晚，随病变的发展，食管进一步扩张，进食后可出现反胃现象。反流物误吸入呼吸道称肺吸入，可导致支气管肺部感染和夜间哮喘。

3. 胸痛　发生率13% ~90%。位于胸骨后，剑突下或胸骨下段，可放射到肩、颈部或心前区。口服硝酸甘油片可缓解，应与心绞痛相鉴别。

4. 其他　重症和病程长时，则伴有明显体重减轻、营养不良和贫血。吞咽困难呈进行性加重时应警惕贲门癌。

本病的典型病程可分为3期，①早期：吞咽困难，反胃和胸骨后疼痛为主要症状；②代偿期（中期）：以食管运动障碍为特征，吞咽时食管无蠕动；③失代偿期（晚期）食管极度扩张，夜间反流和肺吸入，以及消瘦恶病质等。

【诊断】

原因不明的吞咽困难，慢性发病，非进行性或间歇性发作，特别发生在青年患者，应考虑此病。X线食管吞钡检查和内镜及活组织学检查，排除其他原因所致的吞咽困难，诊断即可确立。必要时进行食管测压和同位素食管排空等检查。

1. X线检查

（1）胸部平片：中晚期患者伴食管明显扩张时胸部平片可见右纵隔影自上而下明显增宽，有时可见液气平。常伴有慢性肺部炎性病变。

（2）食管吞钡检查：早期食管下段狭窄呈漏斗状，边缘光滑，食管扩张不严重。失代偿期食管下段呈典型的鸟嘴样改变。

2. 内镜检查　主要是排除恶性变。

3. 食管测压　对诊断本病有重要意义，可作为药物治疗疗效、扩张术后及食管肌层切开术后食管功能评价的一种量化指标。该病的食管测压具有以下特征性改变：

（1）食管下括约肌静息压升高或正常。

（2）食管体部压力和运动异常。

（3）滕喜龙激发试验阳性。

（4）食管上括约肌压力及松弛功能正常。

4. 同位素食管排空时间测定　通常用于评价术后，食管排空的改善程度或用于观察术后有否胃食管反流。

【治疗】

旨在减低食管下括约肌高压，促使食管下括约肌松弛改善，加速食管排空，达到解除和缓解失迟缓症症状的目的。包括以下几种方法：

1. 内科治疗　轻症患者予以调整饮食习惯，纠正精神障碍，必要时予以纠正营养不良状态。药物治疗主要包括硝酸甘油制剂、钙通道阻滞药、抗焦虑和镇静药以及平滑肌松弛药四大类。

2. 食管扩张疗法　有流体静力性扩张法、气囊扩张法、钡囊扩张法、探条扩张法、金属扩张器及Witzel扩张器等方法。扩张治疗食管贲门失迟缓症的优点是不破坏食管下括约肌的弹性，疗程短，患者乐于接受。但也常见穿孔、出血、反流和疼痛等并发症。

3. 外科治疗　经内科保守治疗无效或合并有严重并发症，怀疑癌肿，多次扩张失败或穿孔者，应进行手术治疗。

4. 内镜下括约肌内肉毒毒素注射治疗　肉毒毒素是一种神经肌肉胆碱能阻断药，故可降低食管下段括约肌胆碱能神经的兴奋性，从而减少症状。

第六章　心脏疾病

第一节　动脉导管未闭

【概述】

动脉导管是胎儿期连接降主动脉峡部与左肺动脉根部之间的正常结构，经此通道胎儿血液由肺动脉流入主动脉。由于出生后肺动脉阻力下降，前列腺素 E_1 及 E_2 显著减少和血液氧分压增高，约 85% 正常婴儿在出生后 2 个月内动脉导管闭合，成为动脉韧带，逾期不闭合者即称为动脉导管未闭（PDA）。根据未闭动脉导管的粗细、长短和形态，分为管型、漏斗型和窗型三种常见类型。动脉导管未闭可单独存在，也可合并主动脉缩窄、室间隔缺损、法洛四联症等先天性心血管畸形。

【病因】

动脉导管在胚胎期是由第六对腮弓发育而来的，一般由主肺动脉或者左肺动脉连接到降主动脉左锁骨下动脉开口的对侧。未闭动脉导管一般可分为五种类型：①管型；②漏斗型；③窗型；④动脉瘤型；⑤哑铃型。

【病理生理】

动脉导管未闭的病理生理学改变主要由于导管发生的分流所致。患儿出生后，由于主动脉压力的升高和肺动脉压力的降低，使收缩期和舒张期均有血液从主动脉流向肺动脉分流。这种左向右的分流首先使左心的负荷增加，引起左室肥厚。肺血流量增加，右心负荷加重，导致右心肥厚。肺小动脉因为长期承受较高的压力而发生痉挛性收缩，导致肺小血管管壁的增厚，最终可导致肺小动脉硬化、狭窄，肺动脉压力严重升高，甚至超过主动脉压力，结果产生右向左分流，临床上出现发绀，形成艾森曼格综合征。

【临床表现】

导管口径较细、分流量小者常无明显症状。体格检查发现胸骨左缘第 2 肋间粗糙的连续性机器样杂音。杂音占据整个收缩期和舒张期，以收缩末期最为响亮，并向颈部、背部传导，常能扪及震颤。由于动脉舒张压降低，常出现脉压增宽，甲床毛细血管搏动，水冲脉和股动脉枪击音等周围血管征。导管口径较粗、分流量大者出现气促、咳嗽、乏力、多汗和心悸等症状，也可有喂养困难、发育不良等临床表现。婴儿期肺动脉压增高或长期分流所致肺动脉高压者，仅能发现收缩期杂音或杂音消失，肺动脉瓣第二音亢进。左向右分流量大时，因为相对性二尖瓣狭窄可闻及心尖部舒张中期隆隆样杂音。肺动脉压超过主动脉压所致右向左分流时，出现下半身发绀和杵状趾，称为差异性发绀。动脉导管未闭的常见并发症为肺炎、细菌性心内膜炎和充血性心力衰竭。

【诊断】

1. 辅助检查

（1）心电图　多数正常，分流量较大时，可出现电轴左偏或左心室肥大，合并肺动脉高压时可表现为双室肥大。

（2）X线检查　肺充血，肺门舞蹈征，左心室扩大、主动脉结增大、肺动脉段突出等。

（3）心脏彩超　可见在降主动脉和左肺动脉之间管样回声，彩色多普勒可见跨导管左向右异常的连续分流束。

2. 诊断要点

根据杂音性质、位置，周围血管征，结合超声心动图、X线胸片和心电图检查结果，一般不难诊断。不典型病例需作右心导管检查或（和）逆行主动脉造影检查。发现肺动脉血氧含量增高，右心导管进入降主动脉或主动脉造影显示动脉导管及肺动脉影，则有助于明确诊断。动脉导管未闭需与主动脉－肺动脉间隔缺损、主动脉窦瘤破裂、冠状动－静脉瘘和室间隔缺损合并主动脉瓣关闭不全等心血管疾病相鉴别。

【治疗】

1. 手术适应证　早产儿、婴幼儿反复发生肺炎、呼吸窘迫、心力衰竭或喂养困难者，应即时手术。无明显症状者，多主张学龄前择期手术，近年亦有主张更早期手术。发绀型心脏病合并动脉导管未闭不能单独结扎动脉导管，需同期进行畸形矫治。艾森曼格综合征是手术禁忌证。常见的并发症为意外出血、喉返神经损伤、栓塞和动脉导管再通。

2. 并发症　动脉导管未闭手术的主要并发症为导管破裂出血、乳糜胸、喉返神经、左侧膈神经损伤以及术后再通，这些并发症一般均和操作有关，因此，在手术过程中必须仔细操作，才可能避免上述并发症。未闭动脉导管结扎或缝闭以后会有一段时间的高血压，为了减少结扎或缝合部位的血管张力，应根据血压情况适量使用一些降血压的药物，常用的药物为硝普钠、苄胺唑林等。一般应用此类药物的时间为2～3 d。

第二节　肺动脉口狭窄

【概述】

右心室和肺动脉之间存在的先天性狭窄畸形，称为肺动脉口狭窄，其解剖畸形包括：肺动脉瓣狭窄、右心室漏斗部狭窄和肺动脉瓣环、主干及其分支狭窄三种类型。

【病理生理】

肺动脉口狭窄使右心室与肺动脉间存在压力阶差，血液排出受阻，右心室压力增高。右心室阻力负荷长期增加引起右心室向心性肌肥厚，加重继发性右室流出道狭窄，进而出现心力衰竭，甚至死亡。静脉回心血流受阻和血液淤滞，可出现周围性发绀。合并心房或心室水平的间隔缺损，可出现右向左分流，发生中央性发绀。肺动脉口狭窄程度与压力阶差大小密切相关，压力阶差<40 mmHg 为轻度狭窄，40～100 mmHg 为中度狭窄，>100 mmHg 为重度狭窄。

【临床表现】

1. 症状

（1）轻度肺动脉狭窄：在无左向右分流的情况下，右心室可提高收缩力，克服后负荷的轻度增高，保持足够的肺血流量。因此，无症状或症状轻微。

（2）中度肺动脉狭窄：右心室不能有效克服后负荷的增高，肺血流量减少，出现活动耐力差、易疲劳、心悸等症状。

（3）重度肺动脉狭窄：右心室不能克服后负荷的显著增高，肺血明显减少，出现较重的缺氧症状。婴儿期可表现为呼吸困难、乏力、喂养困难，并随着年龄的增长而加重。

2. 体征

（1）典型体征：胸骨左缘第 2 肋间闻及粗糙的收缩期喷射性杂音，伴震颤，肺动脉第二心音减弱或消失。

（2）晚期体征：肝大、腹水、颈静脉怒张、下肢水肿、全身发绀等。

【诊断】

1. 辅助检查

（1）心电图　右心室肥大、电轴右偏、右心室劳损、肺型 P 波。

（2）胸部 X 线检查　肺血管纹理明显减少，肺野清晰，右心房及右心室扩大。

（3）心脏超声　是诊断本病可靠且无创的检查方法，能显示狭窄的部位、程度，为手术提供有价值的材料。

（4）右心导管和血管造影　怀疑左右肺动脉及其分支狭窄的患者可行该检查明确诊断。

（5）其他　CT 和 MRI 可准确测量狭窄的部位和程度，但不必列为常规检查。

2. 诊断要点　根据临床表现，结合心电图、胸部 X 线和超声心动图可作出诊断。必要时行心导管右心室测压和造影检查，协助确诊。心导管从肺动脉退至右心室作连续测压记录，瓣膜狭窄时收缩压突出升高，舒张压下降至零点，漏斗部狭窄时则另有一收缩压高于肺动脉，舒张压与右心室相等的移行压力曲线。肺动脉口狭窄需与房间隔缺损、室间隔缺损、动脉导管未闭和法洛四联症相鉴别。

【治疗】

1. 手术适应证和禁忌证　没有明显临床症状、心电图正常、X 线检查心影正常、心导管检查右心室与肺动脉压力阶差<40 mmHg 的患者可不用治疗。而症状明显，心电图和 X 线检查显示右心室肥大，右心室肺动脉收缩压差在 40 mmHg 以上，或者右心室收缩压超过 50～70 mmHg 的患者要行手术治疗。年龄在 45 岁以上，因长期心肌缺血，肥大的心肌已呈较广泛的纤维化的患者，即使手术解除了狭窄，心肌的病理改变也已经不可逆转，手术的效果一般比较差。

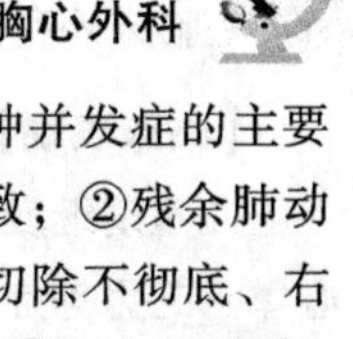

2. 术后主要并发症　主要并发症包括①低心排出量综合征：造成这种并发症的主要原因多为狭窄解除不彻底或右室流出道补片过宽而影响右室收缩功能所致；②残余肺动脉狭窄：是一种较为常见的并发症，其发生原因主要是漏斗部肥厚肌肉切除不彻底、右室流出道及肺动脉瓣环未用补片加宽，或加宽不够，或补片形状不当等；③右心室壁瘤：主要由于右室流出道补片加宽过度或者漏斗部肌肉切除过多，术后在右心室压力的长期作用下，逐渐向外膨出所致；④肺动脉瓣关闭不全:肺动脉瓣膜交界切开过度或应用跨瓣环补片解除瓣环狭窄后,可有不同程度的肺动脉瓣关闭不全,一般不至于造成严重的后果。

第三节　房间隔缺损

【概述】

房间隔缺损（ASD）是心房间隔先天性发育不全所致的左右心房间异常交通。根据胚胎学与病理解剖学特点，房间隔缺损可分为原发孔（第一孔）未闭型缺损和继发孔（第二孔）未闭型缺损，以后者居多。原发孔房间隔缺损位于冠状静脉窦的前下方，缺损下缘靠近二尖瓣瓣环，常伴有二尖瓣大瓣裂缺。继发孔房间隔缺损位于冠状静脉窦后上方，依据解剖位置可分为中央型（卵圆孔型）、上腔型（静脉窦型）、下腔型和混合型，绝大多数为单孔，少数为多孔，缺损直径一般为 2 ~4 cm。如伴有肺静脉异位引流入右心房，称为部分性肺静脉异位引流。

【病理及病理生理】

根据缺损部位以及缺损和周围结构关系的不同，将房间隔缺损分为 4 种类型①中央型：该类型位于房间隔中部，相当于卵圆窝的部位，是最为常见的类型，占继发孔型房间隔缺损的 70%；②下腔型：该类缺损位于房间隔后下方，缺损下方没有完整的房间隔边缘，而是和下腔静脉入口相延续，左心房后壁构成缺损的后缘；③上腔型：位于房间隔后上方，缺损与上腔静脉入口处无明显界限。此型常合并右肺静脉引流异常；④混合型：同时兼有上述两种以上类型的巨大房间隔缺损。房间隔缺损可合并其他畸形，肺静脉异位引流为常见的合并畸形，此外，尚可合并二尖瓣关闭不全等畸形。

房间隔缺损存在时，由于左右心房之间存在明显的压力阶差，因此，最初可出现心房水平的左向右分流，分流量的大小主要取决于房间隔缺损的大小和左、右房之间压力阶差。由于肺循环的容量较大，因此，虽然在早期有一定量的分流存在，肺动脉压力仍然能够维持在正常范围内。随着分流时间延长，分流量的增加，肺小动脉逐渐产生内膜增厚和中层肥厚，肺动脉压力逐渐升高，右室负荷不断加重。严重的患者病变进一步发展，肺小动脉发生闭塞性病理改变，肺动脉压越来越高，导致心房水平经房间隔缺损右向左分流，最终发展成为艾森曼格综合征。

【临床表现】

儿童期继发孔房间隔缺损多无明显症状，一般到青年期，才逐渐出现劳力性气促、心悸、乏力等症状。原发孔房间隔缺损症状出现早、表现重。病情发展为梗阻性肺动脉高压，可出现发绀和右心衰竭表现。

体格检查：胸骨左缘第2～3肋间闻及Ⅱ～Ⅲ级吹风样收缩期杂音，肺动脉瓣第二音亢进、固定分裂，分流量大者心尖区尚可听到柔和舒张期杂音。原发孔房间隔缺损伴二尖瓣裂缺者，在心尖区能闻及Ⅱ～Ⅲ级收缩期杂音。病程晚期可发现心音强弱快慢不等，脉搏短促等心房纤颤表现和肝大、腹水、下肢水肿等右心衰竭体征。

【诊断】

1. 辅助检查

（1）心电图　继发孔房间隔缺损心电轴右偏，不完全性或完全性右束支传导阻滞，P波高大，右心室肥大。原发孔房间隔缺损心电轴左偏，P－R间期延长，可有左室高电压和左心室肥大。晚期出现心房纤颤。

（2）X线检查　主要表现为右心增大，肺动脉段突出，主动脉结小，呈典型“梨形”心。肺充血透视下可见肺门“舞蹈”征。原发孔缺损可见左心室扩大，肺门血管影增粗。

（3）超声心动图　继发孔缺损可明确显示缺损位置、大小、心房水平分流的血流信号，右心房、右心室扩大。原发孔缺损可见右心、左心大，二尖瓣裂缺及其所致的二尖瓣返流。

2. 诊断要点

根据体征和超声心动图检查，结合心电图和X线特征，不难诊断。需与高位室间隔缺损、肺动脉瓣狭窄和原发性肺动脉扩张等鉴别。诊断困难时可行右心导管检查，右心房血氧含量较上下腔静脉高1.9%容积或导管进入左心房，即可诊断房间隔缺损，测得肺动脉压力和换算出肺血管阻力有助于判断合并肺动脉高压患者的手术适应证。

【治疗】

房间隔缺损的患者，多数可生长至成年，但预后并不乐观。外科手术治疗是安全可靠的方法。在心脏外科手术中，是效果最好的病种之一，手术死亡率低于1%。

1. 手术适应证和禁忌证　对于诊断明确的患者，在没有明确禁忌证的情况下，均应手术治疗。理想手术年龄在学龄前。合并肺动脉高压时，临床上有发绀、咯血、右心衰竭等艾森曼格综合征表现时，为手术绝对禁忌。

2. 主要并发症　房间隔缺损手术后主要的并发症包括：①心律紊乱：多位房性早搏、结性早搏、窦性心动过缓和心房纤颤。一般均为暂时性发作，处理后易消失；②急性左心功能不全：有些房间隔缺损患者左心发育较差，术中如果处理不当较容易发生。

第四节　室间隔缺损

【概述】

室间隔缺损是由于胚胎发育异常造成的室间隔异常交通，这种异常交通在出生后持续存在，并在心室水平出现血液分流。该先天性心脏畸形发病率较高，占所有先天性心脏畸形的12% ~20%。

【病理】

室间隔缺损是一种常见的心脏畸形，可单独存在，但常与其他种类的心脏畸形合并存在，形成更为复杂的心脏畸形。对于单纯的室间隔缺损，根据其所在部位和特点，可分为膜部、漏斗部及肌部缺损。膜部缺损最多见，其次为漏斗部缺损，肌部缺损最少见。

【病理生理】

室间隔缺损最根本的病理生理学改变在于心室水平的血液分流。而分流量的大小，又取决于缺损的大小和肺血管阻力的改变。室间隔缺损的大小差异较大，在临床上，按其口径的不同可分为大、中、小三种类型。当有室间隔缺损存在时，由于有左到右的分流，可引起肺动脉收缩而处于痉挛状态，当分流逐渐增加，肺动脉压力也逐渐升高，肺小血管内膜和肌层逐渐肥厚，最终可发生器质性变化，反过来又导致阻力增加，形成恶性循环，最终由动力型肺动脉高压发展成阻力型肺动脉高压。由于右心室压力逐渐升高，最后可接近甚至超过左心室，于是左向右分流量逐渐减少，出现双向分流，甚至右向左分流，出现发绀，形成艾森曼格综合征。

【临床表现】

室间隔缺损小，分流量小者，一般无明显症状。分流量大者出生后即出现症状，表现为反复呼吸道感染、充血性心力衰竭、喂养困难和发育迟缓。能渡过婴幼儿期的较大室间隔缺损则表现为活动耐力较同龄人差，劳累后气促、心悸，甚至逐渐出现发绀和右心衰竭。室间隔缺损患者易并发感染性心内膜炎。

体格检查：胸骨左缘2 ~4 肋间隙闻及Ⅲ级以上粗糙响亮的全收缩期杂音，常伴有收缩期震颤。心脏杂音位置变化与室间隔缺损的解剖位置有关。肺动脉高压者，心前区杂音变得柔和、短促，肺动脉瓣区第二音明显亢进，并可能伴有肺动脉瓣关闭不全的舒张期杂音。分流量大者，心尖部可闻及柔和的舒张中期杂音。

【诊断】

1. 辅助检查

（1）心电图　缺损小者显示正常心电图或有电轴左偏。缺损大者示左室高电压，左心室肥大。肺动脉压高者表现为双心室肥大、右心室肥大或伴劳损。

（2）X 线检查　缺损小，分流量小者，X 线改变轻。缺损较大者，心影扩大，左心缘向左下延长，肺动段突出，肺血增多。梗阻性肺动脉高压时，肺门血管影明显增粗，肺外周纹理减少，甚至肺血管影呈残根征。

（3）超声心动图　左心房、左心室内径扩大，或双室扩大，二维超声可显示室间隔缺损部位及大小。多普勒超声能判断血液分流方向和分流量，并可了解肺动脉压力。

2. 诊断要点

根据心脏杂音的部位及性质特点，结合超声心动图、心电图和X线检查结果，不难诊断。严重肺动脉高压者有时需行右心导管检查，计算出肺动脉压力、心内分流血量和肺血管阻力，帮助把握手术适应证。

【治疗】

1. 手术适应证和禁忌证　在婴儿期，对于大型室间隔缺损，如果症状明显而经积极药物治疗无效，应该在婴儿期甚至在生后3个月内进行手术。对6个月内的重症营养不良患儿，可考虑分期手术，先做姑息手术以挽救生命。在幼儿期，对于大型室间隔缺损，如果患儿反复肺部感染并充血性心力衰竭，应于2岁内手术。对于2岁以上幼儿，如果没有症状或症状较轻，可不急于手术。由于年龄越小，手术死亡率相对较高，因此，最好能在学龄前手术。如果有严重肺动脉高压存在，经证实为动力性肺动脉高压，平静时无发绀，动脉血氧饱和度>85%，全肺阻力低于周围循环阻力，可考虑手术治疗。各种临床表现和检查结果证实患者有严重的肺动脉高压，出现双向分流，有艾森曼格综合征存在者，不宜手术治疗。

2. 术后处理　对于术前有严重肺动脉高压的患者，术后容易发生心肺功能不全，因此，要进行合理的术后处理。包括：①扩血管药物的应用；②维持正常的呼吸功能，保持呼吸道通畅，使用合适的抗生素预防感染；③应用镇静药，保持安静，减轻心脏负荷；④如果发生传阻滞，可使用异丙肾上腺素。必要时要使用临时起搏器起搏。若1个月后仍不见好转，应放置永久性起搏器；⑤发生低心排出量综合征时，应给予正性肌力药物，心率慢时可应用异丙肾上腺素，以后改用洋地黄类药物增强心肌收缩力；⑥合理处理残余漏。早期漏的发生主要由于缝线撕脱所致，如撕裂较小，患者无症状，可暂不手术，密切观察，有时可自行闭合，否则应马上再次手术。晚期漏患者，应该择期手术。

第五节　法洛四联症

【概述】

法洛四联症是最常见的先天性心脏畸形之一，在先天性心脏病中占12%～14%，而在发绀型心脏病居首位，约占一半以上。

【病理及病理生理】

法洛四联症有四个基本的病理改变，即肺动脉狭窄、室间隔缺损、主动脉骑跨以及右心室肥厚。而其最根本的病理变化是室间隔缺损和肺动脉狭窄。主动脉骑跨是特殊的室间隔缺损发生后的必然结果，而右心室肥厚是肺动脉狭窄的后果。

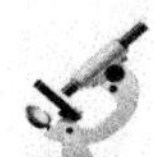

法洛四联症的以上病理改变可导致如下病理生理学改变：①由于肺动脉狭窄，右心室排血阻力增加，肺血减少，静脉血难以氧和；②室间隔缺损存在，加上较高的右心压力，使血液自右向左分流，进一步减少肺血流量，另外，室缺的存在使静脉血和动脉血在很大程度上得到混合，一部分混合血经侧支循环进入肺循环，使机体得到维持生命的最基本的氧供；③右心室肥厚是继发性改变，可进行性增大，最终使两心室高峰收缩压相等。心内分流和肺血流减少可以导致慢性低血氧症，出现红细胞增多症并加重侧支循环的形成。

【临床表现】

大多数法洛四联症患者出生即有呼吸困难、生后3～6个月出现发绀，并随年龄增大逐渐加重。由于组织缺氧，常发生喂养困难和发育迟缓，体力和活动耐力均较同龄人差。蹲距是特征性姿态，多见于儿童期，蹲距时发绀和呼吸困难有所减轻。缺氧发作多见于单纯漏斗部狭窄的婴幼儿，常发生在清晨和活动后，表现为骤然呼吸困难、发绀加重、昏厥，甚至抽搐死亡。

体检检查：生长发育迟缓，口唇、眼结膜和肢端发绀，杵状指（趾）。胸骨左缘第2～4肋间闻及Ⅱ～Ⅲ级喷射性收缩期杂音，肺动脉瓣区第二音减弱或消失，严重肺动脉狭窄者，杂音很轻或无杂音。

【诊断】

1. 辅助检查

（1）心电图　电轴右偏，右心室肥大。

（2）X线检查　心影正常或稍大，肺血减少，肺血管纹理纤细。肺动脉段凹陷，心尖圆钝，呈“靴状心”，升主动脉增宽。

（3）超声心动图　右室流出道、肺动脉瓣或肺动脉主干狭窄，右心室增大，室壁增厚，室间隔连续性中断。升主动脉内径增宽，骑跨于室间隔上方。多普勒超声显示心室水平右向左分流的血流信号。

（4）实验室检查　红细胞计数、红细胞压积与血红蛋白增高，且与发绀成正比。动脉血氧饱和度降低，重度发绀患者的血小板计数和全血纤维蛋白原均明显减少，血小板收缩能力差，凝血时间和凝血酶原时间延长。

2. 诊断要点

根据特征性症状和体征，结合上述检查，不难诊断。法洛四联症常并发脑血栓、脑脓肿、细菌性心内膜炎和高血压。右心导管和选择性心血管造影检查能进一步明确解剖畸形特点，制定适宜的手术治疗方案，目前仅用于诊断尚不明确或解剖畸形严重的患者。右心导管检查可发现右心室压力升高，肺动脉压力低，右心室、左心室和主动脉收缩压基本相同。选择性右心造影能明确主动脉与肺动脉的位置关系，肺动脉狭窄的部位和程度，肺动脉分支和左心室发育情况。

【治疗】

既往由于根治手术的风险较大，经常采用分期手术进行治疗，先行姑息手术，然后再二期治疗。近年来，由于各种技术的提高，一般均采用根治手术进行治疗。

1. 手术适应证　凡是确诊的法洛四联症患者，一般均要进行手术治疗。而至于手术的时机，多数学者认为，3 ~5 岁是比较合适的年龄。法洛四联症根治手术有两个必要的条件，一是肺动脉分支和周围肺动脉发育良好，两侧肺动脉直径之和应 > 膈肌平面降主动脉直径的 1.5 倍。二是左室舒张末期容量指数要 >30 ml/m^2，否则术后易产生严重低心排综合征。

2. 主要并发症　法洛四联症根治术后主要的并发症包括：①低心排综合征：该综合征发生率较高，为 10% ~20%，是手术死亡的常见原因；②室间隔缺损残余漏：该并发症也较为常见，发生率为 3% ~5%；③灌注肺；④出血；⑤心律失常，包括室上性心动过速如室性早搏和室性心动过速以及心脏传导阻滞；⑥乳糜胸。

第六节　慢性缩窄性心包炎

【概述】

慢性缩窄性心包炎指的是由于心包的慢性炎症性病变，导致心包增厚、粘连，甚至钙化，使心脏的收缩和舒张受限，心功能逐渐减退，而引起的全身性血液循环障碍性疾病。临床上多数患者病因不明，为非特异性心包炎。结核和化脓性心包炎已明显减少，肿瘤转移性心包炎有增加的趋势。

【病理及病理生理】

脏心包和壁心包因慢性炎变增厚，形成坚硬的纤维瘢痕组织，一般厚 0.3 ~0.5 cm，有时可达 1 cm 以上，在膈面最为坚厚。部分病例瘢痕组织内有钙质沉积，钙质斑块嵌入心肌或形成钙质硬壳包裹心脏。壁心包与脏心包互相粘着，心包腔消失，但在结核病例局部心包腔内仍可含有干酪样组织或液体。

由于心脏受到增厚坚硬的心包所束缚，明显地限制了心脏的舒张，使心脏的充盈血量减少，静脉血液回流受阻，体静脉系统压力增高，使身体各脏器瘀血；同时，由于心脏充盈血量减少，心脏长期受瘢痕组织束缚使心肌萎缩，心肌收缩力降低，心排血量减少，引起各脏器动脉供血不足；由于肾血流量减少，造成肾对钠和水的潴留，使血容量增加，导致静脉压进一步增加，出现肝肿大、腹水、胸水、下肢水肿等一系列体征。左侧心脏受束缚，使肺静脉血液回流受阻，呈现肺瘀血、肺静脉及肺动脉压力升高。

【临床表现】

主要是重度右心功能不全的表现。常见的症状为易倦、乏力、咳嗽、气促、腹部饱胀、胃纳不佳和消化功能失常等。气促常发生于劳累后，但如有大量胸水或因腹水使膈肌抬高，则静息时亦感气促。肺部明显瘀血者，可出现端坐呼吸。

体格检查：颈静脉怒张、肝肿大、腹水、下肢水肿，心搏动减弱或消失，心浊音界一般不增大。心音遥远。一般心律正常，脉搏细速，有奇脉。收缩压较低，脉压差小，静脉压常升高达 1.9 ~ 3.9 kPa（20 ~ 40 cmH_2O）。胸部检查可有一侧或双侧胸膜腔积液征。

【诊断】

1. 辅助检查

（1）实验室检查　血象一般无明显改变，但可有轻度贫血。红细胞沉降率正常或稍增快。肝功能轻度降低，血清白蛋白减少。

（2）心电图检查　各导联 QRS 波低电压，T 波平坦或倒置。部分患者可有心房颤动。

（3）X 线检查　心影大小接近正常，左右心缘变直，主动脉弓缩小。心脏搏动减弱或消失。在斜位或侧位片上显示心包钙化较为清晰。胸片上还可显示胸膜腔积液。

（4）CT 和磁共振检查　可以清楚地显示心包增厚及钙化的程度和部位，亦有助于鉴别诊断。

（5）超声心动图：可显示心包增厚、粘连或积液，心房扩大、心室缩小和心功能减退。

（6）心导管检查　右心房和右心室舒张压升高，右心室压力曲线示收缩压接近正常，舒张早期迅速下倾，再迅速升高，并维持在高平面。肺毛细血管和肺动脉压力均升高。

2. 诊断要点

根据病史和临床体征，以及超声心动图检查，大多数患者的诊断并无困难。缩窄性心包炎需与肝硬化、结核性腹膜炎、充血性心力衰竭和心肌病相鉴别。CT 检查可明显示心包的增厚钙化程度和范围，少数病例为了明确诊断需要施行心导管检查。

【治疗】

1. 手术适应证和禁忌证　缩窄性心包炎一旦确诊，一般均应该积极手术治疗，这是消除心脏限制惟一有效的方法。对于全身情况不佳或有活动性结核病的患者，术前要进行积极的内科治疗，待病情稳定后再进行手术。危重患者经内科治疗效果不理想者，应急诊手术。高龄、有严重全身系统疾病、心脏、肝脏和肾脏发生不可逆功能损伤的患者为手术治疗禁忌。

2. 术后处理　术后要进行严密的检测，并采取积极的措施，防止各种并发症的发生。具体内容包括：严格控制液体输入量和速度，防止短时间内容量的明显改变；使用强心利尿药；延长呼吸机使用时间；继续进行全身支持治疗等。

第七节　二尖瓣狭窄

【概述】

后天性心脏瓣膜病是最常见的心脏病之一，其中由于风湿热所致的瓣膜病约占我国心脏外科患者的30%左右。近年来由于加强了对风湿病的防治，瓣膜病的发病率也逐渐下降。

在风湿性心脏瓣膜病中，最常累及二尖瓣，主动脉瓣次之，三尖瓣很少见，肺动脉瓣则极为罕见。风湿性病变可以单独损害一个瓣膜区，也可以同时累及几个瓣膜区，常见的是二尖瓣合并主动脉瓣病变。

风湿性二尖瓣狭窄发病率女性较高。在儿童和青年期发作风湿热后，往往在20～30岁以后才出现临床症状。

【病理】

风湿性二尖瓣狭窄可分为下列两种类型：

1. 隔膜型狭窄　大瓣病变较轻，活动限制较少，主要是交界增厚粘连。

2. 漏斗型狭窄　大瓣和小瓣均增厚、挛缩或有钙化，病变波及腱索和乳头肌，将瓣叶向下牵拉，瓣口狭窄呈鱼口状，常伴有关闭不全。

【病理生理】

正常成年人二尖瓣瓣口面积为4～5 cm^2，每分钟有4～5 L血液在舒张期从左心房通过二尖瓣瓣口流入左心室。若瓣口面积小于1.5 cm^2时，即可产生血流障碍，在运动后血流量增大时更为明显。瓣口面积缩小至1 cm^2或1 cm^2以下时，血流障碍更加严重，左心房压力升高，呈现显著的左心房左心室舒张压力阶差。左心房逐渐扩大，肺静脉和肺毛细血管扩张、淤血，造成肺部慢性梗阻性瘀血，影响肺泡换气功能。运动时肺毛细血管压力升高更为明显。压力升高到40 mmHg，超过正常血浆渗透压30 mmHg，即可产生急性肺水肿。早期病例较易发生急性肺水肿，晚期由于肺泡与毛细血管之间的组织增厚，毛细血管渗液不易进入肺泡内，因此，肺水肿的发生率减少。肺静脉和肺毛细血管压力升高，可引起肺小动脉痉挛，血管壁增厚，管腔狭窄。肺小动脉痉挛收缩，可以阻止大量血液进入肺毛细血管床，并限制肺毛细血管压力的过度升高，从而减低肺水肿发生率。但是由于肺小动脉阻力增高，肺动脉压力也显著增高。重度二尖瓣狭窄病例，肺动脉收缩压可升高达80～90 mmHg，平均压升高达40～50 mmHg，使右心室排血负担加重，逐渐肥厚、扩大，终于发生右心衰竭。

【临床表现】

临床症状的轻重主要取决于瓣口狭窄的程度。当瓣口面积缩小至2.5 cm^2左右，心脏听诊虽有二尖瓣狭窄的杂音，静息时可无症状出现。瓣口面积小于1.5 cm^2时，左心房排

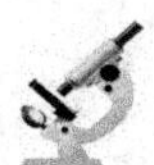

血困难，肺部慢性阻性淤血，肺顺应性减低，临床上可出现气促、咳嗽、咯血、发绀等症状。气促通常在活动时出现，其轻重程度与活动量大小有密切关系。在剧烈体力活动、情绪激动、呼吸道感染、妊娠、心房颤动等情况下，有时可以诱发阵发性气促、端坐呼吸或急性肺水肿。咳嗽多在活动后和夜间入睡后，肺淤血加重时出现。10% ~20% 病例有咯血。肺瘀血引起的血，为痰中带血；急性肺水肿引起的咯血，为血性泡沫痰液。有的病例由于支气管黏膜下曲张静脉破裂，可引起大量咯血。此外，还常有心悸、心前区闷痛、乏力等症状。

体格检查：肺部慢性阻性瘀血的病例，常有面颊与口唇轻度发绀，即所谓二尖瓣面容。并发心房颤动者，则脉律不齐。右心室肥大者心前区可扪到收缩期抬举性搏动。多数病例在心尖区能扪到舒张期震颤。心尖区可听到第一音亢进和舒张中期隆隆样杂音，这是风湿性二尖瓣狭窄的典型杂音。在胸骨左缘第 3、第 4 肋间，常可听到二尖瓣开瓣音。但在瓣叶高度硬化，尤其并有关闭不全的病例，心尖区第一音则不脆，二尖瓣开瓣音常消失，肺动脉瓣区第二音常增强，有时轻度分裂。重度肺动脉高压伴有肺动脉瓣功能性关闭不全的病例，在胸骨左缘第 2、第 3 或第 4 肋间，可能听到舒张早期高音调吹风样杂音，在吸气末增强，呼气末减弱。右心衰竭患者可呈现肝肿大、腹水、颈静脉怒张、踝部水肿等。

【诊断】

1. 辅助检查

（1）心电图检查　轻度狭窄病例，心电图可以正常；中度以上狭窄可呈现电轴右偏、P 波增宽，呈双峰或电压增高；肺动脉高压病例，可示右束支传导阻滞，或右心室肥大；病程长的病例，常示心房颤动。

（2）X 线检查　经度狭窄病例，X 线片可无明显异常。中度或重度狭窄，常见到左心房扩大：食管吞钡检查可发现左心房向后压迫食管，心影右缘呈现左、右心房重叠的双心房阴影。主动脉结缩小、肺动脉段隆出、左心房隆起、肺门区血管影纹增粗。肺间质性水肿的病例，在肺野下部可见横向线条状阴影，称为 Kerley 线。长期肺淤血病例，由于肺组织含铁血黄素沉着，可呈现致密的粟粒形或网形阴影。

（3）超声心动图检查　M 型超声心动图显示瓣叶活动受限制，大瓣正常活动波形消失，代之以城墙垛样的长方波，大瓣与小瓣呈同向活动。左心房前后径增大。二维或切面超声心动图可直接显现二尖瓣瓣叶增厚和变形、活动异常、瓣口狭小、左房增大，并可检查左房内有无血栓、瓣膜有无钙化以及估算肺动脉压力增高的程度，排除左房黏液瘤等情况。

（4）心导管检查　二尖瓣狭窄病例一般不需要施行心导管检查，仅在杂音不典型，诊断存在疑虑时进行。可以测量肺动脉压力和肺毛细血管楔压，以反映左房压力，再结合心排血量和心率计算二尖瓣口面积。怀疑同时有冠心病者可行冠状动脉造影。

2. 诊断要点

根据病史、体征、X 线、心电图和超声心动图检查即可确诊。

【治疗】

1. 手术适应证　风湿性二尖瓣狭窄患者，若病史较长、年龄较大（男性50岁、女性45岁以上），尤其是症状明显者，均应该手术治疗。但不同的患者可选择不同的手术方法，这主要由瓣膜的具体病变决定。二尖瓣装置的瓣叶和瓣下结构没有严重破坏的患者，尤其是瓣膜自身没有明显变形、钙化的患者，可选用球囊扩张、闭式扩张或者直视下交界切开或者进行其他成形手术治疗。如果二尖瓣装置的瓣叶和瓣下结构虽然有一定破坏，但经过合理整形可以恢复满意功能，可考虑进行二尖瓣成形手术。如果二尖瓣装置的瓣叶和瓣下结构已有较严重的病变，整形效果估计较差，多选择二尖瓣置换术。对于闭式扩张或直视切开术后再狭窄的患者、细菌性心内膜炎导致的二尖瓣狭窄患者以及伴有严重二尖瓣关闭不全的患者应做二尖瓣置换术。

2. 禁忌证　在有风湿活动时，一般应在控制后3～6个月做择期手术。若风湿活动经内科治疗不能控制，而心力衰竭难以改善者，可做限期手术。有脑栓塞与脑血栓形成时，一般要在治疗6～8周病情稳定后手术。

3. 主要并发症　不同手术方法术后并发症的发生情况不同。闭式扩张患者由于手术损伤较小,因此,并发症相对较少。二尖瓣成形和置换手术后的并发症大致相似,主要包括:低心排综合征、心律失常、左心室破裂等。而由于瓣膜置换后需要长期服用抗凝以及强心利尿药物,因此,术后尚可能发生凝血功能的障碍,如出血、溶血、洋地黄中毒等。另外和人造瓣膜相关的并发症尚包括人造瓣膜内源性功能障碍以及人造瓣膜心内膜炎等。

第八节　二尖瓣关闭不全

【概述】

二尖瓣关闭不全多由风湿病所致，也可由细菌感染和创伤等原因引起。可单发，但有近一半的病例合并二尖瓣狭窄。病变可局限于二尖瓣自身，但也经常同时累及几个瓣膜，最常见的是主动脉瓣。

【病理及病理生理】

二尖瓣关闭不全的主要病变包括：瓣膜卷缩，瓣叶面积明显减小，活动受限。心脏收缩时，二尖瓣瓣叶不能完全闭合。乳头肌和腱索缩短、粘连、钙化。二尖瓣瓣环面积可能扩大。

二尖瓣关闭不全的患者，左心室收缩时有较大量的血液回流左心房，导致左心房扩大。左心房一般较二尖瓣狭窄时更大，少数患者可发生巨大左心房，其回流血量可大大超过左心室有效搏出量。由于左心房有大量的血液在舒张期流到左心室，为适应这种改变，并维持有效的搏出量，心肌肥大，左心室逐渐扩大。其后，左心房扩张，成为一个保护肺血管床使之不发生高压的代偿机制，故左心房虽然巨大，但肺动脉压力仅有轻度增高，可维持多年而无肺水肿或心力衰竭。严重二尖瓣关闭不全的后期可发生肺高压，使右室负荷加重，不能代偿时，便会出现右心衰竭。

【临床表现】

病变轻、心脏功能代偿良好者可无明显症状。病变较重或历时较久者可出现乏力、心悸，劳累后气促等症状。急性肺水肿和咯血的发生率远较二尖瓣狭窄少。临床上出现症状后，病情可在较短时间内迅速恶化。

体格检查：主要体征是心尖搏动增强并向左向下移位。心尖区可听到全收缩期杂音，常向左侧腋中线传导。肺动脉瓣区第二音亢进，第一音减弱或消失。晚期病例可呈现右心衰竭以及肝肿大、腹水等体征。

【辅助检查】

1. 心电图检查　较轻的病例心电图可以正常。较重者则常显示电轴左偏、二尖瓣型P波、左心室肥大和劳损。

2. X线检查　左心房及左心室明显扩大。吞钡X线检查见食管受压向后移位。

3. 超声心动图检查　M型检查显示二尖瓣大瓣曲线呈双峰或单峰型，上升及下降速率均增快。左心室和左心房前后径明显增大。左房后壁出现明显凹陷波。合并狭窄的病例则仍可显示城墙垛样长方波。二维或切面超声心动图可直接显示心脏收缩时二尖瓣瓣口未能完全闭合。超声多普勒检测示舒张期血液湍流，可估计关闭不全的轻重程度。

4. 心导管检查　右心导管检查可显示肺动脉和肺毛细血管压力升高，心排血指数降低。

5. 左心室造影　于左心室内注入造影剂，心脏收缩时可以见到造影剂返流入左心房。关闭不全程度重者造影返流量多。但左心室排血分数降低。

【治疗】

1. 手术适应证　诊断明确、临床症状明显的二尖瓣关闭不全患者一般均应手术治疗。具体如下：①慢性二尖瓣关闭不全患者，一旦出现低心排出量的症状，都应尽早手术；对无症状而有严重关闭不全或左心室功能开始减退的患者也应及时手术；②急性二尖瓣关闭不全患者，症状较轻者可行内科治疗，密切观察随访，如左心室代偿功能逐步减退应进行手术。重症患者已伴有肺水肿，力争在发生左心室衰竭之前手术治疗。若已经出现左心衰竭，应该在主动脉内气囊反搏辅助下急症手术；③术中探查二尖瓣装置病理形态学改变是决定手术方式的关键。对于单纯瓣环扩大、瓣叶缺损、腱索延长、乳头肌断裂，或者前瓣叶病变不明显而后叶部分卷缩、瓣叶柔软、无瓣下结构明显病变的患者一般适合做成形手术，否则应该行瓣膜置换手术。

2. 术后处理　二尖瓣成形术后一般不用抗凝治疗，但对于使用人造环进行成形手术的患者，术后需要抗凝半年，尤其是有巨大左心房、心房内血栓、房颤及既往有栓塞病史的患者。瓣膜置换手术的患者一般需要终生抗凝。生物瓣者需要短期或者不需抗凝。接受抗凝治疗的患者要规律服药，并要根据化验结果经常调整抗凝药物剂量。术后应常规进行强心、利尿治疗，直到心脏功能基本恢复后。

第九节　主动脉瓣狭窄

【概述】

引起主动脉瓣狭窄的病因有主动脉瓣先天性畸形、变性钙化及风湿性心脏病等。单纯性主动脉瓣狭窄最常见的原因是主动脉瓣先天畸形，占各种先天性心脏畸形的5%，男性比较多见，男女比为4∶1。风湿性心脏病引起的单纯主动脉瓣狭窄比较少见，多同时有关闭不全或者合并其他瓣膜的病变。老年主动脉瓣狭窄患者多由瓣膜变性钙化形成。

【病理及病理生理】

主动脉瓣狭窄的病理学改变主要是瓣膜的增厚、钙化、交界融合等，有时会有瓣膜数目异常，瓣环口径也可能缩小。先天性主动脉瓣狭窄可合并其他部位的畸形。

主动脉瓣狭窄发生后，左心室与主动脉之间产生明显的压力阶差，左心室为了克服阻力，维持正常的心搏出量，必须延长射血时间和增加其收缩的力度，结果使左心室逐渐产生向心性肥厚。在代偿期，心脏功能可以维持正常的生理需要，而一旦进入失代偿期，那么可能很快出现左心衰竭。狭窄的远端，由于主动脉压力的下降使冠状动脉血量不足，可导致缺血性心脏病表现。正常人左心室与主动脉压力阶差 <5 mmHg，当压力差为5～10 mmHg时，为轻度主动脉瓣狭窄，10～50 mmHg时为中度狭窄，50 mmHg以上时为重度狭窄。

【临床表现】

1. 早期可无症状，以后逐渐出现下列症状

（1）活动后胸闷、气短，甚至呼吸困难。

（2）晕厥：轻者为黑矇，可为首发症状。多在体力活动中或其后立即发作。

（3）胸痛：1/3的患者可有劳力性心绞痛，多在夜间睡眠时及劳动后发生。

（4）急性左心衰竭：咳喘、泡沫样痰、不能平卧等。

2. 体征

（1）心脏听诊：胸骨右缘第2肋间可听到粗糙、响亮的喷射性收缩期杂音，常伴有收缩期震颤，向颈动脉及锁骨下动脉传导。

（2）其他：脉搏平而弱，收缩压降低，脉压减小。心脏浊音界可正常，心力衰竭时向左扩大。心尖区可触及收缩期抬举样搏动。心底部，锁骨上凹和颈动脉可触到收缩期震颤。晚期患者可出现左、右心衰竭的体征，如颈静脉怒张、肝大、腹水、下肢水肿等。

【辅助检查】

1. 心电图检查　显示电轴左偏、左心室肥大、劳损、T 波倒置，一部分病例尚可呈现左束支传导阻滞、房室传导阻滞或心房颤动。

2. X 线检查　早期病例心影可无改变。病变加重后示左心室增大，心脏左缘向左向下延长，升主动脉可显示狭窄后扩大。

3. 超声心动图检查　M 型检查显示主动脉瓣叶开放振幅减小，瓣叶曲线增宽，舒张期可呈多线。在二维或切面超声图像上可见到主动脉瓣叶增厚、变形或钙化，活动度减小和瓣口缩小等征象。

4. 心导管检查　左心导管检查可以测定左心室与主动脉之间的收缩压力阶差，明确狭窄的程度。选择性左心室造影可显示狭窄的瓣口、左心室腔大小，以及是否伴有二尖瓣关闭不全。

【治疗】

1. 手术适应证　有症状的主动脉瓣狭窄患者如果跨瓣压差 >50 mmHg，有效开口面积 $<1.0\ cm^2$，均应行主动脉瓣替换术。无明显症状或症状较轻的患者，如果瓣口狭窄明显，跨瓣压差超过 75 mmHg，也应施行手术。跨瓣压差在 40～50 mmHg 时，如果心电图显示左室进行性肥厚或劳损、主动脉瓣严重钙化，也应该手术治疗。左心室严重肥厚劳损，伴肺静脉高压或左心衰竭的患者应限期手术。晕厥或心绞痛明显并频繁发作者，有发生猝死的可能，亦应尽早手术治疗。主动脉瓣口中度狭窄合并严重冠心病者，应同时进行主动脉瓣替换术和冠状动脉旁路术。

2. 术后处理　主动脉瓣置换术后处理方法和普通的体外循环手术大致相同。但由于有的患者术前心脏功能较差，因此，术后要强调心功能的支持。另外，要加强呼吸功能的维护，防止肺部并发症的发生。血管扩张药物要常规使用，这有利于降低肺动脉压力，减轻心脏的负担。补液不能过量，以免引起急性左心衰竭。如果患者左室损害严重，难以脱离体外循环或术后发生低心排综合征，则应该早期使用主动脉内球囊反搏或左心辅助循环。

3. 主要并发症　主动脉瓣置换术后的主要并发症有：急性心功能不全、出血、瓣周漏、冠状动脉损伤以及周围组织的损伤等。另外，由于机械瓣膜的使用，在后期尚有和瓣膜使用相关的并发症，如：血栓栓塞、人造瓣膜急性功能障碍等。

第十节 主动脉瓣关闭不全

【概述】

引起主动脉瓣关闭不全的原因较多，所有可能导致瓣叶结构异常以及主动脉根部扩张的原因均可引起主动脉瓣关闭不全。风湿性心脏病是最多见的原因，占 26% ~49%，其他原因包括主动脉瓣双叶畸形、感染性心内膜、主动脉瓣特发性黏液性变性、马方综合征、高血压、梅毒、主动脉炎、外伤以及某些先天性心脏病（如室间隔缺损合并主动脉瓣脱垂）等。风湿性主动脉瓣关闭不全经常和二尖瓣病变同时存在，且多数伴有不同程度的主动脉瓣狭窄。

【病理及病理生理】

不同原因所致的主动脉瓣关闭不全的病理特点不同，风湿性主动脉瓣关闭不全主要病理表现为瓣叶增厚、挛缩、变形，使瓣叶关闭受限，从而产生关闭不全。细菌性心内膜炎导致的主动脉瓣关闭不全一般病程短，发病急，瓣叶损坏明显，可引起瓣叶的穿孔，而其他部位可能无明显病变。创伤性因素导致的主动脉瓣关闭不全可能有主动脉瓣叶的撕裂，瓣叶本身可无明显的结构上的异常。梅毒、主动脉炎症以及马方综合征所致的主动脉瓣关闭不全主要是瓣环的扩张，瓣叶可变薄、扭曲，也可保持正常形态。

当主动脉瓣关闭困难时，动脉血在心脏舒张期反流入左心室腔，导致左心室容量负荷增加。在心脏自身因素的调节下，左心室肌逐渐肥厚，进行代偿。主动脉瓣反流量是决定病情和进展程度的重要原因，由三个因素决定：反流截面积、舒张期时间、体循环阻力。对于慢性患者，由于代偿机制的作用，患者可长期没有明显的症状，但一旦进入失代偿期，将快速进入衰竭期。急性主动脉瓣关闭不全病理生理学变化同样主要取决于反流的量。如果反流量大，左心室舒张末期压力迅速升高，心肌无法承受突然增加的负荷，导致左房压和肺静脉压升高，引起肺淤血，直至发生急性肺水肿和心力衰竭。

【临床表现】

1. 症状

（1）心悸：可能是最早的主诉，由于左心室明显增大，心尖搏动增强所致，尤以左侧卧位或俯卧位时明显。情绪激动或体力活动引起心动过速，或室性早搏可使心悸感更为明显。由于脉压显著增大，常感身体各部有强烈的动脉搏动感，尤以头颈部为甚。

（2）呼吸困难：劳力性呼吸困难最早出现，随着病情的进展，可出现端坐呼吸和夜间阵发性呼吸困难。

（3）胸痛：心绞痛比主动脉瓣狭窄少见。心绞痛可在活动或者静息时发生，持续时间较长，对硝酸甘油反应不佳；夜间心绞痛也可发作。亦有诉腹痛者。

（4）晕厥：当快速改变体位时，可出现头晕或眩晕，晕厥较少见。

（5）其他症状：疲乏，活动耐力显著下降。过度出汗，尤其是在出现夜间阵发性呼吸困难或夜间心绞痛发作时。咯血和栓塞较少见。

2. 体征

（1）心脏听诊：主动脉瓣区舒张期杂音，为一高调递减型哈气样杂音，坐位前倾呼气末时明显。最响区域在胸骨左缘第3肋间，可下传至心尖区。主动脉瓣第二心音减弱或消失；常可闻及第三心音及第四心音。

（2）其他体征：颜面苍白，心尖搏动弥散向左下移位，伴抬举性搏动。心浊音界向左下扩大。胸骨左下缘可触到舒张期震颤。颈动脉搏动明显增强，并呈双重搏动。脉压差明显增大。可出现周围血管体征。

【辅助检查】

（1）心电图：轻度主动脉瓣关闭不全者心电图可正常。严重者可有左心室肥大和劳损，电轴左偏。Ⅰ、aVL、$V_5 \sim V_6$ 导联 Q 波加深，ST 段压低和 T 波倒置；晚期左心房增大。亦可见束支传导阻滞。

（2）胸部 X 线：左心室明显增大，升主动脉和主动脉结扩张，呈“主动脉型心脏”。

（3）心脏彩超：可观察主动脉瓣的病理改变、关闭是否有缝隙、估计反流量的大小、测定左心室、主动脉瓣环和升主动脉直径的大小，对明确主动脉瓣关闭不全的诊断以及手术方案的制定具有重要价值。

（4）冠状动脉和左心室造影：对 40 岁以上的患者，应常规行选择性冠状动脉造影，排除冠心病同时行左心室造影，估计主动脉瓣的反流程度。

【治疗】

1. 手术适应证　轻度主动脉瓣关闭不全的患者，如果症状较轻或者没有症状，经随访没有继续恶化，可以暂时不行手术治疗。而如果患者虽然没有症状，但心胸比例超过 55%，左室收缩末期直径 >55 mm，应施行手术。临床症状轻微，但心脏进行性扩大，心功能进行性下降，也应进行手术。症状明显，脉压超过收缩压的 1/2，有典型的泼水音、水冲脉的患者，应进行手术治疗。闭合性胸外伤引起的急性主动脉瓣关闭不全，应该急诊手术。感染性心内膜炎所致的急性主动脉瓣关闭不全，应在感染控制且心功能平稳后手术，但如果反复出现栓塞，且有赘生物者，也应尽早手术。

2. 术后处理　主动脉瓣关闭不全术后处理与主动脉瓣狭窄基本相同。

3. 主要并发症　主动脉瓣关闭不全行瓣膜置换手术后的并发症类似于主动脉瓣狭窄患者，此外，尚有室性心律失常及急性肾功能衰竭两种并发症。

第七章 冠状动脉粥样硬化性心脏病

【概述】

冠状动脉粥样硬化性心脏病简称冠心病，是由于冠状动脉内粥样斑块形成，导致管腔狭窄、心肌缺血甚至坏死的一种中老年人常见病。冠心病多发生在40岁以后，男性多于女性，脑力劳动者较多。此病病因未明，可能与脂质代谢紊乱，尤其是低密度脂蛋白增高，高密度脂蛋白降低，以及随年龄增长的动脉管壁正常结构和功能缺陷有关。我国冠心病发病率逐年提高，严重影响患者的生活质量。冠状动脉搭桥术是目前治疗冠心病的主要手段之一。

【病理及病理生理】

根据动脉粥样硬化的特点，可将基本的病变分为脂斑和脂纹期、纤维性斑块期和粥样斑块期。虽然动脉粥样硬化的病变发生在动脉内膜，但是严重的病变可以影响到内弹力板和中膜，引起内弹力板分离、断裂，中膜明显萎缩。冠状动脉是心肌血供的惟一来源，发生冠状动脉的粥样硬化后，可使管腔缩小，影响心脏的血供，因此，其危害性很强。冠状动脉是粥样硬化最常见于冠状动脉主干及其近段的分支，左冠状动脉及其分支（前降支和回旋支）的发病率较右冠状动脉高。

正常人静息时血流量占心排出血量的5%，为每分钟250 ml左右。由于心脏做功消耗能量大，需氧量也非常大，从每1 000 ml血流量中摄取的氧量约为150 ml。当冠状动脉发生粥样硬化出现管腔狭窄时，血液流量减少。在一定的代偿范围内，心肌可不出现缺氧，而当狭窄严重时，血液流量不能满足心肌需要，可出现临床上心肌缺氧症状。

【临床表现】

冠状动脉狭窄较轻的患者可无症状和体征，随着狭窄的加重，会出现以下表现：

（1）心绞痛：包括自发性心绞痛、劳力性心绞痛和混合性心绞痛。典型的心绞痛发作表现：在胸骨体上、中段之后，可波及心前区，范围有手掌大小；压迫、憋闷、紧缩性疼痛，可有烧灼感；持续时间一般为1～10 min，最多不超过30 min；在左臂内侧、左手或后背，偶有放射到下颌、咽鼻、上腹部；体力活动、情绪激动、寒冷、吸烟、发热及心动过速等情况均可引起发作。心绞痛发作时或发作后，常有心率增快及血压增高，在发作时可出现面色苍白及出冷汗。

（2）心肌梗死：急性期患者可出现严重而持久的胸痛，伴有心律失常、心功能衰竭、休克、二尖瓣关闭不全、室间隔穿孔、室壁瘤形成等。

（3）心律失常：可表现为各种类型的心律失常，可单独出现，也可合并其他症状出现。

（4）缺血性心肌病：表现为心脏增大、心律失常和心力衰竭。

（5）心脏性猝死：因原发性心脏停搏而猝然死亡，多为严重的心律失常引起。

【辅助检查】

（1）心电图：可出现心肌缺血、心律失常、传导阻滞等各种异常图形；急性心肌梗死的心电图具有典型的动态演变特点。

（2）胸部X线表现：普通X线检查可观察心脏的大小、轮廓、活动，主动脉有无扩张和钙化，双肺有无异常，对冠心病的诊断和鉴别诊断提供线索。

（3）心脏彩超：心脏彩超检查可观察心脏的结构、功能改变，发现室壁阶段性运动不良、室壁瘤、乳头肌断裂、室间隔缺损、左心室的附壁血栓等异常征象，并可观察冠状动脉开口和近段走行等情况。

（4）选择性冠状动脉造影和左室造影：选择性冠状动脉造影可明确冠状动脉狭窄和阻塞的部位、范围、程度以及侧支循环的建立情况；左室造影可显示左室功能、有无阶段性运动异常、室壁瘤、室间隔穿孔、二尖瓣关闭不全等。是冠心病患者术前必行的检查。

（5）心肌酶和肌钙蛋白的检查：对于急性心肌梗死的诊断具有重要意义。

【治疗】

对于诊断明确，有明显的临床症状，心绞痛持续，特别是不稳定型心绞痛，而药物治疗又无明显疗效的患者，应进行冠状动脉旁路术。经介入治疗，冠状动脉腔内成形术失败或再狭窄者，或急性心肌梗死溶栓术后动脉仍有明显狭窄者，应手术治疗。介入治疗过程中发生冠状动脉破裂出血时应急诊手术治疗。既往已经进行冠状动脉旁路术或介入治疗，但再次出现临床症状，药物无法缓解，造影证实有冠状动脉主干或者血管桥狭窄的患者，应该进行二次手术治疗。对于同时合并瓣膜病变以及出现心肌梗死并发症的患者，应该同时进行相应的手术治疗。进行冠状动脉旁路术时，冠状动脉造影必须满足以下条件：主要冠状动脉局限性狭窄，管径狭窄达50%以上，狭窄远端通畅，且>1.5 mm，左主干或多支病变，或相当于左主干的高位左前降支和高位回旋支狭窄。如果不能满足以上情况，则不宜手术治疗。